现代心内科疾病诊断与治疗

主编 纪翠玲 刘琨 彭凯歌 李沌滨 张静 李娜

XIANDAI XINNEIKE JIBING
ZHENDUAN YU ZHILIAO

长江出版传媒
湖北科学技术出版社

图书在版编目（CIP）数据

现代心内科疾病诊断与治疗 / 纪翠玲等主编. —— 武汉：
湖北科学技术出版社, 2018.1
ISBN 978-7-5706-0072-4

Ⅰ. ①现… Ⅱ. ①纪… Ⅲ. ①心脏血管疾病—诊疗
Ⅳ. ①R54

中国版本图书馆CIP数据核字(2018)第023089号

策　　划：雅卓图书　　　　　　　　　　　　责任校对：李　洋
责任编辑：李大林　　张波军　　　　　　　　封面设计：雅卓图书

出版发行：湖北科学技术出版社　　　　　　　电话：027-87679468
地　　址：武汉市雄楚大街268号　　　　　　邮编：430070
　　　　　（湖北出版文化城B座13-14层）
网　　址：http://www.hbstp.com.cn

印　　刷：济南大地图文快印有限公司　　　　邮编：250000

880×1230　　　　　　1/16　　　　　　16.5印张　　　　　　523千字
2018年1月第1版　　　　　　　　　　　　　2018年1月第1次印刷
　　　　　　　　　　　　　　　　　　　　　　定　价：88.00元

本书如有印装质量问题　可找本社市场部更换

前　言

　　医学是一门飞速发展的科学，新的知识、研究成果和临床经验的积累不断提高我们对疾病的认识和治疗水平。随着心内科临床的急速发展，各种心内科疾病的治疗也更加规范化。然而，在临床实践中，同一种疾病在不同个体其临床特征和基础条件也不尽相同，诊断的准确性及治疗的个体化需更加精确。人又是一个整体，诊断和治疗过程中不能把每个系统孤立起来，病种复杂，一种疾病的诊断、治疗往往涉及多个学科。所以心内科临床医生需要博采众长，扩大知识面，与时俱进。基于以上需要，我们组织编写了《现代心内科疾病诊断与治疗》。

　　本书首先简要介绍了心内科疾病常见症状、心电图、心内科常用监护技术、心血管系统常用药物及心内科常用急救操作等基础内容，然后重点介绍了心内科常见疾病的诊断要点和治疗方法。本书紧密结合临床及现代心内科疾病学发展，实用性强，可供心内科临床医师、研究生、进修生以及相关科室医护人员阅读参考。

　　在编写过程中，尽管我们参阅了大量的文献，由于时间和篇幅有限，加上心内科不断发展，难免存在遗漏和不妥之处，望读者给予批评指正，以便下次出版时修正，谢谢。

编　者

2018 年 1 月

目　录

第一章

心内科疾病常见症状

第一节 呼吸困难

呼吸困难（dyspnea）是指患者主观上自觉呼吸不畅或呼吸费力，常被描述为"气短"、"气促"；客观上表现为患者用力呼吸，并伴呼吸频率、深度和节律的改变。引起呼吸困难的原因有心源性、肺源性、代谢性以及神经精神性几类，且各具特点。由于健康人在重体力负荷时也可出现呼吸困难，所以只有当安静状态或一般情况下，不引起呼吸困难的体力活动时出现的呼吸困难方属病理性呼吸困难。呼吸困难是一种主观症状，各人的耐受性有较大的差别。在呼吸功能受限程度相同的情况下，有些患者几乎完全不能活动，而另一些患者却可坚持相对正常的活动。

引起心源性呼吸困难的主要病理生理基础，是左心衰竭或二尖瓣病变引起的肺静脉和毛细血管内压力升高。由于肺内血液或肺间质内液体量增加，而肺内空气含量相对减少使肺的顺应性下降，这无疑增加了呼吸肌的负荷，使患者感到呼吸费力，肺血管内压力增加所引起的反射性呼吸加快也增加了呼吸困难的程度。这类因肺淤血而引起的心源性呼吸困难，一般表现为呼吸浅表而快。相反地，肺气肿患者因气道阻塞而致呼吸困难，患者以呼吸深大为主，而呼吸频率增快不明显。此外，心源性呼吸困难除非伴发于肺水肿，一般情况下，动脉血气分析无变化，而肺气肿所致呼吸困难时，血气分析结果大多异常。详细的病史和体格检查是鉴别上述两类呼吸困难的最主要的依据。

心源性呼吸困难又因疾病性质或程度不同，而有以下几种类型。

（一）劳力性呼吸困难

劳力性呼吸困难是左心衰竭或二尖瓣病变时最早和最常见的症状，其呼吸困难的程度与体力负荷的轻重有关。在询问病史中应了解患者在何种程度的体力负荷下出现呼吸困难，如上楼、爬山、负重行走或跑步等。在评定呼吸困难程度时，还应注意结合患者的精神状态及其耐受性。如有些明显二尖瓣狭窄的患者，主诉仅有轻度呼吸困难，其原因部分是由于在病情逐渐发展的长期过程中，患者已不自觉地将自身的体力活动限制在可耐受的范围内，因而不致出现明显的呼吸困难。

与心源性呼吸困难不同，肺源性呼吸困难早期出现于某些妨碍胸部扩张的动作时，如穿衣、脱衣、下蹲系鞋带等，而且其发展过程相对缓慢。

少数情况下，短暂发作性劳力性呼吸困难实际上相当于心绞痛发作。这是由于劳力负荷造成严重的心肌缺血，导致左心室功能暂时下降，而使呼吸困难的症状比胸痛的症状更明显。此类患者诉说呼吸困难的部位常与心绞痛的部位一致。

（二）端坐呼吸

端坐呼吸（orthopnea）是另一类型的心源性呼吸困难，当其伴发于劳力性呼吸困难时，表明左心功能不全已较明显，或有严重的二尖瓣狭窄。安静休息时即有呼吸困难，平卧时呼吸困难加重，患者为减轻这一症状常自发取坐位或高枕卧位。这样可使静脉回心血量减少，继之可使肺淤血减轻。与这一机制相同，有些患者还可有卧位性咳嗽。

支气管哮喘或其他严重肺部疾患时，也可出现端坐呼吸，这种情况可能是因为坐位时横膈低位，有利于肺的扩张，使呼吸困难减轻。更重要的是取端坐体位有利于咳出分泌物而明显缓解呼吸困难。

（三）急性心源性呼吸困难

这类呼吸困难常发生于急性左心衰竭或急性心律失常时，是左、右心排血量之间急剧失衡所致。右心排血量维持不变或有所增加，而左心又不能将其所接纳的血液全部排出，这样就使血液淤滞在肺中。呼吸困难常骤然发生，或夜间出现（夜间阵发性呼吸困难），或白天发生，均可发展至肺水肿。急性肺水肿的病理生理机制是急性静脉淤血而有渗液进入肺实质。其表现有三种常见的临床类型。

1. 夜间阵发性呼吸困难　夜间阵发性呼吸困难（paroxysmal nocturnal dyspnea）见于左心衰竭已较明显时，仅在夜间出现。一般在入睡后 1～2h 发生，患者常常因憋气而突然惊醒，伴窒息感。常被迫坐起甚至走到窗口以便吸入更多空气，有时这种呼吸困难伴有咳嗽或喘鸣。这是由肺淤血挤压了小支气管使之狭窄所致。有时还伴有心悸、眩晕或压榨性胸骨后疼痛，持续 10～30min，之后症状消失，患者重新上床，一般可安静入睡至天明。当呼吸困难发作时，患者面色苍白或轻微发绀，皮肤湿冷。特别严重的夜间阵发性呼吸困难可发展至肺水肿。

从原则上说，夜间阵发性呼吸困难的发生机制与其他的心源性急性呼吸困难相似。夜间发作的特征性机制，尚未能充分了解。除了夜间平卧睡眠时肺内血容量增加外，睡眠时肾上腺素能活力下降、左心室收缩力减弱、夜间迷走神经张力增加、小支气管收缩，平卧时横膈高位、肺活量减少以及夜间呼吸中枢处于抑制状态等也是影响因素。

2. 心源性哮喘　心源性哮喘可以是劳力性呼吸困难、端坐呼吸以及夜间阵发性呼吸困难的表现形式，急性左心衰竭当小支气管壁高度充血时，即可出现哮喘样发作。有时与支气管哮喘难以鉴别。如果自幼即有哮喘发作史则多为支气管哮喘。中年首次发作哮喘则首先考虑为心源性，但是慢性支气管哮喘的患者也可同时有心脏疾病，也就是同一患者既有呼吸系统疾病又有左心衰竭，这必须依靠详细地询问病史及体格检查。对有些病情复杂的病例，甚至需要进行血气分析，肺功能测定或心导管检查等方能确定是心源性或支气管性哮喘。

3. 急性肺水肿　这是心源性呼吸困难中最为严重的一种类型，是急性重度左心衰竭的表现，常伴发于急性心肌梗死、高血压危象、二尖瓣腱索或乳头肌断裂时。此外，高度二尖瓣狭窄的患者劳力负荷过重时，由于肺静脉压突然增高也可出现肺水肿。快速心房颤动心室率过快时，左心室充盈受限，也可导致肺水肿。慢性心力衰竭的患者由于保护性机制，使肺内小动脉发生组织学改变，可防止在心力衰竭加重时血管内液体向肺泡内渗出。所以左心衰竭及二尖瓣病变早期比晚期更容易发生肺水肿。肺水肿的严重程度可有所不同，但所有肺水肿的患者均有呼吸困难。如果水肿仅限于肺间质内，听诊可无水泡音，而 X 线胸片可资证明。最严重的肺水肿时，患者似骤然被自己的呼吸道分泌物所淹溺，处于极度痛苦的状态下，自己可以听到胸内如壶中开水沸腾，并不断有白色或粉红色泡沫状痰从口、鼻中涌出。患者面色苍白并有发绀，皮肤湿冷。症状持续时间长短不一。处于这样的紧急关头，如不采取紧急抢救措施，患者难免一死。

（四）潮式（Cheyne - Stokes）呼吸

1818 年 Cheyne 首先描述了这种节律异常的呼吸。呼吸暂停约十数秒钟后，出现慢而微弱的呼吸，继之逐渐加深加快，然后再逐渐减慢以至停止，如此周而复始。这种潮式呼吸是脑部受损的一种表现，也可出现于严重的左心功能不全时，缺血性与高血压性心脏损害患者更为多见，而这类患者通常也并发脑血管病变。但脑源性与心源性潮式呼吸的病理生理基础不尽相同，对脑部疾病而言，是因为呼吸中枢处于抑制状态，对正常的二氧化碳和 O_2 分压不能产生调节效应。所以呼吸中枢抑制到一定的程度时引起呼吸暂停，而呼吸暂停后潴留的二氧化碳又可刺激呼吸中枢而激发数次呼吸。心源性潮式呼吸主要是由于血液从左心室至脑的循环时间延长，因而干扰了呼吸的反馈调节机制。此外，颈动脉窦反射异常和低氧血症也参与了作用。

（五）其他的心源性呼吸困难

有些特殊的心脏病其呼吸困难的机制尚不十分清楚，如左向右分流量较大的先天性心脏病（室间隔或房间隔缺损、动脉导管未闭等），其呼吸困难是由于肺内血流量增多——多血肺，还可能有反射性机制参与。右向左分流的发绀型先天性心脏病时的呼吸困难，可能是低氧血症引起的反射性呼吸加快。右心衰竭时，可能有胸腔积液、腹腔积液压迫或同时存在的左心衰竭及肺部疾患等因素参与。

左心房黏液瘤或左心房内球形血栓常在坐位时或某一特殊体位时，突发呼吸困难，而卧位时可较轻。这是由于坐位或某一特殊体位时，黏液瘤或球形血栓恰好堵塞在二尖瓣口，使左心房血流至左心室受阻。法洛四联征（fallot tetrad）时的呼吸困难可在蹲踞位时减轻。这是由于这一体位可增加体循环阻力，而使右向左的分流量减少。

肺栓塞也属于心血管病急症之一，其呼吸困难的发生更为突然，呼吸困难程度与劳力负荷无关，常伴有惊恐、心悸、胸痛和咯血。由于肺栓塞大多数情况下并无器质性心脏病基础，栓子多来自下腔静脉系统，临床诊断较困难，很易误诊为急性心肌梗死。

（纪翠玲）

第二节 胸痛

胸痛（chest pain）是心血管疾病常见症状之一。对于胸痛症状应了解以下有关的内容：起始情况、疼痛部位、放射区域、疼痛性质、严重程度、持续时间、诱发因素（如体力负荷、精神紧张、进食等）、缓解因素（如休息、体位改变等）及是否伴有呼吸困难、出汗、眩晕或心悸等。有些患者对胸痛的感觉描述为压迫感、窒息感或胸部不适等。可有严重胸痛症状的心血管疾病主要有4种：缺血性心脏病、急性心包炎、肺栓塞及主动脉夹层。

（一）缺血性心脏病

缺血性心脏病的胸痛包括稳定型心绞痛和急性冠脉综合征（acute coronary syndrome），其发生是由冠状动脉粥样硬化使冠脉狭窄或痉挛，或冠脉阻塞、斑块破裂和出血所致。心血管专科医师对患者的胸痛症状应认真耐心地询问，以判明是稳定型心绞痛或急性冠脉综合征。

1. 心绞痛　典型稳定型心绞痛的特点可归纳如下：疼痛的部位为胸骨下段后（患者在描述其症状时常以手握拳置于胸骨区），疼痛可放射，主要向左肩及左臂尺侧放射；疼痛性质多为压榨感、紧缩感，有时为烧灼感；疼痛持续 1～10min，大多为 3～5min；疼痛常因劳力负荷所诱发，特别是在寒冷时或进餐后；休息和含服硝酸甘油可使疼痛缓解。心绞痛除上述典型表现外，临床上尚有较多不典型的表现，有时甚至十分离奇，如心绞痛的部位在骶部、大腿或身体的某一处瘢痕。疼痛性质不典型及发作无规律的现象更为多见。

2. 急性冠脉综合征　包括不稳定型心绞痛、ST 段抬高型心肌梗死和非 ST 段抬高型心肌梗死。不稳定型心绞痛可由稳定型心绞痛发展而来，也可直接出现或在急性心肌梗死之前发生。除疼痛性质与典型心绞痛相似外，一般程度更严重，与劳力负荷可无关系，静息状态下也可发生，持续时间较长但一般短于 20min。ST 段抬高型心肌梗死表现为突然发生的、持久而剧烈的胸痛，诱因多不明显，且常发生于安静时，持续时间可长达 30min 或更长，休息或含服硝酸甘油不能使疼痛缓解。患者常有濒死感伴呼吸困难、大汗、乏力、恶心和呕吐，同时心电图示 ST 段明显抬高，血清心肌坏死标志物浓度升高并有动态变化。非 ST 段抬高型心肌梗死是指具有典型的缺血性胸痛症状，持续时间超过 20min，血清心肌坏死标志物浓度升高并有动态演变，但心电图无典型的 ST 段抬高而是表现为 ST 段压低、T 波异常或 ST-T 正常等非特征性改变的一类心肌梗死，其胸痛症状与 ST 段抬高型心肌梗死不尽相同。

当患者具有冠心病的危险因素，且主诉为典型的劳力性胸骨后疼痛时，诊断为心绞痛的准确率是较高的。如果没有明显的冠心病危险因素，胸痛也不典型，则心绞痛的可能性不大。具有明显冠心病危险因素者，即使胸痛不典型也不能轻易否定心绞痛的诊断。冠心病的危险因素如高龄、男性、高血压及冠心病的家族史以及本人有高血压、血脂异常、糖尿病、吸烟史等均与冠心病发病有一定关系，在病史中均应注意询问。

还有一点也不能忘记，既往没有冠心病的年轻人有时也可以出现心肌缺血性胸痛，这种情况多见于严重贫血、阵发性心动过速心率极快时、主动脉瓣病变、肥厚型心肌病等，如有怀疑，应对相关的病史进行仔细询问。

（二）急性心包炎

急性心包炎的胸痛主要是由于壁层心包受炎症侵犯所致，或炎症侵及邻近的胸膜之故。疼痛部位较局限，通常位于胸骨及胸骨旁区，可放射至颈、背或上腹部，由于左侧横膈胸膜受侵犯，疼痛可放射至左肩部，但很少波及左上臂。疼痛性质多为锐痛，但其程度差异甚大，一般持续数小时至数天，可在吞咽、深呼吸及仰卧位时加剧。当前倾坐位时疼痛可缓解；应用止痛消炎药物也可使疼痛减轻。发病前有上呼吸道感染病史，有助于诊断。若体检听到心包摩擦音，可以诊断。

（三）肺栓塞

大面积的肺栓塞其疼痛性质、部位与不稳定型心绞痛或急性心肌梗死十分类似，但一般更为剧烈，放射更为广泛，可在呼吸时加剧。含服硝酸甘油不能使疼痛缓解。常伴有呼吸困难、咳嗽、咯血、心动过速及低血压，严重者出现休克及猝死。其疼痛可能是由于右心室压力突然增高，使冠脉血流量减少，而氧耗量反而增高，导致心肌缺氧所致。也有人认为肺动脉的扩张也可能是引起疼痛的因素之一，这一机制也常用以解释肺动脉高压时的胸痛。巨大肺栓塞时，患者常有胸膜性胸痛和少量咯血等症状。

（四）急性主动脉夹层

主动脉夹层疼痛常突然暴发，持续而异常剧烈。其疼痛部位依主动脉壁内层断裂的部位不同而异。主动脉夹层最常发生于主动脉弓或降主动脉，此时疼痛多局限于前胸，并放射至背部，有时以背部疼痛为主而放射至项部、颈部或手臂。如果主动脉夹层在数小时或数日内继续扩展，则疼痛将扩展至腹部、腰部和下肢。对于慢性高血压患者、妊娠妇女及马方综合征（Marfan syndrome）的患者应多考虑这种可能性，少数患者疼痛不十分剧烈而以突发呼吸困难及昏厥为主要表现。

以上几种心源性胸痛的鉴别见表1-1。

表1-1 几种心源性胸痛的鉴别

	稳定型心绞痛	不稳定型心绞痛	心肌梗死	急性心包炎	肺栓塞	急性主动脉夹层
部位	胸骨后可波及心前区	胸骨后可波及心前区	胸骨后可波及心前区	心前区及胸骨后	胸骨下端	前胸部或背部
放射	左肩、左臂尺侧或达下颌、咽及颈部	左肩、左背上方、左臂尺侧或达下颌、咽及颈部	左肩、左背上方、左臂尺侧或达下颌、咽及颈部	颈、背、上腹、左肩	广泛	颈、背部、腹部、腰部和下肢
性质	压榨感、紧缩感	胸痛阈值降低、程度加重、次数增加	胸痛的程度较心绞痛更剧烈	锐痛	剧烈痛	胸痛突然暴发、剧烈，呈撕裂样
时间	3~5min	通常<20min	数小时或更长	持续性	持续性	持续性
诱因	劳力、情绪激动、寒冷、进餐	轻体力活动或休息时发作	不常有	吸气、吞咽、咳嗽加剧	右心室压力增高所致	常患高血压或马方综合征
缓解方式	休息、硝酸酯缓解	硝酸酯缓解作用减弱	休息和硝酸酯不能缓解	前倾坐位可缓解	硝酸酯不能缓解	硝酸酯不能缓解
伴随临床表现	有时可出现第4心音和乳头肌功能不全的表现	第4心音和乳头肌功能不全的表现明显，可出现一过性心功能不全的表现	呼吸短促、出汗、烦躁不安和濒死感；恶心、呕吐和上腹胀	心包摩擦音	呼吸困难、咯血、低血压，急性右心衰竭和肺动脉高压的表现	下肢暂时性瘫痪、偏瘫和主动脉关闭不全的表现，双上肢血压和脉搏不对称

（五）其他原因引起的胸痛

除了上述引起胸痛的疾病外，还有一些心源性和非心源性疾病可引起胸痛。在鉴别诊断时应予以考虑。

（1）扩张型心肌病和二尖瓣脱垂患者常诉胸痛，其机制不明。疼痛性质可类似典型心绞痛，也可类似功能性胸痛。

（2）肋软骨炎或肌炎引起的胸壁疼痛，这类胸痛常伴有肋软骨或肌肉的局部压痛。身体活动或咳嗽时可使疼痛加重。

（3）左侧胸部带状疱疹，在出疹前其胸痛有时可误诊为心肌梗死，但随之出现的疱疹可使诊断当即明确。

（4）功能性或精神性胸痛，忧郁症的患者也可有胸痛，常同时伴有叹息样呼吸、过度换气、手足发麻，称之为心血管神经症。这种胸痛常局限于心尖部，持续性钝痛，数小时或数十小时，伴有心悸，兼有针刺样短暂锐痛。心前区常有压痛。胸痛发作间期常有神经衰弱、疲倦无力等症状。情绪不稳定，止痛药不能使疼痛完全缓解，但休息或活动或镇静剂，甚至安慰剂可使疼痛部分缓解。

胸腔内其他脏器或组织的疾病，上腹部脏器的疾病有不少也有胸痛症状。值得一提的是食管痉挛及反流性食管炎其胸痛症状常易与心绞痛混淆。尽管有不少检查手段有助于鉴别多种不同原因的胸痛，但毫无疑问询问病史是最重要、最有价值的方法。特别是对胸痛性质及其伴随症状的综合分析常可得到重要的鉴别线索。

（纪翠玲）

第三节　心悸

心悸（palpitation）是心血管病的主要症状之一，是患者感觉到自身心跳增强或加速的不舒服感觉，也是患者就诊的常见原因。患者描述心悸的感觉各有不同，如心慌、心脏下沉感、心脏振动感、撞击感、停顿感及心跳不规则等。心悸的轻重很大程度上取决于患者的敏感性。对这一主诉应进一步询问其诱发或加重因素，诸如运动、进食、情绪激动、饮酒及服用药物的影响等。

（一）不伴有心律失常的心悸

这种心悸十分常见。有些只是对正常心搏的感知，特别当左侧卧位时更明显，多见于紧张和敏感的正常人。情绪易激动者常有窦性心动过速使之感到心慌，并多伴有焦虑、呼吸深大、手足发麻、颤抖等。与阵发性心动过速不同，窦性心动过速起始和终止都是逐渐而隐袭的。心率一般为 100 ~ 140 次/分。

正常人在剧烈运动时出现的心悸是由于窦性心动过速及高动力循环状态所致。

（二）心律失常所致的心悸

心悸是心律失常患者的常见症状，心悸时心率可快可慢，心律亦可不规则。各种类型的期前收缩、快速性心律失常、缓慢性心律失常或心律不规则均可引起心悸；但有心律失常不一定都有心悸症状。

根据长程心电图的监测，心脏正常的人群，大多有偶发的房性期前收缩或室性期前收缩，但不一定都有心悸症状。因室性期前收缩而有心悸者随年龄增高而增加。各种类型的器质性心脏病均可伴发期前收缩，但临床上功能性期前收缩更为多见。有期前收缩者常主诉有心搏脱漏或停顿感，有时描写为心脏冲向喉部或下沉的感觉，少数患者感到有连跳。

阵发性室上性心动过速时，其心慌的症状呈突发突止的特点，心率一般超过 160 次/分；心律规则，持续时间可长达数小时，也可能仅数分钟。颈动脉窦按摩、Valsalva 动作、作呕或呕吐等刺激迷走神经的动作一般可使心慌症状终止。

阵发性心房颤动发作时心慌更为严重，心跳快而极不规则，伴有脉搏短绌是其特点。心房扑动在临床上较为少见，心率常为 150 次/分左右，可以规则也可以不规则，心率成倍地增加或突然减半是其特征。

室性心动过速发作时，心室率增快可引起心悸，且常伴有晕厥或晕厥前症状，可能还会发生猝死。

心率缓慢时，也可出现心悸，多由房室传导阻滞或窦房结病变引起。

由于伴随于心律失常的心悸症状大多数情况下不是持久性的，所以当患者就诊时往往不是正值心律失常发作之际。请患者描述心悸的感觉，发作心悸时心跳的节律和速率，有时有助于判断心律失常的性质。常规心电图及长程心电图对心律失常的诊断价值最高。心脏电生理检查对阵发性心动过速的诱发复制率极高，确诊率可达90%左右。

（三）血流动力学改变所致的心悸

由于每搏血量增加，心肌收缩力增强，可使患者经常存在心悸感，特别在二尖瓣或主动脉瓣关闭不全时，心内、心外有分流时，或心动过缓时心悸感常较明显。此外，高动力循环状态，如妊娠、甲亢腺功能亢进及嗜铬细胞瘤时均可有此症状。

由于心功能不全，每搏血量减少，心率代偿性增快，常表现为轻度活动后即出现心悸。

（纪翠玲）

第四节　发绀

发绀（cyanosis）是指皮肤和黏膜呈现蓝色的异常外观，其主要是由于血液中还原血红蛋白含量的增多，少数情况下异常血红蛋白的增多也可引起发绀。发绀既是一种症状，也是一种体征，除非发绀已十分明显，一般体格检查时容易被忽视。

毛细血管血液中还原血红蛋白含量的多少取决于两个因素：其一是动脉血内氧的浓度，其二是组织从毛细血管中摄取氧量的多少。因此，毛细血管血液中还原血红蛋白增加，可能是由于动脉血氧不饱和，此型发绀称之为中心性发绀；也可能是由于组织从血中摄取过多的氧，此型发绀称之为周围性发绀。正常情况下，动脉血氧饱和度为100%，还原血红蛋白仅为0.75g/dl，血液流经毛细血管，组织摄取了部分氧气，在静脉血液中的还原血红蛋白即升高至4.75g/dl。由此看来，发绀与静脉内氧含量的关系更大。当临床上判断有发绀时，其毛细血管内血液的还原血红蛋白含量至少达到了4g/dl。

（一）中心性发绀

中心性发绀主要见于右向左分流的先天性心脏病患者。一般当分流量大约相当于30%的左心搏出量时即可出现发绀，这部分分流的血液不经过肺部的气体交换，致使动脉和毛细血管内的血液氧饱和度不足。换句话说，即循环血流中还原血红蛋白的含量增加。

在先天性心脏病中，以下三种情况可导致右向左分流而引起发绀：①当右心流出道有狭窄而同时有一大的间隔缺损时，血流倾向于经过缺损口从右向左分流（如法洛四联征、肺动脉口闭锁等）；②较大的间隔缺损，原有左向右分流（如室间隔缺损），随着时间的推移，逐渐形成肺血管的阻塞性改变，而使分流倒向，出现发绀；③有一个左、右共用的心腔，在血流进入动脉系统以前，氧饱和与氧未饱和的血液混合在一起（如单心室），可出现发绀，但如无肺动脉阻塞性改变，同时肺血流量较大时，动脉血氧饱和度可达82%～88%，可以没有或仅轻度发绀。

除了右向左分流的先天性心脏病以外，中心性发绀也可见于严重的呼吸系统疾病，如呼吸道阻塞、肺部疾患（肺炎、阻塞性肺气肿、弥漫性肺间质性纤维化、肺淤血、肺水肿）、胸膜疾患（大量胸腔积液、气胸、严重胸膜肥厚）及肺血管病变（原发性肺动脉高压、肺动静脉瘘）等，其发病机制是由于呼吸衰竭，肺通气或换气功能障碍，经过肺的血液不能得到充分氧合，导致体循环毛细血管中还原性血红蛋白增多，从而发生发绀。

中心性发绀具有以下两大特点可资与周围性发绀鉴别：①中心性发绀患者常有杵状指（趾），这是十分重要的鉴别体征；②中心性发绀时动脉血氧饱和度一般均低于85%，并伴有红细胞增多。发绀在体力负荷时明显加重。

确定为中心性发绀后，应进一步判断其为心源性还是肺源性。单纯的心源性中心性发绀，一般没有严重的呼吸困难，除非有急性肺动脉栓塞或急性肺水肿。而肺源性发绀毫无例外均有严重的呼吸困难。

此外，如为肺源性发绀给予纯氧吸入 5~10min 后，发绀可明显减轻，甚至消失。心源性者则无此反应。对心源性发绀只有采取降低肺血管阻力的措施或输入含有溶解性氧的液体时，方可使发绀略有减轻。

（二）周围性发绀

周围性发绀系因通过皮肤的血流减少或缓慢所致，常出现在肢体末梢及身体下垂部位，如肢端、耳垂及鼻尖。以下几种情况可导致周围性发绀：当体循环淤血、周围血流缓慢、氧在组织中被过多地摄取时，如右心衰竭、缩窄性心包炎。局部静脉病变（血栓性静脉炎、下肢静脉曲张）等；当肢体或末梢动脉收缩或阻塞时，如雷诺现象（Raynaud phenomenon）是典型的周围性局限性发绀；由于心输出量减少、循环血容量减少、周围组织血流灌注不足及缺氧所致，如严重的休克；当血红细胞数与血红蛋白含量显著增高时，如真性红细胞增多症。周围性发绀以肢端及暴露部位更为明显。在温度保持较高的部位如结膜、唇内面、颊内面和舌头常无发绀。而中心性发绀在这些部位也无例外。此外，周围性发绀常伴皮肤苍白发凉，当搓揉和加温后，局部发绀可消失。

中心性与周围性发绀的鉴别见表 1-2。

表 1-2　中心性与周围性发绀的鉴别

	中心性发绀	周围性发绀
动脉氧饱和度	低于 75%~85%	基本正常
发绀的分布	全身性（包括口腔内黏膜），发绀部位暖和，周围血管扩张	局限于四肢末端、鼻尖、外耳、口唇等；发绀部分较凉，周围血管收缩
对吸入 100% 氧的反应	肺源性发绀减轻	无反应
对体力活动的反应	发绀可加重	发绀可减轻
同时存在的情况	右至左分流的先天性心脏病，肺动静脉瘘，弥漫性肺脏疾病，如严重肺气肿等	休克、充血性心力衰竭（后者发绀主要为周围性，中心性因素也参与）

（三）混合性发绀

肺心病的发绀是中心性和周围性混合性发绀。中心性发绀是因肺部疾患所致，周围性发绀则因晚期心输出量不足所致。

有些少见的血红蛋白异常疾病也可引起类似发绀的皮肤色泽改变，应注意鉴别，如硫化血红蛋白血症（因食入乙酰苯胺、乙酰氧乙苯胺、苯胺、磺胺等引起）、中毒性高血红蛋白血症（如大量食用含亚硝酸盐的蔬菜，或少数情况下由于长期应用硝普钠或亚硝酸盐类药物）、先天性高血红蛋白血症（患儿自幼即有发绀，有家族史而无心肺疾病）。此外尚需与色素沉着病如银质沉着病或血色沉着病等鉴别。

（纪翠玲）

第五节　水肿

水肿（edema）是由于体内液体过量积聚在细胞外组织间隙中的表现，患者外观水肿，如在骨表面用指压皮肤，可见压痕持续数秒不消失，水肿既是一症状，也是一体征。

严重的心力衰竭、肾病综合征和肝硬化患者均可出现水肿，根据病史、物理检查和简单的实验室检查可对其进行鉴别。水肿是右心衰竭较晚期的症状，但在右心衰竭导致体循环静脉压力增高以前，往往已可因水、钠潴留而使体重增加，一般在细胞间隙内积聚的液体超过 5L 时方可见到显性水肿。故在心性水肿出现以前，患者常先有少尿及体重增加（3~5kg）。

无论病因如何，引起心性水肿的因素主要有二，一是静脉压升高，二是水、钠潴留，后者是由于肾脏排钠减少。而影响水钠潴留的因素很多，目前尚未能一一阐明。醛固酮增加可能是引起水、钠潴留的因素之一，而醛固酮增加又是心输出量减少导致肾血流量减少的代偿反应。有些研究表明，当心力衰竭进入慢性期时，醛固酮的分泌逐渐恢复至正常水平，此时应用血管紧张素转化酶抑制剂阻断血管紧张素

Ⅰ转换为血管紧张素Ⅱ，其有利的作用主要是减少心脏的后负荷（扩张血管），而并不在于消除刺激醛固酮分泌的因素。大多数晚期心力衰竭患者有效血循环量减少（尽管整个血容量是增加的），促使抗利尿激素增加，这对水的潴留和稀释性低钠（尽管体内总钠量增加）起一定的作用。

临床上心力衰竭患者白天水肿明显而夜间可减轻，其水肿部位与重力有关。门诊患者水肿主要见于双下肢（脚和踝部），卧床患者则主要表现在腰骶部。当水潴留进一步增加时，可发展为全身性水肿，面部水肿常较晚出现，可能提示伴有肾功能不全或上腔静脉阻塞。

（一）心性水肿的特点

（1）心性水肿总是伴有静脉压升高，后者的主要体征是颈静脉搏动增强及怒张，肝脏充血肿大并有压痛，肝颈静脉回流征阳性。

（2）心性水肿部位与重力有关，好发于身体下垂处，且为双侧对称性，如双下肢，除非患者长时间保持侧卧体位。

（3）大多数右心衰竭的病因为二尖瓣病变及肺心病，所以在心性水肿出现以前，一般均先有呼吸困难。少数情况下，全心疾病首先影响右心者，如心肌病、缩窄性心包炎等则出现水肿前可无呼吸困难症状，但大多数全心疾病常同时波及左、右心，所以呼吸困难和水肿常同时出现。

（二）水肿的特殊形式

1. 腹腔积液　腹膜腔内积液是晚期右心衰竭的另一种表现，常先有或同时有腹壁水肿。心源性腹腔积液几乎毫无例外地先有下肢水肿，仅仅在缩窄性心包炎或三尖瓣疾患时可以先有腹腔积液或腹腔积液比下肢水肿更突出。此时应高度重视与肝性腹腔积液相鉴别，观察颈静脉，判断有无体循环静脉压升高，将对鉴别诊断有重要帮助。

2. 胸腔积液　胸膜腔内积水主要来自壁胸膜的渗漏。由于胸膜上的静脉同时引流至体循环及肺循环，所以只有当体循环和肺循环静脉压力均升高时，方有胸腔积液形成。所以，胸腔积液常见于同时有左、右心衰竭时。心力衰竭时出现的胸腔积液常为双侧性，而以右侧为多。少数单侧胸腔积液也均在右侧，如果出现左侧的单侧胸腔积液，心力衰竭所致的可能性极小。

如果胸腔积液是由于心力衰竭所致者，在 X 线上常同时有上叶肺静脉影增粗，以及出现 Kerley 水平线。表明有慢性肺静脉压增高。

（纪翠玲）

第六节　咯血

咯血（hemoptysis）是指痰中带血丝或血块，血虽来自呼吸系统，但由于心肺关系极其密切，不少情况下，心脏疾患是咯血的病因，如下所示。

（1）急性肺水肿，红细胞从淤血的血管中进入肺泡，典型的表现为咳大量粉红色泡沫痰。

（2）严重二尖瓣狭窄，肺动脉高压导致肺动脉与支气管静脉系统形成侧支循环，支气管内的血管扩张，进而破裂而发生大口咯鲜血色血液。

（3）肺梗死，肺动脉梗死组织坏死出血，血液进入肺泡可出现痰中带血或咯血。

（4）各种心脏病所致慢性左心功能不全，肺淤血均可有痰中带血或暗红色血痰。

（5）主动脉瘤偶可破入支气管而引起极大量的咯血，可致患者迅即死亡。

以上所列举的各类心脏疾患可导致不同程度的咯血，临床上应特别注意与呼吸系统疾病所致的咯血相鉴别，详细的病史对确定咯血的病因有着重要的作用。如患者是否有长期慢性咳嗽、咳痰，吐大量脓痰以及长期低热史，这些对诊断支气管炎、支气管扩张或肺结核有参考价值。咯血量的多少对确定病因也有重要的参考价值，如反复发生的小量咯血多见于慢性支气管炎、支气管扩张、肺结核或二尖瓣狭窄，此类患者有时也可出现大量咯血；中等量咯血可见于肺动静脉瘘破裂。中老年患者不明原因的反复咯血应怀疑肿瘤的可能，伴有急性胸痛的咯血提示肺动脉栓塞伴肺梗死；先天性心脏病患者出现咯血和发绀时提示艾森门格综合征（Eisenmenger syndrome）。伴有严重呼吸困难的咯血常提示心脏疾患所致，高血压、冠心病常是导致左心功能不全的病因，病史中不可疏忽。体格检查也十分重要，如单纯二尖瓣狭窄时，心尖部舒张期杂音局限且音调低沉，常容易疏漏应特别注意。

（纪翠玲）

第七节　咳嗽

咳嗽（cough）是心肺系统最常见的症状之一。肺部和支气管的各种感染、肿瘤及过敏反应等均可引起咳嗽。心血管疾病所致的咳嗽多由于肺静脉高压、间质性和肺泡性肺水肿、肺梗死及主动脉瘤压迫支气管等原因引起。肺静脉高压引起的咳嗽常继发于左心衰竭或二尖瓣狭窄，先有刺激性干咳，而后有浆液性痰、血泡痰，患者多于夜间睡眠 1～2h 后突然憋醒，发生刺激性咳嗽。肺水肿所致咳嗽多由左心功能不全或快速静脉补液过量引起，患者表现为连续性咳嗽、咳出粉红色泡沫痰，并出现夜间阵发性呼吸困难，双肺可闻及水泡音。当患者出现咳嗽伴胸痛、咯血及呼吸困难等症状时应想到肺梗死的可能。主动脉瘤压迫气管和支气管时可引起咳嗽和气急，咳嗽往往带有金属音。当咳嗽伴发劳力性呼吸困难时，常提示慢性阻塞性肺病或心功能不全；而当患者有过敏和（或）喘鸣病史时，咳嗽常常伴发支气管哮喘。如果咳嗽并发声嘶而又无上呼吸道疾病的病史时，可能为扩大的左心房和肺动脉压迫左喉返神经致其麻痹所致。此外，某些心血管常用药如血管紧张素转化酶抑制剂卡托普利、依那普利等可引起部分患者咳嗽，有文献报道其发生率高达 15.4%，且多为干咳，晚上或仰卧位时加重。咳嗽在服药后 24h 至数月内发生，治疗期间可持续存在，停药数日后症状可消失。

痰的性状也有助于判断不同病因的咳嗽。咳嗽咳出粉红色泡沫痰常因肺水肿引起；而痰中带血丝则提示肺结核、支气管扩张、肺癌或肺梗死等疾病。

（纪翠玲）

第二章

心 电 图

第一节 正常心电图及测量

心电图纸由竖线和横线划分成小格，每隔4条细线划一条粗线，由细线构成的方格习惯称为小格，粗线间则称为大格。

1. 测量方法　如下所述。

（1）心电图记录纸

1）心电图纸为相隔1mm的竖线和横线，竖线间代表时间，横线间代表电压。

2）描记心电图时，如果记录纸移动的速度为25mm/s，两细竖线之间相距为1mm，每1小格 = 0.04s，每5小格 = 0.20s。做心电图时必须先定标准电压（定标），如果1mV电压使描记笔向上移10个小格，则每小格为0.1mV，如上移5个小格，每小格为0.2mV（图2-1）。

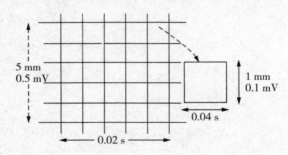

图 2-1　心电图的度量单位

（2）各波及间期的测量：见图2-2。

1）时间测量：选择波形比较清晰的导联，从波形起始部的内线（凸面起点）量到波形终末部分的内缘（凸面终点）。

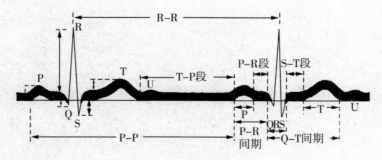

图 2-2　心电图测量方法

2）电压测量：向上波：从等电位线上缘垂直量到波形的顶端；向下波：从等电位线下缘垂直量到波形的最低点。

3）S－T段测量：自J点后0.04s处开始测量（指S波的终点与S－T段的起点交接处）。当S－T段抬高，从等电位线上缘至S－T段上缘测量。S－T段压低，则相反。

4）心率测量：①计算法：心律整齐时，测5个P－P或R－R的间隔时间，求平均值，代入公式：心率＝60/P－P或R－R间期（s）。②简易法：数6s内的P波或R波的数目再乘以10，即为每分钟的心率数。

5）心电轴测量：心电图分析中，常把心电轴分析作为一项指标，它对诊断心室肥厚、左前、后分支传导阻滞等有一定帮助。可根据查表法、作图法或简易判断法分析电轴是否正常。

简易判断法：根据Ⅰ和Ⅲ导联QRS波主波方向判断。

Ⅰ导联主波向上，Ⅲ导联主波向下，提示心电轴左偏；Ⅰ导联主波向下。Ⅲ导联主波向上，提示心电轴右偏；Ⅰ导联主波向上，Ⅲ导联主波向上，提示心电轴正常。

6）心脏钟向转位：正常心电图，心室除极时V₁，V₂导联QRS波群呈rS型，R/S＜1；V₅，V₆导联QRS波群呈qRs型，R/S＞1。V₃，V₄导联探查电极位置相当于室间隔，R与S波几乎相等，R/S≈1。将V₁～V₅排列起来看，R波逐渐增高，S波由深变浅。如心电图胸前导联R与S波比例不符合此规律，表明心脏可能有转位。例如V₅的R/S≤1，说明右心室特征图形向左侧转，称顺钟向转位（从下往上看）。相反，如V₃出现qRs波表示左心室图形转向中间，称逆钟向转位（图2－3）。

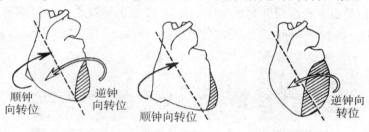

顺钟向转位　逆钟向转位　　　顺钟向转位　　　逆钟向转位

图2－3　心脏转位示意图

2. 正常心电图　各波、段的时间与电压的正常范围典型心电图包括PQRST 5个波，2个平段（P－R段、S－T段），2个间期（P－R间期、Q－T间期）。

（1）P波：①在QRS波之前；②在Ⅱ，aVF，V₄～V₆直立，aVR倒置；③时间：＜0.11s；④电压：肢体导联＜0.25mV，胸导联＜0.15mV；⑤形态：光滑呈圆钝形。

（2）P－R间期：由P波的起点测到QRS波的起点，这段时间包括窦房结激动后，引起心房的激动，通过房室交界区传到心室激动之前的一段时间。一般在Ⅱ导联上测量。成人正常范围是0.12～0.20s。与年龄、心率有关，心率快的P－R短；心率慢的P－R稍长。

（3）QRS波群：①时间：成人正常范围0.06～0.10s，测量一般选用QRS最宽大的导联或V₃导联测量；②Q波：在有小q波的导联上其宽度＜0.04s；③室壁激动时间（VAT），指心室肌从心内膜到心外膜除极所花时间，借以了解心室是否肥厚。右室壁激动时间V₁导联VAT：0.01～0.03s，左室壁激动时间V₅导联VAT：0.02～0.05s；④电压：$R_{V1}＜1.0mV$，$R_{V5}＜2.5mV$，$S_{V1}＜1.2mV$，最深的＜2.4mV，$R_{V1}+S_{V5}＜1.2mV$，$R_{V5}+S_{V1}＜3.5mV$（女）～4.0mV（男），$R_{aVL}＜1.2mV$，$R_{aVF}＜2.0mV$，$R_{aVR}＜0.5mV$。

在有小q波的导联上（V₅，Ⅰ，Ⅱ，AVL，AVF等）q波电压不应超过1/4R波。

若3个标准导联每个导联上的R＋S电压＜0.5mV或三者的总和＜1.5mV称为低电压。

（4）S－T段：代表心室肌细胞复极过程的第1，2相，由于此时电位变动速度慢及变动幅度小，基本上与心电图基线一致，正常不应偏高偏低太多。在以R波为主的胸导联上V₄～V₆ S－T段，抬高≤0.1mV，V₁～V₃抬高＜0.3mV。任何一个胸壁导联，S－T段压低不应＞0.05mV。在肢体导联上，S－T段可能高出基线0.1mV，降低不应＞0.05mV。

（5）T波：为心室的复极波。方向与主波方向一致。形态是上升肢长，下降肢短。在R波较高的导联上，T 波不应低于 R 波的 1/10。

（6）Q-T 间期：从 QRS 波群的起始点量到 T 波的终点。最好选择一个 T 波较为高大、明显的导联来测量较为准确。Q-T 间期的长短与心率有关，心率较快时 Q-T 间期越短，心率慢则反之。

（7）U 波：与 T 波方向一致，高度 <同导联 T 波的一半。

（刘　琨）

第二节　异常心电图波形

一、心房肥大

心房壁甚薄，当腔内血容量增加或压力增大时，多表现为扩张而很少出现心房壁增厚。心电图表现在 P 波的形态，电压与时间的变化。窦房结位于右心房上腔静脉入口处侧壁的心内膜下，激动系自右心房传至左心房，故 P 波的前 1/3 主要来源于右心房；后 1/3 来自左心房；而中 1/3 为左右心房的重叠。

1. 左心房肥大　左心房扩大时 P 波终末部时间延长，从而使整个心房的除极时间，即 P 波时间相应延长，超过正常范围。导联 I，II，aVL 可显示 P 波增宽，且呈"M"形双峰。因 P 波终末部向后，使 V_1，V_2 导联 P 波出现正负双相（图 2-4）。

左心房肥大的心电图特征：P 波时间延长 ≥0.12s；P 波形态呈双峰，峰间距离 >0.04s；P_{V1} 呈正负双向，负向波大于 0.04s，深度 >1mm；P_{tfV1} 绝对值 >0.04mm/s：P 波宽度与 P-R 段比值超过 1.6。

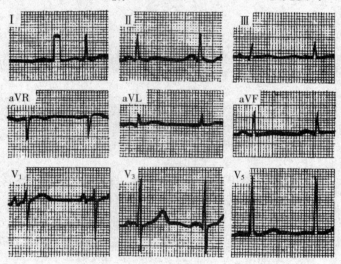

图 2-4　左心房肥大

I，II，III，aVF，V_3，V_5 导联 P 波有明显切迹，宽为 0.12s，P_{V1} 正负双相

2. 右心房肥大　右心房扩大时，除极时间虽较正常有所延长，但仍不致延长至左心房除极结束之后，整个心房除极时间不超过正常时。但 P 波电压增高表现为 P 波高耸（图 2-5）。

右心房肥大心电图特征为：P 波时间正常；$P_{II、III、aVF}$ 电压高达 0.25mV 以上，P_{V2} 高达 0.15mV 以上；P 波形态高尖。

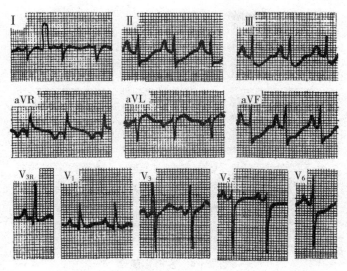

图 2 - 5　右心房肥大

$P_{II、III、aVF、V6}$ 均高耸，宽为 0.08s，电压 0.4mV

二、心室肥厚

左心室或右心室的心肌肥厚时，常不累及心脏的传导系统。左心室或右心室肥厚达到一定程度往往在心电图上可出现明显的特征，尤以胸导联的改变意义更大。由于一侧心室肌肥厚，必然会影响心脏除极的方向及大小，激动从心内膜传到心外膜所花费的时间要相应地延长。心室肌肥厚可引起复极过程的"继发性"改变。心肌肥厚达到一定程度时，心室肌纤维间微血管数并不随之增加，造成相对性心肌缺血，纤维化等组织学改变，复极过程不但有"继发性"改变，而且也多伴有原发性改变。心室肌除极及复极过程的变化，使心室除极复极时的心电综合向量产生相应的改变，因而在不同导联的心电图中可以看出 QRS 波群及ST - T的异常表现。根据这些表现的特点，往往能比较正确地判断出是否存在左心室或右心室肥厚，是否有心肌劳损。

1. 左心室肥厚　左心室肥厚时心室的除极顺序并不发生明显的变化，而仅由于左心室肥厚和扩张，左心室壁的除极面增大，其自内膜向外膜下层心肌除极时间也将因室壁的肥厚而有所延长。在正常情况下，左心室比右心室厚。当左心室肥厚时，心室除极顺序并未发生变化，故各导联上 QRS 波群的形态多无大变化，只是心室除极心电向量更加偏左。反映左心室心电图的导联 R 波高大及左心室壁激动时间超过 0.05s（图 2 -6）。

左心室肥厚的心电图特征：$R_{v5～v6}$ 电压 > 2.5mV；R_{v5} + S_{v1} 电压 > 3.5mV（女）或 4.0mV（男）；R_{aVL} 电压 > 1.2mV 或 R_{aVF} 电压 > 2.0mV；R_{I} + S_{II} 电压 > 2.5mV；电轴左偏；VAT v_5 > 0.05s，QRS 时间可达 0.10～0.11s；反映左心室图形的导联（如 I，aVL，V_5 等）可有S - T段压低，T 波低平、双向及倒置等变化。

在心电图诊断中，QRS 波群电压增高是左心室肥厚的一个重要特征。但左室电压增高亦可见于正常儿童及胸壁较薄的青年人，故诊断左心室肥厚时须结合病史。

2. 右心室肥厚　右心室壁原来就比左心室壁薄（厚度只有左心室壁的1/3），当右心室肥厚时，它与左心室原有厚薄度的差距缩小，左心室壁的除极电势依然占优势。只有当右心室壁肥厚相当明显时，才能使心室除极的综合向量的方向以及 QRS 波群的形态发生相应的改变（图 2 -7）。

右心室肥厚心电图特征：右心导联 R 波增高 S 波变浅，R_{v1} 电压 > 1.0mV，R/S > 1；R_{v1} + S_{v5} 电压 > 1.2mV，R_{aVR} 电压 > 0.5mV；VAT v_1 > 0.03s；电轴右偏；反映右心室图形的导联可有 S - T 段下降及 T 波倒置等变化。

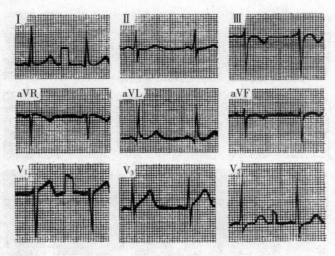

图 2-6　左心室肥厚

轴心偏左（-30°），QRS 间期 0.07s。V_1 呈 rS 波，V_5 呈 Rs 波，$R_{V5} = 4.6mV$（V_5 的定标 1mV 为 5mm），$R_{V5} + S_{V1} = 6.8mV$。$R_{aVL} = 1.4mV$。ST_{V5} 稍压低，T 波直立

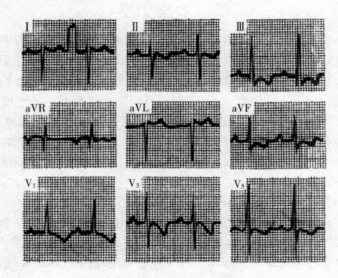

图 2-7　右心室肥厚

V_1 呈 R 波，$R_{V1} = 1.4mV$。$R_{V1} + S_{V5} = 2.3mV$。$R_{aVR} = 0.5mV$。$ST_{Ⅲ、aVF、V5}$ 压低，并继以倒置的 T 波。提示右室肥厚及心肌劳损，并有一度房室传导阻滞

　　心电图对右心室肥厚的诊断并不敏感，需待心室肥厚达相当程度时，心电图才能发生变化。V_1 呈 qR 或 rsR′波，以及 V_1 至 V_5 R/S 比例的变化，R_{aVR} 的电压升高及心电轴的明显右偏均可认为是诊断右心室肥厚的可靠指标。其他的如 V_1 室壁激动时间延长，ST-T 等改变，在诊断上往往仅有参考价值。

　　3. 双侧心室肥厚　当心脏的左、右心室同时肥厚时，由于双方向量抵消的作用，心电图上可无特殊改变或仅反映占优势的一侧改变。可同时表现左心室与右心室肥厚的特征心电图变化极少见。由于左心室壁比右心室壁厚，因此双侧心室肥厚仅显示单纯左心室肥厚较右心室肥厚为多。这种类型的心电图图形改变较为多见（图 2-8）。

　　心电图上出现右心室肥厚图形特征，同时伴有下列一项或多项改变：①电轴左偏；②R_{V5} 电压异常增高；③$R_{V5} + S_{V1} > 4.0mV$。

　　心电图上有左心室肥厚的明显表现，同时又伴有以下一项或多项改变：①显著电轴右偏；②显著顺

钟向转位；③V_{12}导联 R/S > 1，R_{aVR} > 0.5mV 且 R 波 > Q 波；④V_1 的室壁激动时间 > 0.03s。

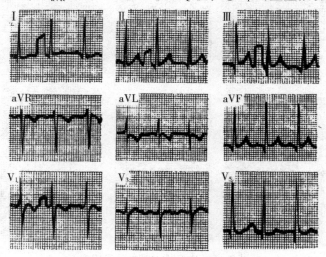

图 2 - 8　左右心室肥厚

V_1 呈 RS 波，R_{v1} = 3.3mV。V_5 呈 qR 波，R_{v5} = 7.7mV，R_{aVF} = 2.2mV，$R_I + R_{III}$ = 5.8mV。故为左右心室肥厚同时存在。T_I 低平，T_{aVF}、V_1 倒置，T_{v5} 负正双相，尚伴有心肌劳损

三、束支传导阻滞

在房室束支或束支以下的传导组织中，激动不能正常传导，使心室除极程序改变，统称为心室内传导阻滞，其中以束支传导阻滞为常见。根据束支传导受损部位的不同，又可分为左束支、右束支，双侧束支，左前分支，左后分支及小束支传导阻滞等。正常情况下，左、右束支应同时开始激动两侧心室。如一侧传导时间较对侧延迟 0.04 ~ 0.05s 以上，延迟侧心肌且由对侧激动通过室间隔心肌来兴奋，产生宽大的并有挫折的 QRS 波群。QRS 波群时限在 0.11 ~ 0.12s 者，心电图诊断为"不完全性束支传导阻滞"；时限超过 0.12s 者，心电图诊断为"完全性束支传导阻滞"。由于束支传导阻滞时，心脏除极途径发生改变，复极顺序亦随之变化，故有继发性的 ST - T 改变。束支传导阻滞不引起自觉症状，除心音分裂外亦无特殊体征，往往借助心电图表现确诊。

1. 左束支传导阻滞　由于左侧束支传导障碍而右侧束支传导正常，室间隔的激动顺序发生改变，除极的方向与正常人相反，室间隔的除极开始于右侧下部穿过室间隔自右前向左后方进行。心室的激动只能沿右束支下传，使室间隔右侧及其近邻的右室壁先除极。随后激动通过室间隔肌在左心室壁内缓慢传导，因而整个心室的除极过程明显延长。

QRS 波群形态的特征最具有临床意义。在胸前导联中改变最为明显，V_1、V_2 导联呈现一宽大而深的 QS 或 rS 波（R 波极小）。由于除极的方向是由右向左，因而 V_5 导联不会产生 q 波，而形成宽大粗钝的 R 波，复极由右心室开始，所以 V_5 导联上 ST 段压低与 T 波倒置。

完全性左束支传导阻滞的心电图特征：QRS 波群时间延长在 0.12s 以上，V_5、V_6 导联呈宽钝 R 波，无 q 波，ST 段下移，T 波倒置；V_1、V_2 导联呈 QS 或 rS 波形，ST 段抬高，T 波直立；其他导联上有相应改变，如 I、aVL 的 R 波宽大有切迹（图 2 - 9）。

2. 左束支分支传导阻滞　左房室束支分为左前分支和左后分支。前分支展开的传导纤维网分布于左心室间隔上部及前壁、侧壁，除极综合向量偏向左上方，后分支展开的传导纤维网分布于室间隔后下部及后壁、下壁，除极综合向量偏向右下方。两组传导纤维网互相吻合，两分支同时传导产生的综合向量指向左下方。若其中一个分支发生传导阻滞而另一分支正常，则将出现心电轴的偏移（图 2 - 10）。

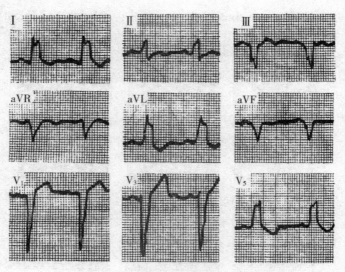

图 2 - 9　完全性左束支传导阻滞

各导联 QRS 波宽大畸形，时限 0.16s。V_1 呈 QS 波；Ⅰ，aVL，V_5 呈 R 波；$R_{I,aVL,V5}$ 有切迹，呈 M 型。$ST_{I,aVL,V5}$ 下降并继以倒置的 T 波，$ST_{V1,V2}$ 抬高及 T 波直立

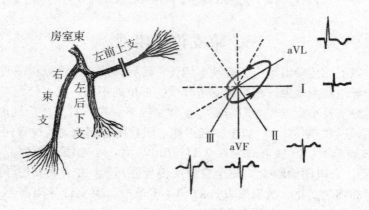

图 2 - 10　左前分支传导阻滞图形的形成机制

（1）左前分支传导阻滞：当左前分支传导阻滞时，左心室开始除极后激动首先沿左后分支向右下方使室间隔后下部及膈面除极，然后通过浦氏纤维向左上以激动心室前侧壁。

左前分支传导阻滞的心电图特征：电轴左偏常在 -60° 以上；QRS 波群：aVL，Ⅰ 呈 qR 型，q 波不超过 0.02s，aVF，Ⅱ，Ⅲ 呈 rS；QRS 时间正常或稍长，一般不超过 0.11s（图 2 - 11）。

（2）左后分支传导阻滞：在左后分支传导阻滞时，左室除极开始后，激动先沿左前分支进行，室间隔前上、前壁先除极，随后室间隔后下部、膈面、后壁除极（图 2 - 12）。

左后分支传导阻滞的心电图特征：电轴右偏约 120°；QRS 波群：aVL，Ⅰ 呈 rS 型，aVF，Ⅱ，Ⅲ 呈 qR 型；QRS 时间正常或不超过 0.11s；胸前导联一般无变化（图 2 - 13）。

3. 右束支传导阻滞　右束支传导阻滞在常规心电图检查中远较左束支传导阻滞多见。当右束支发生完全性传导阻滞时，心室的激动完全靠左束支下传。因此室间隔的除极并无明显改变，其综合向量与正常者一样。右心室的除极却发生了显著的延缓，这是激动不能沿右束支下传，而依靠激动自左心室通过心肌缓慢地传导。最初的自左向右除极可在 V_1 形成小 r 波，左心室的正常除极 V_1 形成 S 波，自左向右的缓慢传导故 V_1 形成 R′波。由于心室除极顺序的改变，相应产生继发性 ST - T 改变。

完全性右束支传导阻滞的心电图特征：V_1 呈 rSR′型，ST 段下降，T 波倒置；V_5 呈 qRS 型，S 波增宽，ST - T 改变与 V_1 相反；QRS 波时限在 0.12s 以上（图 2 - 14）。

不完全右束支传导阻滞图形改变与完全性相似，仅 QRS 波时限 <0.12s。

4. **双束支传导阻滞**　双束支传导阻滞是指双侧束支传导阻滞、右束支加左前分支传导阻滞或右束支加左后分支传导阻滞。左束支、右束支同时发生传导阻滞。如完全性者，则来自心房的激动不能下传，呈三度房室传导阻滞图形。右束支传导阻滞伴左前分支阻滞，心电图表现为右束支传导阻滞的特征及电轴左偏。右束支传导阻滞伴左后分支阻滞，心电图表现为右束支传导阻滞的特征及电轴右偏。

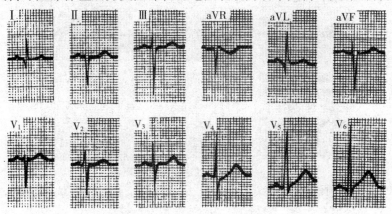

图 2-11　左前分支传导阻滞

轴心偏左偏（-64°），QRS 时限 0.08s。Ⅱ，Ⅲ，aVF 呈 rS 波，Ⅰ，aVL 呈 qR 波，此 q 波虽深（>1/4R），但不宽（<0.04s）。胸导联 QRS 波及 ST-T 波无明显异常

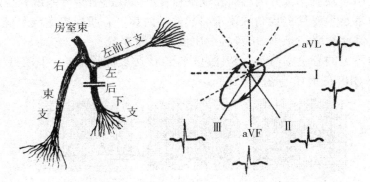

图 2-12　左后分支传导阻滞图形的形成机制

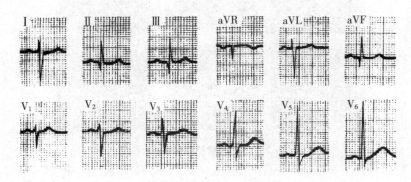

图 2-13　左后分支传导阻滞

QRS 时限 0.08s。轴心偏右（168°）。Ⅰ，aVL 呈 rS 波；Ⅱ，Ⅲ，aVF 呈 qR 波。胸导联 QRS 波及 ST-T 无明显变化

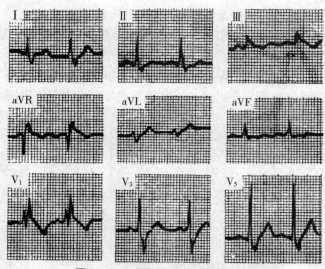

图 2 - 14　完全性右束支传导阻滞

电轴正常，QRS 时限 0.12s。V_1 呈 rSR′波，呈 M 型，$S_{I、II、V3、V5}$均较宽而且粗钝，R_{aVF}钝挫。V_1 导联 ST 段下垂，T 波倒置，为继发性 ST - T 改变

四、慢性冠状动脉供血不足

慢性冠状动脉供血不足的患者在安静休息状态下，约 2/3 患者的心电图呈现某些异常改变。部分原因是冠状动脉供血不足引起缺血，部分因心肌长期缺血使心肌或心脏传导系统发生退行性改变。

慢性冠状动脉供血不足主要是冠状动脉狭窄引起的心内膜下心肌的损伤型改变，及其支配区域心肌的缺血型改变，因而在某些导联记录出 ST 段轻度压低及 T 波倒置。

慢性冠状动脉供血不足的心电图特征：ST 段呈水平形或下斜形压低；T 波低平或倒置；各种传导障碍及异位心律；可有 QRS 低电压（图 2 - 15）。

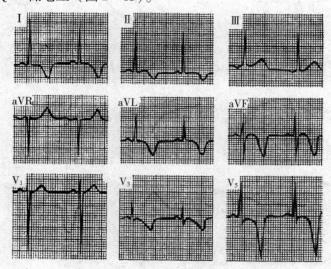

图 2 - 15　冠状动脉供血不足

V_1 呈 rS 波，V_5 呈 Rs 波，ST_{V5} 呈弓形降低，$T_{I、II、aVF、V5}$ 均呈对称性倒置，T_{V5} 深达 1.6mV，为冠状 T 波

五、急性心肌梗死

急性心肌梗死是冠状动脉供血突然中断所引起的供血区心肌细胞损伤和坏死。心电图对本病的诊断有极大价值。临床上多数患者出现明显的梗死症状，但不容忽视的是一部分患者症状并不典型，甚至呈"无痛性"心肌梗死。即使有典型的症状，也难以鉴别不稳定型心绞痛、急性心包炎等。及时地进行心

电图检查，可确诊急性心肌梗死并推测心肌梗死的病程及其发展情况。

1. 急性心肌梗死基本心电图改变　冠状动脉突然阻塞后，其供血区域发生缺血。血管阻塞区的心肌供血完全断绝，引起缺血性坏死。一块心肌梗死后，其中央部分渐趋坏死，全部近中心的周围心肌严重损伤，外围区域则处于缺血状态，因而在心电图上产生坏死型、损伤型和缺血型三类图形。

（1）坏死型变化：坏死心肌已无活动，既不能极化，也不能除极、复极，不能再产生心电向量。而其他部分心肌照常除极，因而置于坏死心肌表面的电极是记录其余健康心肌的除极向量。健康心肌的除极向量与坏死区域背道而驰。所以对着坏死区的探查电极上出现向下的波，即宽深的 Q 或 QS 波。

（2）损伤型变化：当心肌因严重缺血而造成损伤时，在心电图上显示 ST 段移位，在不同导联上可表现为 ST 段上抬或下移，且呈单向曲线特征性变化。如探查电极面对损伤区，则 ST 段呈穹隆形抬高，电极背向损伤区，ST 段明显降低。

（3）缺血型变化：心肌缺血对心肌所造成的损害较心肌坏死或心肌损伤为轻，不影响心肌的除极作用，故不引起 QRS 波群的改变。缺血的心肌首先表现为复极时间的延长，在全部心肌的复极过程中，缺血部位的心肌复极时间延后，对着外周缺血区域的探查电极上出现缺血型心电图，表现为 T 波倒置。这是因为处于缺血状态的心肌虽然保持正常除极功能，但复极程度已受影响所致。

2. 急性心肌梗死的定性诊断　由于急性心肌梗死有一个发生发展的演变过程。按照临床病理演变，心肌梗死分为急性期、亚急性期和恢复期，相应地在心电图上亦有不同的表现。

（1）急性心肌梗死：ST 段显著移位为主要特点，面对损伤区的导联 ST 段呈穹隆形抬高，与 T 波融合，形成单向曲线，背向损伤区的导联，则呈相反的变化。此时亦可能出现大 Q 波及 T 波倒置（图 2 - 16）。异常 Q 波何时出现视中心区组织坏死的发展速度而定。

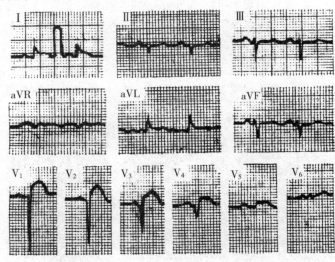

图 2 - 16　急性前壁心肌梗死

V_1 呈 rS 波，V_1 ~ V_5 呈 QS 波，V_6 呈 qr 波。$ST_{I,aVL}$，V_1 ~ V_5 呈穹隆形单向曲线。是急性心肌梗死早期心电图改变。I，aVF 呈 qR 波，
III、aVF 呈 rS 波，电轴左偏，符合左前分支传导阻滞

（2）亚急性心肌梗死：梗死数天后，如病情好转，已坏死的心肌无法修复，故 Q 波仍然存在。在损伤区由于细胞膜的修复，细胞膜漏电现象减轻，ST 段移位程度亦趋向好转。因冠状动脉供血不足的病变仍然存在，T 波更趋于倒置，此为恢复期心电图改变，心电学称为心肌梗死反应期。

（3）陈旧性心肌梗死：病情进一步好转，损伤区心肌细胞完全修复，细胞膜不再漏电，故 ST 段恢复至等电位线，坏死区形成瘢痕后亦不能如正常心肌发生除极，故形成的 Q 波永久不变。亦有少数病例，在长期衍变过程 Q 波消失，这可能是坏死范围小，瘢痕组织收缩，被周围正常心肌所包围而使其淹没，相对远置的记录电极已记录不到 Q 波。ST-T 的改变视心肌缺血情况而出现不同程度的 ST 段压低及 T 波倒置。

3. 心肌梗死的定位诊断　可根据哪些导联上出现异常 Q 波或有 ST 段的移位来确定心肌梗死的部位。心肌梗死的定位诊断，是根据探查电极朝向梗死区时所反映的"心肌梗死基本图形"来确定的。到目前为止，心电图在判断心肌梗死部位的各种方法中，仍不失为简便易行且较准确的临床诊断方法。

（1）前壁梗死：主要变化反映在 $V_2 \sim V_5$ 导联上出现异常 Q 波和 ST 段抬高，以后 T 波可倒置。梗死对侧面的 Ⅱ，Ⅲ，aVF 导联呈相反的变化（图 2 – 16）。

（2）前间壁梗死：在 $V_1 \sim V_3$ 导联上表现为 ST 段抬高和 Q 波形。肢体导联常无变化（图 2 – 17）。

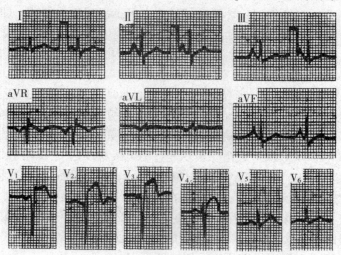

图 2 – 17　急性前间壁心肌梗死

$V_1 \sim V_3$ 呈 QS 波，ST 段呈明显穹隆形抬高。V_4 呈 rS 波，ST
段亦略抬高。V_5，V_6 呈 Rs 波

（3）前侧壁梗死：主要表现为 $V_4 \sim V_6$ 出现 ST 段抬高和坏死型 Q 波，Q > 1/4R，宽度 > 0.04s，与此相对应的是 $V_1 \sim V_2$ 导联中，R 波较前明显增高，增宽。在 Ⅰ 及 aVL 导联中常可出现坏死型 Q 波（图 2 – 18）。

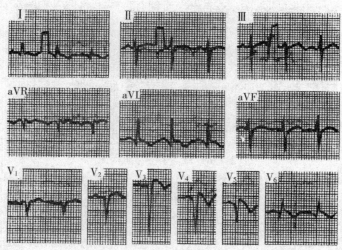

图 2 – 18　亚急性前侧壁心肌梗死

Ⅰ，aVL 呈 qR 波，Ⅱ，Ⅲ，aVF 呈 rS 波。V_1 呈 rS 波，$V_2 \sim$
V_5 呈 QS 波，V_6 呈 qR 波。ST Ⅰ，aVL，$V_3 \sim V_6$ 呈穹隆形抬
高。$T_{\mathrm{Ⅰ,aVL,V_4 \sim V_6}}$ 波倒置

（4）下壁（膈面）梗死：主要反映在肢体导联 Ⅱ，Ⅲ，aVF，梗死对侧面的 Ⅰ 及 aVL 导联呈相反的变化（图 2 – 19）。

（5）正后壁（真后壁）梗死：在常规 12 个导联无异常 Q 波出现，由于左心室后部心肌梗死失去除极电势而只表现梗死的对侧右胸前导联 V₁ ~ V₂ 的 R 波增大，并伴 ST 段压低及 T 波高尖，只有加做 V₇ ~ V₉ 时方可见大 Q 波（图 2 - 20）。

心肌梗死的完整诊断，应包括定性和定位。先根据 ST 段移位程度确定其时期，然后以各个导联上的变化来判断其梗死的部位。

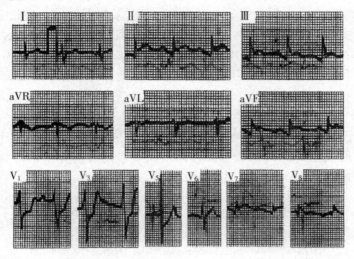

图 2 - 19　急性下壁心肌梗死

Ⅱ，Ⅲ，aVF，V₇，V₈ 导联有明显 Q 波，ST 段呈穹隆形抬高 0.2mV，且与 T 波相融合，ST$_{V1 \sim V5}$ 显著压低

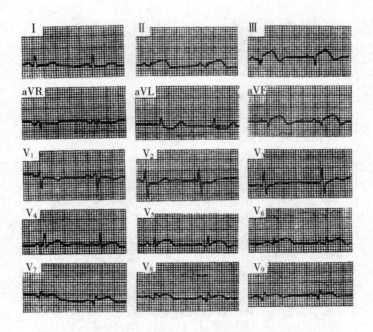

图 2 - 20　急性下壁伴正后壁心肌梗死

六、心肌炎

在临床上心肌炎往往是一个比较难以确定的诊断。心电图检查也只是在心肌病变已达到一定程度，影响了心脏的传导系统和心肌除极复极过程时，才能够在心电图上有所反应。说明心电图诊断心肌炎的价值是有限的，故心电图检查必须与临床其他资料结合起来才有意义。

心肌炎较为常见的心电图改变如下。

（1）传导阻滞：以 P - R 间期延长最为多见。少部分有不完全性或完全性房室传导阻滞，亦有出现左或右束支传导阻滞。

（2）ST 段与 T 波的改变：ST 段多属轻度压低，T 波平坦、双相或倒置亦是常见的心电图特征。ST - T的改变多与病变的发展与缓解相平行，有助于疾病的动态观察和治疗效果评定。

（3）Q - T 间期的延长：Q - T 间期代表心室全部除极、复极的时间，理论上推断心肌发生炎症变化时势必影响心肌的复极过程，使 Q - T 时期延长。但实际情况并非所有心肌炎均有 Q - T 延长。

（4）各种异位节律：以期前收缩、心动过速、心房颤动或心房扑动较为常见。

这些心电图表现均为非特异性改变，须密切结合临床其他检查才能做出正确判断。

七、心包炎

各种病因所致的心包炎，其心电图特征都是相似的。心包炎症时，心外膜下浅层心肌纤维势必受累，从而产生损伤电流而发生 ST - T 的改变。另外由于心包内有液体渗出，使心肌产生的电流发生"短路"，而常有低电压的改变（图 2 - 21，图 2 - 22）。

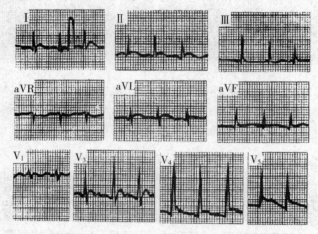

图 2 - 21　急性心包炎

V₁ 呈 rS 波，V₅ 呈 qR 波。除 $ST_{aVR、V1}$ 外，各导联 ST 段均抬高，且与 T 波融合，尤以 V₃ ~ V₅ 最为明显

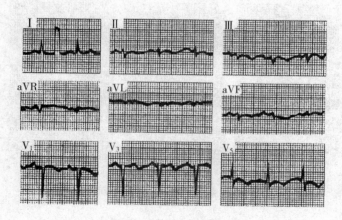

图 2 - 22　慢性心包炎

肢体导联低电压。ST 段 aVR 导联稍抬高，T_{aVR} 波直立，$T_{I、aVL、V1、V5}$ 波均倒置

心包炎的心电图特征：除 aVR 导联外，ST 段呈广泛的弓背向下抬高；T 波早期直立，以后可平坦

或倒置；QRS 波普遍呈电压过低，有时出现电交替；可有窦性心动过速。

在临床心电图中，ST 段的抬高对诊断急性心包炎有很大帮助。而慢性心包炎的心电图中往往只能看到后 3 项特征。

（刘 琨）

第三节　心律失常

一、心律失常总论

1. 心律失常的发生机制　正常心脏激动起源于窦房结，经传导系统依次下传至心房、房室结、房室束、左右束支及心室激动整个心脏。若激动的产生或传导异常，则可引起心脏节律改变，称为心律失常。

心肌细胞具有兴奋性，传导性和收缩性等几种基本性能，但心脏的自律性（即不受到外来刺激而能自动地发生激动）则仅为一部分特殊心肌细胞所具有。这种自律性细胞多数集中在窦房结内，一部分分布在房室连接组织，也有些分散在心室传导系统（房室束、束支、传导纤维网）和心房内。

各处自律性细胞发生自动节律的频率并不相同，窦房结细胞的固有频率为每分钟 80 次左右，房室连接组织固有频率较低，每分钟 50 次左右，心室内自律性细胞的固有频率更低，每分钟 30 次左右，因此正常心脏的节律总是以窦房结的频率优势控制。

（1）自律性异常：各部位自律性细胞固有频率之所以高低不同，主要是与第 4 相电位改变的速度有关，取决于第 4 相斜升线的坡度、阈电位的高低及最大舒张期电位的高低。房室连接组织自律性细胞第 4 相的坡度较平，心室传导系统内自律性细胞的第 4 相坡度更平，它们达到阈电位所需时间必然长一些，所以其固有频率均较窦房结为低。正常情况下房室连接组织与心室内自律性细胞或任何其他部位的自律性细胞实际上处于潜伏状态，不可能发挥其自律性作用。只有当窦房结细胞因某种原因出现频率明显减慢时，或者房室连接组织或心室内自律性细胞因某种原因而频率加快时，才有可能发生窦房结以外的心脏节律，后者统称为异位节律。

（2）触发活动：是一种异常的细胞电活动，它发生在两个先前存在的动作电位的除极波后，故称后除极。后除极可出现在心肌细胞复极早期，即早期后除极。早期后除极发生在动作电位 2 相及 3 相。后除极也可出现在完全复极之后，即延迟后除极。延迟后除极发生在复极终末或复极完后，即动作电位的 4 相。这些后除极电位如达到阈电位便引起触发活动。触发活动可只引起一次激动，也可连续出现多次。

（3）传导异常：激动的传导异常，最常见的是传导障碍，也就是传导延缓，甚至阻滞。相邻细胞顺序除极的过程就是传导。兴奋传导的快慢受以下因素影响：①动作电位［0］相除极速度越快，传导速度越快，反之则慢；②兴奋前的膜电位水平是影响［0］相除极速度和振幅的重要因素。膜电位在 −90mV 时传导最快，膜电位越低（负值减小），钠通道失活越严重，兴奋时［0］相除极速度越慢，振幅也越低，传导速度也就越慢，直到最后发生传导阻滞；③心肌细胞正常的传导都是双向的。但在病理情况下，传导可以只限于一个方向，而另一方向的传导则变为阻滞，这种现象称为单向阻滞。引起的机制可能为病变严重程度不同，激动从重的一端走向轻的一端较容易，反之，从轻的一端来的激动受到递减传导关系，到达重的一端不易通过，便发生阻滞。

（4）折返现象：当一次激动从心脏的某一处发生后，经过向下传导又回到原处再次引起激动，这种现象称为折返现象。正常情况下，窦房结发出的冲动顺序地经过心房、房室交界区，浦氏纤维到达心室，使之全部激动。当心肌存在异常的复极不均状况，激动只能沿复极早的心肌传导。如激动在心肌的某一部位传导一段时间，原先处于抑制状态的心肌度过了不应期，激动便能通过该抑制区折回到原先已经激动过的心肌处，如果这些心肌已经脱离了前次的不应期则能再次激动，便形成折返激动。激动折返，必须有 3 个条件：①环形通道使激动可以循环运行；②单向传导阻滞；③传导速度减慢。

2. 心律失常的分类 分类如下。

（1）激动起源异常

1）窦性心律失常：窦性心动过速；窦性心动过缓；窦性心律不齐；窦性停搏。

2）异位心律：①被动性异位心律，房性心律；交界性逸搏及交界性自搏心律；室性逸搏及室性自搏心律。②主动性异位心律，期前收缩（房性、交界性、室性）；异位性心动过速（房性、交界性、室性）；扑动、颤动（房性、室性）。

（2）激动传导异常

1）传导阻滞：窦房传导阻滞；房内传导阻滞；房室传导阻滞（一度、二度、三度）；室内传导阻滞（左束支、右束支、半束支、双束支及三束支等）。

2）传导途径异常——预激综合征。

3）干扰：单纯干扰；房室分离。

（3）激动起源与传导均有异常：①并行心律；②反复心律。

3. 心律失常的诊断 心电图为诊断心律失常的最精确方法。其优越性特别在于能明确地显示心房的活动规律及其与心室活动的关系。而这一点仅靠一般物理检查方法是很难达到的。为了查明心律情况，一般宜选择 P 波与 QRS 波群较为清楚的导联循序进行分析。

（1）测量 P-P 间距，计算心房率：注意有无特殊提前出现的 P 波或有无 P 波缺失，观察 P 波的形态是正向传导的窦性 P 波，还是逆向传导的结性 P 波，异位 P 波，锯齿状的扑动波，不规则的颤动波。

（2）测量 R-R 间距，计算心室率：注意有无提前出现的 QRS 波或有无 QRS 波群的脱漏。观察 QRS 波群形态有无畸形或间期增宽。

（3）检查 P 波与 QRS 波之间的顺序关系，测定 P-R 间期是否正常：观察 P-R 间期是固定的还是逐渐延长的，或是无固定的 P-R 间期（P 与 QRS 无关）。

（4）查明同一导联上 P 波或 QRS 波群的形态是否相同，有无形态差异的 P 波或宽大畸形的 QRS 波群，观察每个 P 波后面是否均有 QRS 波群，还是几个 P 波后才出现一个 QRS 波群，或是两者之间无关，各自有规律性。

二、窦性心律失常

凡心脏激动由窦房结起搏者，称为窦性心律。窦房结的频率一般在 60~100 次/分。影响窦房结功能的各种因素，可引起窦性心动过缓或过速，窦性心律不齐，窦性停搏。

1. 正常窦性心律 正常成人心率在 60~100 次/分。6 岁前儿童可超过 100 次/分，初生婴儿则可达 110~150 次/分。

心电图特征：$P_{I、II、aVF、V5}$ 导联直立，P_{aVR} 倒置；P-R 间期 >0.12s；P-P 间距相差 <0.12s；P 波频率在 60~100 次/分。

2. 窦性心动过速 心电图特征：窦性心律；P 波频率 >100 次/分；P-R 间期 >0.12s；可能有 ST 段上斜形压低。

3. 窦性心动过缓 心电图特征：窦性心律；P 波频率 <60 次/分，一般在 40~60 次/分；P-R 间期 >0.12s。

4. 窦性心律不齐 心电图特征：窦性心律；在同一导联上，P-P 间距或 R-R 间距差异 >0.12s。

5. 窦性停搏 心电图特征：较平常 P-P 间距显著为长的时间内，无 P-QRS-T 波出现，呈一平线；窦性停搏时间较长时，可出现结性逸搏；P 波暂停时间的长短与正常 P-P 间距不成倍数关系（图 2-23）。

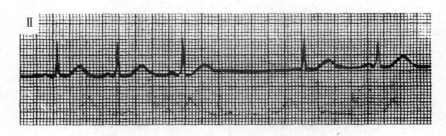

图 2 – 23　窦性停搏，交界性逸搏

前 3 个及第 5 个 P – QRS – T 波规整，P – R 间期 0.14s，R – R 间期 0.76 ~ 0.80s，
为正常窦性心律。第 3 个 P – QRS – T 后有一较长间隙，在此等电位线中无 P 波，
第 3、4 个 R – R 间距达 1.44s，与 0.76s 不成倍数关系，提示为窦性停搏。第 4 个
QRS 波前无 P 波，形状与窦性下传的 QRS 波一致，为交界性逸搏

三、主动性异位心律

主动性异位搏动是指在窦房结发出激动之前，已经由其他节奏点主动产生激动，兴奋心脏所引起的
搏动。

1. 期前收缩　是最常见的一种自动性异位心律，又称为早搏或期外收缩。根据异位节律点部位的
不同，可将期前收缩分为房性、房室交界性及室性 3 种，其中以室性期前收缩最为常见，房性次之，交
界性少见。

在较长时间才出现一个期前收缩，叫作偶发期前收缩。如每分钟出现 5 ~ 6 个以上者叫作频发性期
前收缩。在同一导联上出现形态不一致的期前收缩，称为多源性期前收缩，因为形态不同，表示起搏部
位不一。若在正常搏动之后，有规律地，间隔地发生期前收缩，则形成二联律、三联律。

（1）房性期前收缩心电图特征：提前出现的 QRS 波群形态正常；QRS 波群前有 P 波，但 P 波的形
态与正常窦性 P 波对比来看或多或少有些差异；P – R 间期 >0.12s；期前收缩后可伴有不完全性代偿间
歇。房性期前收缩后无 QRS 波群，称为未下传的房性期前收缩（图 2 –24）。

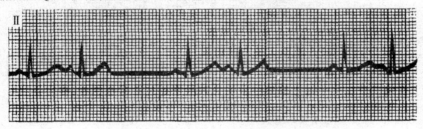

图 2 –24　房性期前收缩

第 1、3、5 个 P – QRS – T 波为正常窦性节律。第 2、4、6 个 P – QRS – T 波提前
出现，P' 形态略尖，与窦性 P 波不同，继之出现不完全代偿间歇，故为房性期
前收缩，呈二联律

（2）交界性期前收缩心电图特征：提前出现的 QRS 波群，形态与窦性 QRS 形态相同；提前的 QRS
波群的前、后一般无 P 波。如有 P 波必定是逆行的，且 P – R <0.12s 或 R – P <0.20s；期前收缩后多伴
有完全性代偿间歇（图 2 –25）。

（3）室性期前收缩心电图特征：QRS 波群提前出现，其前没有 P 波；提前的 QRS 波群宽大畸形，
QRS 时限多在 0.12s 以上；期前收缩后多伴有完全性代偿间歇；T 波方向与 QRS 波群主波方向相反
（图 2 –26、图 2 –27）。

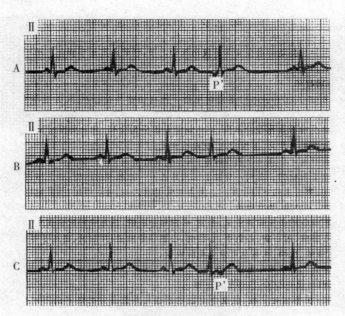

图 2 – 25　交界性期前收缩（3 种不同形态）

A. 第 1、2、3、5 个 P – QRS – T 波为正常窦性节律，第 4 个 P – QRS – T 波提前出现，P′波倒置，在 QRS 波之前，P – R 间期 0.08s，其后有完全性代偿间歇；B. 第 1、2、3、5 个 P – QRS – T 波为正常窦性节律。第 4 个 QRS 波提前出现，形态正常，其前后无 P 波可见（P 波埋没在 QRS 波内），QRS 波后有完全性代偿间歇；C. 第 1、2、3、5 个 P – QRS – T 波为正常窦性节律，第 4 个 QRS 波提前出现，形态正常，前面无 P′波，在 ST 段上可见一逆行 P′波，R – P 间期为 0.15s

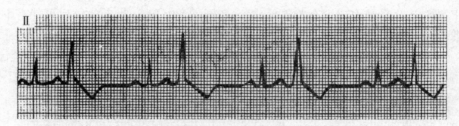

图 2 – 26　室性期前收缩形成二联律

单数波群为正常窦性节律，双数波群为室性期前收缩。在窦性心律 R 波之后 0.46s 按时出现室性期前收缩（期前收缩间期恒定），形成室性期前收缩二联律

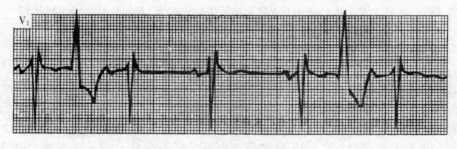

图 2 – 27　插入性室性期前收缩

第 2、6 个 QRS 波为插入性室性期前收缩，紧跟它后边的 P – QRS – T 的 P – R 间期延长及 T 波平坦，为室性期前收缩隐匿性传导

　　2. 异位心动过速　连续 3 个或 3 个以上的异位激动且其频率超过正常范围者，称为异位心动过速。按激动起源部位的不同将阵发性心动过速分为房性、交界性和室性 3 种。由于房性与交界性常难以区

别，因而统称为室上性心动过速。

（1）阵发性室上性心动过速：心电图特征为心率一般在 180~240 次/分；节律绝对规整；QRS 波形态正常；突然发作，突然中止（图 2-28）。

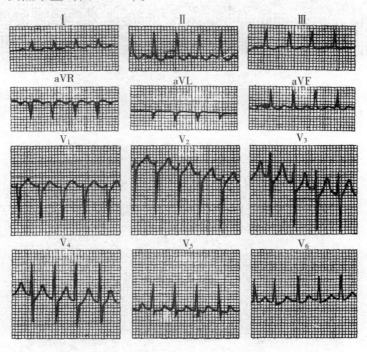

图 2-28　阵发性室上性心动过速（214 次/分）

（2）阵发性室性心动过速：心电图特征为心率快一般为 140~220 次/分；节律可稍不规整；QRS 波宽大畸形，时限 >0.11s；有继发性 ST-T 改变（图 2-29）。

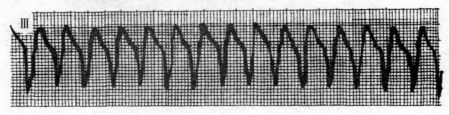

图 2-29　阵发性室性心动过速

3. 扑动与颤动　如下所述。

（1）心房扑动：心电图特征为：P 波消失，代之以锯齿状的心房扑动波（F 波）；典型心房扑动的频率一般在 250~350 次/分；QRS 波群形态正常（图 2-30、图 2-31）。

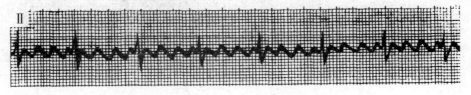

图 2-30　心房扑动

P 波消失，代之以大小相仿、间隔均匀、形状相同的锯齿状波（F 波），频率为 316 次/分。R-R 间距相等，心室率 79 次/分。每 4 个 F 波有一个 QRS 波，为心房扑动呈 4∶1 房室传导

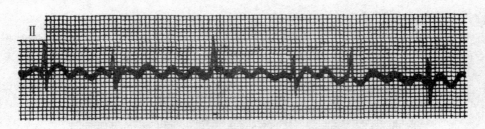

图 2 - 31 心房扑动

P 波消失，代之以 F 波，R - R 间距不等。为心房扑动呈（2~4）：1 传导。第
3、5 个 QRS 波形态异于其他心室除极波，可能为室性异位搏动

每两个锯齿形波动后随着一个 QRS 波群，表明心房激动传入心室的比例为 2 ：1，依次类推 3 ：1，
4 ：1 传导等。

（2）心房颤动心电图特征：P 波消失，代之以细小的，形状不同的颤动波（f 波）；心房颤动频率
为 350 ~ 600 次/分；QRS 波群形态正常；R - R 间期绝对不规整（图 2 - 32）。

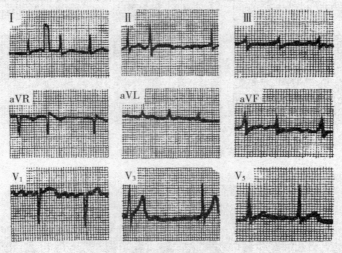

图 2 - 32 心房颤动

各导联 P 波消失，代之以不规则的心房颤动波（f 波），尤以 Ⅱ、
Ⅲ、aVF、V₁ 等导联明显。f 波频率 430 次/分，R - R 间距绝对
不等。QRS 波群形态正常

（3）心室扑动：心电图特征为：规律的连续的粗大波动；频率在 150 ~ 250 次/分；QRS 波群与 T
波融合无法分辨，等电位线消失（图 2 - 33）。

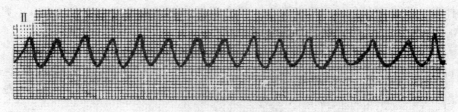

图 2 - 33 心室扑动

（4）心室颤动：心电图特征为：正常的 QRS 波群与 T 波消失，而代之以形状不一，大小不等，频
率不规则的颤动波；频率为 150 ~ 500 次/分，波幅较小（＜0.5mV），谓之细颤，波幅高大谓之粗颤
（图 2 - 34）。

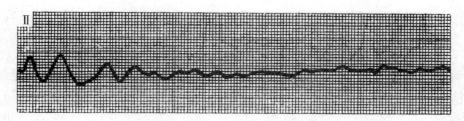

图 2 - 34　心室颤动

（5）并行心律：指心脏内除了主导心律（通常是窦性心律）外，还存在具有保护性传入阻滞异位起搏点，可以阻止其他激动传入，而异位起搏点可以发出激动，间断或连续地使心房或心室除极。这样，主导心律与异位心律同时存在并竞争控制心房或心室，构成并行心律。并行心律起搏点可位于心脏的任何部位，以心室最多见，房室交界区及心房较少。

室性并行心律是心室内有一个自发性节律点，因受到传入阻滞的保护，而不被显性节律所激动。所以它能按照它自己的频率发生激动。在其周围心肌已脱离不应期时，激动就可以传出，产生异位激动。所谓传入性阻滞即只准里面的激动传出，而不准外来的激动传进去，本质上是一种单向传导阻滞。如果并行心律原始频率较快，而又无传出阻滞，则可表现为并行心律型心动过速。并行心律在绝大多数情况下表示有器质性心脏病（图 2 - 35）。

并行心律的心电图特征为：异位激动与窦性节律之间无固定关系，即各个室早与前边 R 波的联律间期不等。一般联律间期相差 0.06s 以上便要注意并行心律的可能；相邻的异位搏动之间彼此保持简单的数学关系，即是异位节律间距的长者为短者的整倍数；有时可见到正常室性激动与并行心律形成的融合波。

并行心律性室性期前收缩连续出现 3 个及以上为并行心律性室性心动过速（图 2 - 36）。

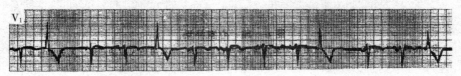

图 2 - 35　室性并行心律

第 1、3、4、6、7、8、9、11、12 个 P - QRS - T 波为正常窦性心律。R - R 间距 0.82 ~ 0.86s，心率为 70 ~ 71 次/分。第 2、5、10、13 个为宽大畸形的室性异位激动波，波形相同，其出现时间均为 1.33s 的倍数。联律间期不等，异位激动波与窦性波之间无固定关系

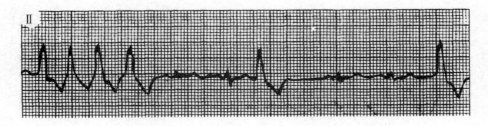

图 2 - 36　并行心律性室性期前收缩及室性心动过速

R1 ~ 4 为短暂室速，R7、10 为室性期前收缩，R7 及 R10 的联律间期不一致，波形相同，为并行心律性室性期前收缩及室速

四、被动性异位心律

当窦房结不能发出激动（窦性停搏）、激动频率过低（窦性心动过缓）或间歇太长时，原来处于潜伏状态的低频率自律性细胞起到"后备"作用，发出一个或一系列激动，借以维持心脏的激动。这是

心脏保护机制的一种。因为这种保护性激动并非由于异位节律点兴奋性增强，而是由于在窦房结失去原有的控制作用下发挥其潜在的自律性本能，所以称为被动性异位心律。

1. 逸搏　当窦房结兴奋性降低或停搏时，异位起搏点的舒张期除极有机会到达阈电位，从而发生激动，暂时控制整个心脏的活动，称为逸搏。起搏点位于房室交界处称为结性逸搏，起搏点位于心室者，称为室性逸搏。逸搏起着生理性保护作用，本身无病理意义。

（1）结性逸搏：结性逸搏的心电图特征为：在较长间歇后延缓出现的心室激动；QRS 波群及 T 波形态与窦性 QRS 波群 T 波形态完全相同（图 2-37、图 2-38）。

（2）室性逸搏：心电图特征为：较长间歇后出现的心室激动，频率在 20~40 次/分；延迟出现的 QRS 波群形态，取决于室性异位激动的部位（图 2-39）。

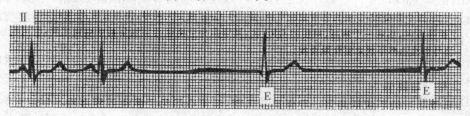

图 2-37　结性逸搏（窦性停搏引起）
第 1、2 个 P-QRS-T 波为正常窦性心律，R-R 间距 0.86s。以后每经 1.96s 连续出现 2 个 QRS 波，形态正常，前后均无 P 波，故为窦性停搏后引起的结性逸搏

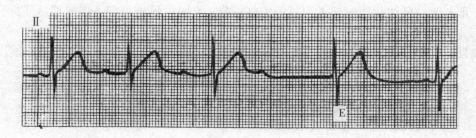

图 2-38　结性逸搏（二度房室传导阻滞引起）
第 1、2、3、5 个 P-QRS-T 波为窦性心律，前 3 个搏动的 P-R 间期逐渐延长，第 4 个 P 波不能下传，其后无 QRS 波群，第 5 个 P-QRS-T 波的 P-R 间期又缩短至 0.16s，故为二度房室传导阻滞（莫氏 I 型）。第 4 个 QRS 波出现于较长的间歇之后，其形态正常，前后无 P 波，为结性逸搏

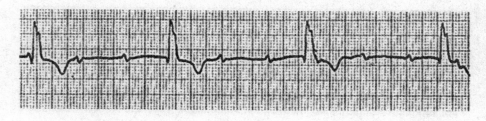

图 2-39　室性逸搏
P 波、QRS 波节律规则，P 波与 QRS 波无关，P 波频率大于 QRS 波，为三度房室传导阻滞。QRS 波宽大畸形，频率为 37 次/分，为室性逸搏

2. 干扰与脱节　心肌激动后的不应期是另一种保护性机能，可使心肌免于激动过频而得不到应有的休息。但是由于不应期的存在，如当时另有一个激动传来，则将不能激动而产生干扰现象。当心脏因某些原因暂时存在着 2 个节律点并行地发出激动，因而在一系列的波形上引起了干扰现象，称为脱节。

干扰与脱节常使心律失常的心电图复杂化而引起分析时的困难，但不可与病理性传导阻滞混淆。三度房室传导阻滞时心房与心室各自发出节律，也是2个节律点同时并存，但这是病理基础上发生的，而干扰与脱节则是生理性不应期，两者本质不同。

干扰与脱节心电图特征为：P波为窦性P波；P-P及R-R间期各有自己的规律，但R-R＜P-P（即心室率比心房率高）；P波与R波之间无一定的关系；心室夺获波为正常窦性P波下传心室产生的QRS波（图2-40）。

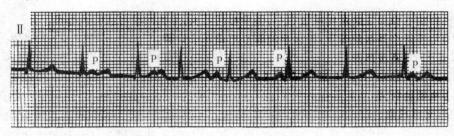

图2-40 干扰性房室脱节

P波形态正常，P-P间期0.72s，心房率83次/分。QRS波时限0.07s，R-R间期0.64s，心室率93次/分，高于心房率。P波与QRS波之间无明显关系，故为干扰性房室脱节。第5个QRS波在P波后0.16s出现（即P-R间期0.16s），故应为心室夺获。第1、7个QRS波与窦性P波重叠，体表心电图上看不见P波。故此图为交界性心律、干扰性房室脱节、部分心室夺获

五、传导阻滞

激动自窦房结开始，经结间传导系统、房室结、房室束、浦氏纤维到达心肌。激动在传导系统上任何一段的传导如发生障碍，即产生传导阻滞。传导阻滞时间可呈一过性，间歇性或持久性。心脏传导阻滞按其阻滞部位，可分为窦房阻滞、房内阻滞、房室阻滞及室内阻滞四种。

传导阻滞的程度通常分为3度。一度是传导时间延长，但激动能够通过阻滞部位。二度为个别激动被阻滞，使激动不能全部通过阻滞部位。若所有激动均不能通过阻滞部位，则为三度传导阻滞。

1. 窦房传导阻滞 是窦房结与周围心房组织交界区的传导障碍。

（1）一度窦房传导阻滞：指窦性激动在窦房传导过程中，传导时间延长，每次激动均能传入心房。普通心电图不能显示窦房交界区的传导，因而单纯靠心电图无法诊断。

（2）二度窦房传导阻滞：分为莫氏Ⅰ型（文氏现象）和莫氏Ⅱ型。

心电图特征为如下。

1）二度Ⅰ型窦房传导阻滞：窦性P波；P-P间期逐渐缩短而后出现长P-P间期，此后又逐渐缩短，周而复始；长P-P间期小于最短P-P间期的两倍。

2）二度Ⅱ型窦房传导阻滞：窦性P波；P-P间期固定，周期性数个P波之后，有一次P波脱落，形成长P-P间期；长P-P等于短P-P的两倍（图2-41）。

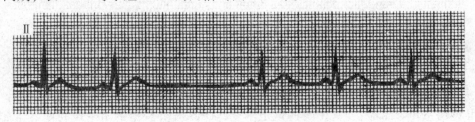

图2-41 二度Ⅱ型窦房传导阻滞

在第2、3个P-QRS-T波之间有一较长的间隙，恰为正常P-P间距的2倍（0.86×2=1.72s），表示其中有一次窦性激动未能下传至心房，故为窦房传导阻滞，莫氏Ⅱ型

（3）三度窦房传导阻滞：窦性激动完全不能传入心房。窦性 P 波完全消失，难以与窦性静止鉴别。继以缓慢的逸搏心律。

2. 房内传导阻滞　当结间束及房间束的传导功能发生障碍时，正常的窦房结激动就不能沿着窦房结与房室结之间的传导系统（结间束）传至房室结，沿房间束从右心房传到左心房。常见病因是风湿性心脏病、先天性心脏病和冠心病。

心电图特征为 P 波增宽超过 0.12s。

3. 房室传导阻滞　是由房室传导系统不应期的病理性延长而引起。激动自心房向心室传导的过程中，出现传导速度缓慢或者部分甚至全部激动不能下传的现象。房室传导阻滞可以是一过性、间歇性或持久性的。根据阻滞程度的不同可分如下情况。

（1）一度房室传导阻滞：激动自心房传至心室的传导时间延长，所有的窦性激动均能传下。

（2）二度房室传导阻滞：有的激动不能传至心室而发生心室波脱落。按其阻滞部位和程度分为两型：①莫氏Ⅰ型（文氏现象），主要是由于希氏束主干以上房室结区域的传导组织发生阻滞。②莫氏Ⅱ型阻滞部位大多数在希氏束远端以下。

（3）三度房室传导阻滞：指所有的心房激动均不能传入心室，形成完全性房室分离。阻滞部位可位于房室结、希氏束或束支。

心电图特征如下。

（1）一度房室传导阻滞：P－R 间期＞0.20s（图 2－42）。

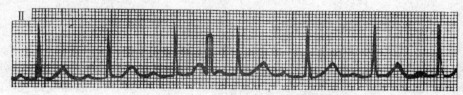

图 2－42　一度房室传导阻滞

P－QRS－T 波为正常窦性节律，R－R 间距为 0.81s，心率 74 次/分。P－R 间期 0.28s

（2）二度房室传导阻滞

1）二度Ⅰ型房室传导阻滞：P－R 间期逐渐延长，直至 P 波不能下传，脱漏 QRS 波群；其后的 P－R 间期又再次发生从短到长的变化；依次循环形成如 5：4，4：3，3：2……不同下传比例的房室传导阻滞；R－R 间期逐渐缩短直至一个 P 波不能下传，包含受阻 P 波在内的 R－R 间期小于正常窦性P－P间期的两倍（图 2－43）。

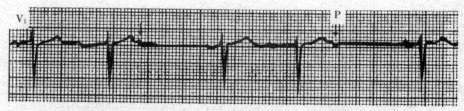

图 2－43　二度Ⅰ型房室传导阻滞（文氏现象）

P 波形态正常，P－P 间期 0.74s，心率率 81 次/分。P－R 间期逐个延长（由 0.2s 至0.36s），第 3、6 个 P 波未能下传，发生 QRS 波脱落。第 4、7 个 P 波的P－R间期又恢复至 0.2s。此为二度Ⅰ型房室传导阻滞——文氏现象的特点，又称莫氏Ⅰ型

2）二度Ⅱ型房室传导阻滞：P－R 间期恒定不变；QRS 波群脱落的 R－R 间期等于窦性周期的两倍；按一定的比例脱落如 4：3，3：2，2：1 房室传导阻滞（图 2－44）。

3）三度房室传导阻滞：P 波与 QRS 波群无关，各有其固定的规律，P－P 间期相等，R－R 间期相等；心房率大于心室率；QRS 波群形态取决于阻滞部位（图 2－45）。

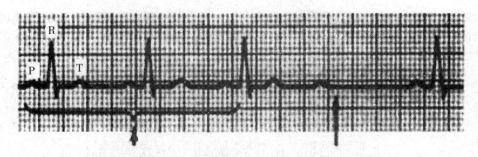

图 2 - 44　二度Ⅱ型房室传导阻滞

P 波形态正常，P - P 间距 0.8s，心房率 75 次/分。P - R 间期固定为 0.18s，第 4 个 P 波
不能下传激动心室，QRS 波脱落。为二度Ⅱ型房室传导阻滞（呈 4 ∶ 3 房室传导）

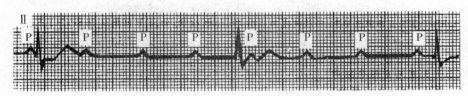

图 2 - 45　三度房室传导阻滞

P 波正向，形态及大小均正常。P - P 间期 0.66s，心房率 91 次/分。QRS 时限 0.10s，与 P
波无固定关系。R - R 间期 2.44s/min，房室率 24 次/分，房室完全分离，P 波多于 QRS 波

六、预激综合征

　　预激综合征是由于房室间除正常通路外，另有附加旁路传导，致使一部分心室肌预先激动。正常
P - R 间期为 0.12 ~ 0.20s，病理情况，房室间的传导除了正常途径之外，可有 3 类旁路，是一种先天性
异常。这些旁路能使激动绕过房室结的缓慢传导而直达心室，构成房室间的传导短路，引起预激综合
征。一类旁路为 Kent 束（房室旁道），它是连接在房、室间的一条肌束，心电图表现为经典型预激综合
征，又称 W - P - W 综合征。另外两类分别称为 James 纤维（房室结内旁道）及 Mahaim 纤维（结室旁
道、束室旁道）。James 纤维是由窦房结发出，沿后结间束下行，连接于房室结下端，接近于房室束的
起始部，是 L - G - L 综合征的解剖基础。如激动沿这一条旁路下传，可以绕过房室结的缓慢传导而直
达房室结下端，引起 P - R 间期缩短。Mahaim 纤维（结室旁道）源于房室结，止于室间隔；Mahaim 纤
维（束室旁道）起源于希氏束或其分支，插入左或右侧室间隔。

　　不论 Kent 束，还是 Mahaim 纤维的远端，如连接到左心室或室间隔的后侧基底部，则心室从后向前
除极，因而所有胸前导联的预激波都是正向，心室除极波也以 R 波为主，称为 A 型预激综合征（图2 -
46）。若连接点偏于右心室的前侧壁，则右侧胸前导联的心室除极波以向下的波为主，而左侧胸前导联
以向上的波为主，称为 B 型预激综合征（图 2 - 47）。若连接点偏于左心室侧壁，则 V_{1-4} 的除极波以向
上的波为主，而 V_5 以向下的波为主，且在肢体导联上有明显的电轴偏右，称为 C 型预激综合征。

　　经典型预激综合征（W - P - W 综合征）心电图特征为：P - R 间期缩短，时限 < 0.12s；QRS 波增
宽，时限 > 0.12s，其起始部分有顿挫，称为△波；P - J 时间正常，在 0.27s 之内（即心房除极至心室
除极所需之时间正常）；有继发性 ST - T 波改变，即主波向上的导联，ST 段下降，T 波倒置，如主波向
下，则有相反的变化。

　　预激综合征根据传导旁路的不同分三类。

　　（1）P - R 间期缩短，QRS 波增宽，有△波。

　　（2）P - R 间期缩短，QRS 波正常，无△波。

　　（3）P - R 间期正常或延长，QRS 波增宽，有△波。

　　第一类：P - R 间期缩短，QRS 波增宽，有△波，称为经典型预激综合征（W - P - W 综合征）。由
于旁路与心室连接部位不同，产生不同的 QRS 波形，而分为 A、B、C 3 型。

第二类：P－R 间期缩短，QRS 波形及时限均正常，无△波，称为 L－G－L 综合征（图 2－48）。

第三类：P－R 间期正常或延长，QRS 波增宽且有△波。此种类型少见。

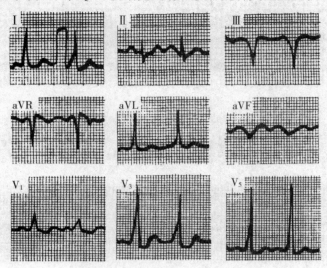

图 2－46　预激综合征（A 型）

P－R 间期 0.10s，QRS 时限 0.12s。P－J 时间 0.24s。$R_{I,aVL,V3,V5}$ 的上升支有明显的△波。右胸前导联的 R 波主波向上，类似右束支传导阻滞的图形，为 A 型预激综合征

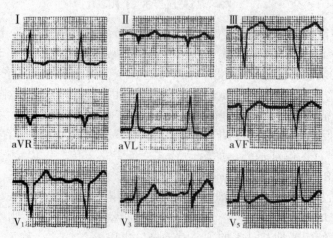

图 2－47　预激综合征（B 型）

P－R 间期 0.10s，QRS 时限 0.13s。心室除极波有明显的△波。V_1 呈 QS 波，胸前导联的 QRS 波形类似左束支传导阻滞的图形，为 B 型预激综合征

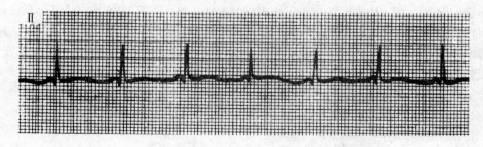

图 2－48　预激综合征（L－G－L 综合征）

P－R 间期 0.10s，QRS 时限 0.07s，形态正常

（刘　琨）

第四节 电解质平衡与药物影响

一、电解质紊乱对心电图的影响

体液中电解质浓度保持相对恒定是维持正常人体代谢和生理功能的重要因素。疾病及药物治疗的影响，都可以引起水、电解质及酸碱平衡失调，往往使心电图发生相应的改变。电解质紊乱引起的心电图变化，一般表现为ST－T改变，严重者可造成激动起源和传导异常。

1. **低钾血症** 钾离子是细胞内的主要阳离子，是形成静息电位的基本因素。静息电位影响心肌细胞的兴奋性、自律性及传导性，低血钾及高血钾都会使静息电位发生变化，从而引起各种类型的心律失常。

血钾过低，可见于长期食欲缺乏；摄食过少；严重的呕吐、腹泻；长期使用利尿剂而未及时补充钾盐；大量放腹腔积液；长期应用糖皮质激素等。

低钾血症心电图特征为：①ST－T的变化，低血钾早期的变化为T波由直立变为低平，随着血清钾进一步下降，T波可变为倒置，ST段亦相应地下垂；②U波增高，当血清钾浓度降至3.0mmol/L时，便可出现高大的U波，可达1mm以上。如U波高度超过同一导联T波的1/2，则应怀疑有低血钾的可能，如高度超过T波则可诊断低血钾；③Q－T间期延长，当血清钾降至2.5mmol/L时，T波与U波相融合呈驼峰状，两者难以区分，Q－T间期明显延长；严重低血钾时可产生室性期前收缩、室性心动过速或心室颤动等严重的心律失常（图2－49）。

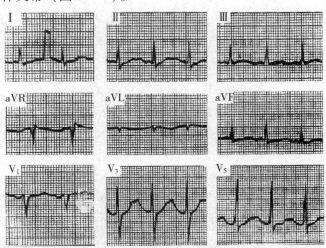

图2－49 低钾血症心电图

ST $_{I、II、V_3、V_5}$ 压低，II、V$_3$、V$_5$ 导联均有明显之U波，大于同导联之T波。诊断为低血钾。记录于急性胃肠炎患者，血钾测定为2.8mmol/L

2. **高钾血症** 高血钾时减低细胞内外钾离子的化学浓度梯度，使静息电位的负值减小。由于静息电位的抬高，则动作电位的"0"相除极速度及幅度均减小，传导性减低，从而引起心房，房室结或心室内传导阻滞。

高血钾在临床上虽较低血钾为少见，但一旦发生，预后严重，如得不到及时处理，可危及生命。常因急、慢性肾衰竭、溶血性疾患或补钾过多等原因所致。

高钾血症的心电图的特征为：T波高尖，并且升支与降支对称，基底部狭窄，即所谓帐篷状T波（图2－50）。图2－51为高血钾时最常见的心电图变化：P－R间期延长，P波变低平，QRS波时限增宽，产生心室内传导阻滞，QRS波宽大畸形；QRS波与T波融合，两者难以分辨，称为心室蠕动波；

心室自主节律、心室停搏。

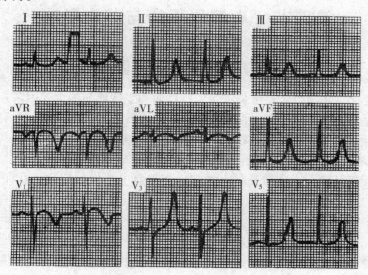

图 2-50 高钾血症的心电图

Ⅱ、Ⅲ、aVF、V₃、V₅ 导联 T 波高尖，呈帐篷状，$T_{aVR、V1}$ 倒置较深

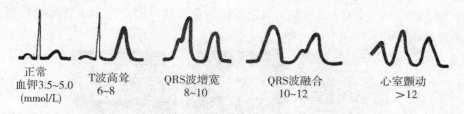

| 正常
血钾3.5~5.0
(mmol/L) | T波高耸
6~8 | QRS波增宽
8~10 | QRS波融合
10~12 | 心室颤动
>12 |

图 2-51 高血钾的心电图变化

3. 低钙血症　正常人血清钙浓度为 2.25~2.75mmol/L，与细胞内钙的比例为 4 000∶1，而钠离子细胞内外之比为 5∶1，所以慢钠孔道的内流以钙离子为主。血钙降低，使钙的内流减少，引起动作电位"0"相上升速度及幅度减低，"2"相的电位降低及时程延长。

低钙血症的心电图：ST 段平坦、延长，以致 Q-T 间期显著延长；T 波多呈正常直立（图 2-52）。

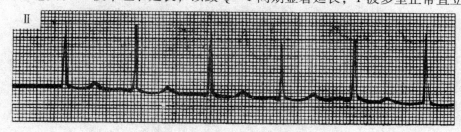

图 2-52 低钙血症的心电图

ST 段延长，Q-T 间期0.52s，显著延长，T 波正常。本例为慢性肾炎、尿毒症伴低血钙患者

4. 高钙血症　高血钙与低血钙相反，增加除极化的程度，动作电位"0"相的幅度增加，"2"相的电位增高及时程缩短。

高钙血症增高在临床上比较少见。可见于甲状旁腺功能亢进、维生素 D 中毒、多发性骨髓病、骨转移癌。

高钙血症的心电图特征为：Q-T 间期明显缩短；ST 段下垂，T 波倒置；偶可出现期前收缩、阵发性心动过速、窦房传导阻滞或窦性静止等心律失常（图 2-53）。

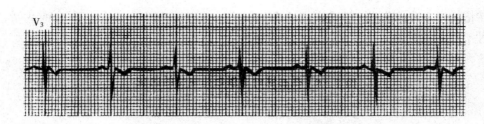

图 2 – 53　高钙血症的心电图

QRS 波后随即为倒置的 T 波，ST 段消失。Q – T 间期 0.24s，较正常明显缩短

5. 混合性电解质紊乱　数种电解质紊乱可以同时并存，心电图可以表现各自紊乱的特征。

低钾血症并发低钙血症，常见于急性胰腺炎、碱中毒、长期使用利尿剂等。心电图上兼有两者之特点，表现为 ST 段下垂，T 波低平，Q – T 间期延长较单纯低血钾显著。U 波变化多不明显。

高钾血症并发低钙血症，常见于肾功能不全。心电图上亦可呈现两者的特点，即 ST 段平坦、延长及 T 波高尖。

二、药物作用对心电图的影响

临床应用某些药物，可以影响心肌的除极和复极过程，因而引起心电图的变化。如用药量过大或用法不当易发生中毒，造成严重后果。

药物作用引起心电图的改变主要有 4 种因素：①直接作用心房或心室肌，影响心肌细胞的穿膜动作电位，因而改变 P 波或 QRS 波的形态；②作用于心肌的自律系统，影响心率、心律及传导；③改变了血流动力学及心肌代谢，间接地使心电图发生变化；④药物引起心腔结构改变，使心电图产生相应变化。影响心电图改变的药物颇多，现主要介绍以下 2 种。

1. 洋地黄类　治疗剂量洋地黄制剂，通过兴奋迷走神经，使窦房结的自律性降低，从而减慢窦性心律。洋地黄还能延长传导系统和心肌纤维的不应期，使激动传导速度减慢，因而房颤时用于减慢快速心室率。洋地黄制剂又通过加强心肌收缩力，提高心输出量，从而反射性地使心率减慢。对心室肌复极过程的影响，理解 ST – T 改变极为重要。洋地黄直接作用于心室肌，使心室肌细胞复极第 2 相缩短，减少第 3 相坡度，导致动作电位时间缩短，因而在心电图上表现为 ST – T "鱼钩状" 变化及 Q – T 间期缩短。

心电图特征为：ST – T 改变 ST 段下垂，并与 T 波前肢融合呈 "鱼钩状"，使 ST – T 交接点（J 点）难以辨认。Ⅰ、Ⅱ、aVF、$V_2 \sim V_6$ 等导联最为明显，此种改变称为洋地黄作用；Q – T 间期缩短；U 波振幅增高（图 2 –54）。

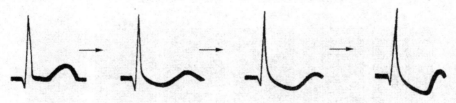

图 2 – 54　洋地黄引起 ST – T 波的演变

洋地黄引起心电图的 ST – T 改变，只表示患者用过洋地黄药物，并不表示中毒，其变化程度亦不与药物浓度成正比。洋地黄所致毒性反应包括消化系统、心血管系统及神经系统等方面的表现，如恶心、呕吐、各种心律失常及传导阻滞。

2. 锑剂　常用于治疗血吸虫病、肺吸虫病等寄生虫疾病。对心肌有一定的毒性，可引起心肌弥漫性损害。此外，可能通过神经反射因素参与影响心脏节律改变。个别可能发生严重心律失常，引起心源性脑缺血综合征。

心电图特征为：T 波的改变，T 波由直立变为低平，双向或倒置，倒置的 T 波两侧对称；Q - T 间期延长；各种室性心律失常。

（彭凯歌）

第五节 起搏心电图

起搏器引起的 QRS 波群变化，在完全性房室传导阻滞而无自发心律时看得最清楚，因此时是人工起搏完全控制心室。它包括一个由脉冲波引起的刺激信号及一个相应心室反应的 QRS 波群（图 2 - 55、图 2 - 56、图 2 - 57）。

起搏心电图图形改变具有重要的临床意义。正确识别图形有助于判断电极放置的位置和起搏性能。一旦起搏发生故障，可以通过起搏心电图的改变，分析故障所在，及时处理。

1. 刺激信号（脉冲信号）　刺激信号在心电图上表现为基线上的一条垂直线（钉样的标记）。其时限平均为 0.01s，脉冲信号振幅和形态随电极种类不同而异，心房起搏时由刺激信号和其后的心房波（P 波）组成，心室起搏则由刺激信号和其后的 QRS 波群组成。分析起搏心电图的第一步是辨别起搏器刺激信号。

2. 心室起搏心电图　心室起搏心电图表现为刺激信号后有类似室性异位搏动的 QRS 波群，QRS 波宽大（时限 > 0.12s），T 波的方向与 QRS 的主波相反。右心室起搏（不论是心内膜或心外膜），常产生左束支传导阻滞的图形。左心室起搏，常产生完全性右束支传导阻滞的图形。

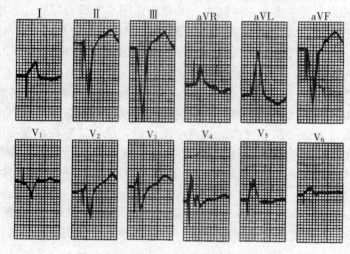

图 2 - 55　右心室心尖部起搏的心电图

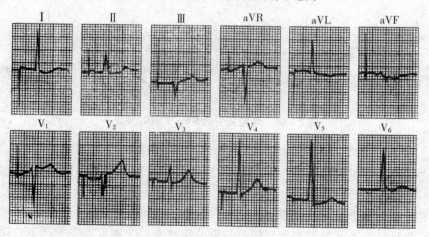

图 2 - 56　心房起搏心电图

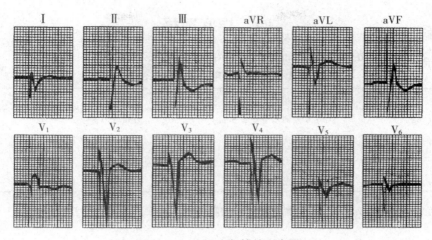

图 2 - 57　左心室起搏的心电图

（彭凯歌）

第六节　动态心电图

一、概论

动态心电图（ambulatory electrocardiography，AECG；dynamic electrocardiogram，DCG）是指连续记录 24h 或更长时间的心电图。1961 年由美国学者 Holter 发明，故又称为"Holter"。AECG 可以检测和分析心律失常和 ST 段改变，也可以对更为复杂的 R - R 间期和包括晚电位、QT 离散度和 T 波改变的 QRS - T 形态进行分析。是重要的无创性心血管病检查技术。

二、适应证

临床上主要应用于捕捉一过性心脏病变，做定性和定量分析。主要对心律失常分析；心肌缺血分析；心率变异性分析；起搏信号分析。

三、设备

（一）基本结构

1. 记录系统　包括导联线和记录器。导联线一端与固定在受检者身上的电极相连，另一端与记录器连接。记录器目前多是固态式，佩戴在受检者身上，能精确地连续同步记录和储存 24h 或更长时间的两通道或三通道心电信号。

2. 回放分析系统　主要由计算机系统和心电分析软件组成。回放系统能自动对记录器记录到的心电信号进行分析。分析人员通过人机对话对计算机分析的心电图资料进行检查、判定、修改和编辑、打印出异常心电图图例以及有关的数据和图表，做出诊断报告。

（二）种类

AECG 记录仪有两种，持续监测仪和间断记录仪。

1. 持续监测仪　24 ~ 48h 连续监测。

2. 间断记录仪　有循环记录仪（loop recorder）和事件记录仪两种类型。可长期监测（数周到数月），提供短暂的、简短的数据来发现发生频率较低的事件。循环记录仪适合于症状十分短暂，或症状仅为短暂乏力，可以马上触发记录仪并记录储存心电图的患者。事件记录仪，佩戴在患者身上，并在事件发生时由患者触发。它不是适用于意识丧失或意识几乎丧失的心律失常患者，而是适用于症状发生频率低、不严重但持续存在的心律失常患者。

四、导联选择

导联的选择应根据不同的检测目的而定，常用导联及电极放置见表 2 - 1。

表 2 - 1　动态心电图双极导联位置

导联	正极	负极
模拟 V_1（CM1）	右第 4 肋间胸骨旁 2.5cm 处	右锁骨下窝中 1/3 处
模拟 V_2（CM2）	左第 4 肋间胸骨旁 2.5cm 处	右锁骨下窝中 1/3 处
模拟 V_3（CM5）	左第 5 肋间腋前线	右锁骨下窝中 1/3 处
模拟 aVF（MaVF）	左腋前线肋缘	左锁骨下窝中 1/3 处

注：无干电极在右锁骨下窝外 1/3 处，或右胸第 5 肋间腋前线或胸骨下段中部。

五、分析内容

1. 正常 Holter 表现　尚无统一标准，影响因素多，变异大，需综合分析。

成人 24h 平均心率：59 ~ 87 次/分；最高心率：活动时可达 180 次/分，随年龄增加而降低；最低心率：睡眠中多 >40 次/分，运动员可更低。可见一过性窦缓：某一时间内 HR < 60 次/分；持续性窦缓：24h 总心搏数 < 86 400 次；一过性窦速：某一时间内 HR > 100 次/分；持续性窦速：24h 总心搏数 > 140 000 次。常有窦性心律不齐出现；偶见窦性停搏：时长多为 1.5 ~ 2.0s，睡眠中。如 >2.0s 常是异常。运动员时长 >2s 的占 37.1%。室上性心律失常：50% ~ 75% 正常人可有，随年龄增长。以房早为多，一般房早 <100 次/24h 或 1 次/1000 心搏。短阵，偶发的室上速，房颤、房扑少见。室性心律失常：50% 的正常人可见，随年龄增多。一般频率 <100 次/24h，1 次/1 000 心搏，≤5 次/h。频率 >10 次/1 000 次心搏多为非生理性。单发为多。传导阻滞：主要是 AVB，2% ~ 8%，多为一度、二度Ⅰ型；短暂，多在睡眠中。儿童多，老人少。运动员更多，可有房室分离，逸搏等。ST - T 变化：活动后常发生上斜型压低，发生率可高达 30%。水平型、下斜型压低少见。ST 段抬高发生率可达 25%，呈凹面向上。T 波可低平，双向。

2. 心律失常诊断及评价标准　标准如下。

（1）窦房结功能不全诊断：一般情况 24h 窦性心搏总数为 10 万次，≤8 万次、最慢心率 ≤40 次/分持续 1min 以上、最快心率 ≤90 次/分、出现窦房阻滞、窦性停搏 >3s，或快速心律失常发作终止时窦性停搏 >2s，提示窦房结功能不全。

（2）室性心律失常的评价：正常人室性期前收缩 ≤100 次/24h，或 5 次/h，超过此数只能说明有心脏电活动异常，是否属病理性应综合临床资料判断。室性期前收缩达到 Lown 法分级 3 级以上多有临床意义（表 2 - 2）。

表 2 - 2　Lown 室性心律失常分级

分级	心电图特点	分级	心电图特点
0	无室性期前收缩	4A	连续的（成对）室性期前收缩
1	单形，偶发，室性期前收缩 30 次/h	4B	连续 ≥3 次的室性期前收缩（短阵室速）
2	单形，频发，室性期前收缩 ≥30 次/h	5	R on T 型室性期前收缩
3	频发，多形性室性期前收缩		

（3）室性心律失常药物疗效评价疗效评价：常采用 ESVEN 标准。用药后达以下标准者判定有效：室性期前收缩减少 ≥70%；成对室性前期收缩减少 ≥80%；短阵室速减少 ≥90%，连续 15 次以上的室速及运动时连续 5 次以上的室速消失。

（4）抗心律失常药物所致心律失常作用：用药后心律失常恶化定义为平均每小时的室早数较用药前增加 4 倍；成对室性期前收缩和（或）室速较用药前增加 10 倍；用药后新出现的持续性室速；原有

的室速心率明显加快；停用抗心律失常药物后，加重的心律失常逐渐消失。

3. 缺血分析 Holter 是诊断日常生活引发心肌缺血的唯一方法，可对心肌缺血进行综合评估，对不同阶段的冠心病患者诊断和治疗都有指导作用。

缺血的诊断依赖于一系列的心电图改变，即"三个一"标准：ST 段压低至少 1mm（0.1mV），发作持续时间至少 1min，两次发作间隔至少 1min，在此期间 ST 段回到基线。指南推荐的发作间隔时间为 5min；如果原来已存在 ST 段下移，则要在 ST 段已降低的基础上，ST 段水平型或下斜型再降低 ≥1mm。

（1）排除条件：在"三个一"的基础上，①ST 段降低前的 10 个 R 波平均幅度高于 ST 段降低最显著时的 R 波幅度的 20%；可能体位改变引起；②突然发生的 ST 段下斜型下移；可能伪差或体位改变；③伴随 P－Q 段降低的 ST 段下移；常因心动过速引起。

（2）Holter 检测缺血的条件：窦性心律，基线 ST 段偏移 ≤0.1mV，形态为上斜型，T 波直立。ST 段平坦或伴随 T 波倒置仍可判断，但应避开下斜型或铲挖状 ST 段；监控导联 R 波高度 ≥10mm；监测导联不应有 ≥0.04s 的 Q 波或明显的基线 ST 段改变；右束支传导阻滞时 ST 段偏移是可以判断的，特别是在左胸导联。

12 导联心电图示左室肥厚、预激综合征、左束支传导阻滞或非特异性室内传导延迟 ≥0.10s 者，不适用 AECG 检测缺血。

4. 心率变异性 心率变异性（HRV）是指逐次窦性心动周期之间的微小变异，反映心脏自主神经系统的功能状态。测量方法：静息短时测量法（5min）；动态长程测量法（24h）。分析方法：时域分析法、频域分析法和非线性分析法。推荐 24h HRV 检测采用时域分析指标，5min 静息 HRV 分析采用频域分析指标。

（1）时域分析：对连续记录的正常窦性心搏，按时间或心搏顺序排列的 R－R 间期的数值，进行数理统计学分析的方法。24h R－R 间期标准差（SDNN）<50ms，三角指数 <15，心率变异性明显降低；SDNN <100ms，三角指数 <20，心率变异性轻度降低。HRV 降低为交感神经张力增高，可降低室颤阈，属不利因素；HRV 升高为副交感神经张力增高，提高室颤阈，属保护因素。大多数人认为 SDNN、SDANN 等时域指标 <50ms，为 HRV 显著减低，病死率大大增加。

（2）频域分析：对心率变异的速度和幅度进行心率功率谱的分析。分为超低频功率，频段 ≤0.003Hz；极低频功率，频段 0.003～0.04Hz；低频功率，频段 0.04～0.15Hz；高频功率，频段 0.15～0.4Hz。高频功率与迷走神经传出活动有关，受呼吸影响。低频功率与血管压力感受性反射作用有关，由交感神经和迷走神经共同介导的心率波动形成。极低频和超低频的生理意义尚不清楚。

六、注意事项

患者佩戴记录器检测过程中需作好日志，按时间记录其活动状态和有关症状。完整的生活日志对于正确分析动态心电图资料具有重要价值。

监测过程中，患者的体位、活动、情绪、睡眠等因素的影响，对动态心电图检测到的某些结果，尤其是 ST－T 的改变，还应结合病史、症状及其他临床资料综合分析，以做出正确的诊断。

由于导联的限制，尚不能反映某些异常心电改变的全貌，分析时应结合常规 12 导联心电图检查等。

（彭凯歌）

第三章

心内科常用监护技术

第一节　心电监护

一、动态心电图监护

动态心电图（ambulatory electrocardiography，AECG 或 dynamic electrocardiography，DCG），系美国物理学博士，物理学家 Norman J. Holter 于 1957 年发明的，故又称 Holter 心电图（Holter electrocardiography 或 Holter ECG），简称为 Holter。

应用 Holter 技术长时间连续记录心脏动态电活动的方法，称为 AECG。AECG 监护系统，是用一种随身携带的记录仪，连续检测人体 24～72h 的心电变化，经信息处理分析及回放打印系统记录的心电图。其特点是：

（1）心电记录仪随身佩带，不受检测距离影响，不受体位及活动的限制。

（2）检测心电信息量大于常规 ECG 千倍至万倍以上，尤其对短暂性心律失常的捕捉和一过性心肌缺血的检出有独到之处。

（3）选择的导联必须不影响日常生活的活动，和由这种活动所产生的伪差和干扰。一般都选择模拟胸导 V_5、V_1 和 aVF 三个导联同步记录。近年来不少学者推荐 12 导联甚至 18 导联动态心电图，可获得更多的心电信息量。

（4）回放系统不仅可分析显示监测期内心搏总数、最高心率、最低心率、平均心率和每小时平均心率；并能自动分析和测出每小时室上性、室性期前收缩；室上性和室性心动过速（室速）的次数、程度和形态以及持续时间；房室传导阻滞；心脏停搏的情况以及 P-R 间期、QRS 波群、ST-T 变化的轨迹图像及趋势图、全览图等，还可以储存数据保存，为以后资料对比提供信息。其结果还可用其他多种方式显示，为临床提供有用资料。

（一）仪器与方法

记录盒（心电信息存储器）交给受检者，记录 24 小时或更长时间的心电图数据。目前主要采用闪光卡（也称闪存卡，flash memory）式动态心电图记录盒，既往的磁带式记录盒和集成块式记录盒以及简易动态心电图均逐步淘汰。用数字记录器可全信息记录心电图数码信号在闪光卡上，然后把闪光卡从记录盒中取出，插入计算机回放器内做资料回放与分析。其特点是：体积小（仅几克）、容量大（可贮存 48 小时或更多的心电信息）、耗电省、抗干扰能力强、记录数据易于保存不易丢失、不会有机械性故障。

近来采用电子硬盘存储器，将闪光卡和驱动器封装成一个整体，体积小、佩带方便，降低人为故障，延长了芯片使用寿命，回放速度加快。更适合在 12 和 18 导联动态心电图仪上使用。

电子 U 盘存储器，是 UBS 技术与闪光卡融为一体的技术，它的优点是：无驱动器、无回放器、直接使用 UBS 接口回放数据、速度快、体积小（小于手掌，重量在 80g 以下）、数据不会丢失、心电图形不失真、故障率低、经久耐用，是今后心电信息存储器的发展方向。

（二）导联系统

（1）电极：可分为一次性电极和长效电极两种，现在多采用一次性的"银－氯化银"电极，它的特点是：黏附力强且不易脱落，对皮肤刺激小，导电性能好，记录心电图形不失真。

（2）电缆与导联线：记录电缆为软质塑料金属导线，上端与记录盒连接，下端为分支的导联线，其前配有专用装置与电极连通。注意应将连到患者皮肤的每个导联导线卷成圈状，用胶布固定，以免监测过程中导联突然牵拉造成导联线断离。

（3）导联体系：目前尚未统一，一般多采用双导联和 3 导联系统以及 12 和 18 导联系统，其连接方式众多，主要见表 3－1。

表 3－1　双极胸导联的类型和连接方法

导联	正极位置	负极位置	接地极位置	近似常规导联
模拟 V_1（MV_1、VM_1）	A 胸骨右缘第 4～6 肋间 B. V_1	胸骨柄左侧左锁骨 下凹 外 1/3	右腋前线第 5 肋间	V_1
模拟 V_3（MV_3、VM_3）	V_3	同上	右腋前线第 5 肋间	V_3
模拟 V_5（MV_5、VM_5）	A. 左腋前线第 5 肋间 B. V_5	胸骨柄右侧 右背肩胛下 角下 2.5cm	右腋前线第 5 肋间 右腋前线第 5 肋间	V_5
模拟 aVF（M aVF）	左腋前线第 9～10 肋间	左锁骨下凹外 1/3	右腋前线第 5 肋间	aVF
CC_5	V_5、V_6	V_{5R}、V_{6R}	右腋前线第 5 肋间	V_5、V_6
MX	剑突	胸骨柄	右腋前线第 5 肋间	Vn

（三）记录技术

记录仪的安装与卸机一般应在动态心电图室进行，对老年体弱、行动不便者应由护士用轮椅推送，危重症患者可在床边进行。

1. 记录 1 份常规 12 导联心电图　必要时加做左侧卧位、右侧卧位、坐位、前倾位和立位 5 种基本体位心电图，供分析 AECG 时参考。

2. 电极的安置

（1）体位：患者采取平卧位、坐位或立位。

（2）电极粘贴部位：应尽量选择肌肉最少的骨骼表面部位，例如肋骨、胸骨柄及两侧，剑突两侧上方等处。粘贴反映左心室电位的电极（相当于 V_5、V_6 的位置）时，受检者的左肩胛骨不要上抬，以免肩胛复位时电极恰好转移到肋间肌表面的部位，使肌电干扰增大。

（3）皮肤处理：其要点是清洁表皮及去脂（如多毛者还要皮肤剃毛），再用 75% 乙醇的棉球或纱布擦拭拟安置电极的位置，可轻擦至皮肤微红，部分皮肤粗糙者可用高压消毒过的细砂纸小片从四个不同方向各轻擦皮肤 1～2 次，使皮肤与电极保持良好接触，保证记录质量。

（4）电极的固定：将电极牢固粘贴于选择皮肤上，再将导联线连接于电极板上，而后在其上用胶布加固，以防出汗过多，电极脱落。

3. 记录盒的安装

（1）先将电池装入记录盒内，安好盒盖，再将导联线插头插入记录电缆插座的相应位置。

（2）打开记录开关，观察心电波形和振幅，注意有无显著的基线漂移、肌电干扰或其他伪差，应查找原因，及时排除，对于肥胖、胸廓畸形、乳房过大、肺气肿等患者，可适当调整电极安置的部位，以使 QRS 波群振幅符合要求。心电波形稳定后，记下开始记录的时间。

（3）嘱患者将手表的时间调至与记录盒上的时间相同。

（4）将记录仪装入保护袋内，用专用皮带束在腰间或斜挂在左肩上。

4. 生活日志　检查前对患者的要求：首先要使患者了解 AECG 检查的目的，机器使用方法及注意事项，特别要具体指导患者如何详细填写生活日志，使整个检查过程中发生的症状、用药情况，生活工作情况、情绪变化、运动锻炼等都有记录和确切的时间，以便回放分析时观察动态心电图变化与上述记录内容的相互关系，为诊断和解释病情提供依据和参考，见表 3 - 2。

表 3 - 2　动态心电图生活日志

姓名		
性别　　年龄	注意事项：①请准时安装与拆卸。②详细记录日常生中的各项活动：如散步、爬楼、进餐、吸烟、劳动、排便、睡觉等。每换一项生活项目记录一次。③监测中如有不适：胸闷、心前区痛、气急、心悸、头晕等，记在症状栏，准确记录起止时间。④请爱护记录器，避免高压电，不得摔、碰及与雨淋。⑤注意磁带到底后，磁带反面再记录（集成块和闪光卡不需要此注意事项）。⑥记录盒上有的有警报按钮，供在记录过程中发生严重情况时使用，按一次即可，并记录时间。⑦请注意不要牵拉心电图导联线，万一电极脱落，要及时复位。	
病区　　床号		
住院号		
动态监护号		

开始　年　月　日	时间	活动内容	病状
时　分	例：		
	9：30～9：40	装机后走回病房	无
结束　年　月　日	9：55～10：05	上、下三楼	气促、心前剧痛
时　分			

主要症状
地址
电话
记录盒号
导联线号
备注

（四）分析方法

1. AECG 回放分析系统　AECG 采用的是计算机图像识别法。目前一般使用的动态心电图连续记录多为 24h，如果以实时速度回放，则需 24h，如果以普通心电图纸记录，可长达 2 000m 以上，所以采用高速回放分析方法。回放速度为实时记录速度的为 120 倍或 240 倍，用闪光卡后"24 小时的 10 万次心动周期的心电信息"，可在 100 秒甚至数秒内就可将其全部数据输入电脑内。

（1）键盘：键盘上有功能键、数字键和英文字母键等，操作者可通过键盘将记录盒获得的心电信息输入计算机内。

（2）计算机：当今 AECG 均以高速度、大容量计算机为核心，运算速度快，容量大，显示准确，操作简便，对心律失常及 ST 段分析均较前有显著改善，使分析内容、分析速度及分析质量明显提高。

（3）显示器：目前多为大屏幕高分辨彩色显示器或液晶显示器，显示屏上面的画面变化是通过操作键盘来实现的。主要用于编辑修改报告，可同时显示多条心电图条带，进行观察、合并、重新标释或进行形态图叠加，还可通过实时叠加及扫描全息波形的双重方式，捕获和观测异常心搏及 P - R 间期与 ST 段变化。

（4）打印机：主要用激光打印机。现代 AECG 多以激光打印机为通常配置件，打印图像清晰美观、速度快，使其报告具有印刷化质量。

2. AECG 分析方法及报告

（1）分析方法：当前国内外各类型 AECG 仪器的回放系统通过图纸或示波屏，观察冻结心电图，描记高速实时心电图及人机对话等方法，进行重新编辑，根据所获得数据以校正自动分析结果。有资料编辑仪和自动趋势系统的回放系统，在校正前附有标记，依其标记作为校正依据，这样就简捷、准确。常用的分析方法如下所述。

1）全览图（缩微图）：每页可有 15min、30min、60min 的心电图波形，可观察心律的变化、心律失常的起始与终止和 ST - T 改变等情况。

2）视听叠加心电图：这是最早应用的高速回放分析方法。在高速回放过程中，在示波屏上，每个心动周期的 P－QRS－T 均叠加在其前发生的多个 P，出现在 S－T 波群的余辉上，因此这是多次 P－QRS－T 波群的高速叠加图。如果受试者在长时间内 P－QRS－T 形态一致，示波屏上则犹如一静止的 P－QRS－T。当心电波形发生异常改变时，在正常波形的余辉上可观察到叠加的异常波形，但有的仪器异常波形在叠加的正常波形以外显示；回放系统同时配有同步音响信号，在心律正常情况下，音响均匀；当发生心律失常时，音调和响度发生相应改变。这样，操作者可同时进行视、听双重观察。并可在发现心律失常时及时停止运转，留取实时心电图或进行修改。在高速回放的叠加图上还可有效地观察到 ST 段和 T 波改变。

3）R－R 间期栅状图：栅状图位于示波屏的下方或左侧，每一栅状标记的长度表示 R－R 间期，可直接观察到即时的心率变化，亦可从栅状标记幅度的突变现象注意到心律失常的存在。例如在快速出现的一系列栅状标记中，突然见到一短一长的标记，表明可能出现了一次期前收缩，如有怀疑，可停止运转直接观察实时心电图形。正常窦性心律、室上性搏动、室性搏动以及伪差等的栅状标记以不同颜色显示，更适于操作者的观察。但频率接近正常的室性心律失常在栅状图上不易显示。

4）趋势图（trendgram）：趋势图是将有关心率和 ST 段的资料，经电子计算机处理后，自动打印出的连续曲线，表示监测期内的演变。趋势图的横坐标表示以小时为单位的时间、纵坐标分别表示心率（次/分）的变化和 ST 段抬高或压低的程度［毫米（mm）或毫伏（mV）］。

5）直方图（histogram）或频率分布图：直方图或频率分布图用来表示异位搏动的分布情况，横坐标表示以小时为单位的时间、纵坐标表示异位搏动或心动过速等的发生次数。

6）QRS 形态图：为 QRS 波形主要分类图 AECG，可显示正常及异常如室上性或室性期前收缩的 QRS 波形，以出现频率的多少进行排列。每种 QRS 形态的特征，都由一个相应的 QRS 模式波形出现，并标出每种 QRS 波形的总数。

7）实时心电图：在回放分析过程中，操作者选择的以及计算机自动选择的正常或异常动态心电图片段；每页有若干条，每条长度是固定的（如 7s）。按普通心电图的标准显示或记录，描记速度为 25mm/s，振幅为 10mm/mV（现在很多仪器可根据 QRS 波群振幅自动调整标准电压），其上方或下方常标明时间。记录仪为三通道者，实时心电图为同步三导联记录。严格上讲，动态心电图报告中所叙述的异常现象，应有实时心电图的证明。

目前多数动态心电图设备同时具有"心率变异性（HRV）"的分析功能。

（2）伪差的辨识：目前，新型记录盒和回放分析系统，均力求减少伪差，并提高对伪差的识别，但仍不能满意地消除伪差。因此，要求操作者需具有辨识各种伪差的能力，给予分析系统删除伪差的正确指令。常见伪差产生原因与防范对策如下所述。

1）基线漂移：常见于电极与皮肤接触不良，电极上导电膏的干涸，呼吸运动等，关键是处理好皮肤，使电极与皮肤适度贴牢；或更换新电极。

2）伪心律失常：以伪室性期前收缩多见，偶可见伪室性心动过速或伪房室传导阻滞及室性停搏等。其原因多为电极黏附不佳、导联线或连接电缆断裂或个别导联线似断非断、受检者活动度过大、静电干扰、磁带不洁、电池容量不足、记录盒及回放分析系统故障。如电池容量不足使磁带记录仪的转速减慢可出现伪房性心动过速。处理方法如下所述。

A. 处理好皮肤，在安置电极后，应仔细检查导联线有无断裂。

B. 嘱受检者控制运动强度及上身活动幅度。

C. 不穿易产生静电的化纤纺织物的衣着，不进入高频电场和强磁场。

D. 对磁带应及早进行消磁及清洁处理（闪光卡不存在此问题）。

3）伪低电压：电压与波形失真，多为电极安置不佳，安置部位偏移；电极质量差和电池容量不足。防范对策如下所述。

A 安置前注意部位选择。

B. 检查电极质量。

C. 电池应选用高能碱性电池。

4）伪ST－T改变：常见于剧烈活动，体位突然改变，静电干扰，应嘱受检者严格按照生活日志中的注意事项。

5）伪差的鉴别要点

A. 生活日志的运用：回放分析时，对可疑伪差，应对照日志记载的活动、运动、体位改变和症状内容进行判断。

B. 注意比较两个不同通道的记录：如果可疑的伪差，仅发生于一个通道上，而同步记录的另一通道心电图仍然保持常态，则可认为伪差，亦可同时发生在两个通道上，应于鉴别。

C. 观察波形前后的变化：若可疑伪差的 P－QRS－T 间期明显变窄或增宽，但其前后的心电波正常，则可认为是伪差，仔细观察可见从正常 QRS 波群后的 P－QRS－T 均成比例地变窄，这是由于电池容量不足使磁带转动变慢所致（闪光卡不存在这个问题）。

3. 编辑与报告　AECG 的编辑与报告，应由具有丰富的临床心电图工作经验，具备快速、准确判断复杂心律失常的能力、受过计算机课程专门培训及 AECG 系统操作训练的技术人员进行分析和书写，步骤如下所述。

（1）报告前：需仔细阅读患者的生活日志。

（2）报告：回放分析结束后，计算机即可形成报告，主要内容如下所述。

1）检测期间每小时及 24 小时的心搏总数、平均心率、最高与最低心率及其发生的时间和在何种状态下发生；各种异常心搏的总数、频率、持续时间、形态特征及分布在每小时的数字、有无症状等。

2）心率及 ST 段趋势图：结论中应注明 ST 段改变的形态、程度、开始与终止时间、频率及其症状的联系。

3）异常心律的直方图或频率分布图。

4）选择的正常和异常时（各种心律失常、Q－T 间期异常，ST 段改变等）的实时心电图。

操作者须对计算机形成的报告，进行认真处理，有错误者须及早进行修改和校正。特别是计算机不能识别的心电现象和窦房传导阻滞、房室传导阻滞、束支传导阻滞、预激综合征、逸搏节律、房室交接区心律失常的区别以及结合患者生活日志记录和临床资料提出 AECG 诊断意见。

（五）临床应用

1. 心律失常　自从 AECG 广泛应用以来，发现在正常人群中也可出现各种类型的心律失常。据统计，正常年轻人中，窦性心律不齐 50%，窦缓、窦速（40～160bpm），散发的室性期前收缩、室上性期前收缩占 60%～98%，Ⅰ、Ⅱ型房室传导阻滞占 6%，窦性停搏占 5.7%。根据 Viltasolo 对 35 例运动员进行 AECG 监测，结果窦性停搏超过 2s 者占 37.1%，Ⅰ度房室传导阻滞占 37.1%，Ⅱ度一型房室传导阻滞占 22.9%，Ⅱ度二型占 8.6%，交界性心律占 37.1%。老年人室性期前收缩和室上性期前收缩比年轻人多见，以散发为主，偶有短阵无症状的室上性心动过速发生。为了衡量室性期前收缩的严重程度，Lown 将 AECG 检出的室性期前收缩分为 5 级。

0 级：无室性期前收缩。

1 级：1 小时内室性期前收缩 <30 次。

2 级：1 小时内室性期前收缩 >30 次。

3 级：多形性室性期前收缩。

4 级：①成对室早；②连续 3 个室性期前收缩或短阵室性心动过速。

5 级：R on T。

Lown 认为，3～5 级为警告性心律失常，易诱发室颤。还有学者认为，AECG 对心律失常的检出率极高，这对疾病的早期诊治及预后估价，均有重要价值。

Kleiger 对房性期前收缩分为 6 级：

0 级：无房性期前收缩。

1 级：偶发性房性期前收缩，小于或等于 10 次/分。

2 级：频发性房性期前收缩，大于 10 次/分。

3 级：多源性房性期前收缩。

4 级：成对出现的房性期前收缩。

5 级：阵发性房性心动过速、房颤及房扑。

6 级：多源性房性心动过速。

对心律失常应作具体分析，即使为复杂的心律失常，如多形性室早、成对或短暂室速、R on T 等，也并不意味着一定会发生室颤，必须结合其基本病因及临床表现，做出分析和判断，对于无器质性心脏病及心功能正常者，经随访发现极少可能引起严重心律失常。相反，有器质性心脏病和心功能不佳者，常可检出严重的心律失常，在自发性室颤之前数小时内，常有频发及多形室早增多、非持续性室速频发和室速时间延长，表明室颤发生前常有电不稳定性增加的迹象。对于无器质性心脏病者一般不需常规抗心律失常治疗，而已有器质性心脏病尤其心功能不全者，则可酌情应用抗心律失常药物，若从 AECG 中观察到有电不稳定增加现象，应积极治疗，以防猝死的发生。在应用抗心律失常药物的同时也应密切观察抗心律失常药物的致心律失常作用和其他毒副反应，以便及时调整药物种类及剂量。当然，对属于 Lown 分级的 3~5 级者长时间全面随访仍属必要，以便及时发现潜在的心脏病变。此外，AECG 有助于了解室性心律失常的自发变异，有利于考核抗心律失常治疗的疗效以及心律失常的自然病史。总之，AECG 监测对心律失常，尤其是室性心律失常的定量分析、临床意义的判断和评估具有重要意义，但 AECG 监测的有些问题还有待进一步研究，如自发性室性心律失常减少是否会降低猝死的发生率、抗心律失常药物对预防猝死究竟有多大价值等，均有待于进一步探讨。

2. 冠心病　AECG 在冠心病中主要用于以下方面。

（1）检出有猝死倾向的高危病例：众所周知，约 1/4 冠心病患者以猝死（原发性心跳骤停）作为最初和唯一的临床表现，如何防止猝死已成为对医学界最大的挑战，而猝死的主要原因，常常是严重心律失常。常规心电图由于检测时间短暂，往往难以发现危险的心律失常。对于这些可疑患者作 AECG 检查有可能发现严重而短暂的心律失常，如 R on T 室性期前收缩、短阵室速、心室扑动或颤动，以及心脏停搏等，从而为防治猝死提供有用资料，以指导临床治疗。对已发生心肌梗死的患者、AECG 有助于确定心肌梗死猝死的危险性。根据许多学者观察，心肌梗死患者急性期后和出院前 AECG 上有频发室性期前收缩，尤其多形性室性期前收缩和非持续性室速（NSVT）者，在 2~3 年内病死的危险性明显增高，若同时伴有心功能不全者（左室射血分数 <40%），则其死亡率较无心律失常和心功能代偿者高 3 倍以上。对于这类患者必须进行随访和定期复查，并予以积极防治。但并非每个患者都会在 2~3 年内死亡，只能作为评估和推测。

（2）AECG 可提高诊断心绞痛的阳性率和精确性：由于心绞痛历时短暂，常规心电图难以捕捉到心绞痛发作时 ST-T 改变或心律失常，AECG 有可能观察到心电图缺血性改变及心律失常。并结合其发作特点可确定心绞痛的类型及程度，对劳累型、变异型、自发型心绞痛做出判断。有人曾对 20 例变异型心绞痛患者作 AECG 研究，发现变异型心绞痛发作并非一开始就呈 ST 段升高，而是先有短暂的 ST 段下移，然后才出现 ST 段抬高，T 波由倒置变为直立。这在常规心电图常难以发现。

（3）鉴别胸痛原因：临床上有时难以判断胸痛的原因，即使是心源性胸痛也不一定是冠心病，如二尖瓣脱垂、心包炎、主动脉夹层动脉瘤等均可引起胸痛。心外原因如胸部肌肉痛、神经根炎、肋软骨炎、食管炎、食管裂孔疝、带状疱疹、胆囊炎、胸膜炎、肺炎等均可引起胸痛。AECG 检查有助于胸痛原因的鉴别，冠心病心绞痛者可能检出一过性心肌缺血性 ST-T 改变，而其他原因胸痛无此改变。但必须指出，心绞痛发作时也可以没有 ST-T 改变；应结合临床资料作综合分析。

（4）AECG 检查与运动负荷试验相结合可提高冠心病诊断的准确性。应用运动负荷试验诊断冠心病已有 40 余年历史，然而运动时出现的 ST 段下移只是表示冠脉血流与心肌氧供需失衡，并非冠脉病理改变的唯一证据，尚有许多因素可引起 ST 段下移，而不少变异型心绞痛和自发性心绞痛患者运动试验可以阴性，因其发生机理主要与冠脉痉挛有关，故运动试验有时难以诱发出 ST-T 改变，加上这类心绞痛常夜间或休息时发作，对与这些患者，运动试验与 AECG 检者相结合可提高诊断率。对于可疑冠心病，因同时并有某些缺陷和疾病而不能进行和/或耐受运动试验者，如截肢、瘫痪、多发性神经炎、跛足、身体虚弱、出现 ST 段下移和上抬，也不能随便下"无症状性冠心病"的诊断。因为 AECG 检测的导联与常规心电图导联不尽相同，常使用非标准的胸壁双极导联，导联数只有 2～3 个，其 ST－T 的判定不能与常规心电图作比较。因此对 ST 段判定标准要严格，在 R 波为主导联上 ST 段水平型或下垂型压低＞0.1mV，原先已有 ST 段压低者应在原有基础上再压低＞0.1mV，并持续超过 60 个心动周期；ST 段抬高必须＞0.15mV，持续 60 个心动周期以上，并根据 ST 段偏移的动态变化（活动时与安静状态时相比较）大小，结合临床资料来确定其价值和考虑是否为缺血性 ST－T 改变。此外，必须考虑体位改变、排便、排尿、屏气动作、服药（如洋地黄、β 受体阻滞剂）、导联接触不良、早期复极综合征、干扰、更年期、甲亢腺功能亢进和自主神经功能紊乱等对 ST 段的影响。

AECG 尚可作为心肌梗死后劳动力鉴定、防治冠心病药物的疗效考核，以及冠心病康复期的监护。

这里特别强调指出：动态心电图对无痛性心肌缺血的诊断，具有较高价值。通过大量临床研究，证明动态心电图出现有临床价值的 ST 段压低时，有心绞痛症状的仅占 1/3，而 2/3 的患者并无症状。在排除干扰和人为因素之后，诊断无痛性心肌缺血应遵循"三个一"的标准：①ST 段水平型压低大于或等于 1mm（0.1mV）；②ST 段压低必须持续 1min 以上；③二阵发作间隔应超过 1min。

无痛性心肌缺血的特点是："短、轻、晨、多"四个字。"短"是指无痛性心肌缺血发作的持续时间比心绞痛短一些，有研究曾观察 18 例冠心病心绞痛患者的 43 次心绞痛发作持续时间，平均为 8.8 分钟，而无痛性心肌缺血多数不超过 5 分钟。"轻"是指无痛性心肌缺血 ST 段压低的程度轻，无痛性心肌缺血的 ST 段压低多在 0.1～0.2mV，而心绞痛者，往往超过 0.2mV；"晨"是指无痛性心肌缺血的 ST 段变化，多数出现在早晨（或上午），而心绞痛往往在劳累后的下午或其他时间较多；"多"是指心肌缺血中发作次数，无痛性心肌缺血多于心绞痛。也有人认为，老年人对痛觉不敏感，往往认为是胸闷感，而不感到是胸痛，其产生机理尚无统一的结论。在动态心电图分析中，应予以高度重视无痛性心肌缺血问题。

3. 病态窦房结综合征（病窦，SSS 综合征）　典型病窦诊断不难。对于早期和不典型病窦，AECG 可作为重要的辅助检查之一，并具有重要的临床价值。病窦在 AECG 的表现为显著窦性心动过缓（心室率常＜50bpm）；在缓慢窦性心律基础上常并发窦性停搏、窦房阻滞，在窦性停搏后可出现交界性逸搏或逸搏心律以及各种快速心律失常（慢快综合征）。病窦所致房颤或房扑，心室率多较缓慢，窦房结恢复时间多显著延长（＞1.5s），各种心律失常多在夜间睡眠发生，故患者可无自觉症状，以致长期误诊，也是导致患者猝死的重要原因。AECG 较常规心电图对更多地发现双结病变所引起的心律失常。AECG 也可评价病窦的严重程度，也易于发现间歇性病窦，对患者是否需要安置人工心脏起搏器提供有用的资料。此外，AECG 也可作为晕厥、眩晕病因的探讨和鉴别。心源性晕厥常因显著心动过缓、窦性暂停和/或严重心律失常所致，可通过 AECG 检查加以证实，而非心源性晕厥或眩晕，如短暂性脑缺血发作（TIA）、血管舒缩障碍或耳源性眩晕等，在 AECG 中常无相应心律失常之改变。但显著的心动过缓不一定产生晕厥，有人证实正常人心率降至 33bpm（次/分）或体育运动员心率甚至降至 28bpm，可无任何症状。因此，必须结合临床和有关检查作全面综合分析，必要时应作窦房结功能测定和心脏电生理检查，以明确诊断。

4. 安置心脏起搏器　一般根据病史、常规心电图和临床表现，即可确定安置起搏器的适应证，但对某些病例，特别是间歇性发作者，根据上述检查尚难以确定是否需要安置起搏器者，AECG 检查有助于确定指征。如无症状的高度或完全性房室传导阻滞者，在 AECG 中若发现有 QRS 波增宽和有室性逸搏者，常提示其起搏点不稳定或位于希氏束以下，易发生心室停搏或室颤，尽管无临床症状也需安置起搏器，以策安全。病窦患者即使无症状，若发现有较长时间窦性暂停（＞3s）或伴短阵复杂的室早患者，也是安装起搏器的指征。此外，AECG 易于检出间歇性高度或完全性房室传导阻滞以及危重室性心律失常，为临床上是否需要安置起搏器（包括抗心动过速起搏和体内埋藏式自动除颤器）提供客观资料。对于已安置起搏器的患者，AECG 可用于考核起搏效应和对起搏器功能进行检查和评价，尤其是起搏功能属于间歇性失灵者，更有意义。此外，如在心率趋势图上，若出现心率比预期的起搏频率慢，则可能提示起搏器功能有故障。AECG 也易于检出有无起搏器"奔放"现象、起搏不良和起搏器引起的心律失常。

5. 二尖瓣脱垂综合征 二尖瓣脱垂综合征（简称二脱）是由于二尖瓣瓣膜本身和/或瓣下装置（腱、乳头肌）病变，使二尖瓣之一叶或两叶在收缩中、晚期或全收缩期脱垂入左房、伴或不伴二尖瓣关闭不全所引起的临床后果。患者可从无症状或有心悸、头晕、胸痛、乏力、气短等症状。并发严重二尖瓣关闭不全者需手术治疗，本征也是年轻人猝死的重要原因。多数具有心尖区收缩中、晚期喀喇音（click）和或收缩期杂音，近年来由于超声心动图的广泛应用，检出率有了很大提高。30%~40% 的二脱患者在常规心电图 Ⅱ、Ⅲ、aVF 及 $V_4 \sim V_6$ 导联上可有 T 波低平、双相或倒置，ST 段压低或轻度升高，极少数病例可有 Q－T 间期延长和 R 波增大，但这些改变却揭示有可能发生猝死的危险。在这些病例中作 AECG 检查，常发现有严重的室性心律失常，对此必须给予适当的治疗。AECG 不仅比常规心电图易检出二脱患者的各种心律失常，包括室上性、室性期前收缩、心动过速和缓慢性心律失常，并可对各种心律失常的严重程度做出评价，有利于指导治疗和估价预后。此外，AECG 也有助于解释二脱的各种症状，如二脱患者的心悸可能与心律失常有关，但晚近也有人认为二脱患者的心悸与心律失常可能无明确关系，因为在 AECG 中显示有心律失常时患者不一定有心悸的感觉，相反，患者感到心悸时而 AECG 中未见有心律失常，除非症状与心律失常反复同时出现。少数二脱患者可表现为反复晕厥甚至猝死，这些病例多认为与严重心律失常、自发性室颤或心动过缓及 Ⅱ、Ⅲ度房室传导阻滞有关。对于二脱并严重心律失常者，AECG 可作为指导抗心律失常药物选择的参考及治疗的疗效考核。

6. 其他心脏病变

（1）心肌病：原发性心肌病临床上可分为扩张型（充血型）、肥厚型和限制型心肌病，多数心肌病在常规心电图上有异常表现，包括传导阻滞（左、右束支及房室传导阻滞）、室性心律失常（室早、室速、甚至短阵室扑和室颤）、室上性心律失常（房早、交界性期前收缩，房颤和房扑等）以及 ST－T 改变和病理性 Q 波，而 AECG 较常规心电图更易于检出各型心律失常，且对心律失常的严重程度可做出定量分析和评价，有利于指导临床用药和治疗。AECG 也有助于评定心肌病患者的某些症状，如肥厚型心肌病以往被认为患者晕厥发作可能与左室流出道狭窄程度呈正相关，但 Canedo 曾对 12 例反复晕厥的肥厚型心肌病患者作 AECG 及有关检查，结果发现只有 5 例有严重左室流出道狭窄，而其余病例狭窄并不严重，其晕厥发作主要与心律失常有关。肥厚型心肌病所致的猝死，过去认为可能与心脏收缩时流出道阻塞加重、冠脉供血减少、心肌灌注不足和心脏射血减少引起心源性脑缺血综合征有关。经过 AECG 广泛应用，目前已认识到肥厚型心肌病所致的猝死，其主要原因是发生了致命性心律失常。为此，目前主张心肌病患者的心律失常凡属于 Lown 分级为 4、5 级者均应作积极治疗，以预防猝死的发生。

（2）肺源性心脏病：应用 AECG 不仅可检出肺心病患者有无心律失常，且可对其并发心律失常的意义做出评价，一般认为肺心病加剧时，因缺氧常可诱发心律失常。相反，随着缺氧改善，心律失常可以减少甚至消失，因此 AECG 可作为监测肺心病病情严重程度的有用辅助检查之一。肺心病患者若出现严重心律失常，常提示呼吸衰竭加重或并存冠心病。

（3）预激综合征：由于预激综合征可呈持续性或间歇性，尤其是后者有时常规心电图难以发现，AECG 可提高预激综合征的检出率。60%~80% 预激综合征可并发心律失常，AECG 有助于检出心律失常类型和程度。若用 AECG 监测如发现室上性心动过速，则心律失常的速率与类型（旁道逆传型、旁道正传型、反复性心动过速或房颤）不同，治疗方法也不尽相同。大部分预激患者猝死，往往为快速房颤经旁道下传心室发生室颤所致，AECG 监测对确定房颤的心室率极有帮助，若两个预激心搏之间的最短间期 <250ms，则为高危猝死患者，应进一步作侵入性电生理检查，选择有效的药物治疗或明确旁道部位后作导管射频电消融术或外科治疗，以防止猝死的发生。

7. 用于药物或其他治疗的疗效观察

（1）评价抗心律失常药物的疗效：根据 AECG 观察，可判别心律失常的类型及其严重程度。一般认为期前收缩要少于治疗前的 50% 以上，才能提示属于有效。

（2）评价抗心绞痛的疗效：应用 AECG 观察药物治疗、体外反搏、冠状动脉搭桥、PTCA、冠状动脉内支架术等治疗前后，缺血性 ST - T 变化、再度出现加重则常提示手术后冠脉可能再狭窄。对无症状性心肌缺血更具有独特效果。

（3）评价正性肌力药物的疗效：心力衰竭患者应用洋地黄及其他正性肌力药物，如多巴酚丁胺、米利农等使用后是否有效，AECG 也可提供客观指标。如通过用药后心率趋势图的分析，若治疗后心率比治疗前减慢，临床症状改善，则说明治疗有效，反之，说明疗效欠佳。此外，AECG 也可及早发现洋地黄中毒迹象，服用洋地黄患者在 AECG 跟踪复查中，出现室性心律失常、交界性心律及伴或不伴传导阻滞的房性心动过速等，则常揭示洋地黄过量。在扩张型心肌病安置起搏器的患者，长期服用地高辛，如经 AECG 检查发现有多源性室早、双向性室速和交界性心律伴室内阻滞，提示洋地黄中毒，应停药及早相应处理。

（六）发展动向

动态心电图是在心电图的基础发展起来的新的检测手段，为心血管疾病的诊断和治疗提供了重要的有价值的信息。AECG 记录时间长，获取信息量大，对心律失常的检出率高，且能进行定性和定量分析。对一过性心肌缺血，特别是日常活动中的无症状性心肌缺血的定量分析和对起搏器的功能评价等有诸多特点，深受患者和临床医生的欢迎，目前已成为无创伤心血管重要检测技术之一。

由于电子技术的发展，AECG 仪器的性能亦有了很大提高。目前国外有些产品用心电数据库，例如美国心脏协会数据库（AHA Date - Base）和麻省理工学院数据库（MIT Data - Base）来考核仪器的准确性。有人认为具有下列准确性的仪器是被认可的：室性期前收缩检出的灵敏性和特异性大于 90%；室上性期前收缩检出的灵敏性和特异性大于 80%，但仍有一定的局限性。

1. AECG 的局限性的改进

（1）AECG 对 P 波识别是不少学者研究重点，目前已有一些进展，要非常准确判别房性和交接区性心律失常，尚有一定困难；对 QRS 增宽的室上性心律失常难与室性心律失常区别。

（2）尽管国内已有一些单位调查我国有关人群的 AECG 生理参数，但公认的动态心电图正常范围的标准尚待有关部门制定，以促进 AECG 学术的发展。

（3）心电图诊断主要用 12 导联系统，而 AECG 导联有一定的限制：①目前多为 2～3 个通道，不能全面反映心脏电活动的全貌。对急性心肌梗死、房室肥大和束支阻滞患者能准确定位。②难以客观反映心脏各个部位心肌细胞的缺血的情况。对心肌缺血（特别是隐性心肌缺血）诊断的阳性率比较低。最近研制的 12 和 18 导联 AECG，可大大提高其阳性率。

（4）复杂的心律失常的检测：例如房室传导阻滞、心房颤动、窦房传导阻滞、预激综合征等，自动检测和分析的误差率很高。

（5）AECG 主要是回顾性的报告，不能迅速、即时获得检测结果，对需要即时做出诊断的危险性心律失常、急性心肌梗死、起搏器突发故障，需 24h 后回放后，才能做出报告，因此影响及时的诊断和治疗，这为 AECG 最大缺陷之一。目前有关方面，正在研制有报警功能的 AECG 和随时随地能通过电话或网络，将有症状时的心电信息传送给监护中心的 AECG，以便得到及时的诊断和治疗咨询意见。

2. AECG 的主要发展动向

（1）对 AECG 系统的要求：AECG 软件系统要不断提高，做到全信息保真记录、提高心律失常自动识别的准确性，提高人机对话的修改计算机数据能，可根据临床需要，调整和选择编辑打印结果等。

（2）记录盒的改进，主要是进一步减小体积和提高储存容量，在近年来最重要的进展是提高快闪存储器（也称闪光卡，flashmemory）的储存容量和减小 AECG 记录盒的体积。快闪存储器是一种用新的工艺制造的大规模存储集成电路。其特点是容量大，足以实现高质量的 AECG 信号记录，而且具有寿命长、重量轻、电池功耗低、没有声音及不怕震动的优点。在国内市场已广泛应用。近年来神经网络（neuronetwork 或 cellular network）系统在 AECG 中应用，已受到人们关注，研究较多的是神经网络在心电信号数据及 QRS - T 波识别中的应用。目前国内外研究已取得可喜进展。

（3）新导联的研究和应用：①有人报告了胸骨柄导联（负极置于胸骨上切迹的下方，正极置于剑突之前方）记录的 P 波最大。若同时应用胸骨导联和改良的 V_1 导联，诊断房性心律失常的效果较好。②高 V_4 导联（正极相当于 V_4 高一肋，负极在右锁骨中点偏外处），结果表明对检测心肌缺血具有较 CM_2、CM_5 更高的敏感性。

（4）提高各种心脏监护信息的联合分析功能，努力发展动态心电图与动态血压监测（ABPM）联合分析。了解心电变化和血压变异之间的相互关系，加强及时分析和做出相应处理的开发和应用，AB-PM、AECG 与实时心电监护三项于一身的新仪器将要问世，可能获得更多的心血管监测信息，进一步提高诊断和监护效能。

目前已研究成功"动态心电向量图"设备，为不稳定性心绞痛检测提供有用诊断信息。

（5）广泛应用于其他各领域的科学研究：如潜水、登山、航天等特殊活动对心血管的影响。

（6）建立正常值及正常变异的数据库，我国人口众多，目前一些正常值调查样本尚不完善，应进行各个地区大样本的动态心电图生理正常范围的调查，以使诊断标准统一、规范、减少误差。

（7）将现代网络技术与动态心电图相结合，改变目前仅有单纯的心电图回顾功能，而增加报警功能、及时通过电话、电传、网络等将各种有症状时的心电图传送给医院，并能及时得到诊断和治疗。这将对紧急和危重的心血管患者监护和急救，具有重要意义。

二、床旁心电监护

病床旁进行心电监护是目前病房监护中最常用的监护技术，在心脏科患者、手术后、麻醉患者、某些产科患者、脑中风患者等均有可能根据病情需要，进行床旁的心电监护。由于是无创伤性，患者乐于接受。

1962 年 Day 等首先开创心脏监护室（CCU），对 AMI 患者在床旁，进行长时间心电图连续监护，发现各种心律失常，及时处理，使该年度的 AMI 的死亡率从 39% 下降到 19%。这一成果使 CCU 得到了公认，并迅速推广应用，名声斐然。

（一）床旁心电监护的特点

（1）监护时间长：一般做心电图检查，仅观察几十秒钟，得到的信息量非常少，一些短暂性、一过性的心律失常和 ST－T 变化，往往遗漏。而床旁心电监护，可根据临床病情需要。可以连续不间断的监护，数小时至数天或更长。可将所得心电信息连续回顾和比较分析，更加客观地了解病情演变过程，对指导治疗和诊断具有重要价值。

（2）智能化：根据程序设置安排，可以按照临床需要设置各种报警要求，如需要声音报警或同时增加光线闪烁报警，提高监护质量和效果，使许多人工不能做到的任务，监护设备的软件功能可出色完成。可自动分类是室性心律失常或是室上性心律失常，并可对心脏停搏时间报警设置调节等。

（3）实时性：动态心电图的回顾性处理，可在床旁发现问题实时处理。有专业医护人员随时随地进行监护观察，如出现一些心电严重问题的先兆，就可马上进行处理，防止病情恶化，明显提高抢救效果。

（4）人机对话：可按照电脑设置的程序进行人和仪器对话，根据程序设置安排及临床需要，分析各种参数。如可以回顾性分析 24 或 48 小时小时内的室性期前收缩次数，比较白天和夜间心律失常状态，分析和评价各种治疗措施对心电信息的关系，为进一步改进治疗意见，提供依据。

（5）信息长期储存：心电信息资料可以长期保存，必要时可以通过电脑程序进行复制保存，供患者长期随访参考，为今后病情演变寻求规律和采取相应防护措施提供科学依据。

（6）适应性：由于是无创伤性，适应于各种心脏和非心脏病患者的监护，基本不影响各种常规的诊疗措施的实施，适合于各种危重患者的监护和抢救。

（二）监测基本方法

监测工作人员必须有良好的素质，对仪器设备的操作技术和性能要熟练和熟悉。同时要掌握异常紧急心电信息的合理处理方法。

1. 监测设备　主要有床旁心电监护仪或多参数心脏监护设备以及护士站的中央监护设备。

（1）床旁心电监护仪：一般是一个患者一台心电监护仪，重点监护是单纯为心律失常患者，见图3-1。

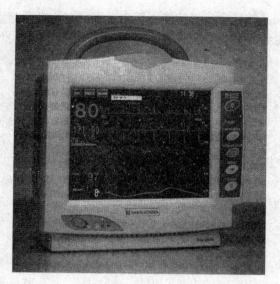

图3-1　手提式床边多参数心脏监护仪

有二道程心电信号，无创伤血压（收缩压和舒张压），心率和呼吸监护，使用非常方便

（2）床旁多参数监护仪监护（包括心电、血压、呼吸等生命体征的监护）：重点监护有心电和血流动力学变化的患者；中央心电监护仪（4床位或8床位），或中央站设置在护士站，主要是对监护单元的患者进行心脏监护。图3-2为8床位心脏监护仪。

有时中央心电监护仪，还与若干台床旁监护仪联网，充分发挥各种监护设备的效能，通过护士站的监护仪器，与医师密切配合，对整个监护病房内各个患者的心电或有关生命体征的进行有效监护。

2. 注意事项

（1）监护电极的选择对心电信号的检测结果的有重要影响，目前主要采用"银-氯化银"一次性粘贴式纽扣电极片，其噪音小、抗干扰性能强、心电信号基线相对稳定、极化电压较低。但其品种繁多，应按照上述临床要求，采用优质电极。目前市场上一些电极尚不能达到临床要求，采用时应予注意；如果临时或短时间监护的心律失常监护，也可以考虑暂时使用肢体的电极夹。

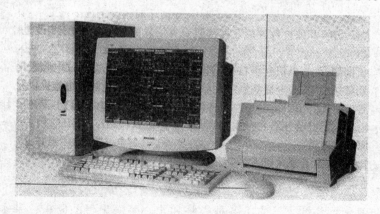

图3-2　8床位中央心电监护系统

左侧为电脑及其软件系统。中间为监视屏幕，右侧为打印机。可供8个患者进行心脏监护，并可随时根据病情需要，将监护结果打印出来

（2）导联的选择非常重要，应根据病情需要，选择适合的导联，最常用的是模拟 V_5 导联。见

表3-3。

表3-3　常用心电监护导联连接方法

检测导联	心电电极安置部位		
	正极（左手电极）	负极（右手电极）	接地电极（右脚电极）
模拟 V_1	左锁骨下外 1/4	右锁骨下外 1/4	右腋前线肋缘处
模拟 V_5	左胸大肌下缘或左腋	右锁骨下外 1/4	右腋前线肋缘处
模拟 aVF	左胸大肌下缘或左腋	左锁骨下外 1/4	右腋前线肋缘处

还可根据仪器设备的条件和临床病情需要，选择其他相应导联，以提高心电监护质量。如 MCL_1 导联、$MCL_{5(6)}$ 导联、BBL 导联、S_5 导联、四角或五电极导联、12 导联、18 导联、心脏起搏电极等。具体部位可参考各相关心电监护设备的操作规程。

（3）使用时应检查导联电极位置是否正确；仔细观察心电波形，并减少伪差和干扰信号。

（4）应注意使用安全，仪器设备要有良好的接地措施，防止漏电流和干扰。也要防止周围环境的电流干扰，如理疗仪器、放射设备、高频电刀等。

（5）各种监护仪器设备众多，性能不同，应认真阅读有关使用说明中注意事项，以保证监护仪器的合理正常运行。

三、无线电遥测心电监护

遥测心电监护是将佩戴在患者身上的检测的心电信号发生器，通过一定电子调制技术（如调频方式，调幅方式）将心电信号用无线电波形式，发射到一定距离（一般是 30～60m）的心电信号接收装置，再经过解调技术，恢复原有的心电信号，再显示于护士站监视器的屏幕上被监护患者可在这个范围适当活动，同时能进行有效的心电监护，主要用于危重患者急性期后并可以适当下床活动的患者或必须进行 CT 等检查的危重患者。见图 3-3、图 3-4。

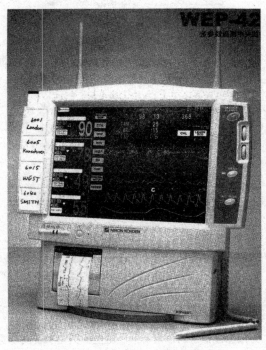

图3-3　4床位遥测中央监护仪
可显示4个患者的心电，心率和血压信号，具有遥测功能。必要时可选择需要的部分，进行记录

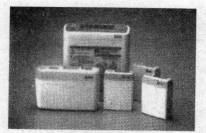

发射盒、床边监护仪

图3－4　床边心电监护仪的心电信号发射盒

这种技术可摆脱心电信号导联线对患者活动的限制，可免除由于连接心电监护导联线所早成的活动限制。例如，在使用床旁监护的非无线电遥测患者，如果要下床去卫生间，就必须卸下心电监护导联线去卫生间，此时将中断心电监护信息，一直要等到患者回到病床上，再重新连接好导联线后，才能恢复心电监护，并无法了解到患者在上卫生间时的心电变化规律。而使用无线电遥测心电监护装置，就可以容许患者在一定范围内活动，并能检测到患者在这种活动状态下（散步，上卫生间，屏气）的心电信号变异规律，对病情的演变具有一定的参考价值，特别是已能下床活动的患者更为适合。

随着软件开发的深入，使用操作简单方便，可以用电脑笔点击或画写资料，见图3－5。

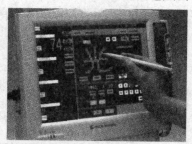

病人名字输入画面

图3－5　用电脑笔点击或画写监护数据资料
用点笔书写资料（患者性别年龄等资料），并显示心电血压等信息

在急性心肌梗死患者进行无线电遥测心电监护中，如发现下床活动后，出现新的心律失常或ST－T变化，则应限制患者活动，采取严密的有效治疗措施。反之，患者在适当活动后，无明显心律失常或ST－T变化，应适当采用各种康复治疗措施，加快患者的健康恢复。图3－6为4床位遥测监护的屏幕显示资料。

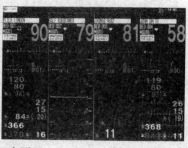

4人画面

图3－6　为遥测监护的四位患者的心脏监护数据和资料的实时显示
可实时显示遥测的心率和心电，血压信息。最上边的是各个患者的心率（次／分）

无线电遥测心电监护技术，也有不足之处，临床应用中应充分予以重视。首先在患者活动时，往往带来很多干扰信号和心电信号的不稳定和漂移，使心电信号识别造成一定困难。在医学工程中，往往采取各种"滤波措施"和"速短时间常数"，以消除各种干扰信号。这种技术措施，对干扰信号消除和基

线稳定有一定帮助，特别是缩短时间常数后，基线漂移现象明显好转，但是 ST 压低程度也被掩盖，明显影响对 ST - 段的压低的准确判断，临床医师在分析心肌缺血时，必须考虑这些影响因素。

有关注意事项与床旁心电监护基本相似。

四、心率变异性

（一）心率变异性（heart rate variability，HRV）分析的研究现状

随着医学科学的发展，心脏病总死亡率虽然有所降低，但心脏性猝死（sudden cardiandeath）仍然是心血管疾病治疗中最受关注的问题。

1978 年 Wolf 等首先观察到心率变异（HRV）程度可能是急性心肌梗死（AMI）后死亡率的一种预报因子。20 世纪 70 年代以来，随着电子计算机技术的进步和数字处理方法的应用，HRV 的研究得以迅速发展。

HRV 的概念不同于通常以分钟为单位的平均心率差别，如：80 次/分与 120 次/分之间的差别。而是分析逐个心动周期（R - R 间期）之间存在的微小时间波动及其规律。心率波动这一信号蕴含着有关心血管系统神经及体液调节活动的大量信息，因此 HRV 分析优于其他心电检测技术。

研究表明冠心病、心肌梗死、高血压、心功能不全等患者均存在自主神经功能障碍，因此 HRV 明显变小。而这一改变有可能成为其心律失常事件的促发因素。其中 AMI 的 HRV 改变一直是这一领域研究的重点。

HRV 在预测 AMI 后患者各种原因死亡时，其效果与左室射血分数（LVEF）相近，当预测发生心律失常的危险性时优于 LVEF。在一个 700 例 AMI 后患者 1 年的随访研究中，HRV 预测死亡的阳性准确率达到 43%。1996 年欧洲心血管病学会和北美的起搏与电生理学会共同组成的包括数学、工程、生物和临床方面的知名专家组成的专题委员会，明确指出 HRV 是判断自主神经活动的最好定量指标，是独立于其他传统指标（LVEF，室早次数，晚电位，平均心率）以外的预测死亡的危险因子。

（二）HRV 检测的方法学及临床评价

HRV 各项指标的测量都是建立在 R - R 间期测量的基础上。从方法学上可分为时域方法、频域方法及非线性方法。

1. 时域方法（time domain methods）

（1）常用的时域分析指标：时域法以 R - R 间期的变异为基础，可用标准差、极差、方差、变异系数等指标来表达。时域分析的各项指标都是通过定量的对 R - R 间期直方图或 R - R 间期差值直方图的形状的描述获得的。R - R 间期直方图是对某一个人在一定时间段（如 1 小时，12 小时，24 小时）内的 R - R 间期长度分布的图解方式。直方图的形态可以很直观地代表 HRV 的大小，当直方图高而窄时，HRV 偏小，反之低而宽时，HRV 较大，故 R - R 间期直方图可以反映心率变化的总体情况。国际上推荐使用 1/128s 是 7.812 5ms 为标准的采样间隔。与 R - R 间期直方图相应的指标为 SDNN，HRV 指数，三角指数等。

R - R 间期差值的直方图是以相邻的窦性心搏的 R - R 间期差（以 ms 为单位）的基础上统计出来的，用以反映窦性心律不齐的程度。与 R - R 间期差值直方图相应的指标为 RMSSD，SDSD，PNN50 等。

时域分析可分为统计法与图解法，推荐使用的统计法指标和定义见表 3 - 4、表 3 - 5。

表 3 - 4　HRV 统计法指标

指标名称	单位	定义	正常参考值范围
SDNN	ms	所有的窦性心搏间期的标准差	141 ± 39ms（<100ms 为中度降低，<50ms 为显著降低）
SDANN	ms	全程记录中每 5min NN 间期平均值的标准差	127 ± 35ms
RMSSD	ms	相邻 NN 间期差值的均方根	27 ± 12ms
SDNNindex	ms	全程记录中每 5min NN 间期标准差的平均值	

指标名称	单位	定义	正常参考值范围
SDSD	ms	相邻 NN 间期差值的标准差	
NN50		全程记录中相邻 NN 间期差值大于 50ms 的个数	
PNN50	%	NN50 除以整个 NN 间期的个数的%	

表 3 - 5　HRV 图解法指标

指标名称	单位	定义	正常参考值范围
HRV 三角指数		全部 NN 间期的直方图（计算机采样间隔为 1/128s）中，NN 间期总数除以占比例最大的 NN 间期数	37±15（＜20 为中度降低，＜15 为明显降低）
TINN	ms	全部 NN 间期的直方图中以峰值为高的近似三角形的底边宽度	
St. George 指数		NN 间期总数除以直方图中占比例最大的 NN 间期数乘以 2	
差异指数	ms	相邻 NN 间期差值的直方图中不同标高（如 100 和 1 000）的宽度的差值	

以上指标中，SDNN 和三角指数适用于 24h 长程的 HRV 总体分析，SDANN 反映 HRV 中慢变化成分，RMSSD 反映 HRV 中快变化成分。

（2）使用时域分析指标的注意事项：①HRV 时域分析以长程 24h 为宜，特别是用作对 AMI 的预后判断时。计算图解法指标，采样时间不得少于 20min。②各项指标不能相互取代，不能交叉比较。应该区分所用的指标是直接测定 R－R 间期的差值，还是测定相邻 R－R 间期的差值，或是测定瞬间心率变化。各自所得的结果不能直接比较。③HRV 三角指数的计算结果与时间单位（bins）直接相关。目前国际上推荐使用 1/128s（7.812 5ms）作为时间单位。不同采样间隔的三角指数不能进行比较。④不同时程的 HRV 分析结果不能直接比较。

2. 频域分析法（frequency demain analysis methods）

（1）常用的频域分析指标：频域分析是一种数学工具，可用来分析一条曲线的变化规律。即任何复杂的混乱的曲线都可以转换归纳成不同的正弦曲线的组合，根据各种正弦曲线的功率分布，绘制出频谱曲线。频谱曲线的横坐标是频率（Hz），纵坐标是功率密度（单位频率的功率）。频谱的形状与瞬时心率变化曲线形状有着对应关系。因此由频谱曲线中的高频成分与低频成分的大小，可以估计出瞬时心率变化曲线的特征。将心律变化曲线转变为频谱计算功率谱密度，常用的方法有自回归法（AR）和快速 Fourier 转换法（FFT）。两种方法所绘制的图形不同，但结果高度相关。FFT 法简单快速，AR 法较为精确且各频段曲线平滑，目测效果好，故推荐使用 AR 法。功率谱密度单位（PSD）分别有 ms^2/Hz（反映 R－R 间期变异）和 $beat^2/Hz$（反映瞬间心率变化）。因前者反映频谱变化的敏感性远远高于后者，为此推荐使用前者。

（2）目前推荐使用的短程和长程频域指标及其定义：见表 3 - 6、表 3 - 7。

表 3 - 6　推荐使用的 5min 短程频域指标

指标	单位	定义	频率范围（Hz）	正常参考值范围
5min 总功率	s^2	在选定的时限内总 NN 间期的变异	≤0.4	3 466±1 018
VLF（极低频）	ms^2	VLF 范围内的功率	＜0.04	
LF（低频）	ms^2	LF 范围内的功率	0.04～0.15	1 170±416
Lfnorm	nu	LF 功率标化单位	54±4	
HF（高频）	ms^2	HF 范围内的功率	0.15～0.4	975±203
Hfnorm	nu	HF 功率标化单位	29±3	
LF/HF		LF 与 HF 之比		1.5±2.0

表 3-7 推荐使用的 24h 长程频域指标

指标	单位	定义	频率范围（Hz）
总功率	ms²	所有 NN 间期的变异	≤0.4
ULF（超低频）	ms²	ULF 范围内的功率	<0.003
VLF（极低频）	ms²	VLF 范围内的功率	0.003~0.04
LF（低频）	ms²	LF 范围内的功率	0.04~0.15
HF（高频）	ms²	HF 范围内的功率	0.15~0.4

频域分析中短程和长程分析的结果意义有很大区别。短程（5min）分析应取平卧休息体位，避免各种影响自主神经活动的因素，如：情绪波动，深大呼吸，吸烟、饮酒，喝咖啡等。短程频域分析结果可反映被检查者固有的自主神经活动情况。24h 长程频域分析不能控制上述各种影响因素，其结果只能反映总体的综合情况。24h 长程指标不宜用 LFnorm，HFnorm 及 LFi/HF 等指标。但 ULF 与 SDANN 相关，可以采用。

由于 LF 及 HF 各频段的数值直接受总功率的影响，特别是在短程分析时。不同状态下的总功率及 LF、HF 值各不相同，如果直接用绝对值进行比较，常可得出错误结论。应分别进行标化后进行比较。标化后的 LF 及 HF 值更能直接反映迷走和交感神经调节的变化。

计算公式如下：

$$LFnorm（或 HFnorm）= \frac{LF（或 HF）}{总功率 - VLE} \times 100$$

（3）频域分析的注意事项：①严格区分短程和长程分析，应根据需要正确选择使用短程和长程分析，两者不能相互取代，两者所得的结果不能比较分析。②短程分析采样过程中应避免有期前收缩、漏搏等情况，如不可避免时，应在软件设计中设置自动判别并可选择性插入或消除某一搏动的功能。③采用 FFT 方法除应提供频谱曲线及各频段的具体数据外应说明分析的样本数及所采用的平滑窗函数（目前较多用者为 Hann，Hamming 及 Triangular 等）。采用 AR 法则应标明所使用的数学模型，计算时使用的数据个数，LF 与 HF 等中心频率以及相应的测试要求。

（4）时域分析与频域分析的比较：同一段短程纪录的心电信号，用频域分析可以得到比时域分析更多或更准确的关于自主神经活动的信息。24h 长程 HRV 时域和频域指标有很多呈高度相关，见表 3-8。除非有特别目的，采用 24h 时域分析就不必作频域分析。

表 3-8 24h 长程时域指标和相关的频域指标

时域指标	相关的频域指标
SDNN	TP
HRV 三角指数	TP
TINN	TP
SDANN	ULF
SDNNindex	每 5min 总功率的均值
RMSSD	HF
SDSD	HF
NN50count	HF
PNN50	HF
差异指数	HF

多年来的基础和临床研究表明，HRV 分析方法是一种无创性、敏感性高、可定量分析心脏自主神经功能的手段，具有重要的应用价值。

HRV 是一项很有前途的研究课题，通过 HRV 研究有助于提高对一些生理现象，疾病的病理生理机制的认识和药物作用的了解。但目前 HRV 还远远不是一个成熟的临床监测项目。现在所用的 HRV 分析方法还不能全面揭示 HRV 的规律，采用非线性动力学方法来分析 HRV 可能是一个十分吸引人的研究领域。作为一项发展中的技术，目前国内外尚缺乏长期随访及大规模、年龄配对设计的研究资料。对于临床工作者尚需要在基础医学专家和生物医学工程专家们的帮助下提高对有关 HRV 的认识水平，规范使用的仪器和软件，同意选用标准。使 HRV 研究从基础理论到临床科研有所突破。

（三）非线性分析法

（1）非线性分析的基本概念：近年来心脏的动力学问题颇受医学界关注。经过数学、生物医学工程、生理和医学工作者的共同探讨，现广泛认为心脏是一个复杂的非线性动力学系统，正常心脏运动具有混沌（chaos）的动力学规律。这是认识概念上的一个更新和飞跃。

混沌运动是一种特殊的运动形式，它只出现在非线性系统中。混沌指的是在确定性系统中出现的无规则性或不规则性，是无序之中的有序。混沌运动即不同于周期性运动，又有别于随机性运动，而是介于这两者之间的复杂的动态过程。

（2）HRV 混沌行为的生理机制：HRV 混沌行为的生理机制目前尚不十分清楚。心脏解剖结构在几何形态上具有二分叉的自相似性或类分形特征，这与心动周期时间历程上的混沌过程可能有关。例如：①冠状动脉和静脉网络是类分形的结构。②心脏中有一个类分形的连接纤维网络——腱索，它将二尖瓣、三尖瓣与肌肉连接。③某些心脏肌肉的分支模式是明显的类分形结构。④His－PurKingje 传导系统具有二分叉的类分形结构，这种非线性的结构使心脏具有了非线性的电学和力学特性。目前普遍认为 HRV 中的混沌现象取决于血流动力学、电生理、体液及自主神经调控之间复杂的相互影响。心搏的混沌是为了更好地适应不断变化的外界环境，而心搏一旦失去其不规则的混沌运动，则意味着病理状态。

（3）HRV 的非线性参数：用非线性方法分析 HRV，是 HRV 分析的一种新方法。HRV 的非线性参数有相图（散点图）及定量描述混沌的参数：分维数、李雅普诺夫指数、测度熵、复杂度、预测度。非线性参数的计算均涉及十分复杂的数学问题。故下面只介绍几个常用的非线形参数的概念及临床意义。

1）散点图（图 3－7）：即 HRV 信号的相空间轨迹图。以相邻两个窦性心动周期的前一个 R－R 间期长度 RRi（ms）为横坐标，以后一个心搏的 R－R 间期 RRi＋1（ms）为纵坐标，在图上画出一定时间段内（24h）所有心动周期的点。正常人如彗星状，较密集的点主要分布于 45°角直线附近，表示相邻的 R－R 间期大致相等，反映交感神经的活性。沿该直线方向上的长度代表 24h 心率的总体变异度，垂直于该直线方向上的稀疏散点，表示相邻 R－R 间距差异大，即窦性心律不齐，反映迷走神经活性，代表 HRV 的瞬时改变。病理状态下，散点图多为不规则型。

2）分维数（Hausdorff 维、信息维、相关维、容量维）：是用来描述混沌系统自由度信息，表征 HRV 信号系统分形特征的参数。病理状态下，HRV 信号的混沌分形性质发生改变，向周期性、准周期性靠拢，分维数减小。分维数越大，HRV 自相似复杂性越大。心血管动力系统的复杂性随年龄增大而减小，在平卧自主呼吸情况下，老年人近似为 3.41±0.57，比年轻人（4.20±0.53）要低。

3）李维普诺夫指数（Lyapunov 指数，Lya）：Lya 是反映非线性系统动力学稳定性的参数。Lya 越大，系统的混沌程度就越大，正常人 Lya 为正值且显著大于 AMI 患者的 Lya。

4）测度熵：熵是指复杂系统产生信息的速率。是动力系统复杂程度的度量。熵为零表示系统是有规则的，熵无穷大，则是完全随机的，而混沌信号的测度熵是一个有限的正数。患病婴儿的测度熵低于健康婴儿。老人的测度熵（0.79±0.12）低于年轻人（0.90±0.04）。

5）复杂度：复杂度反映了一个时间序列随其长度的增加出现新模式的速率。在 HRV 分析中可以表现 R－R 序列接近随机的程度。健康人的 HRV 存在其固有的生理复杂性，而在 AMI、心源性猝死、充血性心力衰竭等病理状态下，复杂度减小或消失。

6）预测度：预测度可以用来分析 R－R 间期序列，周期性、混沌性、随机性的程度。非线性动力学及神经网络理论证明：有规律的周期性时间序列单步和多步都是可预测的，随机的无规律的时间序列单步和多步都是不可预测的，而混沌的时间序列则单步可预测，随预测步数的增加，逐渐变为不可预测。健康人单步可预测，多步不可预测，AMI 患者单步、多步都不可预测。

（4）非线性分析临床评价：非线性动力学理论对于实践科学的重要性，在于它能够定量描述复杂动力系统的特性并提取出动力系统的演化信息。采用混沌理论分析 HRV 可能取得更有价值的信息，并可能更好地理解 HRV 的生理机制。但 RHV 非线性分析目前还只是一些尝试性的工作，远远没有达到临床应用的水平。目前尚无公认的理想参数。非线性参数的生理意义，非线性参数与交感和迷走神经之间的关系如何尚无定论，还有大量的数据积累，分析统计工作要做。就目前现有的临床研究来看，HRV 非线性分析较线性分析优越之处已初露端倪。

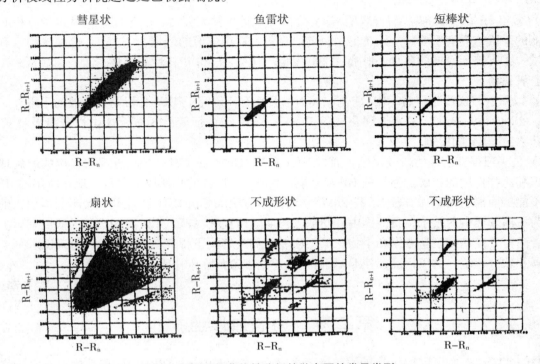

彗星状   鱼雷状   短棒状

扇状   不成形状   不成形状

图 3-7   HRV 非线性分析的散点图的常见类型

纵轴为 R - Rn + 1，横轴为 R - Rn。

正常人主要为彗星状（上左图）；鱼雷状（上中图）提示：心率缓慢时，R-R 间期差别减小

短棒状（上右图）提示：交感神经和迷走神经张力都降低，变异的心搏小，HRV 小

扇状（下左图）提示：心率变慢时快速变化仍增大；不成形状（见下中图和下右图），为成簇分散，形态各异的点区，其临床意义尚待研究

（四）HRV 的临床应用

HRV 对心脏急症的监护与预测：

（1）HRV 与 AMI：Kleiger 等报道了 808 例 AMI 存活者 24h HRV 分析及平均 31 个月的长期随访结果：AMI 后 11 天左右 SDNN <50ms 者的死亡率是 SDNN >100ms 者的 5.3 倍。AMI 后 HRV 减低是 AMI 后一个独立的预测死亡的指标，具有较高的预测准确性和敏感性，已获公认。此后很多长期随访观察 MI 后 HRV 的动态演变研究进一步证明，AMI 后迷走神经受损最严重，故远期恢复要慢于交感神经，迷走与交感神经恢复的速度与程度不同步，导致迷走与交感神经失平衡，这与 AMI 后最初几个月内病死率密切相关。AMI 后不仅 HRV 各指标低于正常对照组，同时 HRV 各成分的昼夜节律也较对照组显著减小或消失。提示 HRV 的昼夜节律也是反映心肌缺血程度与自主神经功能状态的敏感指标。

（2）HRV 预测心律失常与猝死：许多大规模的临床试验证实，HRV 下降对于 AMI 后恶性心律失常及各种原因的心源性死亡都是一个重要的独立预测因素。在排除年龄、心功能、心肌梗死等相关因素后，SDNN <25ms 较 SDNN >40ms 者猝死危险性增加 4.1 倍。自发性单形性室速发作前数分钟 HF 下降而 LF 无变化，提示猝死的发生主要与迷走神经功能受损有关。HRV 降低与心律失常猝死之间可能是通

过因果联系触发致命性心律失常。

（3）HRV 与慢性充血性心力衰竭：研究发现心力衰竭患者 HRV 明显低于正常人，且昼夜节律减小。心功能Ⅲ~Ⅳ级患者 HRV 低于心功能Ⅰ~Ⅱ级患者。心力衰竭死亡者，其 HRV 呈进一步降低，且昼夜节律消失。这表明心力衰竭时心脏自主神经功能受损，神经激素系统持续激活，心脏 β 受体功能下调，这样使得心脏自主神经丧失了对心功能的支持调节作用。心力衰竭患者低的 HRV 预示高的死亡率。

（五）HRV 的研究展望

（1）多年来的基础和临床研究表明 HRV 分析方法是一种无创性、敏感性高、可定量分析心脏自主神经功能的手段，具有重要的应用价值。目前已有肯定应用价值的领域：①AMI；②糖尿病。有研究前途的领域：①有猝死倾向的各种心脏病；②阵发性心律失常；③扩张性心肌病；④心力衰竭；⑤高血压病；⑥心脏移植。

（2）以下这些疾病常伴有 HRV 变化，其因果关系有待研究，HRV 分析则是有效的手段：①胎儿宫内窒息；②Parkinson's 病、多发性硬化、Guilliain – Barre 综合征等；③血管迷走性晕厥及体位性低血压；④药物对 HRV 的影响。

HRV 是一项很有前途的研究课题，通过 HRV 研究有助于提高对一些生理现象，疾病的病理生理机制的认识和药物作用的了解。但目前 HRV 还远远不是一个成熟的临床监测项目。现在所用的 HRV 分析方法还不能全面揭示 HRV 的规律，采用非线形动力学方法来分析 HRV 可能是一个十分吸引人的研究领域。作为一项发展中的技术，目前国内外尚缺乏长期随访及大规模、年龄配对设计的研究资料。对于临床工作者尚需要在基础医学专家和生物医学工程专家们的帮助下提高对有关 HRV 的认识水平，规范使用的仪器和软件，统一选用标准，使 HRV 研究从基础理论到临床科研有所突破。

（李沔侁）

第二节 动态血压监护

长时间连续动态血压监护（ambulatory blood pressure monitoring ABPM，一般称为动态血压监护）已成为高血压防治中的一个重要手段，并广泛应用，与一般的一次性偶测血压有如下的优点：①ABPM 反映的血压水平，昼夜节律状况与心、脑、肾靶器官损害程度之间有较好的相关性。在同等水平的诊所（医院）血压和同等程度的靶器官损害中，较高血压水平和血压昼夜节律消失者更容易发生并发症；②可提供 24h 或更长时间的多个血压测定值，具有更好的重复性，较少受心理行为和安慰剂影响，可评估治疗过程中休息及活动状态下的血压总体水平和昼夜节律以及药物作用的持续时间，可根据血压高峰与低谷时间，选择作用时间长短不一的降压药，更有效控制血压，减少药物不良反应；③同时进行动态心电图和 ABPM 可观察冠心病、心绞痛、心律失常与血压升高或降低之间的因果和时间顺序关系，有利于制定合理的治疗方案。

ABPM 是一项有发展前景的诊断技术，在高血压诊治中的作用越来越受到重视。这一技术已在国内各地应用于临床，使对高血压的诊治和研究有了很大进展，能更好地预测高血压的疾病发展和并发症。

一、概述

动态血压监护可分为直接动态血压监测和间接动态血压监测两种方法。1966 年 Bevan 等设计了动脉内直接测压的连续检测方法，主要步骤是经皮穿刺动脉内留置 5cm 长导管，直接与传感器相连，测压后记录在 Oxford 监测仪内，最后加以还原，此法 24h 内可提供 8 000~12 000 个监测值，准确度高，受外界干扰少，但此法价钱昂贵，且为有创检测，需要肝素抗凝。因此，临床的广泛应用受到限制。自 20 世纪 60 年代以来，美国率先开始采用无创性动态血压监测仪，最早应用的半自动动态血压监测仪，由袖带、充气球、传感器和记录仪组成仪器，患者需定期充气测压，且不能连续测量夜间血压。从 1965 年至 1975 年，Scheider 等增加有程序的电子定时器和电脑装置，使半自动动态血压监测仪发展成为自动无创性血压测定仪，该仪器能连续昼夜测压达 125 ~ 200 次，能定时将血压及心率记录并储存，该仪器装成盒式，携带方便。临床研究证明，该装置所测血压与动脉内测压呈高度相关，并与手测标准水银柱血压计测压相关。该仪器通过一种振荡器从动脉搏动中记录收缩压（SBP）和舒张压（DBP），另一种通过装有传感器的听诊器可获取 Korotkoff 音，经声音换能器转换成血压。各厂家生产出不同型号的仪器，临床应用中，考虑到有些患者脉搏较弱，最好用双探头（同时有振荡法和柯氏音法）自动测量血压。目前市场上销售的动态血压记录仪，其检测方法有以下三种。

(1) 柯氏音法（Korotkoff – sound method）。

(2) 振荡法（oscillometric method）。

(3) 手指嵌夹法（无袖带式）自身对照检测，有较好的可比性，临床上主要用于血压变异性监测。

二、测量方法

袖带固定在患者右上臂（如用手指嵌夹法则用测血压嵌夹于手指，不用袖带），斜背血压监测记录仪，以 5min、15min、30min 或 60min 一次进行自动测试，一般白昼每 15 ~ 30min 自动测定一次血压，而夜间每 30 ~ 60min 测定一次血压（图 3 – 8）。袖带充气压在 40 ~ 260mmHg 范围自动调节，24h 内可提供血压数据：最高收缩压和舒张压、最低收缩压和舒张压、平均白昼收缩和舒张血压、平均夜间收缩和舒张血压以及血压负荷等。

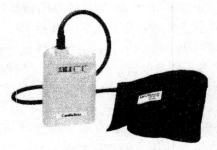

ABPM–04 24h动态血压

图 3 – 8　24h 动态血压检测的袖带与记录盒

图的右侧为测量血压的袖带，左侧为血压记录盒，记录盒和袖带之间
用管线连接。记录盒按照程序设计的时间，定时打气加压，使袖带气
囊膨胀加压，并放气减压，记录收缩压和舒张压及心率

在应用测试 ABPM 中，应严格按照正规操作，特别要注意以下几点，以免测试数据不准确或无效检测。

(1) 袖带固定不得过紧或过松，严格按高血压测试标准中规定方法。

(2) 准确无误地将血压压力感知探头固定于上肢动脉搏动明显处。

(3) 袖带固定侧的上肢在 ABPM 自动测试中应保持相对静止放松状态。

(4) 受检者不能随意移动袖带，以免袖带松动、漏气或传感导线脱落。

三、评价方法

（一）正常人血压昼夜特点

正常人 24h 动态血压波动规律是呈日间（或称白昼，6：00 ~ 22：00）上升，夜间（22：00 ~ 6：00）下降趋势，日间血压波动范围大于夜间，波动变化收缩压大于舒张压；此符合生理节奏性波动，因日间交感神经作用占主导，而且活动度大，血压波动范围也大，夜间睡眠时迷走神经张力增高，对外界干扰的反应明显降低，故夜间血压偏低，波动范围小。血压昼夜变异的机理不清楚，主要受三方面因素的调节。

(1) 受体力、脑力活动变化的控制。

（2）受交感－迷走神经平衡的昼夜节律变化的影响。

（3）受人体固有节律的调节影响。

国内外均有文献报道正常人的 ABPM 资料，呈日间上升、夜间下降趋势，提示血压在昼夜 24h 内呈现一种生理节奏性波动。

（二）高血压患者血压昼夜节律的特点

高血压患者血压昼夜波动曲线：在大多数轻度、中度高血压患者血压昼夜波动曲线与正常血压者相类似，但总的血压水平较高，波动幅度较大，变异节律在同一受检者重复性良好，即使在降压药治疗后血压已有下降时，节律可依然存在，但在老年性高血压，严重高血压，有明显靶器官损害者，血压昼夜波动幅度减小或消失。国内陈爱伦等报道观察 67 例 60 岁～85 岁的老年人的 24h 动态血压，发现 75% 的老年人血压昼夜节律消失，结果提示高龄是血压昼夜节律消失的一个主要因素。Baumgart 等研究发现继发性高血压患者动态血压昼夜节律消失，可能与神经内分泌失调有关，其原理有待进一步研究。

（三）动态血压监护技术对高血压评价方法及诊断标准

用动态血压监测的高血压的诊断标准，是众所关心的问题。我国目前的高血压诊断，是按照中国高血压防治指南（2000）推荐的采用标准水银柱血压计测得的偶测血压（CBP）值确定的。许多研究表明，动态血压（ABP）低于 CBP，两者相关程度低，显然推荐的 CBP 高血压诊断标准不适于动态血压检测的高血压诊断标准，为此确定正常 ABP 与高 ABP 的界限值显得至关重要。有学者用动脉内 24h ABP 测量研究了 50 例，18 岁至 74 岁正常人，推荐白昼 ABP 上限：男女都为 140/90mmHg；夜间上限值男性为 130/80mmHg，女性为 115/60mmHg，但另有学者发现血压呈体位的变化影响。

目前已确定一些 ABPM 参数来分析所得数据，其中包括以下指标。

（1）24h 动态血压平均值：根据中国高血压防治指南 2005 年修订版的推荐的动态血压正常值：24h 均值＜130/80mmHg；白昼平均值＜135/85mmHg；夜间平均值＜125/75mmHg。

（2）血压负荷值：是动态血压较为客观评价高血压程度又一有用指标，即 24h 内收缩压超过 140mmHg 或舒张压的次数，与总测定收缩压或舒张压的百分比。例如 24h 内测定血压 40 次，其收缩压＞140mmHg 有 14 次，其收缩压负荷值为 14/40（35%），舒张压亦同。

目前国内外尚无统一评价血压负荷值的标准，许多学者提出如下参考建议：①正常血压负荷范围应＜10%，因为受检者的血压往往是在活动状态后，马上测量的，而不是在静息后测量，所以容许有一定的血压测量值超过 140/90mmHg；②11%～40% 为血压负荷值增高可能，一般认为不会累及靶器官出现器质性损害；③41%～60% 为轻度血压负荷值增高，提示有可能累及靶器官，并出现器质性损害，应对心、肾、脑功能做进一步监测，并采取有效治疗措施；④61%～80% 为中度血压负荷值增高，提示靶器官可能有器质性损害，应积极控制血压，防止发生脑血管病变、心肌肥厚和肾功能不全；⑤如＞80%，提示靶器官可能有明显损害，应采取严密监护措施和积极治疗，防止脑血管意外和心肾功能衰竭。因此血压负荷值是评价高血压病理生理演变、观察预后有意义的指标。

（3）24h 血压趋势图：通过 24h 血压趋势图，可以观察到健康人群，在 24h 内有正常生理波动规律，即于夜间睡眠时，血压较低，特别在凌晨 2～3 时为 24h 血压最低谷，清晨醒来血压迅速增高，往往在 6～9 时达到 24h 的最高峰，以后又逐渐下降，到下午 14 时左右又达到一个低谷，随后血压又逐渐增高，至傍晚 17～19 时又形成一个高峰，20 时后又逐渐血压降低。这样在 24h 内的血压趋势图形成一个双峰双谷曲线，即清晨、傍晚各出现一个血压高峰，凌晨及中午后，各出现一个血压低谷（既往有人认为中午后的低谷不太明显，也有称为双峰－谷的 24h 血压波动生理曲线）。当此生理曲线隐约或消失，提示动脉血管硬化程度加剧，其靶器官受累存在或已有明显损害。在轻度早期高血压患者中，多数为正常曲线，即双峰双谷明显，而在中度、重度高血压往往为存在与隐约。如双峰双谷消失多为长期和重度高血压及动脉硬化严重者。详见图 3－9 及图 3－10。

（4）中、重度高血压：即收缩压＞160mmHg 和舒张压＞100mmHg，占全部次数的百分比越高，即表明达到中、重高血压病的频率次数越高。

数据
8:00 4/27 2001 ⟶ 9:00 4/28 2001

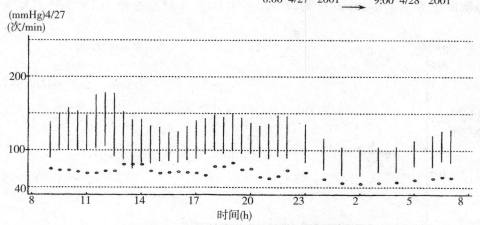

图3--9 一例构型者24h血压和心率趋势图

图中的直线上端为收缩压，下端为舒张压，直线即为脉压差（收缩压减舒张压），白昼（6：00～22：00）为每半小时测一次血压数据，夜间（22：00～6：00）每小时测量一次血压。圆点代表心率（次/分）。本例清晨5：00血压逐步升高，到中午12：00达到最高值，下午15：30为白昼收缩压最低谷值，以后又有上升趋势，到19：00有出现一个峰值22：00以后血压逐渐下降，在半夜2：00到达最低谷值。24h出现了双峰双谷（第一峰值在12：00，第二峰值在19：00；第一谷值在15：30，第二谷值于2：00）。在正常人和高血压早期患者多为双峰双谷的动态血压趋势图

数据=36
11:00 12/7 2000 ⟶ 9:00 12/8 2000

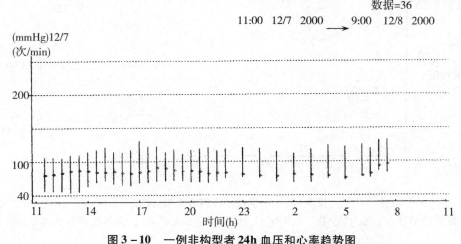

图3-10 一例非构型者24h血压和心率趋势图
该例双峰变化不明显，昼夜血压变化不大。提示动脉硬化较严重

（5）24h收缩压与舒张压相关图，如斜率45°，则提示收缩压与舒张压变化相关很好。如斜率＞45°提示血压变化以收缩压改变为主；如斜率＜45°，则表示血压变异以舒张压为主（图3-11）。

（6）收缩压与心率关系

1）相关图（图3-12）：如斜率为45°，则表明收缩压与心率变异明显相关。如斜率＞45°，提示两者变化以收缩压变异为主；如斜率＜45°，提示心率变化明显于收缩压变化，治疗时如无禁忌证，应优先考虑β受体阻滞剂。

2）收缩压×心率：生理学上习惯称为二项乘积，与心肌氧耗量有关，亦有人称为无创伤性心肌氧耗量指数。用以可粗略了解心肌氧耗量相对改变。

在动态血压24h变化曲线的趋势图上，根据24h血压曲线，如夜间血压下降者，称为"构型（dipper）"，多出现于正常人群及轻度高血压患者或早期高血压患者；反之为"非构型"，多见于较重高血压患者和继发性高血压患者。

目前，许多人群研究正在设法确定24h血压的正常参考值。国外学者Staessen等分析了23组包括3 474名正常人群研究，提出ABPM的正常值参考值（表3-9）。White研究发现，睡眠时血压明显低于

清醒时，因此血压异常标准依清醒和睡眠分别确定，该作者提出清醒时（24h 平均血压）大于 135/85mmHg 及睡眠血压大于 120/80mmHg 的读数，超出 80%（以总数值为 100%）可作为高血压病的标准。

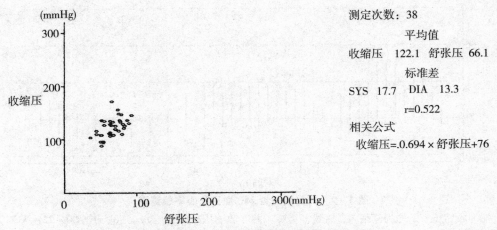

测定次数：38

平均值

收缩压 122.1 舒张压 66.1

标准差

SYS 17.7 DIA 13.3

r=0.522

相关公式

收缩压=.0.694×舒张压+76

图 3-11 一例 24h 收缩压与舒张压相关图

将 24h 38 次收缩压和舒张压的相关结果制图，斜率超过 45°，表明收缩压变化大于舒张压

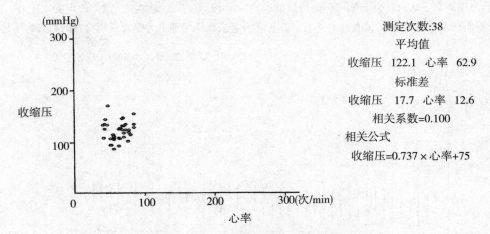

测定次数:38

平均值

收缩压 122.1 心率 62.9

标准差

收缩压 17.7 心率 12.6

相关系数=0.100

相关公式

收缩压=0.737×心率+75

图 3-12 一例收缩压与心率相关图

将 24h 38 次收缩压和心率（次/分）结果制图，提示其斜率大于 45°，表明收缩压变化大于心率改变

表 3-9 Staessen 等测得的正常值 （单位：mmHg）

类别	收缩压	舒张压	平均压
24h 血压范围	105~125	70~75	118~70
平均白天血压	120~125	70~80	123~76
平均夜间血压	105~110	60~65	106~64

国内报告 20 岁至 59 岁正常人的测定值，以均值加 2 个标准差作为正常参考值的上限，见表 3-10。

表 3-10 张维忠报告正常值 （单位：mmHg）

类别	收缩压	舒张压
24h 血压均值	<125	<80
日间血压均值	<135	<85
夜间血压均值	<115	<70
血压负荷值	<10%	<10%

2000 年 Staessen 等报道，第一届自我血压测定国际会议提出：成人 24h 动态血压正常上限为 130/

80mmHg；白昼平均血压为：135/85mmHg；夜间平均血压为：120/70mmHg，这个标准与中国高血压联盟公布的结果是一致的。

中国高血压防治指南（2005）提出的血压水平的定义和分类，见表3-11。按照2005年的中国高血压防治指南，将高血压的定义为：在未用抗高血压药的情况下，收缩压≥140mmHg和/或舒张压≥90mmHg按血压水平分为1，2，3级。收缩压≥140mmHg和舒张压>90mmHg，单列为单纯收缩期高血压。患者既往有高血压史，目前正在服用抗高血压药，血压虽然低于140/90mmHg，亦应该诊断为高血压。

表3-11　血压水平的定义和分类　（单位：mmHg）

类别	收缩压	舒张压
正常血压	<120	<80
正常高值	120~139	80~89
高血压		
1级高血压（轻度）	140~159	90~99
2级高血压（中度）	160~179	100~109
3级高血压（重度）	≥180	≥110
单纯收缩期高血压	≥140	<90

注：本表基本保留了1999年中国高血压指南的血压分类，删除"临界"高血压亚组。

（7）动态血压的临床报告参考建议：根据上述观察指标提出如下报告方式供临床参考（表3-12）。

表3-12　24小时动态血压检测报告

检测编号：4680

姓名：孙某　性别：男　女√　年龄：73　门诊号：0486423　住院号：702200　床号：503
临床高血压类型：原发性　继发性　1、2、3级　高血压史：发现20年
并发冠心病　/　年：糖尿病　/　年；其他疾病：　/
近3B内使用药物：钙拮抗剂　　mg，　　次/日；β受体阻滞剂mg，次/日；ACE抑制剂　mg，次/日
（未使用）　　α受体阻滞剂　mg，　　次/日；利尿剂　　mg，次/日；其他　　　mg，次/日

检查结果

测定有效数据：39个；起始于12月5日8时04分，结束于12月6日8时01分

（一）24小时血压均值：收缩压：186mmHg；超过正常值43.1%（国内正常上限值130mmHg）
　　　　　　　　　　　　舒张压：128mmHg；超过正常值60.0%（国内正常上限值80mmHg）
（二）24小时血压最高值：收缩压：250mmHg；出现在5日13时01分
　　　　　　　　　　　　　舒张压：156mmHg；出现在5日22时01分
（三）24小时血压最低值：收缩压：148mmHg；出现在6日3时0分
　　　　　　　　　　　　　舒张压：55mmHg；出现在5日9时01分
（四）血压负荷值：收缩压（>140mmHg，%）：100.0%（正常值应<10%）
　　　　　　　　　舒张压（>90mmHg,%）：97.4%（正常值应<10%）
（五）轻中度高血压值：收缩压（>160mmHg，次数）：36次，占92.3%
　　　　　　　　　　　舒张压（>95mmHg，次数）：36次，占97.4%
（六）双峰双谷：明显隐约存在消失
（七）昼夜血压均值：收缩压（昼190mmHg；夜175mmHg；差值15mmHg；7.9%）
　　　　　　　　　　舒张压（昼129mmHg；夜126mmHg；差值3mmHg；2.3%）
　　　　　　　　　　（正常收缩压和舒张压昼夜差值均应>10%）
（八）24小时心率：均值92次/分；（最高170次/分；最低50次/分）
分析：动态血压检测提示，24小时血压平均值明显增高（平均收缩压超过43.1%，平均舒张压超过60.0%）；血压负荷值有严重增高（收缩压竟高达100%，舒张压也高达97.4%）；昼夜差值均小于10%；双峰双谷为存在状态，呈非构型图形。综上所述：提示存在严重血压增高，并有靶器官受累可能，建议进一步对心功能、肾功能和脑循环功能做检查，积极监护血压变化、加强降血压治疗措施，并建议3个月后随访复查。

报告人：

四、临床应用

动态血压监测在临床上可用于诊断"白大衣"高血压、隐性高血压、顽固难治性高血压，发作性高血压或低血压，评估血压严重程度，以及用于临床研究（如评价心血管调节机制、预后意义、新药或治疗方案的考核等）。但不能取代常规的血压诊断。

（一）ABPM 在高血压诊断中的应用

1. "白大衣"高血压　测量血压在一定程度上伴随有血压升高，有一种防卫或警觉反应，许多患者在诊所（医院）中所测血压升高而在诊所（医院）外所测血压正常，且医生测量时血压总是高，护士测量时升高程度轻些，而 ABPM 为正常血压。这就是所谓"白大衣高血压"。Kleinert 报道，93 例未经治疗的高血压患者中，诊所（医院）血压高于家庭血压或 24h 平均压，这种现象被视为对医务人员的一种恐惧，其发生率为 21%。白大衣高血压多见于女性、年轻人以及曾有过短暂高血压史者。ABPM 有助于鉴别此类血压升高。White 报道白大衣高血压患者的心功能指标与正常血压者相类似。

2. 安慰剂反应　在大多数高血压患者中，存在安慰剂反应并曾获得证实。澳大利亚轻型高血压治疗试验的结果证实，正常血压者和临界高血压有常被误诊为高血压。舒张压为 95～100mmHg 者，在长期服安慰剂后，其中 33% 受试者的舒张压降至 90mmHg 以下。这可能是由于血压的波动性，测量误差，多次测量趋向于均值，患者习惯测量过程所致，而不是安慰剂本身具有降低血压作用的能力。因此，安慰剂对照在一次常规性测量中是必不可少的。然而，ABPM 无安慰剂反应，可以简化降压药研究的设计，在治疗前后 ABPM 足以显示疗效。这样，交叉设计和安慰剂给药没有必要。

3. 原发性与继发性高血压的鉴别　经 ABPM 发现原发性高血压与继发性高血压具有不同的昼夜节律，原发性高血压与正常人相似。98.5% 的原发性高血压患者夜间血压下降超过 15mmHg。而 69% 的继发性高血压患者无明显的昼夜节律变化，故夜间血压下降者多提示为原发性高血压。嗜铬细胞瘤患者血压夜间升高，与原发性高血压的昼夜节律差异最大，而糖尿病、肾病、原发性醛固酮增多症及肾移植术后高血压与原发性高血压昼夜节律差异也很明显。肾性高血压患者昼夜节律波动的程度和肾功能衰竭的程度有关，即使血压正常的肾实质病变患者其血压变化幅度也减小。国内学者许琳等观察了 44 例原发性高血压及 23 例肾性高血压，结果表明，肾性高血压的昼夜节律明显减弱，收缩压和舒张压的夜间下降值均明显小于原发性高血压患者。

4. 动态血压与左心室肥厚（LVH）　持续性血压负荷过度是导致心肌肥厚的重要因素。但是，偶测血压值与 LVH 无关或仅呈弱相关，经过多种抗高血压药物治疗后，偶测血压的降低与 LVH 减轻的程度亦无相关性，这一矛盾现象的产生原因可能是偶测血压常常不能真实地反映机体血压水平，亦不能显示全天血压波动情况。很多研究者应用 ABPM 均发现 24h 血压波动和左心室肥厚有显著性相关，对于 24h 平均血压，如果其标准差大，高血压患者左心室肥厚发生率高，程度重；反之，标准差小，高血压患者左心室肥厚发生率程度轻。另有报道，24h 平均血压的波动增加，将显著提高其与 LVH 的相关性。研究还发现，在对运动产生剧烈反应的正常人中，有 90% 的人可发生左心肥厚，这进一步说明血压升高是导致左心肥厚的重要因素。国内张维忠报道血压昼夜节律消失的高血压者 LVH 检出率为 50%，而血压昼夜节律正常的高血压者的 LVH 检出率为 23%。

5. 用 ABPM 推测高血压的预后　利用 ABPM 探讨高血压的严重程度和靶器官损伤（TOD）相关性的报道日趋增多。有人提出 ABPM 能估计高血压患者的预后，与诊所偶测血压（CBP）相比较，ABPM 数值异常与 TOD 更有密切关系。此外，ABPM 长期升高的患者，其左心房、左心室肥大的指标明显小于白天血压升高的患者，并与正常人有明显差异；而白天平均血压升高的患者，休息时的左心衰发生率和剧烈运动时心输出量的降低明显高于诊所高血压者。最近的研究发现，无论长期或短期血压波动大的患者，其 TOD 的发病率与严重程度均明显升高。有人主张用血压负荷值来表明高血压的程度和 TOD 的相关性。White 等研究 30 例高血压患者的 24h ABPM 与左心功能的关系，发现 24h 血压负荷和左室重量指数（LVMI）呈正相关，与左室充盈压（LVFR）呈负相关。并由此提出，收缩压及舒张压负荷值为 40%，是一个很好的预测左室功能的指标，当血压负荷值为 40% 时左室肥厚或舒张功能减退可高达

60%～90%。因此，作者提出血压负荷值超过40%是高血压导致心脏受累的警报值。有关学者追踪1 067例高血压患者，平均随访5年，发现平均白昼ABPM低于CBP者的心血管并发症的发生率低，全天平均ABPM高于预测值者的致死性和非致死性心血管事件率，显著高于24h平均ABPM低于预测值者，说明ABP值对于高血压病临床后果分析，是一个重要因素。

6. ABPM 可帮助分析心肌缺血、心律失常、脑卒中等与血压升高或降低之间的因果关系，有利于制定合理的治疗方案。

血压急剧升降对靶器管，尤其是心血管系统有明显损害，高血压患者的夜间血压不下降与脑卒中的发生有一定的关系。一组急性出血和缺血性脑卒中患者在急性期和病情稳定后作ABPM，显示血压升高者多为"非杓型者"。另一组属"杓型者"高血压患者，在施行脑磁共振检查时，多有无症状性脑血管损害。这提示评价夜间血压水平的监测，对是否容易引起心脏和脑血管并发症可能，比白昼或总体血压水平更为重要。较低的夜间血压水平可对脑血管可有保护作用。

现已证明高血压患者和急性心血管事件，如心肌梗死、心脏性猝死、脑卒中等都有明显而相似的昼夜节律变异。如在清晨，血压迅速上升接近峰值，而此时心血管事件发生率也是一天中最高的。临床与流行病调查显示急性心肌梗死和心脏性猝死并不是随机发生于任何时间，而是更多地发生于上午6～12时，即在起床后的数小时内。急性心肌梗死和心脏性猝死可由冠状动脉内血栓形成或急性心肌缺血所致，故对它们的触发因素和发生规律引起了注意。研究显示：①正常人和冠心病患者血小板的聚集率最高值发生在上午6～9时，同时此时期为内源性纤溶活性的最低水平，这可促使冠状动脉内狭窄部位的凝血。急性冠脉闭塞可以是动脉粥样硬化斑块破裂和继发的血栓形成的后果。②早晨起床后不久，许多内源性心血管功能增加心肌的氧需量，同时去甲肾上腺素和肾上腺素早上的释放高峰可使血压升高和心率增快而导致需氧量增加。动态心电图资料显示，伴有ST段下降的短暂心肌缺血发作（70%～90%为无症状性）多发生在日间活动时，以上午6～12时最多见。值得注意的是窦性心律失常也趋向于上午6～12时。进一步的研究提示早晨心脏性猝死发生率较高，与此时间内容易有心肌缺血和心律失常有关。所以，无论是引起冠状动脉血流量减少，还是导致心肌耗氧量增加的各种心脏事件的促发因素都可以发生在日常活动时，并具有昼夜变异规律。了解血压和心脏事件的触发因素的昼夜变异规律，并采取相应措施可有助于更好地控制高血压和减少在上午发生的急性心肌梗死和心脏猝死，其措施有以下3方面。

（1）在应用降压药时，尽可能地使24h血压得以控制，即使用高降压谷峰值比率的制剂，在目前趋向于应用长效制剂，也应注意给药时间，以防早晨血压过度升高，以及夜间血压过低。

（2）针对急性心脏事件的昼夜规律，更有效地使用抗心肌缺血的药物，如长效的硝酸酯类制剂，宜在起床之前使用，防止凌晨心肌缺血，而在夜间又宜保持无药物作用时间，以避免硝酸酯的耐药性。β受体阻滞剂可有效防止心肌耗氧量的增加，在夜间给予长效制剂，有可能防止起床时心率加快和心肌缺血。

（3）抗血小板药物：如阿司匹林可以减少清晨血小板聚集增加。机制是通过抑制环氧合酶，使血栓素A_2不能合成而减少血小板聚集。

（二）ABPM指导降压治疗和评价药物的疗效

ABPM可显示24～48h内的降压效应，能证实在剂量有关的一定时间内药物是有效的，能发现潜在过度的降压，尤其在夜间，故可确定选药剂量和给药频度，并确定患者血压的控制水平，能真实反应患者血压变化状况，从而指导临床医生更全面掌握病情进行合理的治疗。

1. "白大衣"高血压 此类患者，如动态血压监测结果正常或达临界高血压范围，他们靶器官受损机会并不比血压正常者多见，降压药物几乎无效也无益，因此可不予药物治疗。

2. ABPM区分不同降压药物抗高血压效应及药物治疗的效果 有关学者比较了可乐宁、心得平、尼群地平、依那普利的降压作用，发现它们降低CBP的效应是相同的，但可乐宁和依那普利降低平均ABPM的作用却小于心得平和尼群地平，后者的抗高血压的作用实际上是优于前两者的。Schrader比较了钙拮抗剂尼群地平、β受体阻滞剂和依那普利，后两者均能使早晨血压升高，而尼群地平这一作用并不明显。Eustron 等用 ABPM 观察氨酰心安 50mg/d 与依那普利 20mg/d 的治疗效果，结果两药物均可降低休息时的血压、24h 血压及运动时的血压。但氨酰心安对运动中血压降低更有效。国内有人报道用 ABPM 测定观察依那普利治疗高血压的疗效，总有效率为 90.6%，并观察到 7.5mg/次、一日 2 次服比 5mg/次、一日 2 次疗效好，白昼与夜间 ABP 均显著降低，不影响昼夜节律的变异。

3. ABPM 区分不同的抗高血压药物对血压昼夜节律的影响　国外有人回顾分析 3 年中 2 859 份应用 ABPM 观察到抗高血压药物疗效的病例，发现 β 受体阻滞剂使夜间收缩压明显下降；血管紧张素转换酶抑制剂使夜间收缩压和舒张压均明显下降；钙拮抗剂或利尿剂与未治疗组夜间血压无明显变化，而且服用 β 受体阻滞剂后，夜间血压下降的患者是未治疗者的 3 倍。因此，对于夜间血压下降明显的高血压患者，最好在早晨使用作用持续时间短的药物或者不影响夜间血压下降药物，而对于无夜间血压下降的患者，则可能需要整个 24h 内平稳地降低血压，并要求使用有效的降低夜间血压的药物，以便恢复血压的正常昼夜节律。

4. ABPM 能发现降压效应相似的各种不同降压药物以及同一种降压药物不同剂型对血压昼夜节律的不同影响　有学者报告柳胺苄心定和双氢克尿塞一日两次都能有效控制 CBP 和 24h ABPM 值，但前者较后者能更有效地降低清晨 4 时至中午 12h 时间的血压上升速度以及该期间的平均血压。有学者发现非洛地平缓释型和普通型降低 CBP 和平均 24h ABPM 作用都相同，但前者降低夜间 23 时至上午 8 时平均血压作用较后者更为显著。ABPM 观察到对夜间血压的抗高血压效应各类药物的强度顺序为钙拮抗剂 > ACE 阻滞剂 > β 受体阻滞剂，夜间血压下降明显者，建议早晨使用短作用时间的药物或使用对夜间血压影响较小的药物。相反"非杓型"者则需在整个 24h 平稳降压，使用有效而能降低夜间血压的药物如钙拮抗剂、ACE 抑制剂来恢复正常的血压变化节律。

5. ABPM 为非药物降压措施疗效判断提供行之有效的方法　长期以来，减轻体重、行为疗法的抗高血压作用都存在争论，这主要是由于安慰剂确能降低血压，与偶测血压比较，ABPM 的测量不受安慰剂的影响，为消除安慰剂的效应提供了手段。Seheer 等通过 ABPM 的测量，证实减轻体重确实能明显降低肥胖高血压患者的血压。Monffans 等发现松弛疗法、瑜伽功、应激控制行为等疗法不能降低 24h AB-PM 的数值。

6. 评定抗高血压治疗的疗效标准　药物疗效的评价尚无统一的标准。目前常用有两种方法：①White 等提出治疗后血压非正常的次数下降至正常 > 90% 为显效，50% ~ 90% 为有效，< 50% 为无效。②治疗后异常血压值比治疗前下降 90% 以上为显效，较前减少 50% ~ 90% 为有效，减少 < 50% 为无效。

（三）动态血压监测中"谷峰比值"在降血压药理中应用

当前已广泛将动脉血压监测技术，应用于降血压药物的临床药理学评价。谷/峰比值是一项客观评价降血压药降压持续效应的客观指标。

1. 谷/峰比值（through/peak ratio）　是指降血压药物前一剂量作用终末，下一剂量使用之前的血压降低值（谷效应）与药物最大降压峰效应测得血压降低值的比值，以百分比表示。

如原来每日服用 2 次的降压药物，现改为日服 1 次，而剂量加 1 倍，24h 总剂量无变化，但其药物动力学效应不尽一致。一次投药剂量较大，药物峰效应时所导致血压降幅过大，可能增加低血压并发症的危险性（如缺血性脑卒中），而在 24h 末，药效可能已接近消失；如同样剂量改为每日 2 次平均服用，则可能避免上述的弊端。

1988 年美国食品与药物管理局（FDA）的心肾药物委员会提出了一项评价抗高血压药的临床评价指标：谷/峰比值，提出一种抗高血压药物应在其谷效应时，保持其大部分峰效应，即药物的谷效应，至少应保留峰效应的 50% ~ 60%。

2. 谷/峰比值的测量　谷效应时间的确定比较容易，一般主张将服药后第 24h（即下一次服药前）的血压下降小时平均值作为降压药的谷效应，并用安慰剂作对照（T_1）。亦有人主张将服药后第 20h 或 21 ~ 24h 这段时间的血压下降值，按小时平均后并用安慰剂矫正的值作为谷效应（T_2），见图 3 - 13。

峰效应的时间确定相对有些困难，因为每种降压药的峰效应值不同。每个人的峰效应也存在个体生理差异，还有安慰剂的影响因素，一般可用如下三种方法进行测算：①服药后 2 ~ 6h 中，按小时平均后的最近血压值与服安慰剂时相应时段的血压值之差（P_1）；②服药2~6h中，小时平均血压改变的最大值用安慰剂矫正（P_2）；③服药后2~6h的血压均值与安慰剂准备阶段，同时段的血压均值（P_3）。

进行动态血压监测谷/峰比值测量，必须多次重复监测，应每15min或30min测一次血压，可以提高测量的准确度，可在住院条件下或日常生活中进行监测。但为了与安慰剂对照，应尽量减少活动等影响因素，建议采用卧床休息或尽量减少活动的休息情况下监测，用药条件与安慰剂条件尽可能一致。

3. 谷/峰比值的临床意义　当一种降血压药物一次服用后，谷/峰比值＞50%，表明：①该药在2次服药间期（24h内）一直保持平稳的降压效应；②也提示该药的降血压效应在此以后还可保持一段时间。提示此药可每24h服用一次，目前降血压药的控释剂，多可达到此目的。

如用药36h时，谷/峰比值在50%，说服此药降压效应能够维持36h以上。

如谷/峰比值＜50%，必须每日服用2次或3次，才能合理达到降压效应。

如谷/峰比值很高，晨起服药后，则可能引起夜间血压降幅过大，增加缺血性脑卒中的发病危险。因此临床上应用谷/峰比值，可以更为客观地安排降血压药的服用时间和剂量。

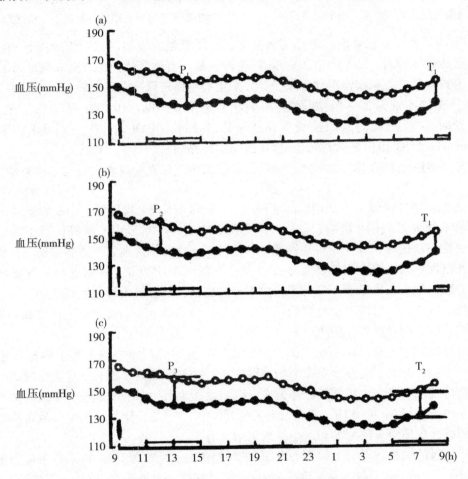

图3-13　动态血压监测降压药物的谷/峰比值示意图
血压的峰值效应分别为 P_1、P_2、P_3，降压效应为 T_1、T_2 的三种不同测量方法。（a）T_1/P_1；（b）T_1/P_2；（c）T_2/P_3。图中圆圈为服用安慰剂时；黑点为服用降压药时

（四）动态血压和动态心电图同步监测的研究

国内和国外均有动态血压和动态心电图同步监测设备的开发研制，通过两种技术的同步观察表明，血压变化与心肌缺血和心律失常之间有相互因果关系。图3-14动态血压和动态心电图联合检测记录装置。可以连续记录小时心电图和定时自动记录血压数据。

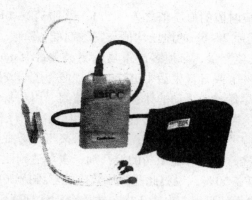

图 3 - 14　24h 动态心电连续记录和血压定时自动记录装置

同时实现动态血压和动态心电图记录，可以同时对照血压和心电变化之间的相互关系，有以下特点：血压测量重复性好，准确性高；24 小时 2 导联 ST - T 全息分析；连续同步测量血压，心电，HRV；特有的 ST 段压低超过设定值时自动血压测量，心电记录；24 小时 HRV 全息报告（时域，频域，散点，三角指数）

（1）血压增高可诱发心肌缺血：国外文献报道，在休息期或凌晨时，92% 的资料提示：在血压增高或心率加快后的数分钟内，动态心电图显示有 ST 段压低。有学者认为是心肌氧耗量增加所致；反之，血压下降或心率减慢后，心肌缺血事件也减少；并采用控制血压以改善心肌缺血，取得一定成效。国内学者也有报道，支持此观点，一组 78 例资料表明，上午 6：00 ~ 10：00 平均血压最高（124.6 ± 16.7mmHg），此时 ST 段压低的时间最长（18.5 ± 15.3min）；夜间 22：00 ~ 2：00 的平均血压最低（101.1 ± 17.4mmHg），ST 段压低的时间也最短（1.5 ± 1.3min）。

图 3 - 15 为动态血压和动态心电图同步测量的数据图例，可直接观察血压与心律失常、心肌缺血之间的相互关系。

（2）血压过低：因为降低了冠状动脉的灌注压，也可能导致 ST 段压低，出现心肌缺血。

（3）血压和心律失常的相互影响：有一些严重的心律失常，可以引心脏排血量下降以及血压明显降低。主要有室性心动过速、窦性和房性停搏、阵发性室上性心动过速、严重房室传导阻滞、心房颤动和扑动、频发性室性期前收缩、起搏器综合征以及心室颤动和扑动等，特别是心室颤动和扑动最为严重，因为没有心输出量，血压迅速下降为零，如不及时抢救，数分钟内可导致死亡。

某些短暂性心律失常，可能对血压影响不大，但是持续发展下去，也会影响血压和心排血量，如房性心动过速和严重的心动过缓等。应予以充分重视。

血压增高对心律失常也有一定影响。研究资料表明：大部分严重心律失常出现在血压增高时的峰值，可能原因：①血压升高引起左室壁张力增高和左室舒张末压增高，使心室应激性增高，易诱发异位搏动；②压力负荷过重本身，也可诱发心律失常；③高血压也可引起心肌缺血，而缺血的心肌诱发心律失常；④在 24h 内，上午 6：00 ~ 10：00 是血压最高的时段，也是心律失常发生率最高的时段；可能与此时血浆儿茶酚胺和皮质醇分泌增加和血小板聚集增高有关。

上图为实际记录的图形，图的上部为心电图 ST 段趋势图。X 轴为时间（time，hour；时间，h）；Y 轴为 ST 段趋势图，+ 或 - 0.5mV，在 J 点后 80ms 计算其振幅。上条为 V5 导联，下条为 V1 导联；监测时间从 17：00 到次日 17：30，共计 24.5h。

上图中部为实时动态心电图。为 15：40 分血压偏低时的心电图形。V5 导联出现明显的 ST 段下垂形压低，V1 导联 ST 段未见有压低现象。

上图下部为动态血压和心率趋势图，竖直线的顶端为收缩压，竖直线的底端为舒张压，竖直线的为脉压差，下面虚线的联线为心率趋势图。

在 15：40 出现血压突然增高达到 199/75mmHg，心率 80 次/分，在 ST 段趋势图上产生压低，恢复原图形即为中部的心电图形。表明血压突然增高可引起心电图缺血性改变。

在外科手术麻醉时，同步观察血压变化，可以看到许多血压和心律失常之间的相互影响，这些资料也可相互引证和参考。

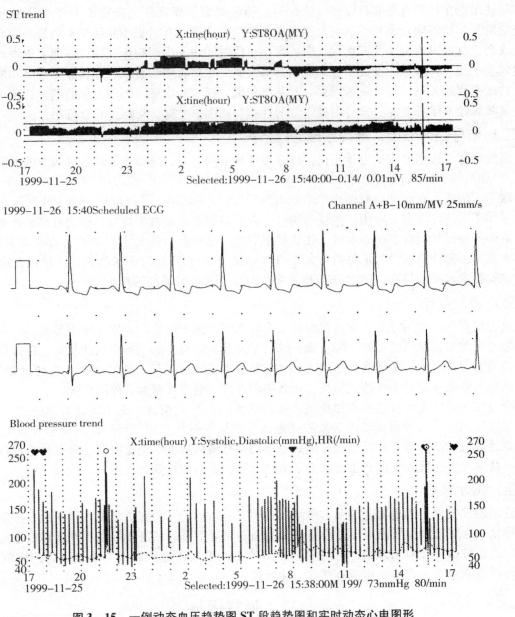

图 3 – 15　一例动态血压趋势图 ST 段趋势图和实时动态心电图形

（张　静）

第三节　血流动力学监护

　　心功能检查及血流动力学监测，既往主要用于急性心肌梗死所致的泵功能衰竭，近来还用于心肌病、瓣膜性心脏病伴发的心力衰竭。尤其是无创伤性血流动力学监测技术的发展，已广泛地用于各种心脏病变，在心力衰竭诊治、监护中具有重要价值。

一、临床意义

（一）早期诊断，评价心泵功能

　　临床的床边观察、心电图、X 线检查可提供许多诊断信息，但难以正确、及时地反映心脏泵功能改变。不少心脏泵功能的血流动力学变化可出现在上述各种检查之前。及时地进行血流动力学监测，可获得各项血流动力学精确参数，为早期诊断、早期治疗心力衰竭提供客观依据。例如肺毛细血管楔嵌压的升高，往往出现在肺淤血之前；而经过治疗后，肺毛细血管楔嵌压的降低亦早于临床症状、体征和 X 线检查结果。又如临床表现并不能完全客观地反映左室功能，有时临床症状并不明显，而心功能测定结果已有改变，这是因为机体发挥代偿效应，可在一段时间内不出现临床症状，表面上患者看起来尚属良好，实际上这是一种假象，掩盖了心功能的真实改变。在患者中常有气急症状，是呼吸功能减退所致或是心脏功能受累的关系，单从临床观察有时甚难判别，通过心功能血流动力学监测，往往可查明气急的原因是属肺源性或属心源性。只有明确气急的性质与病因，才能针对性进行合理治疗。

（二）指导临床分型，选择合理治疗方案

心泵衰竭时，根据血流动力学变化，可分为各种不同类型，例如先天性心脏病中的室间隔缺损伴发肺动脉高压时，如肺小动脉阻力大于 $800dyn \cdot s \cdot cm^{-5}$ 时，不宜手术治疗，如 $<800dyn \cdot s \cdot cm^{-5}$ 时，仍可争取手术治疗。在急性心肌梗死并发泵功能不全时，Forrester 等按血流动力学改变进行分型，不同类型需采用不同治疗方案。应用扩血管药物时，常需根据血流动力学特点，选用合理的扩血管药物或方法。在胸外科做冠状动脉搭桥手术时，往往采用射血分数指标，作为能否手术的血流动力学评价指标。有的学者提出，冠脉搭桥时射血分数应大于 50%，低于 50% 时应为手术禁忌证。最近，由于手术技术水平和麻醉技术水平的提高，射血分数低于 50% 时，亦有手术成功的报告。

（三）评价疗效

在血管扩张剂临床治疗中，常需在血流动力学严密监测下用药，否则剂量不易掌握，有时仅用小剂量即引起心排血量及血压的明显下降。血流动力学监测目的有：①了解心功能状态、选择用药的适应证以及合理的血管扩张剂；②观察治疗效应，预防和早期发现低血压、心动过速、心动过缓等不良反应；③指导治疗，根据血流动力学监测结果，调节用药速度、剂量或调换、停用药物。

治疗过程中，还可评价各种药物疗效，选择适宜的药物及组合。近来因计算机介入"药物治疗信息反馈系统"的应用，使血流动力学监测又进入一个崭新时代。例如可应用计算机测定血压和心排血量，再将计算机反馈信息，让计算机发出指令自动调整滴药速度，使血压或心排血量维持在一个最佳水平，这一技术发展无疑大大提高血流动力学监测水平，提高治疗效果。

（四）提示预后

泵衰竭的发生率，严重程度及死亡率均与心功能密切相关。左室功能曲线是指示心脏泵功能最有价值的指标之一，肺毛细血管楔嵌压、心排血量、动脉压等指标的测定亦可提示预后和指导治疗。在心肌梗死后，心阻抗微分波 O 波增高，往往提示预后不良的警告讯号。右室心肌梗死时的血流动力学监测亦有其特殊重要意义，右室功能损害严重，预后较差。

二、观察指标

血流动力学监测的指标可分为压力、容量、阻力、速率、时间以及综合性指标，现分述于下。

（一）动脉血压

不同部位动脉监测意义各异，常用监测动脉为肘部动脉，采用袖带血压表测量；心导管检查时常测定肺动脉、肺小动脉压力以及主动脉、颈动脉、胸主动脉、腹主动脉压力；重危患者监护或麻醉监护时常采用桡动脉穿刺测压；胸外科手术时，还可测定冠状动脉压力。

监测动脉血压，对泵衰竭患者极为重要，尤其在急性心肌梗死患者更为重要，如血压过高，增加后负荷，使心肌耗氧量增加，扩大心肌梗死面积；亦可因血压过低，影响冠状动脉灌注，心肌缺血，亦可使心肌梗死范围扩大。冠状动脉血流与冠状动脉灌注压（主动脉压）成正比，与冠状动脉阻力成反比。在冠状动脉硬化时其阻力较恒定，因而冠状动脉血流主要靠主动脉压。在急性心肌梗死并发休克时，轻微的血压下降，亦可明显影响冠脉血流和心肌供氧，应精确地直接测压，使平均动脉压不超过 80mmHg，亦不应低于 70mmHg 为宜。在休克状态或用缩血管药物时，外周小动脉剧烈收缩，用一般袖带血压表测不准以至测不到血压，此时动脉插管直接测量血压非常重要，所测数值较袖带血压表高10～

30mmHg。

肺毛细血管楔嵌压（PCWP 或肺小动脉嵌入压，PAWP）对评价肺循环及左室工作状态非常有用，在肺阻力不变时，PCWP 与肺静脉压相似，肺静脉压又能反映左房压，若无二尖瓣狭窄，左室舒张期左房压又与左室舒张末期压相近。因此，可用右心导管测得的 PCWP 来反映左室舒张末期压，对早期监测是否发生心力衰竭有重要意义，目前已为各医院监护病房中常规监测血流动力学方法之一。PCWP 正常值为 6～12mmHg。

在肺血管阻力正常情况下，肺动脉舒张压与 PCWP 有密切相关，如无条件记录 PCWP，可将肺动脉舒张压减去 1.96mmHg 即相当于 PCWP。

由于 PCWP 测定要用心导管检查，有一定创伤性，近 20 年来，有不少学者用无创伤方法估测 PCWP，可用超声心动图、心阻抗血流图等方法，但精确性不及直接测压法。

（二）房室压

均用心导管直接测得，是监测心力衰竭最可靠的依据。左心衰时，左室舒张末期压应高于 18mmHg；右心衰竭时，右室舒张末期压应高于 10mmHg。右房压力亦是反映右室舒张末期压增高的指标，而左房压力除有房间隔缺损外，较难用右心导管测得（左室导管插管时偶尔亦有可能进入左房）。

（三）静脉压

可用穿刺方法测定颈静脉（中心静脉压）和肘静脉压，主要反映右室及右室舒张期负荷。中心静脉压正常为 6～10cmH$_2$O，超过 10～12cmH$_2$O，表明有右心衰竭可能，肘静脉压正常 3.0～14.5cmH$_2$O，右心衰竭可增加到 15～25cmH$_2$O。

（四）血流量

常用指标有每搏量（SV）、每搏指数（SVI）、每 min 心排血量（CO）和心脏指数（CI）等，是反映心脏泵血功能的主要依据，是最常用、最有效反映血流动力学状况的手段之一。其变化与机体新陈代谢需求相适应，如不能满足全身新陈代谢需要，便出现心力衰竭或循环功能不全。既往主要采用 Fick 氏法、染料稀释法、热稀释法、同位素法测得，近 20 年来应用超声心动图、心阻抗图等间接测定，具有简单易行、无创伤、多次重复以及连续观察等优点，国内已较普遍应用（将另行详述）。此外采用核素技术和磁共振技术对心脏功能检测也有重要价值。

（五）容积指标

主要指各房室收缩与舒张时的容积，是直接测定房室大小的依据，心力衰竭时各相应腔室大多增大。可用心室 X 线造影连续电影摄片、超声心动图、核心脏病学方法测知，其中以超声心动图最为简便、实用，目前应用最为广泛。用收缩与舒张期容量差值，可求得射血分数。

（六）阻力指标

主要反映压力与血流量的关系，常用的指标有外周总阻力（体循环阻力）、肺总阻力（PVR）、肺小动脉阻力。阻力越大，心室的后负荷越重。正常外周总阻力（TPR 或 SVR）应小于 1 600dyn·s·cm^{-5}，肺总阻力应小于 450dyn·s·cm^{-5}。既往用心导管测定阻力，目前 TPR 多用非创伤方法（如心阻抗血流图、超声心动图等），而肺总阻力和肺小动脉阻力仍需用右心导管方法检测。

（七）时间指标

为采用时间间期评价心功能的指标，有等容收缩期、射血前期、射血期、快速射血期、缓慢射血期、等容舒张期、快速充盈期、缓慢充盈期、心房收缩期，或用其相互比值计算收缩时间间期，如舒张时间间期以及左室功能指数（Q－Z 间期）和右室功能指数（Q－C 间期）这些时间间期对判别左、右心室功能均有重要价值。可分别用超声心动图、心尖搏动图、颈动脉图、心阻抗血流图、肺阻抗血流图以及心导管监测等方法测得。

（八）速率指标

在单位时间内容量、压力、形态变化的程度，例如可用超声多普勒测定主动脉最大血流速度，测定平均加速度；用超声心动图测定室壁增厚速度；用心阻抗血流图测定 Heather Index，即 C 波振幅/Q－Z 间期，为胸腔内达到血流最大流速所需的时间，是一项客观评价心肌收缩力的有用指标。

（九）综合指标

求出压力、容量、时间、流量各种相互之间关系，以求客观评价心功能有用指标。例如用每搏量做分子，以脉压差做分母，求得主动脉顺应性；用心排血量乘平均动脉压可以估算出心室作功数值等。

这些指标用不同方法求得可有一定差异，在临床选用时尚需注意。

三、监测方法

血流动力学监测方法可分为有创伤性和无创伤性两大类。创伤性监测可能对患者带来一定创伤和痛苦，并需特殊设备和熟练的操作技术，但所测结果比较直接、可靠、准确，一般适合于手术中、监护室内使用；非创伤性监测具有可反复监测、连续观察、设备比较简单、受检者无痛苦和损伤等，较受患者欢迎，唯其影响因素较多，判断时应结合各方面临床资料综合分析，可避免一些干扰因素。如能采用创伤与无创伤两种方法联合监测。则更为理想，可取长补短，更全面地反映血流动力学状态。

（一）创伤性技术

创伤性血流动力学监测主要是心导管检查技术，主要设备需要穿刺针头、扩张导管、指引钢丝、三路开关、电测压计、压力心电示波器、压力心电记录器等，目前电脑测压装置亦取得很大发展。

1. 常规右心导管　是一种顺血流方向插入静脉，将心导管送入右房、右室、肺动脉、以至肺小动脉，测定各腔、室压力和血氧含量，获得血流动力学的右心信息。与特殊功能导管相配合还可做右侧选择性造影、氢与维生素 C 稀释曲线、心腔内心电图、房室束及房室心电图标测、人工心脏起搏、心腔内心音图以至于肺动脉瓣狭窄球囊扩张，经房间隔穿刺二尖瓣球囊扩张，心内膜和心肌活检，等等。用心导管检查的死亡率约为 0.1%，可出现室性期前收缩以至严重心律失常、静脉痉挛、空气栓塞、心脏压塞（心包填塞）（导管穿透房或室壁）等并发症，应注意预防。

（1）用途：①根据血氧含量及压力、阻力变化和导管是否进入异常途径，诊断先天性心脏病；②协助肺心病、心包病变、三尖瓣病变、某些心肌病的诊断；③协助二尖瓣病变手术指征的选择和判断手术疗效；④通过血氧含量分析，计算心排血量、心脏指数和分流情况；⑤对急性心肌梗死、心力衰竭进行血流动力学监测；⑥通过心导管内注射造影剂，进行选择性心血管造影；⑦特殊要求的右心系统诊断与治疗措施。

（2）右心压力正常值：①右房正常平均为 0～0.8kPa（0～6mmHg），a 波顶峰在 0.3～0.9kPa（2.5～7mmHg），平均压超过 1.3kPa（10mmHg）即表示右房压增高；②右室正常压力为 2.0～4.0/0～0.7kPa（15～30/0～5mmHg）；③肺动脉正常压力为 1.6～4.0/0.5～1.7kPa（12～30/4～13mmHg），平均压力为 1.3～2.4kPa（10～18mmHg）。如肺动脉压超过（收缩压）4.0kPa（30mmHg）或平均压超过 2.67kPa（20mmHg），应视为肺动脉压力增高。肺动脉总阻力应低于 4.5dyn·s·cm^{-5}；④上腔静脉平均压为 0.4～0.8kPa（3～6mmHg），下腔静脉平均压为 0.7～0.9kPa（5～7mmHg）。

（3）血氧含量：①右房与腔静脉混合血氧含量应 <1.9 容积%；②右室与右房应 <0.9 容积百分比；③右室与肺动脉应 <0.5 容积百分比。如果大于此值应认为异常，可能有心脏分流存在。

2. 常规左心导管检查　是一种逆血流方向，从动脉内插入心导管的方法，将心导管经股动脉、颈动脉，或肘、桡动脉送入主动脉、左室以及冠状动脉或左房。测定压力、压力阶差、压力波形、有无进入异常途径，选择性造影或特种目的检查与治疗。左心导管死亡率为 0.3%～0.5%，比右心导管危险性大；凡能用右心导管检查解决的，严禁改为左心导管。本检查常可能出现严重室性心律失常以及心脏压塞（心包填塞）等并发症，应严密注意预防。

（1）用途：①测定左室及主动脉压力及压力微分波、判断左室功能；②通过左室造影，计算射血分数，了解室壁活动状态，协助心肌病及室壁瘤等病变的诊断；③诊断二尖瓣及主动脉瓣病变；④协助对先天性心血管病的诊断；⑤施行冠状动脉造影、冠脉扩张成形术、冠脉溶栓治疗、主动脉内囊反搏、配合右心导管做动脉导管未闭栓塞术以及二尖瓣、主动脉瓣狭窄扩张术等。

（2）左心正常压力：①主动脉压力为（12.0～18.7）/（8.0～12.0）kPa［（90～140）/（60～90）mmHg］；②左心室收缩压与主动脉收缩压相似，舒张压为 -0.5～+1.3kPa（-4～+10mmHg）；③左房平均压在0.5～1.1kPa（4～8mmHg）；④肺静脉压力与左房压非常近似。不同压力曲线对诊断颇有帮助，尤其左房→左室或左室→主动脉连续压力曲线，根据压力阶差及压力曲线形态可诊断有关疾病。

3. 气囊漂浮导管　一般称为 Swan - Ganz 导管，于1970年由 Swan - Ganz 首先用于床旁的血流动力学监测。这种心脏导管的顶端有一个可以充气的薄壁球囊，并有双腔，一腔可测定压力，另一腔通向球囊可以充气或放气。气囊有两项作用：①起漂浮导向作用，一般该漂浮导管经股静脉穿刺，根据插入深度和监测压力曲线，可以了解导管达到在右心系统的位置。在导管进入右房后，出现典型的右房压力曲线，为便于通过三尖瓣口和进入肺动脉，可向球囊内，注入1.0～1.5ml 的气体（最好是二氧化碳，即使球囊破裂，对人体健康无明显影响）。此时该气囊漂浮于血流中，随血流漂浮起到导向作用，使导管能随血流漂浮，顺利通过三尖瓣口，进入右心室，再漂浮通过肺动脉瓣口，进入肺动脉，经肺动脉压力监测曲线证实，气囊漂浮导管顶端确实已进入肺动脉，将气囊导管的气囊中的气体全部放掉，可将导管再轻轻地向肺动脉分支前进数厘米，使导管顶端进入肺动脉分支或肺小动脉，再向气囊内注入气体0.5～0.8ml，使气囊膨胀并阻断该支肺动脉的血流和传递的压力，此时导管尖端内压力传感器接受的压力信息，是来自肺毛细血管的压力，肺毛细血管压力与肺静脉压力相似，左房压力与肺静脉压力相近，在左室的舒张末期的压力与左房压力也接近。因此可以用肺毛细血管压力来推算左心室舒张末期压力，用右心导管测量左室的舒张末期压力，这是气囊导管的最重要的临床价值。②如果在导管内增加一条热敏电阻导线，使具有温度测量功能和相应的配套设备，还可以通过气囊导管内注射冰水（一般注射5次冰水，去除最大和最小数，用中间三个数值的平均数，作为心脏排出血量的数值），用热稀释法测定心排出量。气囊漂浮导管技术，可得到比较完整的右房、右室、肺动脉和肺毛细血管压力（PCWP 或肺小动脉楔嵌压，PAWP）及心排出量信息，是分析和判断临床血流动力学有客观意义的技术，并广泛应用于临床血流动力学监测，也是 CCU 监护的重要指标。

4. 微型心导管检测技术　1962年正式研制微型心导管，将轻质硅塑料管（内径为0.9mm，外径为1.3mm），通过上肢静脉穿刺，将导管通过血流漂浮，经上腔静脉，右房，右室，可能漂浮进入肺动脉，可以测获肺动脉压力曲线，如果没有明显肺动脉阻力因素的条件下，用肺动脉舒张压力减去1.96mmHg，即相当于左室舒张末期压力。

上述两种心导管的血流动力学检测技术，由于创伤小，可以在监护室的床旁施行，不需要放射科设备，没有 X 射线影响，所以受到临床医师和监护的患者欢迎。

5. 动脉穿刺测动脉压方法　常选用桡动脉测压（尤其适合手术麻醉时的血压连续监测，在一般病房较少采用），有时结合股动脉抽血也可选用股动脉测压。

在休克或使用缩血管药物时，由于外周小动脉剧烈收缩，用一般袖带式血压表，有时测不到或测不准血压，此时采用桡动脉穿刺测血压有重要价值，实际上不一定血压非常低，可能会高于常规测血压值10～30mmHg，有时患者脉搏不能扪及，而直接插入动脉测压，其结果显示血压并不很低；然而，也有一些患者，用常规方法测获的血压在90/60mmHg，因外周血管处于强烈收缩状态，实际的心排量已明显降低，组织灌注严重不足，如盲目加大血管收缩剂用量，可能进一步加剧休克状态；相反，若根据动脉直接穿刺测压结果，合理应用血管扩张剂，减轻心脏负荷，增加心排血量，并配合其他治疗措施，可使病情迅速改善。

6. 中心静脉压（CVP）　可用静脉插管直接插到右心房或右心房的腔静脉处，正常值为6～10mmH$_2$O，主要反映右室泵功能状态、血容量与血管张力之间的协调关系，如无三尖瓣狭窄，则 CVP 与右心室舒张压相一致；如 CVP 超过12mmH$_2$O，提示补液过快或过多，或可能有右心衰竭存在；如超过15mmH$_2$O 应停止补液，并适当应用利尿剂；如低于4mmH$_2$O，提示回心血量不足，应予快速补液，增加循环容量需要强调指出：CVP 主要反映右房负荷，而 PCWP（肺小动脉楔嵌压）主要反映左房负荷，两者并无一定的相连关系，也不能用 CVP 来评价左心功能。

（二）无创伤技术

心脏超声、核素技术、磁共振技术以及心阻抗技术和心机械图等无创伤技术，均有较重要发展。

四、血流动力学监测的临床评估

根据表 3 - 13、3 - 14、3 - 15 的资料，可为临床分型治疗及评价预后提供参考。

表 3 - 13　左心衰竭血流动力学分型及临床联系

类型	血流动力学变化		临床表现
	PCWP（mmHg）	CI（L/min·m²）	
Ⅰ代偿期	15 ~ 17	2.6 ~ 4.0	无心力衰竭表现
Ⅱ后向性左心衰竭	18 ~ 19	>2.6	轻度肺充血
（肺充血）	20 ~ 24	>2.6	中度肺充血
	25 ~ 29	>2.6	重度肺充血
	>30	>2.6	肺水肿
Ⅲ前向性左心衰竭	<17	2.2 ~ 2.7	亚临床抑制
	<17	1.8 ~ 2.1	出现灌注不足
	<17	<1.7	休克
Ⅳ双向性左心衰竭	>30	<1.7	肺充血、肺水肿、休克
			（肺充血及灌注不足）

表 3 - 14　各种血流动力学状态的治疗原则

类型	CI（心脏指数）	肺毛细血管压（PCWP）	治疗原则
Ⅰ	正常	正常	不需要特殊治疗
Ⅱ	正常	升高	降低前负荷（利尿，扩张静脉药）
Ⅲ	降低	降低	补充血容量，正性肌力药物
Ⅳ	降低	正常	降低后负荷（扩动脉药）和正性肌力药
Ⅴ	降低	升高	综合Ⅱ和Ⅳ

表 3 - 15　心力衰竭临床和血流动力学分型及其预后观察

分型	肺充血 PCWP≥20mmHg	周围灌注不足 CI≤2.2L/min·m²	死亡率（%）	
			临床	血流动力学
Ⅰ	（－）	（－）	1	3
Ⅱ	（＋）	（－）	11	9
Ⅲ	（－）	（＋）	18	23
Ⅳ	（＋）	（＋）	60	51

（李　娜）

第四章

心血管系统常用药物

第一节 β肾上腺素能受体阻滞剂

β肾上腺素能受体阻滞剂（β-blocker）简称阻滞剂，最早应用于心绞痛和心肌梗死的治疗，其后陆续被应用于高血压、肥厚型心肌病、心力衰竭等疾病，在心血管疾病治疗中占有重要地位。

一、药理作用

1. β₁选择性 β阻滞剂根据其在不同组织中拮抗交感神经胺的能力不同而分为选择性和非选择性β阻滞剂。选择性β阻滞剂，如比索洛尔、阿替洛尔、美托洛尔等在较低剂量时主要阻滞β_1受体，对支气管和外周血管影响较弱；在较大剂量应用时，仍然能阻断β_2受体。在有阻塞性肺病患者中应用β_1阻滞剂相对比较安全，其支气管β_2受体仍能维持调节支气管扩张。外周动脉疾病患者，β_1阻滞剂不会阻断外周动脉的扩张，而非选择性β阻滞剂会因阻断β_2受体介导的血管扩张，影响外周血供。

2. 内在拟交感胺活性 部分β阻滞剂对β_1或β_2受体有内在拟交感胺活性，它在阻断交感儿茶酚胺对受体作用的同时仍有部分激动β受体的作用，这些有内在拟交感胺活性的β阻滞剂在治疗心律失常、心绞痛和高血压等疾病时疗效和无内在拟交感胺活性的β阻滞剂相当，但负性频率和负性传导作用相对较少，且能降低外周血管阻力，对血脂、支气管和外周血管的影响小。无内在拟交感胺活性的β阻滞剂，撤药反应少。近年研究表明，β阻滞剂对心肌梗死后二级预防具有重要的保护作用，但这些研究中所选用的β阻滞剂都是无内在拟交感胺活性的药物，因此，目前对有拟交感胺活性的β阻滞剂临床应用利弊尚无定论，有待于进一步研究。

3. α肾上腺素能受体活性 有些β阻滞剂（如拉贝洛尔）能同时阻断α受体和β受体。拉贝洛尔阻断α受体的作用是酚妥拉明的1/10~1/6，而阻断β受体的作用是普萘洛尔的1/4~1/2，其阻断α受体的作用是阻断β受体作用的1/16~1/4。和其他β阻滞剂一样，它能有效治疗高血压和心绞痛，但它额外的α受体阻滞作用还会降低外周血管阻力。这种同时兼有α阻滞作用的β阻滞剂是否在临床上更有益处尚待研究。卡维地洛是另一种兼有α阻滞作用的β阻滞剂，其阻断α受体的作用是阻断β受体作用的1/10，以毫克和毫克相比，此作用比普萘洛尔强4倍。卡维地洛已经被广泛地应用于高血压、症状性心力衰竭和心绞痛的治疗中。阿尔马尔也是一种兼有α和β阻滞作用的β阻滞剂，其作用比大致为1∶8，目前也被广泛用于高血压、心绞痛的治疗中。

4. β阻滞剂的膜稳定作用 部分β阻滞剂有膜稳定作用，即降低细胞膜Na^+通透性，抑制Na^+快速进入细胞膜，使动作电位0相上升速度及幅度降低，而对静息电位和动作电位时间无影响。过去曾认为β阻滞剂的抗心律失常作用系膜稳定作用引起，但后来发现很多β阻滞剂无膜稳定作用，同样有抗心律失常作用，且这些药物在达到具有膜稳定作用时的血药浓度远远超过治疗浓度，因此，目前认为β阻滞剂的抗心律失常作用与膜稳定作用几乎无关。常见有膜稳定作用的β阻滞剂有阿替洛尔和普萘洛尔。

5. β阻滞剂的药代动力学 尽管β阻滞剂作为一大类药，治疗作用相似，但药代动力学有很大不同。其芳环结构的差异导致胃肠吸收程度、肝脏首过代谢、脂溶性、蛋白结合率和体内分布容积、生物转化、代谢产物活性和肾脏清除率等不同，这些都会影响临床疗效。

二、在心血管疾病中的应用

1. 抗心肌缺血作用　β阻滞剂抗心肌缺血的主要机制是：①降低心肌氧耗、降低心率、血压和心肌收缩力。②增加冠脉血流：通过减慢心率增加舒张期的灌注时间，增加侧支血流和缺血区域血供再分布。③预防或减少冠状动脉粥样硬化斑块破裂及血栓形成。④减少微血管的损伤。⑤稳定细胞和溶酶体膜。⑥抑制心肌细胞凋亡。

所有β阻滞剂都能在一定程度上减少心绞痛的发作和缓解心绞痛患者的症状。一项总结β阻滞剂20余年临床应用的荟萃分析显示，β阻滞剂减少稳定型心绞痛患者心绞痛症状的作用与钙通道阻滞剂、硝酸酯类药物相当，其不良反应也与之相当或更低。β阻滞剂能降低患者运动时的心率－血压乘积，延长出现心绞痛的时间，提高缺血阈，显著控制运动导致的心绞痛。β阻滞剂能提高近期心肌梗死患者的生存率，预防卒中，预防高血压患者心力衰竭发生，与安慰剂相比，使用β阻滞剂者的死亡、室速和室颤、心肌梗死和心绞痛恶化的发生率降低。对因冠脉痉挛而非狭窄引起的心绞痛，β阻滞剂会加重痉挛发生，因此不宜使用。目前指南建议，对于无禁忌证的稳定型心绞痛患者都应给予β阻滞剂治疗。

关于β阻滞剂在不稳定型心绞痛和非ST段抬高型急性冠脉综合征中应用的临床研究较少，近来，陆续有研究观察了行冠脉血运重建的急性冠脉综合征患者中β阻滞剂的疗效，发现30d和6个月病死率比不用此药组显著降低，因此提示β阻滞剂也有降低这类患者近期病死率的作用。

对于急性ST段抬高型心肌梗死早期，β阻滞剂可减慢心率，降低氧耗和延长舒张期增加心内膜下血供，减少梗死面积，早期大规模临床试验（ISIS、MIAMD）显示急性心肌梗死早期静脉给予美托洛尔5～15mg能减少7d和15d死亡率。但近期2项大规模研究（GUSTO－I和COMMIT研究）发现，急性心肌梗死早期常规静脉给予β阻滞剂，并未观察到28d内有联合终点事件（死亡、再发心肌梗死或心脏骤停）显著下降，其原因是心源性休克发生率的增加抵消了再发心肌梗死和室颤发生率的降低。因此，目前建议在心肌梗死早期谨慎给予β阻滞剂静脉制剂，尤其是在并发心力衰竭、低血压或血流动力学不稳定的患者。大量随机对照研究证实急性ST段抬高型心肌梗死患者早期口服β阻滞剂能显著降低再发心肌梗死或死亡危险性，7d相对危险度下降14%，长期维持应用死亡相对危险性下降23%。因此，目前强调，急性ST段抬高型心肌梗死患者24h内接受静脉β阻滞剂没有不良反应的患者应继续接受口服β阻滞剂维持治疗，对于没有用静脉β阻滞剂或早期存在β阻滞剂禁忌的患者，也应重新评估禁忌证，对合适患者尽早开始口服β受体阻滞剂治疗。

2. 抗高血压作用　β阻滞剂的降压疗效和不良反应因药物种类和制剂不同而异，其降压作用具有相对平缓的量效曲线，血压下降同时不降低周围血管阻力。β阻滞剂在降压的同时能有效改善高血压伴高动力特征患者的一些症状，如患者自诉有焦虑、多汗和心动过速等症状时，或对其他药物治疗有心动过速反应者（如二氢吡啶类钙拮抗剂）。高血压伴有心肌梗死史的患者应用有心脏选择性、脂溶性、无内在拟交感胺活性的β阻滞剂进行二级预防特别重要。

β阻滞剂与非二氢吡啶类钙拮抗剂合用时需警惕有无显著负性频率和负性传导作用，与噻嗪类利尿剂合用可能会加重代谢紊乱。

3. 抗充血性心力衰竭作用　β阻滞剂有负性肌力作用，易加重心力衰竭患者的临床症状，早年被禁用于心力衰竭患者中，但新近的广泛研究已表明交感神经系统慢性过度激活在慢性充血性心力衰竭的病理生理中占有重要作用，循环儿茶酚胺增多会导致：①心肌肥厚、凋亡、纤维化，促进心肌重构，损害收缩功能。②β受体下调。③房性和室性心律失常。④心肌缺血。⑤肾排钠受损。⑥外周血管收缩。因此，β阻滞剂的应用能减缓或逆转左室重构，降低心力衰竭患者的病死率和病残率。

近10年的一系列随机对照试验，共有约2万名左心室射血分数（LVEF）降低的慢性心力衰竭患者被证实在应用血管紧张素转换酶抑制剂和利尿剂的基础上再加用β阻滞剂能进一步降低因心力衰竭加重而住院的机会，延长生存时间，因此，对目前或既往曾有心力衰竭症状、射血分数降低史的患者，在临床症状稳定时都推荐给予 β 阻滞剂治疗，除非存在禁忌证或不能耐受。一旦左室功能不全诊断明确，应尽早给予 β 阻滞剂治疗，而不应拖延至 ACEI 和利尿剂给药稳定后再加用。对症状轻微或无症状的左室功能不全患者，也应给予 β 阻滞剂治疗，减轻左室重构，延缓疾病发展。对 NYHA 心功能分级 IV 级的心力衰竭患者，需待病情稳定（4d 内未静脉用药、已无液体潴留并体重恒定）后，在严密监护下由专科医师指导应用。

β 阻滞剂还能降低心力衰竭患者的猝死发生率。根据 MERIT - HF 临床试验亚组分析，在 NYHA 心功能分级 II ~ III 级患者中猝死是心力衰竭患者的主要死因；分别占 64% 和 59%。而 NYHA 心功能分级 IV 级患者中猝死亦占 33%。

4. 抗心律失常作用　β 阻滞剂属于 II 类抗心律失常药，有负性频率和负性传导作用，能延长有效不应期。对房室折返型室上性心动过速，β 阻滞剂能改善 60% ~ 80% 患者的症状，减少发作，尤其对伴有缺血性心肌病或充血性心力衰竭者更安全有效。静脉应用 β 阻滞剂还能有效控制房扑、房颤的快速心室率。

三、常用 β 阻滞剂

1. 卡维地洛　非心脏选择性 β 阻滞剂，兼有抗氧化和 α 阻滞作用，大量随机对照试验证实其在心力衰竭和心肌梗死后左室功能不全的患者中有显著降低病死率的作用。

2. 美托洛尔　是心脏选择性 β_1 阻滞剂，在急性心肌梗死患者中应用能显著降低其病死率，具有良好心肌保护作用。其短效静脉制剂也广泛用于心肌缺血和心肌梗死的治疗中。在急性缺血患者中，可静脉用药，5mg 静脉快速推注，每 5min 应用 1 次，最多可连用 3 次，此后可以口服制剂维持。

3. 比索洛尔　是心脏选择性 β_1 阻滞剂，广泛用于高血压、心力衰竭和心肌缺血治疗中，在 CIBIS - 2 研究中，它显著降低心力衰竭患者的总死亡率和猝死发生率。

4. 阿替洛尔　是心脏选择性 β 阻滞剂，目前应用于心绞痛、心肌梗死后保护和高血压治疗中。它属脂溶性药物，半衰期相对较长。有关阿替洛尔对终点事件影响的临床研究都没有发现它能减少冠脉事件，因此目前虽然阿替洛尔在心肌梗死后心肌保护中应用广泛，但缺乏大规模随机对照研究结果证实。

5. 艾司洛尔　是一种快速起效、作用时间短的选择性 β_1 阻滞剂，它在体内代谢迅速，清除半衰期约 9min，在负荷量 0.5mg/kg，继以 0.05 ~ 0.3mg/（kg·min）的剂量静脉给药时，5min 内即可达到稳态血药浓度（如不用负荷量，则需 30min 达稳态血药浓度）。可用于心房颤动、心房扑动时控制心室率，围手术期高血压和窦性心动过速的处理。

四、耐受性和不良反应

既往认为中国人群对 β 阻滞剂的耐受性较西方人群差，因此临床应用剂量偏小。但近年在我国开展的大规模双盲、安慰剂对照临床试验（COMMIT/CCS - 2）中显示，中国人群对 β 阻滞剂也有良好耐受性，发生二度 II 型或三度房室传导阻滞的比例为 0.9%，与安慰剂相似（1.0%），也与西方同类研究相似，因此在东西方人群中并没有观察到任何明显的种族差异。

β 阻滞剂的主要不良反应有心动过缓、房室传导阻滞和负性肌力作用。所有 β 阻滞剂几乎都有致支气管痉挛的作用，但小剂量 β_1 阻滞剂的致气道痉挛作用最小，一般不易产生不良后果。β 阻滞剂的其他不良反应有疲乏，性功能障碍，对糖代谢和脂代谢的不利影响可能会削弱 β 阻滞剂降低心肌缺血患者心血管事件的有益作用。

长期应用 β 阻滞剂治疗心绞痛的患者骤然停药可能会加重心绞痛的发生，甚至有引发心肌梗死和死亡的报道。

β 阻滞剂的主要禁忌证有支气管痉挛性肺病、心脏传导阻滞或病态窦房结综合征未安装人工心脏起搏器者。胰岛素依赖性糖尿病患者需慎用。

（李　娜）

第二节　肾素－血管紧张素－醛固酮系统抑制剂

10 余年来，肾素－血管紧张素－醛固酮系统抑制剂包括血管紧张素转换酶抑制剂、血管紧张素Ⅱ受体拮抗剂和醛固酮拮抗剂，在心血管疾病治疗中的地位逐渐确立。大量随机对照试验表明，此类药物对高血压、心力衰竭和稳定型心绞痛患者都有良好疗效，能改善左室重构、延缓病程进展和降低病死率。另外，新型肾素抑制剂也在近期得到研发，2007 年 5 月第一个肾素抑制剂阿利吉仑已经由美国 FDA 批准正式上市。

一、作用机制

研究发现，ACEI 能抑制血管紧张素Ⅱ所介导的血管收缩，同时减少缓激肽的降解，后者能促进扩血管因子生成，如一氧化氮和前列腺素等，更重要的是 ACEI 还能抑制组织肾素血管紧张素系统，如心脏和肾脏局部的肾素系统，减少血管和心肌重构，减少炎症和血栓栓塞危险性，并延迟肾病的进展，所有这些药理机制使 ACEI 在高血压、心力衰竭等疾病治疗中占有重要地位。随着研究的深入，发现在应用 ACEI 以后，仍有部分血管紧张素Ⅰ转换成血管紧张素Ⅱ，这是通过非 ACE 依赖的非酶途径进行的转换。ARB 能竞争性地与血管紧张素Ⅱ的Ⅰ型（AT1）受体结合，因此，理论上可以全面阻断血管紧张素Ⅱ的缩血管作用。血管紧张素Ⅰ向血管紧张素Ⅱ转化过程中还同时会产生血管紧张素，它也是一种内源性的 ACE 底物和抑制剂，和血管紧张素Ⅰ及缓激肽一样，具有扩张血管作用，其降压作用是通过激活和释放血管扩张因子如前列腺素、一氧化氮，促进缓激肽扩血管作用所介导。血管紧张素除有血管收缩作用外，还能使醛固酮水平增高，而醛固酮能促进水钠潴留，交感激活，并最终促进心肌和血管纤维化。尽管 ACEI 能短期降低醛固酮水平，但长期应用 ACEI，醛固酮水平并不能得到长期抑制，即所谓"醛固酮逃逸"现象。螺内酯能竞争性抑制醛固酮敏感性的肾集合小管的钠通道，促进钠水排出，保留钾离子。此外，螺内酯还能抑制心脏和体循环系统的醛固酮受体，改善心室和血管重构。

二、药理作用

（一）血管紧张素转换酶抑制剂

1. 分类　ACEI 可根据其与 ACE 分子中锌原子相结合的配体不同分为 3 类：含巯基、含羧基和含膦酰基 ACEI。

2. 药代动力学特点　不同 ACEI 口服吸收率有很大差别（25%～75%）。有些药物原药没有活性，只有在经肝脏或胃肠道组织水解后成为有活性的代谢产物。药物峰浓度一般出现在服药后 1～4h。大多数 ACEI 经肾脏排泄，但福辛普利、佐芬普利、群多普利等经肝肾双通道排泄。卡托普利在机体内清除迅速，作用时间小于 6h，而雷米普利拉（雷米普利活性代谢产物）和群多普利酸在机体内清除较其他 ACEI 慢。在充血性心力衰竭患者中，药物吸收和生物转化减慢，起效慢，同时肾脏滤过率减少致药物清除减少，血浆浓度增高，作用时间延长，因此在有严重肾功能减退患者（肌酐清除率≤30ml/min），应减少 ACEI 的用量。但由于福辛普利、群多普利、佐芬普利等能同时经尿液和胆汁排泄，因此它们在肾功能损害患者中的清除率不受影响，一般不需调整剂量。

（二）血管紧张素受体阻滞剂

药代动力学特点：目前临床应用的 ARB 有氯沙坦、缬沙坦、替米沙坦、伊普沙坦、坎地沙坦、奥美沙坦等。从结构看，大多数 ARB 有一个相似的联苯四唑环结构，但侧链各不相同。伊普沙坦没有联苯四唑环结构，而有与氯沙坦相似的苯基咪唑结构。这些结构的不同导致不同 ARB 药物药代动力学和药效有所差别，主要表现在与 AT1 受体的亲和力、口服生物利用度、口服吸收率和代谢及清除率等。

氯沙坦经肝脏细胞色素 P450 转换酶代谢为有活性的产物 EXP3174，此代谢产物活性是母体药物的 10～40 倍，能发挥强大的阻断血管紧张素Ⅱ的作用。坎地沙坦酯是母体药物，在小肠内转换为有活性的坎地沙坦，因此它不属于经肝脏代谢的药物。不同 ARB 口服吸收率有很大差别，最低的是伊普沙坦（13%），最高的是伊贝沙坦（60% ~ 80%），但这种差别没有导致显著临床作用差异。所有 ARB 药物生物利用度不受食物影响。大多数 ARB 药物都以原型经肾脏和胆管系统排泄，但氯沙坦经肝脏 CYP3A4 和 CYP2C9 代谢为活性和非活性产物后经肠道和尿道排泄，分别占 60% 和 35%，伊贝沙坦经 CYP2C9 代谢为非活性产物，原药和代谢产物主要经胆管排泄，约占 80%。

三、临床应用

（一）高血压

ACEI 是公认的一线降压药物，与其他降压药相比，除能良好控制血压外，还能改善患者的远期预后。

在高血压 I 级或 II 级患者中，ACEI 治疗反应率约 40% ~ 70%，其疗效受钠吸收水平和人种的影响，在盐敏感、低肾素水平的高血压患者中，单用 ACEI 疗效欠佳。ACEI 降压作用的量效关系曲线在低剂量时较陡直，此后趋于平坦。不会引起水钠潴留或心率加快，剂量递增较安全，但心力衰竭患者例外。加用利尿剂可增加 ACEI 的降压疗效。各种 ACEI 比较试验显示，在对等剂量时，其降压疗效和耐受性相当。

利尿剂和 ACEI 合用有协同作用，其机制是利尿剂能通过排钠刺激 RAAS，使血压处于血管紧张素 II 依赖状态，即便是很小剂量的利尿剂（氢氯噻嗪 12.5mg/d）与 ACEI 合用也能获得明显血压下降。β 阻滞剂与 ACEI 合用的降压效果增加较少，它主要能阻止 ACEI 应用后产生的交感神经系统激活。ACEI 的降压效应在与二氢吡啶类或非二氢吡啶类钙阻滞剂合用时能得到更显著的发挥。

ACEI 在大规模多中心随机对照试验中已被证实能降低慢性收缩性心力衰竭患者的住院率和病死率，能减少蛋白尿，因此在伴有心力衰竭、左室肥厚、蛋白尿、心肌梗死、糖尿病等并发症的高血压患者中更推荐应用 ACEI。ACEI 还能恢复血管内皮功能，促进血管重建，增加血管顺应性。

ARB 也是治疗高血压的一线药物，与其他种类降压药如 ACEI、利尿剂、钙阻滞剂的降压疗效相当。ARB 与 ACEI 的最大不同是 ARB 大多经肝肾双通道排泄，而 ACEI 大多经肾脏排泄。ARB 对心率无影响，不会引起水钠潴留和交感神经系统激活。ARB 类药物治疗 I、II 级高血压的反应率接近 40% ~ 70%。大部分 ARB 的建议用法为每天 1 次。ARB 的疗效在与利尿剂合用时也得到加强。另外，ARB 与周围性 α 阻滞剂、钙阻滞剂和醛固酮受体拮抗剂合用时往往能使血压进一步下降。在心力衰竭和蛋白尿患者中，上述联合用药还能减少蛋白尿，改善心力衰竭症状。有研究表明，在心力衰竭、左室肥厚和进展性肾病患者中应用 ARB 能得到独立于降压作用以外的临床益处。但需要指出的是，在这些临床试验中 ARB 都是与利尿剂等药物合用，而且受试人群往往都采用 2 ~ 4 种降压药物联合应用，因此，目前还不明了 ARB 是否能预防心血管事件如心肌梗死等。

（二）充血性心力衰竭

1. ACEI 和 ARB　大量前瞻性、双盲、安慰剂对照研究已经证实 ACEI 在慢性心力衰竭患者中的显著疗效，如提高运动耐量、调节水盐平衡、改善临床症状、调节神经内分泌、提高生活质量和生存率，这些证据都强烈推荐心力衰竭患者应采用 ACEI 治疗。目前还未得到 ARB 治疗慢性心力衰竭的临床疗效优于 ACEI 的证据，但其临床应用耐受性良好。理论上 ARB 和 ACEI 合用会比单用更有效，但这一观点在多项临床试验中并未得到验证，而且 ARB 和 ACEI 合用会使高钾血症和肾功能恶化的机会增加。不过有临床试验证实，在不能耐受 ACEI 的患者中，采用 ARB 治疗，患者仍可得到明显疗效。

2. 醛固酮拮抗剂　与 ACEI 和 ARB 一样，螺内酯通过抑制心肌和血管内醛固酮受体，调节心室和血管重构，防止心肌肥厚和纤维化。过去，螺内酯仅用于严重充血性心力衰竭、难治性水肿和低血钾患者，随着对心力衰竭醛固酮逃逸现象的认识及一些临床研究证实，心力衰竭患者对螺内酯合并 ACEI 治疗的耐受性良好，且能改善严重心力衰竭患者症状，降低病死率，因此螺内酯在慢性心力衰竭中的应用得到重视。由于螺内酯非特异性地与盐皮质激素受体结合，有明显抗雄激素和促雌激素的作用，在

RALES 研究中有 10% 男性患者出现了女性型乳房发育。依普利酮是近几年研制的高选择性作用于盐皮质激素受体的药物。EPHESUS 是一项心肌梗死后心力衰竭患者应用依普利酮的疗效和生存率研究，急性心肌梗死伴左室功能不全和心力衰竭患者在最佳药物治疗基础上使用依普利酮，能进一步降低病死率和病残率。

四、剂量和不良反应

1. 剂量　ACEI 一般从小剂量开始逐渐递增，直至靶剂量（临床试验中证实能提高生存率的剂量），并维持使用，期间可以调整心力衰竭的其他用药以处理不同的临床情况。与 ACEI 一样，ARB 也应从小剂量开始，逐级递增，直至到达靶剂量。

2. 不良反应和应用注意事项　ACEI 药物的不良反应与血管紧张素 Ⅱ 的阻断和激肽的积聚有关，总发生率处于可接受的低水平范围内。常见不良反应有低血压，但大多数患者无明显症状，无症状者可继续使用。应用 ACEI 后出现的轻度肾功能不全，部分可能因心功能改善，心排血量增加、肾脏灌注改善而出现，并非真正的肾功能不全，而有些与 ACEI 减少肾血流灌注而降低肾小球滤过率有关，需仔细区别。由肾功能不全引起的撤药率低于 0.5%。ACEI 易引起高钾血症，在慢性肾病患者或合并应用保钾剂尿剂者中更多见，因此用药后 1 周需监测血钾水平和肾功能，如果血钾 >6.0mmol/L，或血清 Cr 升幅 >50%，或 Cr >265μmol/L（3mg/dl）应停用 ACEI。其他不良反应，如味觉障碍、皮疹、咳嗽等都可在停药后恢复。需注意的是临床医生在因 ACEI 引起咳嗽而做停药决定时需慎重，心力衰竭本身也易引起咳嗽，但这种咳嗽可随着心功能的好转而减少，ACEI 引起的咳嗽一般为干咳，多在用药后前几个月出现，停药后 7~10d 可自行消失。虽然 ACEI 类药物引起的血管性水肿发生率低，但是严重时会致命，它可发生于用药后的几周至几个月，对已知有血管神经源性水肿病史的患者不宜再给予任何一种 ACEI，对应用 ACEI 发生血管性水肿者也应立即停药。ACEI 类药物有致畸作用。因此 ACEI 类药物的绝对禁忌证包括血管性水肿、ACEI 过敏、妊娠、双侧肾动脉狭窄。左室流出道梗阻者不宜使用 ACEI。ARB 类发生低血压、肾功能不全和高钾血症的概率与 ACEI 相当，但发生咳嗽的不良反应明显减少。

（李　娜）

第三节　利尿剂

一、分类和药理作用

利尿剂主要通过抑制肾脏的钠重吸收，促进体内钠、水排出。按其在肾脏的作用部位进行分类，噻嗪类利尿剂主要抑制远端肾小管的钠转运；袢利尿剂主要作用于髓袢升支的钠钾转运，产生显著排钠作用。噻嗪类利尿剂和袢利尿剂在排钠的同时都有排钾作用。醛固酮拮抗剂能竞争性抑制醛固酮敏感性的肾集合小管钠通道，促进钠水排出，保留钾离子。

二、在心血管疾病中的应用

1. 高血压　噻嗪类利尿剂是一类重要的降压药物，可以单用或与其他降压药联用产生协同作用。它的降压作用可以分为三阶段：急性、亚急性和慢性，分别产生于用药后 1~2 周、数周和数月。急性期阶段主要通过排钠利尿使细胞外容量减少，心排血量减少；亚急性期，降压作用逐渐由血浆容量减少向外周血管阻力降低转变，后者因小动脉管壁钠负荷降低所致；慢性阶段，降压作用的机制以降低外周血管阻力为主。噻嗪类药物，如氢氯噻嗪的量效关系曲线在剂量超过 25mg/d 后趋于平坦，但许多不良反应则与大剂量应用有关，如对代谢的影响包括低钾血症、低镁血症、糖耐量异常等，在小剂量应用（氢氯噻嗪 12.5~25mg/d）时较少见。大量研究表明，小剂量利尿剂能有效防止高血压患者的靶器官损害、预防心血管事件发生，且耐受性良好，因此美国 JNC7 将其列为高血压 Ⅰ 或 Ⅱ 级的初始药物选择。Ⅰ 级高血压中，利尿剂降压作用与其他大多数种类降压药物相当。利尿剂和其他种类降压药物合用，能发挥更有效的协同降压作用，现被广泛用于各种高血压治疗的复方制剂中。

近年来，螺内酯也逐渐被应用于原发性高血压的治疗，单用或与噻嗪类利尿剂合用。它起效缓慢，首剂后的峰效应在48h或其后，递加疗效常常在几周后出现，持续多月，不受人种和尿醛固酮分泌率的影响。螺内酯还可作为难治性高血压的联合用药之一。

2. 充血性心力衰竭　利尿剂治疗后数小时至数天就能减轻充血性心力衰竭患者的症状及体征，降低心脏充盈压；长期应用可使患者运动耐量增加，生活质量提高。利尿剂对心力衰竭患者病死率和病残率的影响目前还不明了，现主张对所有存在（或曾有）心力衰竭症状并伴体液潴留者均给予利尿剂，同时给予 ACEI 和 β 阻滞剂。在心力衰竭患者中，应用最多的是袢利尿剂呋塞米，从小剂量开始，逐步递增，直至尿量增加，体重减轻。由于利尿剂的主要用途是改善症状，当临床症状明显缓解后，可减量维持。对轻度心力衰竭或无症状左室功能不全患者，若通过限钠饮食即能控制体液容量，则无必要再加用利尿剂。

三、剂量和不良反应

常见利尿剂剂量和不良反应见表4-1。

表4-1　常用利尿剂

噻嗪类利尿剂		
氢氯噻嗪	12.5～50mg，1次/d	不良反应有低钾、低镁血症
吲达帕胺	1.25～5mg，1次/d	
袢利尿剂		
呋塞米	10～80mg，2～3次/d	作用持续时间短，需每日多次剂量
托拉塞米	2.5～50mg，1～2次/d	作用持续时间长，生物利用度稳定
保钾利尿剂		
螺内酯	12.5～50mg，1～2次/d	不良反应有剂量依赖性男子女性型乳房发育，半衰期长，高钾血症
氨苯蝶啶	12.5～150mg，1～2次/d	不良反应为高钾血症
阿米洛利	5～10mg，1～2次/d	常合用氢氯噻嗪，以增强疗效，减少钾的潴留
依普利酮	25～50mg，1～2次/d	高选择性作用于醛固酮受体，抗雄激素作用少

（李　娜）

第四节　有机硝酸酯类药物

有机硝酸酯类药物在人体内能快速转换为一氧化氮（NO），后者激活平滑肌细胞和血小板的鸟苷酸环化酶，使单磷酸环化鸟苷（cGMP）增加，促进血管扩张和抑制血小板聚集，发挥一系列药理作用。

一、药理作用

硝酸酯类能促进血管扩张，主要扩张静脉和大冠状动脉，对部分外周小动脉和微血管床也有扩张作用，降低心脏前后负荷，减少需氧量20%～40%。它对冠脉大血管和直径大于$100\mu m$动脉的扩张作用能改善冠脉循环，促进侧支血流，抑制冠脉痉挛。硝酸酯类药物对更小动脉和阻力血管没有作用。硝酸酯类还有一定程度的抑制血小板聚集作用，在体外实验、动物实验和正常人群、心绞痛和心肌梗死患者中都已证实。

二、药代动力学特点

不同硝酸酯类药物的药代动力学有很大差别。

1. 硝酸甘油 血浆硝酸甘油浓度很难测量，舌下含服后会有短暂升高。使用皮下贴片时，可在血浆中维持一定的浓度，但必须在应用 12～14h 后撕去。

2. 单硝酸和二硝酸异山梨酯 循环中二硝酸异山梨酯经肝脏首过代谢后转化为 5－单硝酸异山梨酯，比二硝酸异山梨酯更具活性。5－单硝酸异山梨酯口服吸收完全，生物利用度接近 100%，一旦这些有机硝酸酯类药物的血浓度达到稳态后，耐受性也会同时产生。因此目前硝酸酯长效制剂都设计成有一定的时间空缺，以避免产生药物耐受性。

各类硝酸酯类药物均有静脉制剂，可用于缓解心绞痛症状或心功能不全急性发作时。

三、在心血管疾病中的应用

硝酸酯类药物可用于治疗各类心绞痛，如稳定型劳力性心绞痛和不稳定型心绞痛、急性心肌梗死以及充血性心力衰竭等。

无论是用于治疗心绞痛还是心力衰竭，若血硝酸酯药物浓度持续偏高多个小时，及多次给药之间缺乏硝酸酯空白期，均易出现硝酸酯耐药，目前对其发生机制尚无准确阐明。避免硝酸酯耐药最好的方法是采用短效口服硝酸酯，留一段药物空白时间。每天口服 1 次的长效硝酸酯药物对预防耐药性也有较好作用，它可使血浆药物浓度有所起伏。硝酸甘油贴片需要间隔给药，每天应用 12～14h，留 10～12h 药物空白。需要指出的是，即使已经发生硝酸酯耐药的情况，舌下含服硝酸甘油仍能产生治疗效果。

四、不良反应

硝酸酯类药物的主要不良反应是头痛，但随着用药时间延长，头痛可以缓解。其次是低血压反应，发生于 10% 使用小剂量静脉硝酸酯类药物患者中，在减慢滴速和停药后可以恢复，口服硝酸酯类药物中较少发生低血压反应。部分患者在刚开始应用时会觉疲乏，甚至出现黑矇或晕厥。

（张世阳）

第五节　钙通道阻滞剂

钙通道阻滞剂可以抑制多种钙通道依赖的心血管功能，抑制血管平滑肌细胞收缩，促进外周血管和冠脉扩张。主要用于高血压、心绞痛和室上性心动过速的治疗。

一、分类和药理作用

钙通道阻滞剂主要干预细胞中电压依赖的 L 型和 T 型钙通道的钙内流，包括血管平滑肌细胞，心肌细胞以及窦房结和房室结细胞。现有的 CCB 大多作用于电压依赖的 L 通道（主要介导足够的钙内流，使细胞收缩）。T 通道主要在窦房结和房室结组织的除极化过程中具有重要作用。

钙通道阻滞剂根据其结构可大致分为两类：二氢吡啶类和非二氢吡啶类。最早问世的二氢吡啶类 CCB 是硝苯地平，它能迅速扩张血管，降低血压，但是这种快速的外周血管扩张会引起显著的低血压和反射性交感兴奋、心动过速以及肾素血管紧张素系统激活。后期研制的长效制剂，如氨氯地平、非洛地平等，因血管扩张而引起的不良反应大大减少。非二氢吡啶类 CCB 地尔硫䓬和维拉帕米都可通过负性频率和负性传导作用而有效地终止室上性心动过速。

二、药代动力学特点

所有 CCB 都是通过肝酶系统代谢，肝酶活性在合用西咪替丁、抗真菌药物或有肝功能不全时被抑制，而在合用苯妥英和苯巴比妥时被加强。

1. 维拉帕米 扩张外周动脉，但不增加心排血量和左室射血分数。有显著的负性肌力和负性频率作用。普通片口服后血浆达峰时约 0.5～1h，清除半衰期 3～7h。长期用药或并发有肝肾功能不全时血浆半衰期延长，在有显著肝功能不全的患者中剂量应减少 50%～75%。在肌酐清除率低于 30ml/min

时，剂量应减少50%。维拉帕米的生物利用度为10%～20%，血浆蛋白结合率为87%～93%。母药及其活性代谢产物去甲维拉帕米75%经肾脏，25%经胃肠系统排泄。维拉帕米缓释片口服后达峰时间4～6h，清除半衰期4.5～12h，生物利用度与普通片相似，能有效平稳控制24h血压。

2. 地尔硫䓬　作用与维拉帕米相似，但对心脏的抑制作用较弱。口服吸收90%，生物利用度45%，起效时间15～30min，达峰时间1～2h，清除半衰期4～7h，蛋白结合率80%～90%。地尔硫䓬在肝脏中经乙酰化转为去乙酰基地尔硫䓬，其活性是母体药物的40%。地尔硫䓬约有35%经肾脏排泄，65%经胃肠系统排泄。地尔硫䓬缓释片达峰时间约6～11h，清除半衰期约5～7h。

3. 二氢吡啶类　二氢吡啶类CCB主要扩张动脉，其负性肌力作用较非二氢吡啶类CCB小。氨氯地平和非洛地平常规剂量时不抑制心肌收缩力，可用于左室收缩功能不全患者。硝苯地平口服后迅速吸收，血浆达峰时间20～45min，作用维持4～8h，半衰期短，现已较少应用。但硝苯地平控释制剂能维持24h稳定血浓度，每天仅需服药1次，现已取代短效普通制剂。同样，半衰期较长的二氢吡啶类CCB如氨氯地平、非洛地平、尼卡地平等，血管选择性高，用于高血压或心绞痛治疗时疗效和安全性均较好。拉西地平、乐卡地平和贝尼地平血浆半衰期虽不长，但具有较强的亲脂性，能与细胞膜紧密结合，从而发挥持久的钙通道阻滞作用，也是长效的CCB。

三、在心血管疾病中的应用

钙通道阻滞剂用于治疗高血压、心绞痛和室上性快速心律失常。短效二氢吡啶类CCB会造成血压急骤下降，诱发心肌缺血。长效或缓释制剂使用简便，药物释放强度减弱，不良反应减少，作用时间延长，血压下降平缓，其长期缓慢低程度交感神经激活作用不会引起显著的心血管危险性。CCB对各种高血压患者均有降压作用，可作为伴有心绞痛、间歇性跛行的高血压患者的一线降压药，但在有收缩功能不全的心力衰竭患者中要慎用地尔硫䓬和维拉帕米，可考虑选择长效二氢吡啶类药物。相反，伴有左室肥厚、舒张功能不全的心功能衰竭和室上性心动过速存在时，有负性频率作用的地尔硫䓬和维拉帕米应优先考虑。CCB还可以和多种降压药物联合应用，如β阻滞剂、ACEI和外周α阻滞剂等。多项大型随机临床试验都表明，CCB对心血管系统的保护作用与利尿剂和β阻滞剂相仿。此外，荟萃分析研究还表明，以CCB为基础的多种药物联合治疗能显著降低脑卒中的发生率，但其在预防心力衰竭方面则逊于利尿剂、β阻滞剂和ACEI。尽管不同类型钙通道阻滞剂抗心肌缺血的机制不完全一致，但大致通过以下途径：①扩张冠脉。②降血压以降低心脏后负荷。维拉帕米和地尔硫䓬能通过其对房室结的抑制作用，阻断室上性心动过速的折返环路，从而有效终止室上性心动过速的发作，同时还能控制慢性房颤患者的心室率。

四、剂量和不良反应

1. 维拉帕米　口服普通片每次40～80mg，每日3次；缓释片每次120～480mg，每日1次。静脉给药用于终止快速心律失常，5～10mg静脉推注（2min内），15～20min后可重复给药。

2. 地尔硫䓬　口服普通片每次30～60mg，每日3次；缓释片每次90～180mg，每日1次。为控制快速心律失常可静脉给药0.25mg/kg（2min内），必要时，15～20min后可重复给药，继以5～15mg/h的速度静脉滴注维持。

常见不良反应包括头痛、面色潮红、多尿和胃食管反流，踝部水肿是持续用药患者中最常见的不良反应，可换用不同种类CCB、停用CCB或改用其他降压药物。便秘和房室传导阻滞是维拉帕米最常见的不良反应。

（张世阳）

第六节 洋地黄类及其他正性肌力药物

一、洋地黄

洋地黄是一类历史悠久的正性肌力药物,广泛应用于充血性心力衰竭的治疗中,同时有负性频率作用,因此也用于控制房颤或房扑的心室率。

1. 药理作用 抑制心肌细胞膜上的 $Na^+ - K^+ - ATP$ 酶,使 $Na^+ - K^+$ 交换减少,细胞内 Na^+ 积聚,促进 $Na^+ - Ca^{2+}$ 交换,从而使细胞钙内流增加,心肌收缩力增加,心排血量增加,后者使迷走神经兴奋性增高,心率减慢,此过程不增加心肌耗氧量。治疗剂量的洋地黄还通过兴奋迷走神经而减慢房室传导。

2. 临床应用 DIG 研究发现洋地黄不降低慢性充血性心力衰竭患者病死率,但能显著改善收缩性心力衰竭患者的临床症状。目前治疗指南建议,如果充血性心力衰竭患者在接受了利尿剂、ACEI 或 ARB、β 阻滞剂以后仍然存在心力衰竭的症状,可加用洋地黄来改善。但对左室收缩功能正常的心力衰竭患者无明显应用价值,且在急性冠脉综合征患者中应用可能会增加不良反应,因此,应慎用于急性心肌梗死后患者。

洋地黄还能通过减慢房室传导作用,阻止房颤或房扑时过多的心房冲动传导到心室,从而控制和减慢心室率。

3. 剂量和不良反应 地高辛起始剂量为 0.062 5 ~ 0.25mg,每日 1 次,1 周内逐步稳定。由于洋地黄主要通过肾脏排泄,肾功能不全患者应减量或慎用。毛花苷丙(西地兰)用5%葡萄糖注射液稀释后缓慢注射,对肾功能正常且 2 周内未使用过洋地黄类药物的成人常用量为首剂 0.4 ~ 0.6mg,以后每 2 ~ 4h 可再给 0.2 ~ 0.4mg,24h 总量 1 ~ 1.2mg。静脉注射获满意疗效后,可改口服地高辛常用维持量以保持疗效。洋地黄与很多药物存在相互作用,如与维拉帕米、螺内酯和胺碘酮合用会增加洋地黄毒性,因此需要合用时,应减少洋地黄剂量。

洋地黄类治疗剂量和中毒剂量较接近,且个体差异大,因此临床应注意其毒性反应,如胃肠道反应、中枢神经系统反应(黄视和绿视)和心脏的各种心律失常(包括快速性心律失常,如室性期前收缩和室性心动过速等,以及缓慢性心律失常,如窦性心动过缓和房室传导阻滞等)。一旦有毒性反应发生,应立即停用,纠正可能存在的电解质紊乱,如低钾血症,同时酌情给予补钾和补液治疗。

目前没有证据提示临床可依据地高辛血浓度来调整剂量,地高辛血浓度监测在评价是否存在洋地黄中毒时非常重要,一般超过 2.0ng/ml 时洋地黄中毒机会增大,但是洋地黄浓度低于此水平时也可能出现洋地黄中毒,尤其是伴有低钾或低镁血症时。

洋地黄类药物的禁忌证包括:①与钙注射剂合用。②任何强心苷制剂中毒。③室性心动过速、心室颤动。④梗阻性肥厚型心肌病(若伴收缩功能不全或心房颤动仍可考虑)。⑤预激综合征伴心房颤动或扑动。⑥缓慢性心律失常包括严重窦性心动过缓和房室传导阻滞。

二、其他正性肌力药物

临床应用的其他正性肌力药物包括 β_1 激动剂,如多巴酚丁胺,它通过激动心脏 β_1 受体,使心肌收缩力增强,心排血量增加,通过激动 β_2 受体,轻度扩张小动脉,降低心脏后负荷,增加肾血流量和尿量。另一类正性肌力药物是磷酸二酯酶抑制剂,如米力农和氨力农,它们也增强心肌收缩力和心排血量。上述药物都能短期改善失代偿心力衰竭患者的血流动力学,但是大量研究发现,它们不能改善患者症状和运动耐量,而且在 PROMISE 研究中还发现米力农导致患者病死率增加。因此,静脉给予多巴酚丁胺或米力农仅适用于难治性心力衰竭的短期治疗。随着心脏移植手术的逐渐推广,多巴酚丁胺和米力农将会被更多地用作难治性心力衰竭患者等待供体时的治疗桥梁。

三、新型急性心力衰竭治疗药物

1. 利钠肽　利钠肽是一种新型扩血管药物，有利尿和增加尿钠排出作用，间接增加心排血量，抑制心力衰竭患者神经内分泌激活。这类药物逐渐开始应用于急性心力衰竭治疗中，能改善心力衰竭症状，但对病死、病残率的影响还不清楚，可作为难治性心力衰竭的辅助用药之一，间断给药。目前国内应用的利钠肽是冻干重组人脑钠肽，可先给予 $1.5\mu g/kg$ 静脉推注，继以 $0.007\,5\mu g/$（$kg\cdot min$）滴注维持。

2. 钙增敏剂　钙增敏剂是一类作用机制完全不同于传统强心剂的强心药物，它主要通过增加心肌收缩系统对 Ca^{2+} 的敏感性来发挥强心作用，增加心排血量，降低充盈压。此外，它还有良好抗休克及调节外周血管反应性、改善器官组织血流量作用。左西孟旦是一种对肌钙蛋白 C 有高亲和力的钙增敏剂，在瑞典等欧美国家已被批准经静脉用于治疗心力衰竭。对严重心力衰竭患者，短期给予左西孟丹有明显改善血流动力学指标作用；但目前没有该药对生存率影响的研究资料。左西孟丹半衰期短，约 $1h$，在体内代谢为活性产物 OR – 1896，其清除半衰期为 $70\sim80h$。一般负荷剂量为 $6\sim12\mu g/kg$，维持剂量为 $0.1\sim0.2\mu g/$（$kg\cdot min$），持续 $24h$。左西孟丹耐受性尚好，没有明显药物相互作用，有研究发现延长左西孟丹用药时间至 $7d$ 可致心率增快，这可能导致应用于重症患者中安全性下降。

（潘伟英）

第七节　抗快速心律药物

抗快速心律失常药物虽然能改善症状，但其应用受其有限的疗效和可能存在的致心律失常作用所限制。在一些生存率方面的临床研究中，这类药物未能证实其显著益处，某些药物甚至还有致死亡率增加的趋势。

一、常用抗快速心律失常药物分类

常用抗快速心律失常药物可按 Vaughan Williams 提出的方法即按其电生理特性分类（表 4 – 2）。另外还有一种新的分类，即 Sicilian gambit 分类，它按抗心律失常药物对离子通道、受体和膜泵作用不同而分类。

莫雷西嗪属 I 类抗快速心律失常药，具体分类尚有不同意见。它可抑制快 Na^+ 内流，具有膜稳定作用，缩短 2 相和 3 相复极及动作电位时间，缩短有效不应期。对窦房结自律性影响很小，但可延长房室及希普系统的传导。血流动力学作用轻微，在严重器质性心脏病患者可使心力衰竭加重。

表 4 – 2　常用抗快速心律失常药物分类

类型	药物	离子通道	自律性	传导性	有效不应期	对左室影响
I 类钠通道阻滞剂						
I a 类	奎尼丁	中等 Na^+ 通道阻滞剂	↓	↓	↑	
	普鲁卡因胺	中等 Na^+ 通道阻滞剂	↓	↓	↑	
	双异丙吡胺	中等 Na^+ 通道阻滞剂	↓	↓	↑	有抗胆碱能效应，降低心肌收缩力
I b 类	利多卡因	弱 Na^+ 通道阻滞剂	↓	↑	↓	
	美西律	弱 Na^+ 通道阻滞剂	↓	↑	↓	
I c 类	普罗帕酮	强 Na^+ 通道阻滞剂	↓	±	±	
II 类	β 阻滞剂		↓	↓	↑	抑制心肌收缩力
III 类延长复极化药	索他洛尔	强 K^+ 通道阻滞剂	↓	↓	↑	抑制心肌收缩力
	胺碘酮	强 K^+ 通道阻滞剂	↓	↓	↑	

类型	药物	离子通道	自律性	传导性	有效不应期	对左室影响
Ⅳ类钙通道阻滞剂	维拉帕米	强 Ca^{2+} 通道阻滞剂	↓	↓	↑（房室结）	抑制心肌收缩力
	地尔硫草	中等 Ca^{2+} 通道阻滞剂				抑制心肌收缩力
其他	腺苷	腺苷受体激活，促进 K^+ 外流	↓	↓（房－室）	↑	

注：↓：降低；↑：增加；±：无明显变化。

二、临床应用

Ⅱ类和Ⅳ类抗快速心律失常药物主要用于快速性室上性心律失常的治疗，其他主要抗快速心律失常药物的应用如下：

1. 奎尼丁　奎尼丁在不同个体中的有效剂量并不相同，常规用药是每 6h 1 次，但其血浆半衰期个体差异大，3～19h，血浆蛋白结合率约 50%～95%，口服生物利用度接近 70%，通过肝（50%～90%）、肾（10%～30%）途径排泄。

奎尼丁可引起 QT 间期延长，尖端扭转型室速，易致奎尼丁晕厥，严重时可导致猝死。

由于奎尼丁有 α 受体阻滞作用，因此，用药时可出现低血压反应。其他不良反应包括常见的腹泻、呕吐，血浓度增高时会有耳鸣，较少出现血小板减少症，在并发有传导系统疾病患者中，可能会出现传导阻滞。

奎尼丁（硫酸盐）常用起始剂量为每 6h 口服 200mg，每 3d 剂量递增 1 次，老年患者需要减少用量。患者宜在用药 4d 后进行剂量调整以免出现药物累积，通常其有效剂量为（800～1 200）mg/d。先天性长 QT 综合征、低钾血症或有尖端扭转型室速发作史的患者不宜使用奎尼丁。洋地黄和奎尼丁合用其致心律失常作用加强，易出现洋地黄中毒。奎尼丁的代谢产物被西咪替丁抑制，被苯妥英钠、苯巴比妥、利福平加强。奎尼丁是强肝脏细胞色素 P450 抑制剂，因此可能会影响其他需要经此肝酶代谢的药物，包括普罗帕酮、美西律、美托洛尔等的代谢。

2. 普鲁卡因胺　普鲁卡因胺口服吸收迅速，生物利用度达 100%，血清蛋白结合率约 15%，在肾功能正常患者中，血浆清除半衰期为 2～4h，因此，需每 3～6h 给药 1 次。超过一半人群属于普鲁卡因胺快速乙酰化显型，能迅速将普鲁卡因胺转化为 N－乙酰普鲁卡因胺，后者有Ⅲ类抗快速心律失常药物的作用。

普鲁卡因胺有静脉制剂和口服制剂，在心功能和肾功能正常患者中，推荐初始口服剂量为 50mg/（kg·d），一般需多次给药，长期服用可能引起红斑狼疮样综合征，故已少应用。静脉给药方法，以 275μg/（kg·min）速度静脉滴注 25min 作为负荷量，或 100mg 静脉推注 3min，每 5min 可重复给药 1 次，总剂量最高为 1g。若对负荷剂量耐受性好，无低血压发生，且 QRS 或 QT 增宽不超过 25%，则可给予 20～60μg/（kg·min）静脉维持。

肾功能不全或低心排血量者需减量用药，因普鲁卡因胺和 N－乙酰普鲁卡因胺浓度都会增高，导致毒性反应。普鲁卡因胺较少与其他药物发生相互作用。

3. 利多卡因　利多卡因口服吸收良好，但生物利用度差，首过效应强。其清除易受肝血流量的影响，代谢产物经肾排泄。静脉给药后，人体内药代动力学呈典型的双室模型，其抗快速心律失常作用与中央室利多卡因浓度相关，因此治疗时应重复多次负荷剂量，继以一定剂量维持，使血浆和心肌组织内维持一定的治疗浓度。正常人达稳态血浓度的时间通常接近 8～10h，在心力衰竭和（或）伴有肝病者，最长需要 20～24h。

利多卡因主要用于快速抑制有症状的室性心律失常，它的初始剂量为 1mg/kg，静脉推注 2min，根据心律失常控制情况，可再给予 3 次负荷量，每次间隔 8～10min，每次 50mg，此后可以 1～4mg/min 或 0.015～0.03mg/（kg·min）速度静滴维持，最大维持剂量为 4mg/min。

在肝病或肾病患者中，利多卡因初始剂量无需调整，但肝病和心力衰竭患者因清除减少，而需减少维持量。机械通气患者，由于心排血量和肝血流量的减少，也需要调整利多卡因的剂量。心力衰竭患者应用利多卡因后，其利多卡因血浓度可为正常人给予相同剂量后的 2 倍，因其中央室分布通常受阻，因此负荷剂量通常需要减半，由于其清除也受阻，因此其维持剂量也应减为常用剂量的一半。

当利多卡因与其他抗心律失常药物合用时，可对心脏传导有一定的抑制作用。普萘洛尔会引起心排血量和肝血流减少，因此会减少利多卡因的清除。西咪替丁会降低利多卡因的分布容积，抑制利多卡因代谢酶 CYPIA2 和 CYP3A4，使利多卡因血浓度增高。

4. 美西律　口服美西律的生物利用度接近 90%，体内分布容积大，血浆浓度仅占 1%，其中 70% 与血清蛋白结合，肝脏首过代谢少，但清除途径主要为肝脏，仅 10%～15% 以原型从尿液排出。其清除半衰期为 8～20h，达稳态血浓度时间为 1～3d。美西律在肝脏主要经 CYP2D6 酶代谢，清除率个体差异大。美西律应从小剂量开始应用，每 2～3d 逐步递增剂量，直至产生疗效。在正常肾功能患者中推荐初始剂量为 200mg，每 8h 1 次。肾功能衰竭患者如果并发有肝 CYP2D6 酶缺乏，可显著减少美西律清除，因此所有肾功能不全患者均需降低初始剂量。在有明显充血性心力衰竭和肝功能衰竭患者中，血浆清除半衰期显著延长，建议剂量减半。

美西律肝脏代谢可因苯巴比妥、苯妥英钠等药物加强，利福平可缩短其半衰期，导致常规剂量效果不佳，同样，如果已经与这些药物合用，则停用这些药物后，原有剂量则可导致中毒。

5. 普罗帕酮　普罗帕酮结构和普萘洛尔颇为相似，可蓄积产生一定的 β 阻滞作用，它的代谢途径个体差异大，在缺乏肝酶 CYP2D6 的低代谢患者中，普罗帕酮清除减少，产生活性代谢产物 5-羟普罗帕酮减少。

普罗帕酮的起始剂量为 150mg，每天 3 次，3～5d 后根据心律失常控制情况将剂量逐步调整至 200mg，每天 4 次。为避免可能的蓄积作用，建议剂量调整间隔应为 3d 以上。肝功能不全患者应适当减少剂量，肾功能不全患者无需调整剂量。

6. 莫雷西嗪　口服生物利用度 38%，饭后 30min 服用影响吸收速度，使峰浓度下降，但不影响吸收量。蛋白结合率约 95%，约 60% 经肝脏生物转化，至少有 2 种代谢产物具药理活性，清除半衰期为 1.5～3.5h，口服后 0.5～2h 血药浓度达峰值，抗心律失常作用与血药浓度的高低和时程无关。服用剂量的 56% 从粪便排出。主要适用于室性心律失常，包括室性期前收缩及室性心动过速。口服，成人常用量 150～300mg，每 8h 1 次，极量为 900mg/d。不良反应包括头晕、恶心、头痛、乏力、嗜睡、腹痛、消化不良、呕吐、出汗、感觉异常、口干、复视等。禁忌证包括：二或三度房室传导阻滞及双束支传导阻滞且未用起搏器者，以及心源性休克与过敏。

7. 索他洛尔　索他洛尔阻断心肌钾通道，同时又有一定的 β 阻滞活性，属 III 类抗心律失常药物。口服生物利用度超过 90%，达峰时间为 2.5～4h，它不与血浆蛋白结合，以原型药物从肾脏排出，清除半衰期为 12h。索他洛尔的口服剂量为 80mg，每 12h 1 次，肾功能正常者 2～3d 达到稳态，如果在此治疗剂量时疗效不佳，且患者无 QT 延长（小于 500ms），可将剂量上调至 160mg，每 12h 1 次。肾功能不全患者需调整剂量，肌酐清除率（CrCI）在 30～60ml/min 时，用药间隔为 24h，当 CrCI 在 10～30ml/min 时，用药间隔为 36～48h，或将剂量减半，每 24h 1 次用药。由于有潜在的致心律失常和加重心力衰竭的作用，在心功能不全患者中应从小剂量开始应用，且密切随访 QT 间期。索他洛尔临床应用还需警惕有无心动过缓、支气管痉挛和心力衰竭加重等情况。

8. 胺碘酮　胺碘酮阻断钾通道、钠通道和钙通道，同时兼有 α 和 β 阻滞作用。该药为脂溶性，人体药代动力学个体差异大，体内吸收慢，个体间的生物利用度可相差 4 倍多。胺碘酮经肝酶 CYP3A4 代谢后转化为去乙基胺碘酮，极少量经尿液排泄。去乙基胺碘酮的抗快速心律失常作用与胺碘酮相当或更强。胺碘酮在体内部分组织（如心肌等）中可快速沉积，但在其他组织如脂肪等，则缓慢蓄积，心肌组织中的胺碘酮还可重分布至脂肪组织中，当它在所有组织中的浓度饱和后，心肌组织中的药物再重分布，易出现致心律失常等不良反应。胺碘酮的代谢十分缓慢，个体差异也很大，清除半衰期可达 13～103d。

胺碘酮需要数周至数月维持用药才能达到抗快速心律失常作用，大剂量静脉用药或口服负荷剂量能加快产生治疗作用，如200mg每天3次，持续7~14d。因胺碘酮有心肌组织外重分布特点，因此，需以小剂量维持使用，一般为200~600mg，每天1次。静脉途径给药分三阶段，先给予150mg静推10min，在接下来6h内给予360mg（1.0mg/min），继以0.5mg/min维持。若期间室性心律失常控制不佳，可再给予150mg静脉推注。

充血性心力衰竭患者长期采用胺碘酮治疗耐受性好，但目前研究未表明它能提高充血性心力衰竭患者的生存率。临床应用胺碘酮需警惕其不良反应，如窦性心动过缓、传导阻滞，尖端扭转型室速、肝功能损害等，胺碘酮长期应用还需警惕肺纤维化、甲状腺功能异常、角膜色素沉着等，因此用药期间需密切随访。胺碘酮抑制肝脏P450酶活性，因此，它可以与很多药物发生相互作用，如华法林、奎尼丁、双嘧达莫、美西律和普罗帕酮等，使这些药物血药浓度增高。不含碘的类似药物决奈达隆在临床试验中。

9. 富马酸伊布利特　伊布利特只有静脉制剂，用药后10min内快速分布于组织中，血浆半衰期为2~12h（平均6h），主要经肝酶系统代谢，清除迅速，目前还没有关于此药与其他药物相互作用的研究报道。体重60kg以上者，一般给予1mg静脉注射（10min内）；体重低于60kg患者，可给予0.01mg/kg的剂量静脉推注。首剂后10min心律失常未明显纠正，可给予相同剂量重复注射。由于存在潜在的致尖端扭转型室速可能，建议在用药期间及用药后至少4h内进行监护。目前还没有该药在肝肾功能不全患者中应用的临床研究报道，一般建议在并发有肝肾功能不全患者中减量使用。同类的口服制剂有多非利特。

10. 腺苷　腺苷静脉注射后，快速进入红细胞和内皮细胞中，清除半衰期为1.5~10s，腺苷能延长房室结的不应期，可用于终止阵发性室上性心动过速，最大作用可在静脉用药后30s内产生。成人初始剂量为6mg，1~2s内推注，如果心律失常持续，再给予12mg，1~2s内推注，疗效不佳，可再重复给药，但是不推荐应用12mg以上剂量。

（潘伟英）

第八节　抗血小板聚集、抗凝和溶栓药

一、抗血小板聚集药物

抗血小板聚集剂的临床应用是不稳定型心绞痛、非ST段抬高型急性冠脉综合征或急性ST段抬高型心肌梗死治疗的里程碑，药物通过不同机制抑制血小板聚集途径中的不同环节，如环氧化酶（COX）、磷酸二酯酶、血栓素和糖蛋白受体等，达到抑制血小板聚集的作用，其中以阿司匹林、噻吩吡啶类和静脉应用的血小板糖蛋白Ⅱb、Ⅲa受体抑制剂研究得最为广泛。

（一）抗血小板聚集药物的分类

根据药物作用靶位不同，临床常用抗血小板药物可以分为：①抑制血栓素A_2的药物，如阿司匹林。②抑制ADP诱导血小板聚集的药物，如噻氯匹定和氯吡格雷。③抑制环核酸磷酸二酯酶PDE_3的药物，如西洛他唑。④抑制血小板糖蛋白Ⅱb Ⅲa受体药物，如阿昔单抗、替罗非班、依替巴肽等。

（二）常用抗血小板聚集药物

1. 阿司匹林　主要通过抑制血小板环氧化酶活性，阻断花生四烯酸转化为前列腺素H_2（PGH_2），后者是血栓素A_2（TXA_2）的前体，血小板受到某些刺激因子后可以合成TXA_2，并有自身放大作用，促进血小板聚集，引起血管收缩。阿司匹林是已被证实在心血管疾病中能有效预防动脉硬化并发症的药物，它在心肌梗死、卒中和心血管死亡的一级和二级预防中都有良好效果，同时在急性心肌梗死和血栓事件发作时也能发挥有效作用。随机化临床试验中所证实的阿司匹林有效剂量差异很大，目前推荐使用剂量为100~325mg/d。

2. 噻吩吡啶类　噻吩吡啶衍生物有噻氯匹定和氯吡格雷，能抑制ADP诱导的血小板聚集。由于噻氯吡啶可引起严重粒细胞缺乏症，因此氯吡格雷成为临床上应用最广泛的噻吩吡啶类衍生物。氯吡格雷通过肝细胞色素 P450 酶转化为有活性的代谢产物，产生强大的抗血小板聚集作用。近年来，氯吡格雷在缺血性疾病中的应用指征不断扩大，氯吡格雷 75mg 与阿司匹林 325mg 长期应用相比较，能更有效减少缺血性卒中、心肌梗死或缺血性血管事件发生率。噻氯匹定在不稳定型心绞痛、周围动脉疾病和脑血管疾病中的推荐剂量为 250mg，每日 2 次。氯吡格雷的首次负荷剂量为 300mg，继以 75mg/d 维持应用。

3. 西洛他唑　西洛他唑能可逆性地选择性抑制环核酸磷酸二酯酶 3，同时抑制腺苷的摄取，在体外和部分体内试验中，它有抑制血小板聚集作用。研究发现，西洛他唑能促进动脉血管扩张，抑制血管平滑肌细胞增殖和内膜增厚，研究发现在行经皮冠状动脉血管支架术后患者中应用能减少再狭窄，但在支架术后患者是否需要阿司匹林、氯吡格雷和西洛他唑三药联用还有待于更大规模前瞻性研究。西洛他唑常用剂量为 100mg，每日 2 次口服。

4. 血小板糖蛋白 Ⅱb/Ⅲa 受体拮抗剂　血小板糖蛋白 Ⅱb/Ⅲa 受体主要连接纤维蛋白原和细胞内信号通路，最终促进血小板聚集。血小板糖蛋白 Ⅱb/Ⅲa 受体拮抗剂特异性地阻断血小板聚集所需信号通路的最后一步，发挥强大的抑制血小板聚集作用，大量临床试验已经证实它有强大有效的抗血栓形成作用。常用药物有阿昔单抗、依替巴肽和替罗非班。目前有证据支持在不稳定型心绞痛或非 ST 段抬高型心肌梗死患者行冠状动脉介入治疗时静脉应用血小板糖蛋白 Ⅱb/Ⅲa 受体拮抗剂，可降低冠状动脉缺血性事件的发生。美国 AHA/ACC 治疗指南推荐在有血肌钙蛋白增高的患者中静脉给予血小板糖蛋白 Ⅱb/Ⅲa 受体拮抗剂，而且必须在介入治疗前或治疗中开始应用。目前尚无证据支持在低危、血肌钙蛋白正常、且不准备行介入治疗的患者中应用血小板糖蛋白 Ⅱb/Ⅲa 受体拮抗剂。阿昔单抗常用剂量为：0.25mg/kg 静脉推注，继以 0.125μg/（kg·min）维持静脉滴注 12h，并同时应用肝素，在冠状动脉介入治疗前即开始应用。依替巴肽的剂量为：180μg/kg 静脉推注 2 次，间隔 10min 以上，继以 2μg/（kg·min）静脉输注，在肌酐清除率低于 50ml/min 的患者中，滴注剂量应该减半。替罗非班剂量为：0.4μg/（kg·min）滴注 30min，继以 0.1μg/（kg·min）维持，必须与肝素同用，在肌酐清除率低于 30ml/min 的患者中，输注剂量减半。虽然静脉用血小板 Ⅱb/Ⅲa 受体拮抗剂在急性冠脉综合征和冠状动脉血运重建中有良好疗效，但其口服制剂的临床研究却没有显示临床益处。

（三）不良反应

阿司匹林会引起出血，但一般为轻微出血，大出血较少见，主要发生于有凝血功能障碍或合并应用其他抗凝药物的患者中，出血程度与阿司匹林剂量相关。阿司匹林的不良反应主要是胃肠道不适，与剂量呈一定关系，小剂量应用时症状可减轻，同时，阿司匹林还可引起胃黏膜糜烂、出血或溃疡。

噻氯匹定引起粒细胞缺乏症的比例约为 1%，大多数患者在停药后可以恢复，但有些患者不可逆转，最终致死，因此在开始用药的前 3 个月，必须密切随访，警惕严重并发症的发生。噻氯匹定另一严重并发症是血小板减少性紫癜。氯吡格雷引起粒细胞缺乏症的比例很少，但仍有可能引起血小板减少性紫癜，需引起警惕。噻吩吡啶类药物有致出血的倾向，尤其是准备近期内手术的患者。

西洛他唑的常见不良反应有皮疹、心悸、头痛等。

血小板糖蛋白 Ⅱb/Ⅲa 受体拮抗剂的主要不良反应是出血和血小板减少性紫癜。免疫机制是目前公认的几种血小板糖蛋白 Ⅱb/Ⅲa 受体拮抗剂发生血小板减少性紫癜的主要原因，虽然其发生率很低，但往往会威胁生命。阿昔单抗发生此不良反应（定义为血小板计数 $< 100 \times 10^9$/L）的比例是 2.5% ~ 6%，而严重血小板减少性紫癜的发生率为 0.4% ~ 1.6%（定义为血小板计数 $< 50 \times 10^9$/L）；依替巴肽发生此不良反应的比例是 1.2% ~ 6.8%；替罗非班的比例是 1.1% ~ 1.9%。

二、抗凝药

从组织因子暴露到凝血酶生成，凝血途径中一系列的环节都可成为抗凝药物的作用靶点，如组织因子抗体，凝血 X 因子抑制剂等，都是很强的抗凝血酶生成的药物，而直接凝血酶抑制剂是作用于已生成的凝血酶发挥抗凝作用。

1. 普通肝素　所有肝素制剂都是从猪小肠黏膜和牛肺组织中提取，同时含有高分子量（占 66%）

和低分子量（占33%）成分，高分子量成分抗凝作用弱，低分子量成分产生85%的抗凝作用。肝素在不稳定型心绞痛和非ST段抬高型心肌梗死中应用已有很多年，已被证实与阿司匹林合用有良好疗效。肝素还可作为溶栓治疗时的辅助用药，在急性ST段抬高型心肌梗死接受tPA溶栓治疗时需同时给予肝素，在溶栓前给予60U/kg（最多为4 000U）静脉推注，然后以12U/（kg·h）（最大为1 000U/h）的速度静脉滴注，维持APTT时间延长1.5~2倍左右，如果已合并应用阿司匹林，肝素维持48h即可。采用链激酶溶栓的患者中是否合并应用肝素还有争论，但在极易形成血栓的高危患者中还是推荐使用。肝素的主要不良反应是出血，在近期的研究中，静脉应用肝素的出血危险性<3%，但在肝素剂量增大、合并应用抗血小板聚集药物或高龄患者中出血风险增大。肝素的另一不良反应是其相关的血小板减少，一般发生于肝素治疗的第5~15d，主要原因是体内产生抗肝素/血小板因子4复合物的抗体。

2. 低分子量肝素　LMWH使用方便，无需监测APTT时间，是强凝血酶抑制剂和Xa因子抑制剂，可以皮下给药。吸收迅速，较少引起血小板减少性紫癜。荟萃分析研究显示在非ST段抬高型急性冠状动脉综合征患者中，LMWH的疗效可能优于普通肝素，如ESSENCE研究和TIMI-11B研究都发现依诺肝素较普通肝素能更有效减少联合终点事件（死亡、心肌梗死和急诊冠脉重建）。不过，其他LMWH，如达肝素和那曲肝素的研究则未能得到上述有益结果。依诺肝素也可用于行经皮冠状动脉介入术的患者，术前至少已应用两个剂量的依诺肝素（1mg/kg皮下注射）且最后一剂在PCI前8h内者，术中可不必再追加使用肝素，如果超过8h，术中可静脉注射依诺肝素0.3mg/kg，可取得与术中使用普通肝素同样的效果。与普通肝素一样，LMWH不能用于有活动性出血、明显血小板减少性紫癜、近期有颅脑手术或出血史、创伤、心内膜炎和严重高血压患者。LMWH和普通肝素在冠心病患者中应用，大出血发生率未见增高，但在卒中患者中应用，大出血比例明显增高。

3. 比伐卢定　水蛭素来源的水蛭肽，具有直接抗凝血酶作用，可人工合成。水蛭肽-1（比伐卢定）具有与凝血酶活性部位相结合的基团D-Phe-Pro-Arg-Pro，抑制凝血酶活性。既往研究发现比伐卢定与链激酶联合应用于ST段抬高型心梗患者会有出血增多情况，但在冠脉血管重建时能有效预防血管的急性闭塞，而且安全性好。在不稳定型心绞痛和心梗后心绞痛患者中应用价值与肝素相当，但中度出血较后者减少。尽管比伐卢定能减少PCI后的缺血并发症和出血，但其与氯吡格雷、血小板糖蛋白Ⅱb/Ⅲa受体拮抗剂等合用的疗效还有待于进一步研究。目前欧盟已经批准该药用于紧急冠脉血管重建治疗。比伐卢定在PCI中的剂量为：0.75mg/kg静脉推注，继以1.75mg/（kg·h）维持，在静脉推注后5min内需测ACT时间，以决定是否需要追加0.3mg/kg剂量静脉注射。静脉滴注一般维持至PCI术后4h。肌酐清除率低于30ml/min者需减量使用。

4. 磺达肝癸钠　磺达肝癸钠也是一种新型的直接凝血酶抑制剂，最早于2003年被美国FDA批准用于下肢深静脉血栓的预防性治疗。在最近的OASIS-5和6研究中发现，磺达肝癸钠组患者PCI后9d和30d内死亡、心梗等临床事件发生率低于依诺肝素组，且大出血并发症未见增加，因此，欧盟已将磺达肝癸钠批准应用于需要紧急或择期行介入性冠脉血运重建的患者中。常用剂量为2.5mg皮下注射，每天1次。肌酐清除率低于30ml/min者需减量使用。

5. 华法林　华法林是香豆素类口服抗凝药。化学结构与维生素K相似。其抗凝血作用的机制是竞争性拮抗维生素K的作用，从而使维生素K依赖性凝血因子Ⅱ、Ⅶ、Ⅸ、Ⅹ等的合成显著减少，延长凝血因子时间。本品在体外无效，在体内需待已合成的上述凝血因子耗竭后，才能发挥作用。华法林用于血栓栓塞性疾病的预防，如心脏机械瓣置换术后的抗凝、下肢深静脉血栓、肺栓塞、肺动脉高压等，也能显著降低阵发性或持续性房颤患者卒中发生率。华法林可从小剂量开始，逐步递增，直至凝血因子时间国际标准化比率（INR）稳定于2.0~3.0。在使用过程中，需监测凝血功能调整剂量。

三、溶栓药物

溶栓药物主要用于急性ST段抬高型心肌梗死，通过恢复冠状动脉的再灌注而保护左室功能、降低心血管并发症，其主要的不良反应是严重出血并发症包括致死性脑出血的增加。血浆纤维蛋白酶原是一种原酶，在纤溶酶原激活物的转化下成为有活性的纤溶酶，降解纤维蛋白成为可溶性片段产物。溶栓药物必须在急性 ST 段抬高型心肌梗死症状出现 12h 内给药。不稳定型心绞痛不伴 ST 段抬高的患者，应用溶栓药物未证实有显著临床益处。

第一代溶栓药物有尿激酶：150 万 U 于 30min 内静滴，配合 LMWH 皮下注射，每日 2 次。链激酶或重组链激酶：150 万 U 于 1h 内静滴，LMWH 皮下注射，每日 2 次。第二代溶栓药有重组组织型纤溶酶原激活剂：静脉注射 15mg，继之在 30min 内静滴 0.75mg/kg（不超过 50mg），再在 60min 内静滴 0.5mg/kg（不超过 35mg）。给药前静脉注射肝素 5 000U，继之以 1 000U/h 的速率静滴，以 APTT 结果调整肝素给药剂量，使 APTT 维持在 60~80s。主要不良反应是出血，应用 tPA 后颅内出血的发生率是 0.5%，随着患者年龄增大，其出血发生率可增至 1%~2%。尿激酶的出血发生率为 5%~11%，主要为注射或穿刺局部血肿或组织内出血，一般比较轻微，少数严重者也可有脑出血。链激酶的主要不良反应还有药物过敏，发生率约为 5%，不过全身性过敏反应较少见。第三代溶栓药主要有 TNK-组织型纤溶酶原激活剂（TNK-tPA）、瑞替普酶（rPA）、那替普酶（nPA）等，它们是通过改造自然型 tPA 的分子结构而获得，其选择性溶栓效果提高，半衰期延长，1 次或 2 次静脉注射给药即可达到治疗目的。

（崔留义）

第九节　调脂和抗动脉粥样硬化药物

近年来，调脂药物不仅被证实能有效调整血脂各组分，而且能显著降低心血管事件发生率和死亡率，延缓动脉粥样硬化的发展。

一、降低低密度脂蛋白胆固醇水平的药物

1. 药理作用　他汀类药物是肝细胞胆固醇合成中 HMG-CoA 还原酶抑制剂，能有效降低血低密度脂蛋白胆固醇（LDL-C）和升高血高密度脂蛋白胆固醇（HDL-C）水平，同时对中间密度脂蛋白胆固醇（lDL-C）和极低密度脂蛋白胆固醇（VLDL-C）也有降低作用，它们能有效治疗因各种原因导致的高低密度脂蛋白血症和高三酰甘油血症。在冠心病一级和二级预防中都能有效降低冠心病的发生率和病死、病残率。

他汀类药物还能抑制炎症和氧化，如降低炎症指标高敏感性 C 反应蛋白的水平等，这种抗炎作用独立于降脂作用以外。

2. 临床应用　近 10 年来的双盲随机对照研究证实他汀类药物能显著减缓动脉粥样硬化的进展，在冠心病一级和二级预防中都有重要作用，其中二级预防效果强于一级预防。他汀类药物的有益作用在用药第 1 年就已出现，在随后长期治疗中更多显现。

3. 药物剂量和药物相互作用

（1）药物剂量：他汀类药物降低总胆固醇和 LDL-C 的作用虽与药物剂量有相关性，但不呈直线相关关系。当他汀类药物的剂量增大 1 倍时，其降低总胆固醇的幅度仅增加 5%，降低 LDL-C 的幅度增加约 6%。临床上可供选择的药物：阿托伐他汀钙片（阿乐）、瑞舒伐他汀（可定）等。他汀类用药剂量如：阿托伐他汀钙片（阿乐，10mg），开始用量 20mg，每晚睡前服用，急性冠脉综合征或行急诊 PCI 患者可加倍至 40mg。

（2）药物相互作用：他汀类药物与其他药物合用时可有相互作用，需减少剂量，如辛伐他汀与胺碘酮、维拉帕米合用时必须减量。红霉素、克拉霉素、咪唑类抗真菌药（酮康唑）、蛋白酶抑制剂都会增加他汀类药物血浓度。氟伐他汀经肝 2C9 通路代谢，氟康唑和华法林会增加其血浓度。由于瑞舒伐他汀仅极少量经 2C9 通路代谢，它与氟康唑无相互作用。普伐他汀不经肝酶 P450 代谢，但蛋白酶抑制剂可降低其血浓度。所有他汀类药物都与环孢霉素和其他类调脂药物有相互作用，如贝特类和烟酸类药物、华法林和地高辛等。

（3）药物不良反应：他汀类药物存在两大主要不良反应，即对肝脏和肌肉的影响。他汀类药物致肝酶增高发生率低于 2%，大剂量时多见。肝酶增高一般发生于用药 12 周之内，患者自觉症状少，黄

疽、胆汁郁积或进展至肝功能衰竭非常少见，大多停药后可以恢复。肝酶增高更多发生于他汀类药物与其他药物合用发生药物相互作用时，或原有活动性肝病或胆汁郁积症患者。目前建议他汀类药物用药后6~12周应随访肝功能，此后每年随访1次，或在调整剂量后适当时间或临床有相应症状时随访肝功能。肝酶超过正常值上限2倍以上者应停用他汀类药物。

与他汀类药物相关的肌病包括：肌痛［表现为肌肉疼痛或无力，不伴肌酸激酶（CK）升高］、肌炎（有肌肉症状，并伴CK升高）和横纹肌溶解（有肌肉症状，伴CK显著升高超过正常上限10倍和血肌酐升高，常有褐色尿和肌红蛋白尿）。横纹肌溶解症是他汀类药物最危险的不良反应，严重者可致死亡。在安慰剂对照试验中，不同他汀类药物的肌肉不适发生率不同，一般在5%左右。有些患者无肌肉不适而有轻至中度的CK升高，由于CK升高不具特异性，与药物的关系须仔细分析后判定。接受他汀类药物治疗的患者出现严重的肌炎（以肌肉疼痛、触痛或无力，通常伴CK水平高于正常上限10倍为特征）可导致横纹肌溶解、肌红蛋白尿和急性肾坏死，威胁生命。他汀类药物与吉非贝齐合用虽然能进一步改善血脂指标，但引起肌病的可能性显著增大，因此两者不宜合用。可能增加肌病发生的因素包括高龄、饮酒、并发肝肾功能不全、甲状腺功能减退和糖尿病等。

二、胆固醇吸收抑制剂

依折麦布是选择性肠道胆固醇吸收抑制剂。口服吸收后，在肝脏快速葡萄糖醛酸化，并经肠肝循环到达小肠黏膜，阻止饮食和胆管中的胆固醇吸收。常用剂量为10mg/d，能降低LDL-C约20%，它可作为不能耐受他汀类药物患者的替代选择。

对大多数患者来说，依折麦布耐受性良好，几乎与安慰剂相当。但在不能耐受他汀治疗患者改用依折麦布治疗后仍需监测有无不良反应的发生。因为仍有少数报道依折麦布相关的肝酶升高和肝病，因此，在采用依折麦布治疗前和用药后6~12周仍需进行肝功能检测。

三、治疗高三酰甘油血症和低高密度脂蛋白血症的药物

他汀类药物的众多临床试验都表明，积极降低LDL-C水平能减少心血管死亡和病残率，但即使在低LDL-C水平患者中，高危患者发生心血管事件的危险性仍较高，因而非他汀类调脂药物研究也相应得到了进一步发展。

（一）烟酸类

烟酸是一种可溶性的维生素B，它能改善血脂中的各成分，如降低总胆固醇和三酰甘油，升高HDL-C。但是由于其明显的不良反应而未能在临床上广泛应用。

1. 药理作用　烟酸的降脂作用机制尚不十分明确，可能与抑制脂肪组织的脂解和减少肝脏中VLDL合成和分泌有关。目前研究已知烟酸能平均降低LDL-C 10%~20%，降低三酰甘油20%~40%，升高HDL-C 15%~30%。烟酸也是目前已知唯一的一种能降低Lp（a）的调脂药。

2. 临床疗效　近年研究发现，无论是单用烟酸或与其他调脂药物联合应用，都能获得降低心血管终点事件的有益作用。FATS和HATS研究尽管样本量不大，但在烟酸与他汀类合用组心血管事件发生率显著下降（-75%），远远超过在众多研究中单用他汀类药物所能获得的临床事件下降率（约30%），提示烟酸具有的提高HDL-C水平和降低三酰甘油和Lp（a）水平在降低心血管事件中具有重要作用。CDP研究中，入选患者经过6年治疗，与安慰剂组相比，单用烟酸治疗组非致死性心肌梗死的危险低27%；随访15年，烟酸组总死亡率低11%。冠状动脉造影显示，烟酸能延缓冠状动脉粥样斑块的进展。

3. 剂量和不良反应　烟酸有速释和缓释两种剂型。速释剂不良反应明显，一般难以耐受，现已不用。缓释型烟酸片不良反应明显减轻，较易耐受。轻中度糖尿病患者坚持服用，无明显不良反应。烟酸缓释片常用量为1~2g，1次/d。开始用量为0.375~0.5g，睡前服用；4周后增量至1g/d，逐渐增至最大剂量2g/d。

烟酸的常见不良反应有颜面潮红、高血糖、高尿酸（或痛风）、上消化道不适等。其绝对禁忌证为

慢性肝病和严重痛风；相对禁忌证为溃疡病和高尿酸血症。缓释型制剂的不良反应轻，易耐受。

（二）贝特类

1. 药理作用　贝特类药物通过激活过氧化物酶增殖体活化受体 α（PPAR α），刺激脂蛋白脂酶（LPL）、apo A I 和 apo A II 基因的表达，以及抑制 apo CI 基因的表达，增强 LPL 的脂解活性，有利于去除血液循环中富含三酰甘油的脂蛋白，降低血浆三酰甘油和提高 HDL - C 水平，促进胆固醇的逆向转运，并使 LDL 亚型由小而密颗粒向大而疏松颗粒转变，也有一定的降低 LDL - C 作用。

2. 临床应用　临床试验证实，贝特类能延缓经血管造影所证实的动脉粥样硬化进展。在 VA - HIT 研究中，冠心病伴低 HDL 患者采用吉非贝齐治疗 5 年后三酰甘油降低 31%，HDL - C 升高 6%，LDL - C 无明显变化；与安慰剂治疗组相比，非致死性心肌梗死或冠心病死亡危险下降 22%。

3. 剂量和不良反应　临床上可供选择的贝特类药物有：非诺贝特（片剂 0.1g，3 次/d；微粒化胶囊 0.2g，1 次/d）；苯扎贝特 0.2g，3 次/d；吉非贝齐 0.6g，2 次/d。其适应证为高三酰甘油血症或以三酰甘油升高为主的混合型高脂血症和低高密度脂蛋白血症。

常见不良反应为消化不良、胆石症等，也可引起肝脏血清酶升高和肌病。绝对禁忌证为严重肾病和严重肝病。吉非贝齐虽有明显的调脂疗效，但安全性不如其他贝特类药物。由于贝特类单用或与他汀类合用时也可发生肌病，应用贝特类药时也须监测肝酶与肌酶。

（崔留义）

第五章

心内科常用急救操作

第一节 心肺复苏

心肺复苏（cardio pulmonary resuscitation，CPR）是心肺复苏技术的简称，是针对心跳和呼吸停止所采取的抢救措施，即采用胸外按压或其他方法建立暂时的人工循环并恢复心脏的自主搏动和血液循环，用人工呼吸代替自主呼吸并恢复自主呼吸，达到恢复苏醒和挽救生命的目的。现代心肺复苏包括基本生命支持（basic life support，BLS）、高级生命支持（advance cardiovascular life support，ACLS）和持续生命支持（persistent life support，PLS）三个部分，本章主要讲解生存链、基础生命支持和高级生命支持中与心血管有关的药物应用。

一、生存链

1992 年《心肺复苏指南》提出"生存链"的基本概念。具体描述了早期识别与启动急救系统、早期心肺复苏、早期除颤以及早期高级生命支持。生存链包含的重要原则：①如果生存链中的任何一个环节薄弱或中断，都将会使生存率降低。②其中"早期识别与启动急救系统"这一环节最为重要。2010年《心肺复苏指南》（以下简称 2010 年指南）继续强调，有效 BLS 是 ACLS 成功的基础，即开始尽可能少地中断高质量 CPR，数分钟内对室颤（VF）/无脉室速（VT）患者进行电除颤。新"生存链"的第五个环节即心脏骤停后续治疗，强调多学科综合优化救治的重要性（见图 5-1）。

图 5-1　生存链的环节包括：早期识别与启动急救系统、早期心肺复苏、早期除颤、
早期高级生命支持及心脏骤停后续治疗

二、基本生命支持

BLS 是一系列的操作程序，包括对心跳、呼吸停止的判断，基本循环和呼吸支持等干预的技术。CPR 中有 A、B、C、D 四步，即：A：开放气道；B：人工通气；C：循环支持；D：电除颤。现场急救人员首先要对患者有无反应、有无意识，呼吸和循环体征做出准确判断。只要发现无意识、无呼吸（包括无效呼吸）立即向急救医疗服务系统求救，如果有 2 名以上急救人员在场，一名应立即实施 CPR，另一名则快速求救。心肺复苏的基本程序：识别判断、呼叫急救系统和心肺复苏（CPR）。

1. 识别判断　BLS 的"识别判断"阶段极其关键，经过准确识别，无意识、反应、呼吸即实施 CPR（按 C-A-B 顺序）。正确判断患者心跳、呼吸停止需要急救人员有迅捷的反应能力，无论是判断过程，还是相继采取的急救措施，时间要求非常短暂和迅速，不应超过 10s。只要发病地点不存在危险并适合，应就地抢救。急救人员在患者身旁快速判断有无损伤和反应。可轻拍或摇动患者（图 5-2），并大声呼叫："您怎么了！"如果患者有头颈部创伤或怀疑有颈部损伤，要注意可能造成脊髓损伤，对患者不适当的搬动会造成截瘫。

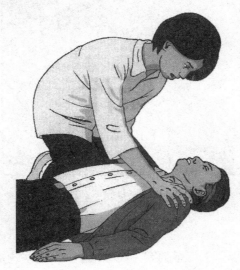

图 5-2　判断受难者的意识

2. 启动急救系统　如发现患者无反应、无意识及无呼吸，只有一人在现场，要先拨打急救电话，启动急救系统，目的是求救于专业急救人员，并快速携带除颤器到现场。如果是淹溺或其他原因窒息所致，应立即进行五组 CPR（约/2min），再去打电话。2 人以上时，一人打电话，另一人马上实施 CPR。

3. 心肺复苏准备　如果患者无反应，急救人员应判断患者有无呼吸或是否为无效呼吸，先使患者取仰卧位，即先行 30 次心脏按压，再开放气道。患者无反应时，因肌张力下降，舌体和会厌可能把咽喉部阻塞（舌是造成呼吸道阻塞的最常见原因）。有自主呼吸时，吸气过程气道内呈负压，也可将舌或会厌（或两者同时）吸附到咽后壁，造成气道阻塞。常用的开放气道方法有两种，即仰头提颏法（图 5-3）和推举下颌法（图 5-4）。如无颈部创伤，两种方法都可以采用，对非专业人员因推举下颌法难于学习，故不推荐采用；专业急救人员对于怀疑有颈椎脊髓损伤的患者，应避免头颈部的延伸，可使用推举下颌法。

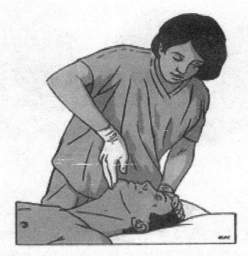

图 5-3　仰头提颏法

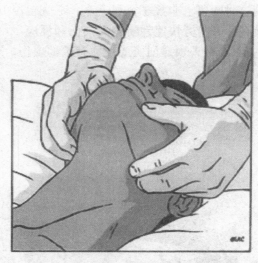

图 5-4　推举下颌法

三、人工呼吸

检查呼吸开放气道后，不再推荐采用感觉有无气息（流），观察胸部有无起伏动作，听有无气流呼出声音的方法。一经观察确定无意识，及无呼吸或出现无效呼吸，即判断为心搏骤停。

绝大多数呼吸或心搏骤停患者均无呼吸，偶有患者出现异常或不规则呼吸，或有明显气道梗阻征的呼吸困难，这类患者开放气道后即可恢复有效呼吸。开放气道后发现仍无呼吸或呼吸无效时，应立即行人工通气，如果不能确定通气是否有效，也应立即进行人工通气。采用人工呼吸时，每次通气必须使患者的肺膨胀充分，可见胸廓上抬。常用的人工呼吸的方式包括口对口呼吸（图 5-5）、口对鼻呼吸、口对气管套管呼吸、口对面罩呼吸（图 5-6）以及球囊-面罩通气。

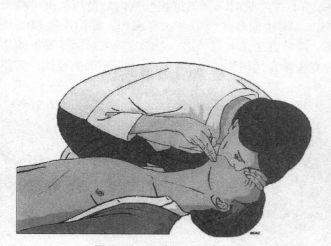

图 5-5　口对口人工呼吸

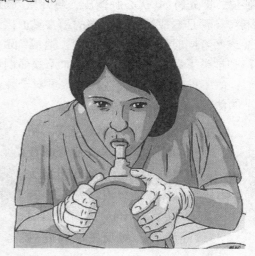

图 5-6　口对面罩人工呼吸

四、循环支持

1. 循环评估　2011 年指南规定对非专业急救人员，在行 CPR 前不再要求将检查颈动脉搏动作为一个必需的诊断步骤。因此，非专业急救人员无须根据脉搏检查结果来确定是否需要胸外按压或电除颤，如果发现无反应、无自主呼吸即按心搏骤停处理。对于专业急救人员可检查脉搏，但不能超过 10s，如不能确定有无脉搏，应立即进行 CPR。专业急救人员在检查循环体征时，要一方面检查颈动脉搏动，一方面观察呼吸、咳嗽和运动情况，专业人员能鉴别正常呼吸、濒死呼吸，以及心搏骤停时其他通气形式。评价时间不要超过 10s，如果不能肯定是否有循环，则应立即开始胸外按压。

2. 胸外按压　CPR 期间循环支持的主要措施是胸外按压，部位要求在胸部正中进行按压，要求按压可产生 60～80mmHg 的收缩压，通过增加胸膜腔内压或直接挤压心脏产生血液流动，通过胸外按压使血液流向肺，并辅以适当的呼吸，就可为脑和其他重要器官提供充足的氧气，以便行电除颤。2010 年专家达成共识：①CPR 时为保证组织器官的血流灌注，必须实施有效的胸外按压。②成人按压频率至少 100 次/分，按压深度不少于 5cm，每次按压后胸廓完全回复，按压与放松比大致相等。③尽量避免胸外按压的中断。④在建立人工气道前，成人单人 CPR 或双人 CPR，按压/通气比率都为 30∶2，气管插管以后，按压与通气可能不同步，通气 8～10 次/分，按压频率大于 100 次/分。

3. 单纯胸外按压的 CPR　如果旁观者未经过心肺复苏培训，则应进行单纯胸外按压的心肺复苏，即仅为突然倒下的成人患者进行胸外按压，并强调在胸部正中用力快速按压，或者按照急救调度人员的指示操作。所有经过培训的非专业施救者应至少心搏骤停患者进行胸外按压。另外，如果经过培训的非专业施救者有能力进行人工呼吸，应按照 30 次按压对应 2 次呼吸的比率进行按压和人工呼吸。单纯胸外按压（仅按压）心肺复苏对于未经培训的施救者更容易实施，而且更便于调度员通过电话进行指导。另外，对于心脏病因导致的心搏骤停，单纯胸外按压心肺复苏或同时进行按压和人工呼吸的心肺复苏的存活率相近。

4. 咳嗽 CPR　目的是启动本身自主的 CPR，这在理论上是可能的，但在临床应用时有一定限制。临床上要求严密监护患者，心搏骤停一定要在目击下发生，在患者意识丧失之前要用力咳嗽，而且这一情况只有在心脏骤停前的 10～15s 可行。咳嗽可使患者胸膜腔内压升高，使血流继续流动，以保持清醒的意识。

五、电击除颤

大多数成人突发非创伤性心搏骤停的原因是 VF，电除颤是救治 VF 最为有效的方法。早期电除颤也是心脏性猝死患者复苏成功的关键。心律分析证实为 WF/无脉性 VT 应立即进行 1 次电除颤，之后做 5 组 CPR，再检查心律，必要时再次除颤。单相波除颤器首次电击能量选择 360J，双相波除颤器首次电击能量选择 150J 或 200J。心脏静止与无脉电活动电除颤均无益。如果任何施救者目睹发生院外心搏骤停且现场有 AED，施救者应从胸外按压开始心肺复苏，并尽快使用 AED。在医院和其他机构使用现场的 AED 或除颤器治疗心搏骤停的医务人员应立即进行心肺复苏，并且尽快使用准备好的 AED/除颤器。

六、心肺复苏药物的应用

心脏停搏时，用药应考虑在其他方法之后，如急救人员应首先开展基本生命支持（BLS）、电除颤、适当的气道管理，而非先应用药物。开始 BLS 后，尽快建立静脉通道，同时考虑应用药物抢救。心肺复苏期间常用的复苏药物包括：

1. 肾上腺素　肾上腺素作为血管收缩药有百年历史，作为 CPR 基本用药已有四十多年历史。主要药理作用有：增强心肌收缩力；增加冠状动脉及脑血流量；增加心肌自律性和减低除颤阈值等。目前肾上腺素仍被认为是复苏的一线选择用药，可用于电击无效的 VF/无脉性 VT、心脏静止或无脉性电活动（PEA）。用法是 1mg 静脉推注，每 3～5min 重复一次，每次从周围静脉给药时应该稀释成 20ml，以保证药物能够到达心脏。因心内注射可增加发生冠状动脉损伤、心脏压塞和气胸的危险，同时也会延误胸外按压和肺通气开始的时间，因此，仅在开胸或其他给药方法失败或困难时才考虑应用。

2. 血管加压素　血管加压素实际上是一种抗利尿激素。当给药剂量远远大于其发挥抗利尿激素效应时，它将作为一种非肾上腺素能样的周围血管收缩药发挥作用。血管加压素是通过直接刺激平滑肌 V_1 受体而发挥作用的。平滑肌的收缩可产生一系列的生理效应，包括皮肤苍白、恶心、小肠痉挛、排便感和支气管痉挛，对女性还可引起子宫收缩。如果动脉给药，血管加压素因其对血管的收缩作用，对食管静脉曲张破裂出血有良好的治疗效果。此外，在腹部血管造影时，血管加压素可以促进胃肠道平滑肌收缩，减少肠道内气体的影响。对意识清楚的冠心病患者并不建议使用该药，因为该药增加周围血管阻力作用可诱发心绞痛的发作。在正常循环的模型中，血管加压素的半衰期为 10~20min，这较心肺复苏时肾上腺素的半衰期要长。

CPR 时血管加压素与 V_1 受体作用后，可引起周围皮肤、骨骼肌、小肠和血管的强烈收缩，而对冠状动脉血管和肾血管床的收缩作用相对较轻，对脑血管亦有扩张作用。因该药没有 β 肾上腺素能样活性，故 CPR 时不会引起骨骼肌血管舒张，也不会导致心肌耗氧量增加。血管加压素被认为是与肾上腺素相比对心搏骤停可能同样有效的一线药物，在长时间缺血情况下，两者联合使用的效果是单用肾上腺素或血管加压素的 3 倍。血管加压素一般可在第一或第二次电除颤后通过静脉或骨髓途径给药一次（40U），肾上腺素可每 3~5min 给药一次（1mg），血管加压素或许可替代第一或第二剂肾上腺素。40U 的血管加压素加 1mg 肾上腺素，疗效优于 1mg 肾上腺素（Ⅱa 级推荐）。

3. 胺碘酮　胺碘酮（amiodarone，可达龙）属于Ⅲ类抗心律失常药物。2005 年《心肺复苏指南》更加突出了胺碘酮治疗各种心律失常的主流地位，更适合于严重心功能不全患者的治疗。如射血分数 < 40% 或有充血性心力衰竭征象时，胺碘酮为首选的抗心律失常药物。因为在相同条件下，胺碘酮作用更强，且比其他药物致心律失常的可能性更小。2005 年《心肺复苏指南》推荐：当 CPR、2 次电击除颤以及给予血管加压素后，如 VF/无脉性 V-T 仍持续，应考虑给予抗心律失常药物，优先选用胺碘酮静注，若无胺碘酮，可使用利多卡因 75mg 静注。胺碘酮用法：心搏骤停患者如为 VF/无脉性 VT，初始剂量为 300mg 溶入 20~30ml 生理盐水或葡萄糖液内快速推注，3~5min 后再推注 150mg，维持剂量为 1mg/min 持续静滴 6h。非心搏骤停患者，先静脉给予负荷量 150mg（3~5mg/kg），10min 内注入，后按 1~1.5mg/min 持续静滴 6h。对反复或顽固性 VF/VT，必要时应增加剂量再快速推注 150mg。一般建议每日最大剂量不超过 2g。

胺碘酮具有负性心肌收缩力和扩血管的作用，可引起低血压和心动过缓。这常与给药的量和速度有关，预防的方法就是减慢给药速度，尤其是对心功能明显障碍或心脏明显扩大者，更要注意注射速度，监测血压。

4. 利多卡因　仅作为无胺碘酮时的替代药物：初始剂量为 1~1.5mg/kg 静脉推注。如 VF/VT 持续，可给予额外剂量 0.5~0.75mg/kg，5~10min 一次，最大剂量为 3mg/kg。

5. 异丙肾上腺素　异丙肾上腺素是纯 β 受体兴奋剂，具有正性肌力作用，加速时相效应，增加心肌耗氧，加重心肌缺血和心律失常。其适应证是心动过缓，需植入起搏器者，或者尖端扭转型室速（除外先天性长 QT 间期后，可临时使用），滴速宜慢，不能静脉推注。

6. β 受体阻滞剂　对于一些难治性多形性 VT、尖端扭转型 VT、快速单形性 VT 或室扑（频率大于 260 次/分）及难治性 VF，可试用静脉 β 受体阻滞剂。美托洛尔每隔 5min，每次 5mg 静脉注射，直至总剂量 15mg；艾司洛尔 0.5mg/kg 静脉注射（1min），继以 50~300μg/min 静滴维持。

7. 硫酸镁　仅用于尖端扭转型 VT（Ⅱb 类推荐）和伴有低镁血症的 VF/VT 及其他心律失常两种情况。用法：对于尖端扭转型 VT，紧急情况下可用硫酸镁 1~2g 稀释后静脉注射，5~20min 注射完毕；或 1~2g 加入 50~100ml 液体中静滴。必须注意，硫酸镁快速给药有可能导致严重低血压和心搏骤停。

8. 儿茶酚胺类药物　本类药物不仅能较好地稳定心脏电活动，而且具有良好的正性肌力和收缩外周血管作用。当不需要肾上腺素的变时效应时，可考虑使用多巴胺或多巴酚丁胺。多巴胺的推荐剂量：5~20μg/（kg·min），超过 20μg/（kg·min）可以导致体循环和内脏血管的收缩。多巴酚丁胺具有很强的正性肌力作用，无明显血管收缩作用，常用于严重收缩性心功能不全的治疗，剂量范围 5~20μg/（kg·min）。

9. 钙剂　钙离子在心肌收缩和冲动传导中有重要的作用。但回顾性和前瞻性研究均表明，心搏骤停患者应用钙剂治疗无效。另外，有理论根据表明，补钙过多导致的高血钙可能对机体有害。只有高血钾、低血钙或钙通道阻滞剂中毒时，钙剂治疗有效，其他情况均不用钙剂治疗。对于高血钾触发的难治性 VF，可给予 10% 葡萄糖酸钙 5~20ml 静脉注射。

10. 碳酸氢钠　在心搏骤停和复苏后期，足量的肺泡通气是控制酸碱平衡的关键。高通气可以通过减少二氧化碳潴留，纠正呼吸性酸中毒。很少有研究表明，缓冲碱治疗可以改善预后。只有在一定的情况下，应用碳酸氢盐才有效，如患者原有代谢性酸中毒、高钾血症、三环类或苯巴比妥类药物过量。此外，对于心脏停搏时间较长的患者，应用碳酸氢盐治疗可能有益。但只有在除颤、胸外心脏按压、气管插管、机械通气和血管收缩药治疗无效时方可考虑应用该药。应根据患者的临床状态应用碳酸氢盐：使用时，以 1mmol/kg 作为起始量，在持续 CPR 过程中每 15min 重复 1/2 量，最好根据血气分析结果调整补碱量，防止产生碱中毒。

11. 阿托品　阿托品（atropine）可阻断或逆转胆碱能介导的心率下降和房室结传导的降低，是治疗急性症状性心动过缓的一线药物（Ⅱa 类）。成人临床试验表明静脉用阿托品可提高心率，改善心动过缓相关的症状和体征，应考虑作为症状性窦性心动过缓、房室结水平传导阻滞或窦性停搏患者等待经皮或经静脉起搏器治疗时的临时治疗措施。对将要停搏的缓慢心律，阿托品 1mg 静注，每 3～5min 一次，总剂量不超过 3mg，对心脏静止和 PEA，使用阿托品治疗可能无获益。

（钱培琳）

第二节　除颤与电复律

一、定义

心脏电复律（cardioversion）是指在严重快速心律失常时，将一定强度的电流直接或经胸壁作用于心脏使全部或大部分心肌在瞬间除极，将异常心脏节律转复为正常窦性节律，然后心脏自律性最高的起搏点（通常是窦房结）重新主导心脏节律的治疗过程。电除颤（defibrillation）是以一定量的电流冲击心脏从而使室颤终止的方法，用于治疗室颤。电复律主要用于治疗快速性心律失常。

二、电复律/电除颤的种类

1. 直流电复律/除颤　根据所使用电流的性质不同可以区分为直流电与交流电复律/电除颤。交流电放电时电流量大，放电时间长达 20ms，不易避开心室易损期，易引起心肌损伤及更严重的心律失常，甚至可直接导致心功能恶化。因此，交流电复律/电除颤很快便废弃不用。近四十多年来世界各国均采用直流电复律。与交流电复律相比，直流电复律放电量容易控制，安全性较高，且便于同步电复律。

2. 同步与非同步电复律/电除颤　临床根据治疗过程中是否采用同步触发可以将电复律/电除颤区分为同步与非同步电复律/电除颤。同步电复律是指利用同步触发装置，用体表心电图 R 波来控制电流脉冲的发放，使电流仅在心动周期的绝对不应期中发放（脉冲电流落在 R 波的下降支上，而避免落在 T 波顶峰前 20～30ms 以内的易损期），避免诱发室颤，临床上用于除室颤或心室扑动以外的其他快速性心律失常的转复。不用同步触发装置可在任何时间内放电，用于转复室颤或心室扑动，称为非同步电复律，临床上通常仅用于室颤或心室扑动的复律治疗；还有就是无法识别 R 波的快速室性心动过速，由于无法以同步直流电进行电复律，只能非同步电击（相当于除颤）。

3. 体内与体外电复律/电除颤　根据复律（除颤）电极板位置不同可以分为体内与体外电复律/电除颤。体内电复律/电除颤常用于心脏手术或急症开胸抢救的患者，一个电极板置于右室面，另一个电极板置于心尖部，电流能量通常为 20～30J，一般不超过 70J。非手术情况下，大多采用经胸壁复律（除颤），亦即体外电复律/电除颤；通常将 APEX（阴极电板）放在左前胸或心尖部，STERNUM（阳极电板）放在右胸或后背，从而保证电流可以正好通过心脏，达到理想的除颤效果。

4. 单向波和双向波电复律/电除颤　根据除颤波形的不同，现代除颤仪分为两种类型，即单向波和双向波。单向波是指半个正弦波，双向波是指完整的正弦波。双向波的优点是单向波结束心脏干扰杂波后再给出一个方向的引导性电波，该引导性电波接近心脏正常电信号，因此能更有效激发起心脏的正常工作。

5. 经食管内低能量电复律　所需能量较小（20～60J），患者不需要麻醉即可耐受，同时可避免皮肤烧伤，但仍需对食管电极导管的设计和安置进行不断改进，将来有望成为一种有前途的处理快速性心律失常的新方法。

6. 经静脉电极导管心脏内电复律　通常采用四极电极导管，在 X 线透视下将导管电极通过肘前或颈静脉插入右心，该导管可兼作起搏、程序刺激和电复律之用。所需能量一般为 2～6J，患者多能耐受，初始电击从低能量开始，然后逐渐增加电能。主要适用于心内电生理检查中发生的房颤。

7. 埋藏式心脏复律除颤器　近年来，经静脉置放心内膜除颤电极已取代了早期开胸放置心外膜除颤电极。埋藏式心脏复律除颤器的体积也明显减小，已可埋藏于胸大肌和胸小肌之间，甚至像起搏器一样可埋藏于皮下囊袋之中。可同时具备抗心动过缓起搏、抗心动过速起搏、低能电转复和高能电除颤等功能。

8. 自动体外除颤仪　自动体外除颤仪（automated external defibrillator，AED）　AED 是一种由计算机编程与控制的、用于体外电除颤的、自动化程度极高的除颤仪。AED 具有自动分析心律的功能。当电极片粘贴好之后，仪器立即对心搏骤停者的心律进行分析，迅速识别与判断可除颤性心律（心室颤动或无脉性室速），一旦患者出现这种可除颤性心律，AED 便通过语音提示和屏幕显示的方式，建议操作者实施电除颤。AED 体积小、重量轻，便于携带与使用，不仅专业人员，即使是非专业人员，在经过规定的学时培训之后，也完全可以安全、正确地掌握 AED 的操作方法。其操作步骤是相同的，即开机、分析心律、建议是否电击。现代的 AED 大多采用双向波技术。

目前一般情况下所说的电复律/电除颤均指在体外采用直流电进行的电击操作，因此，下文所述电复律/电除颤均指体外直流电复律（除颤）。

三、电复律/电除颤的适应证

心脏电复律对终止折返性心动过速特别有效。原则上，任何形式的心动过速，只要导致低血压、充血性心力衰竭或心绞痛，而内科治疗又不能迅速奏效时，均应电击终止。转复成功后，患者的血流动力学状态几乎均能改善。

1. 心室颤动和心室扑动　一旦出现心室颤动或心室扑动，通常即可引起显著的血流动力学障碍，应立即使用非同步电击复律，而且越早越好，因为除颤成功的可能性随着时间的流逝而降低且室颤可能在数分钟内转为心脏停搏。对于顽固性心室颤动患者，必要时可静脉推注利多卡因或胺碘酮等药物；若电击前室颤波很细小，可以静脉注射肾上腺素，使颤动波变大，以提高转复的成功率。

2. 室性心动过速　室性心动过速经药物治疗无效或伴有严重血流动力学障碍及频发阿斯综合征应紧急行同步直流电电击复律；但是对于无法识别 R 波的快速室性心动过速，有时只能进行非同步电复律治疗。

3. 心房颤动　心房颤动是选用同步直流电复律中最常见的一种心律失常。电复律即刻成功率在 70%～96%。由于心房颤动的病因各异，病程长短不一，对药物反应差异较大，故在电复律的选择上应多方权衡。心房颤动行电复律治疗应遵循下述原则：有血流动力学障碍或症状严重，但药物治疗未能有效时需尽快电复律；无明显血流动力学障碍不需紧急电复律，但电复律后可望维持窦律，改善心功能，缓解症状。

心房颤动有下列情况者可考虑电复律：①心室率快、药物治疗无效；②房颤后心力衰竭或心绞痛恶化或不易控制；③持续房颤病程在 1 年以内且房颤前窦房结功能正常；④心脏、左房扩大不明显（心胸比例＜60%，左房直径＜55mm）；⑤二尖瓣病变已经手术纠治 6 周以上者；⑥原发病（如甲状腺功能亢进、急性心肌梗死、肺炎、肺栓塞等）已得到控制，但心房颤动仍持续存在的患者；⑦预激综合征并发快速房颤，如药物无效且存在血流动力学障碍，应尽快电复律；如心室率过快（＞200 次/分）时应考虑同步直流电复律，当心室率达 250 次/分，立即给予同步直流电复律。

但是近年来对以心房大小、瓣膜病变严重程度来决定是否进行电复律有不同意见，不少临床学家认为，对房颤患者都应给予 1 次电复律的机会。

4. 心房扑动　心房扑动药物治疗通常较为困难，而电复律对心房扑动有较高的转复率，成功率几乎为 100%，且所需能量较小，50J 以下能量电击，95% 的患者可转复为窦性心律。故有人提出电复律是终止心房扑动的首选方法,特别是快速心室率引发低血压、心力衰竭或心绞痛的患者,可立即同步电复律。

5. 阵发性室上性心动过速 绝大多数室上速不需要首选电复律,应根据具体情况首选兴奋迷走神经的方法转复,或选用药物转复方法,也可选用食管调搏治疗。但少数顽固性阵发性室上速经治疗无效,发作持续时间长,并伴有血流动力学障碍,如血压下降、诱发或加重心绞痛或心力衰竭,此时无论是窄 QRS 波还是宽 QRS 波均应立即行直流电复律治疗。

6. 异位性心动过速性质不明 异位性心动过速而性质不明(如室上性心动过速伴差异性传导抑或室性心动过速不能明确鉴别时)而导致用药困难且伴有明显血流动力学障碍者也可进行电复律。

四、电复律/电除颤的禁忌证

下列情况禁用电复律:①洋地黄中毒引起的快速性心律失常。洋地黄中毒时心脏对电击的敏感性增加,容易导致恶性室性心律失常(如心室颤动)的发生,因此,若此时电刺激可引起不可逆的心搏停止。②室上性心律失常伴高度或完全性房室传导阻滞或持续心房颤动未用影响房室传导药物情况下心室率已很缓慢。③伴有病态窦房结综合征(即快-慢综合征)。④近期有动脉栓塞或经超声心动图检查发现心房内存在血栓而未接受抗凝治疗者。

房颤患者存在下列情况时不宜进行电复律:①拟近期接受心脏外科手术者。②电解质紊乱尤其是低血钾,电复律应该在纠正后进行。③甲状腺功能亢进伴房颤而未对前者进行正规治疗者。④左心功能严重损害者,因转复后有发生急性肺水肿可能。另外,心脏、心房明显增大(心胸比例 >65%,超声显示左房内径 >55mm)者,即使成功转复维持窦律的可能性也不大。⑤复律后在奎尼丁或胺碘酮的维持下又复发或不能耐受抗心律失常药物维持治疗者。⑥伴风湿活动或感染性心内膜炎而未控制的心脏病患者。⑦房颤为阵发性,既往发作次数少、持续时间短,预期可自动转复者,因为电复律并不能预防其复发。

此外,尖端扭转型室性心动过速或多形性室速伴有低钾血症者,QT 间期延长者应慎用电复律。异位起搏点自律性增加所致的快速性心律失常电复律疗效较差,即使复律成功后也容易复发。因此,自律性增高的房性心动过速、非阵发性交界性心动过速、加速性室性自主心律一般不主张用电复律治疗。

以上所列适应证及禁忌证都是相对的,应从每个患者的具体临床情况出发全面评估获益与风险,不能生搬硬套。

五、常见并发症

除了对患者选择和操作方法不当外,电复律的并发症可能与原有心脏疾患和所用电能大小有关。据报道,电击能量为 150J 时,并发症的发生率为 6%,大于 300J 时,并发症发生率可达 30%,因此,应尽量避免高能量电击。

1. 心律失常 ①常见房性或室性期前收缩,窦性心动过缓和房室交界性逸搏,多为暂时性,一般不需处理;②窦性停搏、窦房阻滞或房室传导阻滞,多见于原有窦房结功能低下或房室传导系统有病变者,静脉滴注异丙肾上腺素或阿托品有助于提高心室率。

2. 心肌损伤 高能量电击后血清心肌酶(CK、LDH、AST)升高,大多可在 5~7 天恢复正常。少数患者心电图可见 ST-T 改变,偶见异常 Q 波和高钾性 T 波改变。

3. 低血压 多发生于高能量电击后,可持续数小时,多可自行恢复;如血压下降明显可用多巴胺、间羟胺(阿拉明)等血管活性药物。

4. 皮肤灼伤 几乎所有患者在电复律后电极接触部位均有皮肤灼伤,可见局部红斑水疱,多由于电极板按压不紧、导电糊过少或涂抹不均所致,一般无须特殊处理。

5. 血栓栓塞 心脏电复律后血栓栓塞的发生率约为 1.5%,多为心房栓子脱落导致外周动脉栓塞;过去曾有反复栓塞史者,尤其是房颤患者复律前应注意评估给予抗凝治疗的必要性。

6. 肺水肿及心力衰竭 由于电复律后左房机械性功能受到抑制,或受到肺栓塞的影响而出现肺水肿及心力衰竭,可使用扩血管药物及利尿剂治疗,必要时给予机械通气治疗。

六、电复律/电除颤的能量选择

电复律/电除颤的能量通常用焦耳来表示，即能量（J）＝功率（W）×时间（s）。能量大小的选择主要根据心律失常的类型和病情，在实际操作中需要考虑患者的体重等指标，如体重轻者可选用较小能量，而体重重者则常需使用较大能量。一般情况下，不同心律失常的单向波电复律/电除颤能量选择如下：心房扑动 50～100J，心房颤动 100～200J，室上性心动过速 100～150J，室性心动过速 100～200J，心室颤动 200～360J。而双向波电复律/电除颤能量则常为单向波能量的一半。一般一次电击未奏效时可增加电能再次电击。

七、电复律前的注意事项

（1）电复律/电除颤一般需要住院进行，需要进行全面的体格检查和有关实验室检查（包括心电图和血液化验等）。

（2）正在抗凝治疗者，应测定凝血因子时间和活动度。如果患者正在服用洋地黄类药物，应在复律前停服 24～48h。

（3）电击前 8h 内应禁食禁水，避免复律过程中发生恶心和呕吐。

（4）12 导联心电图记录及心电连续监测，建立静脉通道，末梢氧分压达 90% 以上。

（5）房颤持续 48h 以上或不能确定房颤时间，转复前应常规抗凝治疗。转复前应用华法林 3 周，转复成功后持续应用 4 周，且应控制国际标准化比值（INR）在治疗范围内（1.8～3.0）。

（6）复律前抗心律失常药物的应用：服药的目的是建立相应药物的血药浓度以利于复律后窦律的维持，同时明确对药物的耐受性。另外，亦有少数患者用药后可转复为窦律从而免于电击。常用的可选择药物包括 I c 类和 III 类抗心律失常药物。

（7）在电复律/电除颤时，应注意两个电极之间的胸壁不要涂凝胶、乳膏或盐水等导电物质，以避免电流可能沿胸壁表面流动，而未通过心脏。

若心电显示为细颤，应坚持心脏按压或用药，先用 1% 肾上腺素 1ml 静脉推注，3～5min 后可重复一次，使细颤波转为粗颤波后，方可施行电击除颤。触电早期（3～10min 内）所致的心搏骤停，宜先用利多卡因 100mg 静脉注射。

八、操作过程中的注意事项

施行电复律的房间应较宽敞，除了除颤器外，还应具备各种复苏设施，例如氧气、急救箱、血压和心电监护设备等。患者仰卧于硬板床上，松解患者衣领、腰带，一般需要快速、安全和有效地麻醉，以保证电复律和电除颤时患者没有不适感和疼痛感，目前最常使用的是丙泊酚或咪达唑仑直接静脉注射。

患者一旦进入理想的麻醉状态后，暴露胸部，连接除颤器心电监测导联，记录心电图。并将两个涂有导电糊或裹有湿盐水纱布的电极分别置于相应位置。将一电极板置于胸骨右缘第 2、3 肋间，另一电极板置于心尖部。两个电极板之间距离不少于 10cm，电极板放置要紧贴皮肤，并有一定压力。准备放电时，操作人员不应再接触患者、病床以及同患者相连接的仪器，以免发生触电。电击复律成功后关闭除颤仪电源，充分清洁电极板并放回电极槽内。

九、电复律/电除颤后注意事项

电复律后应立即进行心电监测，并严密观察患者的心率、心律、血压、呼吸和神志，监测应持续 24h。观察电复律术后是否有并发症：如皮肤烧伤、心肌损伤、循环栓塞、肺水肿以及各种形式的心律失常等。

心室颤动的患者复律后在监护室留院观察，房颤、室上性心动过速复律后于普通病房留院观察 1～7d。

患者清醒后，卧床休息 1～2d，清醒 2h 内避免进食水，防止恶心、呕吐。活动量以不引起心悸、胸闷为度。

清醒2h后给予高热量、高维生素、易消化饮食，保持排便通畅，避免情绪激动、吸烟、过度劳累、进食刺激性食物等。

严格按医嘱服药，定期复查；有心悸胸闷、呼吸困难应立即就诊，条件允许的情况下，反复发作的室性心动过速、心房颤动，应尽早安装除颤起搏器或经皮导管射频消融治疗。

指导患者规律服药，告知服药的注意事项，避免诱发因素，保持心情舒畅，适当增加活动。心脏病有复发的可能性，告知患者做好心理准备。

对于心房颤动患者，即使复律前未使用抗凝药物治疗，但是复律后仍需要抗凝4周，因为心房功能的恢复可能延迟至窦性心律恢复后3周。

十、最新国际指南亮点

最新国际指南亮点主要包括以下几点（表5-1）。

（1）AHA《心肺复苏指南》中的按压通气要求比发生了显著变化，从5：1到15：2到目前的30：2或连续按压，并要求避免过度通气。在2005年版本之后，美国亚利桑那大学心脏中心Gordon-A. Ewy等提出了纯胸外按压不通气的方式，并通过临床证实持续胸外按压即可提供充足的氧供。

（2）指南越来越强调在除颤之前，先进行胸外按压，使心脏得到足够的灌注。尤其是2010年《心肺复苏指南》，调整了心肺复苏的流程，由A－B－C更改为C－A－B，并要求更高的按压频率和按压深度。强调高质量的有效胸外按压。

（3）指南越来越重视不间断按压，和持续按压，减少中断次数并且不要过早放弃患者。

（4）2010年《心肺复苏指南》针对心肺复苏的高质量要求促使我们考虑使用一种高效、便携的移动心肺复苏设备来辅助或部分替代人工按压。

表5-1　2010年版《心肺复苏指南》的更新

2000年版	2005年版	2010年版
1. 婴儿和儿童CPR时，按压/通气比为5：1；成人CPR时，按压/通气比为15：2 2. 未强调胸外按压的质量和速率、胸腔完全恢复状态，以及减少中断胸外按压的重要性	1. 强调胸外按压的质量和频率，要求"用力而快速按压，按压频率100次/分" 2. 所有单人CPR时，按压/通气比均为30：2 3. 每次按压后使胸廓完全恢复到正常位置，压/放时间50%：50% 4. 应尽量控制中断胸外按压的时间	1. 调整了心肺复苏的流程，由A－B－C更改为C－A－B，把心脏按压放在了最重要的位置 2. 在除颤之前进行胸外按压，在除颤1次结束之后马上再进行胸外按压 3. 按压频率至少100次/分，按压深度至少5cm 4. 连续按压，尽可能减少按压中断，持续按压，不过早放弃患者 5. 可以在治疗科室使用机械按压

（钱培琳）

第三节　心脏临时起搏技术

一、概述

自20世纪30年代初期，Hyman首先应用钟表式机械发生器在人体进行了经胸心脏起搏术。20世纪50年代初，Zoll经皮穿刺进行心脏临时起搏成功地抢救了一例心脏停搏的患者。20世纪50年代末，经皮和经食管心脏起搏的可行性得到肯定。在过去的二十年里，临时起搏术已成为处理严重心动过缓和某些心动过速的可靠方法。

心脏临时起搏的方法有以下几种：经皮起搏、经静脉心内膜起搏、经食管起搏和经胸起搏。临时起搏方式的选择通常取决于当时的情况，如紧急状况、是否可能需要植入永久心脏起搏器、患者本身的特殊因素（如身体状况、解剖部位情况、可利用的静脉入路等）和可能的并发症等。这些因素中大多数可能是发生在紧急情况下，而需要进行临时起搏的患者血流动力学常不稳定（或即将不稳定），并常需要迅速对心血管的衰弱状态进行预防和治疗干预。通常对不同的患者所采用的临时起搏方法因人而异，比如极严重的心率减慢发生在抢救室内，应首选经皮穿刺进行起搏，一旦稳定则改用经静脉心内膜起搏。各种临时起搏方法的优缺点比较见表5-2。本节将简要介绍几种常用的临时起搏方法，主要侧重于经静脉心脏临时起搏术，经食管起搏在我国已普遍开展，本节不再赘述。

表5-2 临时起搏的方法学

方法	优点	缺点
经皮	无创	不舒适
	并发症少	不能长期应用
	短期内可靠	
	较舒适	
经静脉	可靠	需要中心静脉入路
	可行房室顺序起搏	
经食管	相对无创	只能起搏心房
		不能长期应用
经胸	开始迅速	起搏钢丝常常放置困难
		起搏效果不一（常因为患者非常危重）
		并发症高
经心外膜	心脏直视手术后短期	仅用于心脏直视手术后
	内非常有效	
	并发症少	

二、经皮心脏起搏

在所有的临时起搏方法中，经皮心脏起搏是指出现严重缓慢性心律失常时在几秒内可以即刻施行的唯一非介入性治疗手段。尽管在20世纪50年代初其可行性已得到肯定，但直到最近由于一系列技术和仪器的改进，经皮起搏才得以更广泛应用。经皮心脏起搏现已成为迅速治疗缓慢性心律失常的有效治疗手段。由于经皮起搏属于非介入性治疗手段，其并发症发生率非常低，目前为止还未出现骨骼肌损伤、皮肤损伤或与经皮起搏有关的其他问题的报道。经皮起搏的最大弊病是不能保证稳定有效和可靠的心脏起搏。早期的研究显示，经皮起搏的总有效率为70%～80%。当出现持续性心动过缓或心脏收缩功能丧失（5min以内），迅速进行经皮起搏是非常有效的（>90%）。现今，经皮起搏失败者多贝于心肺复苏的延误并最终导致循环衰竭的患者，在这部分患者中，缺血、缺氧及电解质紊乱的状态下有效起搏常更加困难。

经皮起搏心脏是依赖安放在胸壁上的电极片使电流通过，并可激动心肌和起搏心脏。标准的电极片为70～120cm^{2}大的贴片，以提供对胸部窗口足够的覆盖面，并减少皮肤与电极片之间的电流密度，从而减轻对皮肤的刺激。儿科所用的电极片面积为30～50cm^2。起初，高阻抗（500～1 000Ω）电极片可以降低皮肤与电极片之间的电流密度而使患者更能适应，但该电极不能用于心脏转复或除颤。更新设计的低阻抗电极（50～100Ω）能够获得更有效的起搏，患者更易耐受，而且又可以用于心脏转复和除颤。

合适的电极放置是决定经皮成功起搏的最重要的因素之一，标准的负极电极应直接覆盖在心尖部相当于体表心电图 V$_3$ 的位置，阳极应安置于（建议）背部脊柱与左侧或右侧肩胛骨的下半部之间，如果使用背部电极无效，也可选用以右前胸乳头上方6～10cm的距离为中心安置电极阳极。由于骨骼可增加阻抗，背部电极不应直接安置于脊柱或肩胛骨上。假如电极松脱，起搏夺获的可能将下降10%。电极片所致的阈值增加可能和心室与电极片负极之间的距离较大有关。

所用的脉冲发生器（多数情况是除颤器/起搏器二者结合的仪器）必须在较宽的脉宽下产生强电流夺获心肌组织，在20～40ms脉宽下起搏阈值的范围在20～140mA（通常为40～70mA）。由于高而宽的起搏刺激信号可以产生明显的伪差，有时使标准心电图的记录图形难以辨认。现在的经皮起搏系统有特殊的模拟心电图显示功能，其对每次刺激信号有100ms的抑制，以降低伪差的影响。一旦电极安置后，必须确定是否有效起搏夺获。在患者能够耐受下起搏夺获确定后，应当应用高于阈值 5～20mA 的输出进行起搏。

经皮起搏的并发症发生率非常低，患者主要不能耐受的原因是疼痛和咳嗽。然而，由于设计方法的改进已使皮肤表面的电流密度明显减低，引起皮肤神经刺激的情况明显减轻，但对骨骼肌的刺激还有发生，且患者很不适应。因此，进行经皮起搏的所有患者必须适当镇静，一旦病情稳定，应当立即改用经静脉心脏起搏。

三、经静脉心内膜起搏

近年来随着介入医学的普及和提高，越来越多的临床医生可以在 X 线指引下熟练地安置心脏临时起搏器，该方法简单，容易操作。但在实际临床工作中，相当多的患者由于疾病危重或条件所限，要求必须迅速在床旁进行心脏临时起搏。简单而适用的方法是应用漂浮电极导管在床旁植入，但由于目前缺乏规范的植入方法以及大量的临床病例的经验，使许多医师在床旁临时起搏方面得不到正规培训，并走了许多弯路。

应用漂浮电极导管进行床旁心脏临时起搏于 1973 年首先由 Schnitzler 等报道，并使此项技术在国外迅速得到推广应用，并已成为医院急救必不可少的医疗技术之一，挽救了许多患者的生命。20 世纪 80 年代 Roberto Lang 等对此项技术进行了更深入的研究，并与 X 线指导下植入临时起搏器进行了比较，结果显示该项技术具有操作时间短、脱位率和心律失常发生率低的优点。北京大学人民医院自 1995 年开始在体表心电图指导下完成了数百例应用漂浮电极导管进行床旁心脏临时起搏术，现将经验和体会作一简要介绍。

（一）适应证

应用指征主要包括：①严重病态窦房结综合征、房室传导阻滞伴明显血流动力学障碍及严重脑缺血临床症状；②有永久起搏器植入指征而需行心脏临时起搏过渡者；③心肌梗死并发窦性停搏、房室传导阻滞而又避免应用增加心肌耗氧量药物者；④快慢综合征或慢快综合征应用抗心律失常药物困难者；⑤长 QT 间期并发多形性室速者；⑥超速刺激终止室性心动过速；⑦心肺复苏的抢救等。

（二）器械及设备

普通心电图机或监护仪、心脏临时起搏器、18 号普通穿刺针和 6F 或 7F 动脉鞘、5F 漂浮电极导管及必要的局部麻醉和抢救药品、除颤器和消毒包（如静脉切开包等）。

（三）右心室起搏心电图的特点

右心室起搏主要有两个部位，即右室心尖部起搏和右室流出道起搏。右室心尖部起搏区域起搏的特点是起搏稳定，脱位率低，如电极导管预留长度合适，即使患者站立、行走，导管也不易脱位。其起搏点位于心室的下方，引起的心脏激动必然经心尖部通过心室肌逆向沿室间隔向上扩布，并先后激动右室、左室游离壁、基底部，最后终止于左室基底部，心室电轴将向左、向上、向后，心电图表现为类左束支传导阻滞伴电轴左偏图形，其 Ⅱ、Ⅲ、aVF 导联呈主波向下图形。右室流出道为另一常用起搏部位，也是漂浮电极导线最容易到达的部位。我们知道右室呈近似锥体形，室上嵴将其分为下方的固有心室和上方的漏斗部。漏斗部为肺动脉的起点，即肺动脉圆锥。右室流出道肺动脉圆锥系一近乎垂直的短管，始于室上嵴的游离缘，止于肺动脉瓣，长约 1.5cm，此部位无肌小梁，表面光滑。该部位由于起搏的最早激动点位于心室心底部，心室电轴常指向左下，表现为电轴正常或轻度右偏。起搏心电图在 Ⅱ、Ⅲ 和 aVF 导联呈主波向上图形。

（四）植入方法

1. 穿刺部位的选择　主要有三个，即左锁骨下静脉、右侧颈内静脉和右侧股静脉。首选左锁骨下静脉，其优点是导管走行方向与血管走向一致，不易进入其他分支，另外植入后不影响患者的肢体活动。对穿刺技术经验不足的医师建议可首选右侧股静脉，尽量不选用左股静脉。穿刺部位选择应因时、因地而异，当受到其他原因的限制如呼吸机、心脏按压等影响时，应果断决定最佳起搏部位。

2. 导管深度的判定 根据我们研究的结果，三种不同穿刺部位到达心腔的距离不同，经左锁骨下静脉、右侧颈内静脉和右侧股静脉到达三尖瓣口的距离大约分别为30cm、20cm和40cm，当然要受到患者身高和穿刺点远近等因素的影响。这样，术者根据起搏部位的不同可相应继续把电极送入相应的长度，以避免导管送入过多或过少造成起搏不良。有时由于进入流出道导管过多，造成导管顶端在肺动脉口上下弹动，则引起起搏和感知功能不良。此时根据导管的进入深度和II导联起搏图形特点将导管回撤几厘米即可。

3. 具体操作过程 以经左锁骨下静脉起搏为例，首先连接好肢体导联心电图，并描记II导联（或III、aVF导联）心电图，常规消毒皮肤，铺无菌巾，应用Seldinger穿刺技术在局部麻醉下穿刺成功，根据血液颜色、血管压力判定进入静脉系统后送入6F或7F动脉鞘。无菌状态下取出漂浮电极导管，以1ml空气向远端球囊充气，观察球囊是否完好，之后使球囊恢复非充气状态，把电极的尾端交给助手，并根据正负极与临时起搏器相连，开启临时起搏器，选择起搏电压大于5V，感知敏感度1.0~3.0mV，起搏频率高于自主心率10~20次/分。在"带电"状态下沿鞘管送入漂浮电极导管，结合鞘管的长度，当球囊穿过鞘管后由助手向球囊充气1.0ml，继续向前送入导管，连续描记观察II导联心电图，一旦出现心室起搏后，说明电极导管的顶端已跨过三尖瓣环，应立即让助手对气囊放气，并迅速继续向前送入电极导管，当出现II导联主波向下的起搏图形，则继续送入7~8cm，如出现II导联主波向上的图形，则继续送入4~5cm即可。一般情况下，无论是右室流出道起搏，还是心尖部起搏，只要起搏阈值较低（一般小于1.0V），临时起搏器起搏和感知功能正常，均可认为起搏成功。如患者确实需要搬动、转院等，对操作熟练者，可以通过调整导管位置，尽量保持心尖部起搏。

4. 其他 危重患者可保留鞘管，可连同导管一起固定于皮肤上，如患者条件允许，为减少感染机会，尽可能在保持导管稳定的情况下，把鞘管退至体外，对电极导管进行固定。术后应注意抗感染，定期换药，应用抗生素预防感染等。原则上，临时电极导管保留一般不超过两周。

（五）VVI起搏心电图起搏、感知功能的判定

心脏临时起搏器的安置，首要条件要求医生必须掌握VVI起搏心电图起搏、感知功能的判定，临时起搏器植入后，注意观察有无感知或起搏功能障碍。起搏功能常常容易判定，感知功能常需仔细分析。具体心电图分析请参考其他章节。

四、存在问题及解决办法

心脏起搏在心肺复苏中的作用是肯定的，但不是万能的，切记不能忽视原发病的抢救，尤其是呼吸功能的改善与维护，否则电-机械分离是不可挽回的，多数患者的电活动常可维持很长时间，机械活动常很快丧失，尽管有人曾试用大剂量钙剂来试图改善这种电-机械分离现象，但常收效甚微。植入心脏起搏电极后尽管起搏图形尚可，但已出现心脏电-机械分离，之后QRS波形将逐渐增宽、振幅逐渐减低。这种情况下如果机械活动丧失，漂浮电极肯定是无效的，必须改用普通电极"盲插"或直接心腔穿刺进行起搏，但起搏成功率常下降。对存在严重三尖瓣反流的病例，漂浮电极常植入困难，容易脱位，应加以注意，必要时只能在X线指导下应用普通电极植入进行起搏。

在体表心电图指引下应用漂浮电极导管进行床旁心脏临时起搏，是一项简单而适用的方法，具有省时、迅速、简单易行的特点，易于在临床推广应用，只要正规操作，临床医生非常容易掌握，必将对挽救患者的生命、提高抢救成功率起到积极的作用。

五、经食管心脏起搏

经食管心脏起搏在我国已应用多年，也是我国早期心脏电生理检查的主要手段。由于食管位于心脏后方，上段与左房后壁紧贴，下段靠近左室。当把记录电极置于食管时可记录食管心电图，并进行心脏电生理检查。由于上述特点，通过食管进行心脏临时起搏成为可能。由于起搏的部位主要是左心房，因此经食管心脏起搏主要适用于严重窦性停搏而房室结功能正常的患者，而对于房室传导阻滞而引起的心室停搏无效。当出现这种情况时，早期也有报道，当把食管电极继续向下推送时，起搏的食管电极可以

与左心室比邻而夺获心室达到临时心脏起搏的作用，偶有对昏迷患者通过已插入的气管插管送入食管电极起搏心室的报道。

经食管心脏临时起搏适用于病窦综合征的患者，同样也适用于快速性心律失常的诊断和终止。其主要不足是需要更大的体外起搏脉冲的发放，输出电压常高达10V以上，起搏脉宽达到 $10 \sim 20$ms。当患者清醒时，持续食管起搏患者常不能耐受，可尽早更换经静脉起搏等措施。

六、心外膜心脏起搏

多种心脏手术后常使用经心外膜起搏保驾，以防止术后发生缓慢性心律失常，也适用于起搏器依赖而需电极导线拔除的患者。手术时，暴露出顶端的钛包裹的电极，缝合在心房和心室的外膜上。在外面连接临时起搏器，一般放置电极的目的是预防心脏手术后短期并发的缓慢性或快速性心律失常。并可同时记录心房、心室的心电图与体表心电图对照，用于鉴别诊断不同类型的心动过速，而这一系统最重要的作用为维持和改善患者术后的血流动力学，通过调整恰当的心率和房室顺序，可使每搏量和心排血量达到最佳状态。在一项对连续70名开胸术患者的研究中，术后应用心外膜起搏术，其诊断或治疗的有效性达80%。心外膜起搏的导联是用于标准的双极或单极，但安置后数天起搏阈值和感知阈值有升高的倾向，特别设计的心外膜起搏导联与非绝缘加硬导线可提供更低的起搏阈值，导线可简单地由体外拔出。使用临时心外膜起搏相当安全，在一组包含9 000名患者的大规模临床观察中，除有3例患者无法取出电极外，未发现其他并发症，而对这3名患者的电极导线于皮肤处剪除后，也无任何后遗症发生。心外膜起搏因其有效性和安全性已在临床广泛应用。

总之，心脏临时起搏术是临床必备的抢救技术，也是心血管医生必须了解和掌握的重要治疗手段，应用得当可以及时挽救患者的生命。医生应根据患者的不同情况及时采取不同的临时起搏措施，为后续的有效治疗赢得宝贵的时间。

（韩欣宇）

第四节　心包穿刺术

心包腔包裹在心脏表面，位于脏层心包（内层）和纤维壁层心包（外层）之间，正常情况下腔内含有大约50ml浆液，其压力在 -5cmH$_2$O 至 $+5$cmH$_2$O 之间波动。一旦心包内液体容量和压力增加，将压迫心腔并限制心室充盈，导致心排血量下降和心脏压塞。往往需要行心包穿刺术（pericardiocentesis），必要时还需要留置引流装置。

一、心包穿刺术的适应证

心包穿刺既可用于诊断，也可用于治疗，主要适应证包括：大量心包积液出现心脏压塞症状者，穿刺抽液以解除压迫症状；抽取心包积液协助诊断，确定病因；心包腔内给药治疗（详见表5-3）。

表5-3　心包穿刺的适应证

心脏压塞或心包积液即将发生压塞
心包积液原因未明，需要抽液分析
心包积液由感染所致，需要抽液培养
复发或持续性心包积液
缓解心包积液相关的症状如呼吸困难、食管压迫等
心包腔内给药

二、心包穿刺术的禁忌证

对于已出现心脏压塞的患者，心包穿刺是挽救生命的重要措施之一，因而无绝对禁忌证。然而，当心包穿刺的风险增高时，则必须特别小心。另外，在某些情况下，外科手术也是心包穿刺的重要替代手段。

由升主动脉夹层所致的心脏压塞或心包积血，由于心包穿刺有可能加重出血和导致休克，应列为心

包穿刺的禁忌证，此时应选择急诊外科修补主动脉并行心包积血引流。不过，也有学者认为，在患者转运至手术室前，为了稳定病情，也可行心包穿刺以少量引流积血而适当升高血压。另外，由心肌梗死后左心室游离壁破裂或创伤导致的心包积血也往往需要外科手术。出血素质患者（如 INR、PT、~PTT 升高或血小板减少）也是非急诊心包穿刺的相对禁忌证，必要时应考虑使用维生素 K 和血制品（如新鲜冰冻血浆、血小板等）。对于反复或化脓性心包积液，外科手术可能优于心包穿刺。此外，对于多腔分隔的包裹性、位置偏后或容量较小的心包积液，经皮穿刺在技术上往往存在困难，且效果不佳，而外科手术则更具优势。心包穿刺前必须特别注意的临床情况见表 5-4。

表 5-4 心包穿刺前需要特别注意的临床情况

- 继发于 A 型主动脉夹层的心包积血
- 外伤性心包积血
- 继发于心肌梗死后心室游离壁破裂的心包积血
- 出血素质
  - ——使用抗凝剂
  - ——INR、APTT、PT 升高
  - ——血小板计数低于 50 000/mm^3
- 反复心包积液
- 化脓性心包积液
- 需要引流的小量心包积液
- 包裹性心包积液
- 拟穿刺部位有感染者或并发菌血症或败血症者
- 无法配合手术操作的患者

三、心包穿刺的术前准备

（1）药品，2% 利多卡因及各种抢救药品。

（2）器械，5ml 注射器、50ml 注射器、22G 套管针、胸腔穿刺包。如行持续心包液引流则需要准备：穿刺针、导丝、尖刀、扩皮器、外鞘管、猪尾型心包引流管、三通管、肝素帽 2 个、纱布等。

（3）心脏监护仪、除颤器。

（4）术前行超声心动图检查协助确定部位、进针方向与深度。同时测量从穿刺部位至心包的距离，以决定进针的深度。

（5）开放静脉通路。

（6）向患者及家属说明手术目的及方法，解除紧张情绪。

（7）签署手术知情同意书。

四、心包穿刺的监测与判断

心包穿刺术中可能发生心律失常等并发症，必须在心电监护下完成。另外，在穿刺过程中，若将穿刺针与心电或压力监测器等相连，可以协助判断穿刺针的位置；通过穿刺针注射生理盐水，还能通过超声确认穿刺针的位置。确认穿刺针或导管进入心包腔的技术见表 5-5。

表 5-5 确认穿刺针或导管在心包腔的技术

- 通过穿刺针监测心电信号
  - ——ST 段抬高/室性期前收缩提示刺激或穿刺心包
  - ——PR 段抬高/房性期前收缩提示进入右心房
- 监测压力
  - ——观察心包腔压力曲线（出现右心室压力波形提示进入右心室）
- 注射摇动后的生理盐水，超声观察到达心包腔的微泡
- 于透视引导下注射对比剂
- 插入 0.889mm（0.035 英寸）的 J 型导丝，透视下观察导丝包绕心脏走行

五、心包穿刺操作技术

1. X线透视与造影剂指示下心包穿刺引流 急性心脏压塞一旦确诊，应立即在X线透视和造影剂提示下行心包穿刺引流术。通过采取这一措施，多数急性心脏压塞患者可避免开胸手术，同时为需行心脏修补术的患者赢得宝贵时间。超声指引下的心包穿刺引流被公认是一种安全有效的措施。但是，在必须立即穿刺时超声设备不一定到位，相比之下造影剂指示下心包穿刺引流术操作简单、快速、准确、可靠，该穿刺方法可作为在介入操作时急性心脏压塞紧急处理的首选措施。

穿刺途径：①剑突旁穿刺：为目前最常用的途径，尤其适用于急性心脏压塞的紧急心包穿刺。由剑突与左肋弓角下方1~2cm经膈肌穿刺心包前下方。取平卧位，局部麻醉，逐层浸润，当穿刺针越过左肋弓，应迅速将针尾下压使穿刺针与腹壁呈15°角，穿刺方向指向左肩。一般进针3~5mm可达心包壁，有抵抗感后轻微用力再进针3~5mm，如阻力突然消失，则表明进入心包腔。该穿刺径路的主要缺点是可能穿刺肝左叶；②心尖区穿刺：由第5或第6肋间心浊音界内侧2cm处穿刺，穿刺针向后、向内指向脊柱的方向进针，肥胖的患者可选择该穿刺途径。该穿刺径路不适用于慢性阻塞性肺疾病患者，有损伤冠状动脉左前降支、胸膜及肺的风险，应用较少。如果剑突穿刺失败，心尖区穿刺是可选择的替代途径；③胸骨左缘穿刺：注射器负压下于胸骨左缘3~4肋间垂直进针，抽吸出血液后先注射造影剂证实进入心包腔后，方可置入导丝和鞘管。该途径的优点是不会伤及肝，但技术要求较高，在积液量较小或进针过快时均可能刺入右心室。

使用长度为8cm的18号穿刺针，如图5-7所示，穿刺时应在后前位持续X线透视下缓慢负压进针，回抽出血性液体后推注少量造影剂，如造影剂沿心包腔分布，则证实穿入心包。如进针过程中未抽出血性液体，但X线透视显示针尖可能已经位于心包腔，亦可推注少量造影剂予以证实或者排除。如果造影显示穿刺针进入心室，应迅速而平缓地回撤穿刺针，穿刺针穿破心室肌一般不引起严重出血。穿刺针进入心包腔后，经穿刺针送入0.889mm（0.035英寸）、145cm长的导丝至心包腔内，通过长导丝送入动脉鞘，沿导丝经动脉鞘送入猪尾导管进行引流。多数患者在引流后症状迅速缓解。患者血流动力学稳定后，可通过向心包内注射少量造影剂观察残存积血量及新积血量产生的速度。每次经猪尾导管抽出心包积液后均应使用5ml生理盐水冲入导管，以防导管被血栓堵塞。待无新出现的积血或积血产生的速度已非常缓慢时，可将引流管固定于皮肤，尾端连于三通管后保持无菌，引流管腔内充入肝素盐水，保留12~24h引流液少于50ml，可拔除引流管。

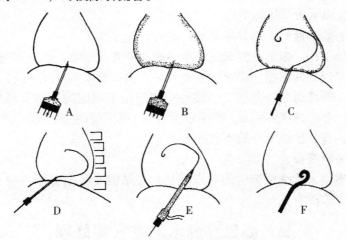

图5-7 心包穿刺示意图

A. 18号穿刺针连于装有造影剂的注射器，在剑突与左肋交角处进针；B. 抽出血性液体后推注造影剂3~5ml，造影剂沿心包腔分布证实穿入心包；C. 经穿刺针送入0.889mm（0.035英寸）、145cm长导丝至心包内足够长度（确保不被弹出）；D. 可用左前斜位进一步证实导丝在心包；E. 经导丝送入鞘管（也可用扩张器扩张后直接经导丝静脉留管），如患者症状重，鞘管进入心包后即可经鞘管引流；F. 经鞘管将猪尾导管送入心包足够深度。引流完后将猪尾导管固定，尾端无菌包裹，以备可能的再次引流

2. 超声引导下心包穿刺引流　急性心脏压塞多是在导管室处理的，如果病情允许，行心脏超声检查明确心脏压塞的诊断，并在超声引导联合 X 线透视与造影剂指示下进行心包穿刺引流，有助于提高心包穿刺引流的成功率，减少并发症。如果急性心脏压塞发生于床旁，可于床旁行超声引导下心包穿刺引流。

穿刺前行心脏超声检查可确定心包积液的量、积液最深的位置和积液与体表最近的位置。穿刺时采取平卧位，如在床旁穿刺可采用 45°半卧位，穿刺针针尾连接装有 10ml 生理盐水或利多卡因的注射器，进针位点采取剑突旁或心尖区途径。以负压进针，超声探头在剑突旁可指导进针方向和进针深度。当回抽到血性液体提示穿刺针已在心包腔，必要时还可通过穿刺针注射生理盐水或利多卡因作为对比剂，多普勒超声可根据声学影在心包腔内还是心腔内明确穿刺针的位置。如果经剑突旁途径失败，可采用经心尖区途径，但是超声不能透过空气，应避免在有肺遮挡心脏的位置进针（也为避免气胸）。穿刺针进入心包腔后的后续处理同 X 线透视与造影剂指示下心包穿刺引流。

3. 心包穿刺引流失败的处理　如果经皮心包穿刺失败，而心脏压塞引起心跳、呼吸骤停，情况危急，为进一步抢救赢得时间可采用非常规的经心腔心包腔引流。Verrier 等首先在动物的心脏压塞模型中通过穿刺右心耳将 4F 导管置入心包腔引流证明了该方法的有效性和安全性。Verrier 等将 8F 长鞘置于右心耳，头端装有穿刺针的 4F 导管在长鞘辅助下刺穿右心耳，0.356mm（0.014 英寸）的长导丝通过 4F 导管和穿刺针被置入心包腔。撤出装有穿刺针的 4F 导管，沿导线将普通 4F 导管置入心包腔。通过 4F 导管向心包腔注入生理盐水或肝素化的血液，成功建立了急性心脏压塞的模型。最终通过 4F 导管抽吸引流，成功处理急性心脏压塞。Fisher 报道两例经穿房间隔途径行左侧旁路消融术时发现消融导管进入心包腔，患者出现心脏压塞的症状。Fisher 将消融导管继续向心包腔送入一段以后，沿消融导管将 8.5F Daig 长鞘送入心包腔，沿 8.5F Daig 长鞘将 0.813mm（0.032 英寸）长导丝送入心包腔，通过 Daig 长鞘抽吸心包腔积液。当心包腔内积液抽吸干净后，保留导丝，撤出 Daig 鞘而将 5F 多功能导管沿导丝送入心包腔继续引流。观察 30～75min 后，超声证实无心包腔积液，撤出多功能导管，保留导丝，1h 后仍无心包积液，拔除导丝，超声随访观察无心包腔积液。采用 Fisher 等方法的前提是在长鞘辅助下导管明确位于心包腔。

六、心包穿刺术中的注意事项

（1）严格掌握适应证，应由有经验的医师操作或指导，并在心电监护下进行穿刺。穿刺及引流过程中要密切观察患者症状和生命体征的变化。

（2）为了避免损伤心肌和血管，最好用套管针进行心包穿刺。

（3）向患者做好解释工作，嘱其在穿刺过程中不要深呼吸或咳嗽，麻醉要充分。

（4）穿刺过程中如出现期前收缩，提示可能碰到了心肌，要及时外撤穿刺针。

（5）引流液有血时，要注意是否凝固，血性心包积液是不凝固的，如果抽出的液体很快凝固，则提示损伤了心肌或动脉，应立即停止抽液，严密观察有无心脏压塞症状出现，并采取相应的抢救措施。

（6）抽液速度要慢，首次抽液量一般不宜过大。

（7）取下空针前应夹闭橡胶管，以防空气进入。

（8）为了防止并发感染，持续引流时间不宜过长。如果需要长期引流，应考虑行心包开窗术等外科处理，并酌情使用抗生素。

七、心包穿刺术的并发症处理

如果穿刺的目的是为了缓解心脏压塞，则术后应注意压塞复发征象。如果未留置导管或导管堵塞，这种危险的确存在。心包穿刺术的并发症可能包括：心腔被穿破或撕裂，冠状动脉撕裂，心室颤动，气胸，穿入腹腔，感染。

1. 心腔被穿破或撕裂　这种危险经常存在。当积液量少或为分隔包裹性积液时容易发生，要想完全避免不太可能。一般而言，刺入心肌，尤其是左室心肌后果不大，但右房或右室被刺破后，尤其是并发肺动脉高压时，可能需要手术修补。除非操作者有十足把握肯定导引钢丝是在心包腔内，否则决不可顺导丝插入扩张管或导管，否则后果不大的穿刺孔可能被扩大成裂口而危及患者生命。

如果确认穿刺针进入了心腔，应尽快采取如下措施：①立即拔出穿刺针，拔出导引钢丝。②监视心脏压塞的征象及其进展。③请心胸外科医师会诊。④如心脏压塞进展迅速，应做好准备以便再次穿刺引流，必要时手术引流。

2. 冠状动脉撕裂　对此人们常有担心，实际上非常罕见。倘若发生，可引起急性心脏压塞或心室颤动。

3. 心室颤动　可由冠状动脉撕裂引起。当术者接触穿刺针头并同时接触未接地的心电图机外壳，在针尖触及心室（左室或右室）之际，心电图机外壳上的漏出电流即可由术者和穿刺针导入心脏而引起室颤。一旦发生应立即拔针除颤。

4. 气胸　发生气胸表明穿入胸腔，损伤了肺。慢性阻塞性肺疾病患者或采用肋骨旁或心尖途径穿刺时容易发生。治疗气胸一般无须插管引流。

5. 穿入腹腔　大量腹腔积液时可能发生，如果操作时未将针尖送至肋缘、继而将针尖略偏移以避开肋缘面时也可发生。如有腹腔积液时可抽出草黄色液体，术者因此误认为穿刺针已进入心包，并随即将导管送入腹腔。穿入腹腔一般无严重后果，除非误穿腹内脏器。

（韩欣宇）

第六章

高血压

第一节 原发性高血压病

一、概述

（一）定义

原发性高血压或高血压病是指成年人（≥18 岁）凡在未服用降血压药物情况下和在安静状态下，非同日血压至少测量 3 次，当体循环动脉收缩压≥140mmHg 和（或）舒张压≥90mmHg，称为血压增高。与此同时，常伴有脂肪和糖代谢紊乱以及心、脑、肾和视网膜等器官功能性或器质性改变为特征的全身性疾病。如果仅收缩压≥140mmHg，而舒张压不高者称为单纯收缩性高血压。同理，若舒张压≥90mmHg，而收缩压＜140mmHg，则称为舒张性高血压。

（二）流行病学

高血压患病率和发病率在不同国家、地区或种族之间有差别，工业化国家较发展中国家发病率高，美国黑种人约为白种人的 2 倍。高血压患病率、发病率及血压水平随年龄增长而升高，高血压在老年人中较为常见，尤其是收缩期高血压。我国自 20 世纪 50 年代以来进行了 4 次（1959 年、1979 年、1991 年、2002 年）成年人血压普查，高血压患病率分别为 5.11%，7.73%，11.88%，18.8%，总体上呈明显上升趋势。据估计，我国现有高血压患者 2 亿以上。但高血压的知晓率、治疗率及控制率均很低，2002 年的普查资料显示：知晓率为 30.2%，治疗率为 24.7%，控制率为 6.1%，较 1991 年略有提高。根据 2007 年我国卫生部心血管病防治研究中心，中国心血管病报道的一项调查报告，城市高血压知晓率、治疗率、控制率和治疗控制率分别为 41.1%，35.1%，9.7% 和 28.2%；而农村分别为 22.5%，17.4%，3.5% 和 20.4%。如此低的知晓率、治疗率、控制率和治疗控制率，促使我国高血压病致死、致残率居高不下。因此，高血压的防治任重道远。

（三）病因

本病病因未完全阐明，目前认为是在一定的遗传基础上由于多种后天因素的作用，正常血压调节机制失代偿所致，以下因素可能与发病有关。

1. 遗传　高血压的发病有较明显的家族集聚性，双亲均有高血压的正常血压子女（儿童或少年）血浆去甲肾上腺素、多巴胺浓度明显较无高血压家族史的对照组高，以后发生高血压的比例亦高。国内调查发现，与无高血压家族史者比较，双亲一方有高血压者的高血压患病率高 1.5 倍，双亲均有高血压病者则高 2~3 倍，高血压病患者的亲生子女和收养子女虽然生活环境相同，但前者更易患高血压。动物实验已筛选出遗传性高血压大鼠株（SHR），分子遗传学研究已实验成功基因转移的高血压动物，上述资料均提示遗传因素的作用。

2. 饮食

（1）盐类：与高血压最密切相关的是 Na^+，人群平均血压水平与食盐摄入量有关，在摄盐较高的人群，减少每日摄入食盐量可使血压下降。高钠促使高血压可能是通过提高交感张力，增加外周血管阻力所致。饮食中 K^+、Ca^{2+} 摄入不足、Na^+/K^+ 比例升高时易患高血压，高 K^+ 高 Ca^{2+} 饮食可能降低高血压的发病率，动物实验也有类似的发现。我国不同年龄段人群食盐摄入量均较高，居民平均每日食盐摄入量为 12.1g，远远超过 WHO 应将一般人群每日食盐限制在 6g 以下。全国居民营养与健康状况调查（2002 年）中指出，我国城乡居民平均每日每人盐摄入量为 12g，其中农村 12.4g，城市 10.9g，北方地区高于南方地区。高盐饮食是高血压的重要危险因素。高盐饮食地区人群的高血压患病率往往较高。

中国人群高血压流行特点：钠盐摄入量高，钾盐摄入不足，盐敏感性高血压居多。盐敏感的实质是个体对于盐负荷而导致血压升高的一种遗传易感体质。盐敏感被认为是由于肾小球的过滤能力减低和（或）肾小管钠再吸收的比率增加所导致。

盐敏感性：盐敏感性是高血压早期损害标志。盐敏感性（salt - sensitivity）已被美国 ASH "2005 高血压新定义"确立为高血压早期损害标志之一。

我国一般人群中盐敏感者占 15% ~42%，而高血压人群中 50% ~60% 为盐敏感者。有高血压家族史的成年人中盐敏感者为 65%，青少年中为 45%。黑种人、老年人、停经女性、糖尿病、肥胖和代谢综合征患者中盐敏感者比例较高。盐敏感性高血压是高血压的一种特殊类型，常见于老年人、黑种人，有糖尿病、肾疾病史者，交感激活状态以及高盐摄入地区的高血压患者，同时也是难治性高血压的重要原因之一。

（2）脂肪酸与氨基酸：降低脂肪摄入总量，增加不饱和脂肪酸成分，降低饱和脂肪酸比例可使人群平均血压下降。动物实验发现摄入含硫氨基酸的鱼类蛋白质可预防血压升高。

（3）饮酒：长期饮酒者高血压的患病率升高，而且与饮酒量成正比。可能与饮酒促使皮质激素、儿茶酚胺水平升高有关。

3. 职业、环境和气候　流行病学资料提示，从事高度集中注意力工作、长期精神紧张、长期受环境噪声及不良视觉刺激者易患高血压病。此外，气候寒冷地区冬季较长，人的血管容易收缩而导致血压升高，这也是我国北方地区高血压发病率比南方地区高的原因之一。

4. 其他　吸烟、肥胖和糖尿病患者高血压病患病率高。

（四）临床表现

高血压是多基因遗传因素与环境因素长期相互作用的结果，无论是男性还是女性，平均血压随年龄增长而增高，尤其是收缩压。流行病学研究已经证实，高血压本身不仅会造成心血管损害，而且当高血压患者并发有其他危险因素时更易引起或加重心血管损害，这些危险因素包括糖尿病、吸烟、高脂血症等。血压在同一水平上的高血压患者，并发危险因素越多，心血管系统并发症发生率也越高，说明危险因素之间存在着对心血管系统损害的协同作用。

高血压病根据起病和病情进展的缓急及病程的长短可分为两型，缓进型（chronic type）和急进型（accellerated type）高血压，前者又称良性高血压，绝大部分患者属此型，后者又称恶性高血压，仅占高血压病患者的 1% ~5%。

1. 缓进型高血压病　多为中年后起病，有家族史者发病年龄可较轻。起病多数隐匿，病情发展慢，病程长。早期患者血压波动，血压时高时正常，为脆性高血压阶段，在劳累、精神紧张、情绪波动时易有血压升高，休息、去除上述因素后，血压常可降至正常。随着病情的发展，血压可逐渐升高并趋向持续性或波动幅度变小。患者的主观症状和血压升高的程度可不一致，约 50% 患者无明显症状，只是在体格检查或因其他疾病就医时才发现有高血压，少数患者则在发生心、脑、肾等器官的并发症时才明确高血压病的诊断。

患者可有头痛，多发在枕部，尤易发生在睡醒时，尚可有头晕、头胀、颈部板紧感、耳鸣、眼花、健忘、注意力不集中、失眠、烦闷、乏力、四肢麻木、心悸等。这些症状并非都是由高血压直接引起，部分是机体功能失调所致，无临床特异性。此外，尚可出现身体不同部位的反复出血，如眼结膜出血、鼻出血、月经过多，少数有咯血等。

（1）脑部表现：头痛、头晕和头胀是高血压病常见的神经系统症状，也可有头部沉重或颈项板紧感。高血压直接引起的头痛多发生在早晨，位于前额、枕部或颞部，可能是颅外颈动脉系统血管扩张，其脉搏振幅增高所致。这些患者舒张压多很高，经降压药物治疗后头痛可减轻。

高血压病脑血管并发症主要表现为脑血管意外，即脑卒中，可分为两大类。①缺血性脑卒中，其中有动脉粥样硬化血栓形成、腔隙梗死、栓塞、短暂性脑缺血和未定型等各种类型。②出血性脑卒中，有脑实质和蛛网膜下隙出血。

（2）心脏表现：血压长期升高增加了左心室的负担，左心室因代偿而逐渐肥厚，早期常呈向心性对称性肥厚，继之可出现心腔扩张，最终导致高血压性心脏病。近年来研究发现，高血压时心脏最先受影响的是左心室舒张期功能。左心室肥厚时舒张期顺应性下降，松弛和充盈功能受影响，若左心室舒张末压升高，左心房可有不同程度扩大，甚至可出现在临界高血压和左心室无肥厚时，与此同时，左心室的心肌间质已有胶原组织沉积和纤维组织形成，但此时患者可无明显临床症状。

出现临床症状的高血压性心脏病多发生在高血压病起病数年至10余年之后。在心功能代偿期，除有时感心悸外，其他心脏方面的症状可不明显。代偿功能失调时，则可出现左心衰竭症状，开始时在体力劳累、饱食和说话过多时发生气喘、心悸、咳嗽，以后呈阵发性的发作，常在夜间发生，并可有痰中带血等，严重时或血压骤然升高时可发生急性肺水肿，出现端坐呼吸、咳粉红色泡沫样痰，若不及时降压可危及生命。反复发作或持续的左心衰竭，可影响右心室功能而发展为全心衰竭，出现尿少、水肿等临床症状。在心脏未增大前，体检可无特殊发现，或仅有脉搏或心尖搏动较强有力，主动脉瓣区第二心音因主动脉舒张压升高而亢进。心脏增大后，体检可发现心界向左、向下扩大；心尖搏动强而有力，呈抬举样；心尖区和（或）主动脉瓣区可听到Ⅱ～Ⅲ级收缩期吹风样杂音。心尖区杂音是左心室扩大导致相对性二尖瓣关闭不全或二尖瓣乳头肌功能失调所致；主动脉瓣区杂音是主动脉扩张，导致相对性主动脉瓣狭窄所致。主动脉瓣区第二心音可因主动脉及瓣膜病变而呈金属音调，可有第四心音。心力衰竭时心率增快，出现发绀，心尖区可闻奔马律，肺动脉瓣区第二心音增强，肺底出现湿啰音，并可有交替脉；后期出现颈静脉怒张、肝大、下肢水肿、腹腔积液和发绀等全心衰竭征象。

（3）肾脏表现：肾血管病变的程度和血压升高的程度及病程密切相关。实际上，无控制的高血压病患者均有肾脏的病变，但在早期可无任何临床表现。随病程的进展可先出现蛋白尿，如无并发其他情况（如心力衰竭和糖尿病等），24h尿蛋白总量很少超过1g，控制高血压可减少尿蛋白。血尿多为显微镜血尿，少见有透明和颗粒管型。肾功能失代偿时，肾浓缩功能受损可出现多尿、夜尿、口渴、多饮等，尿比重逐渐降低，最后固定在1.010左右，称等渗尿。当肾功能进一步减退时，尿量可减少，血中非蛋白氮、肌酐、尿素氮常增高，酚红排泄试验示排泄量明显减低，尿素廓清率或肌酐廓清率可明显低于正常，上述改变随肾脏病变的加重而加重，最终出现尿毒症。但是，在缓进型高血压病，患者在出现尿毒症前多数已死于心、脑血管并发症。此外，当高血压导致肾功能损害的同时，肾损害又可反过来加重血压升高，从而形成恶性循环。

2. 急进型高血压　在未经治疗的原发性高血压病患者中，约1%可发展成急进型高血压，发病较急骤，在发病前可有病程不一的缓进型高血压病史。男女比例约为3：1，多在青中年发病，近年来此型高血压已少见，可能与早期发现轻、中度高血压患者并得到及时有效的治疗有关。其表现基本上与缓进型高血压病相似，但与后者相比，临床症状如头痛等更为明显，具有病情严重、发展迅速、视网膜病变和肾功能很快衰竭等特点。血压显著升高，舒张压多持续在130～140mmHg或更高。各种症状明显，小动脉纤维样坏死性病变进展迅速，常于数月至1～2年内出现严重的脑、心、肾损害，发生脑血管意外、心力衰竭和尿毒症。并常有视物模糊或失明，视网膜可发生出血、渗出及视盘水肿。血浆肾素活性增高，以肾脏损害最为显著，常出现持续蛋白尿，24h尿蛋白可达3g，伴有血尿和管型尿，最后多因尿毒症而死亡，但也可死于脑血管意外或心力衰竭。

3. 高血压危重症

（1）高血压危象（hypertensive crisis）：高血压病的进程中，如果全身小动脉发生暂时性强烈痉挛，周围血管阻力明显上升，致使血压急骤上升而出现一系列临床症状，称之为高血压危象。这是高血压病的急重症，可见于缓进型高血压各期和急进型高血压，血压改变以收缩压突然明显升高为主，舒张压也可升高，常在诱发因素作用下出现，如强烈的情绪变化、精神创伤、心身过劳、寒冷刺激和内分泌失调（如经期和绝经期）等。患者出现剧烈头痛、头晕、眩晕，亦可有恶心、呕吐、胸闷、心悸、气急、视物模糊、腹痛、尿频、尿少、排尿困难等症状。有的患者可伴随自主神经紊乱症状，如发热、口干、出汗、兴奋、皮肤潮红或面色苍白、手足发抖等；严重者，尤其在伴有靶器官病变时，可出现心绞痛、肺水肿、肾衰竭、高血压脑病等。发作时尿中出现少量蛋白和红细胞；血尿素氮、肌酐、肾上腺素、去甲肾上腺素可增加，血糖也可升高、眼底检查有小动脉痉挛、可伴有出血、渗出或视盘水肿。发作一般历时短暂，控制血压后，病情可迅速好转，但易复发。在有效降压药普遍应用的人群，此危象已很少发生。

（2）高血压脑病（hypertensive encephalopathy）：急进型或严重的缓进型高血压病患者，尤其是伴有明显脑动脉硬化时，可出现脑部小动脉持久而明显的痉挛，继之发生被动性或强制性扩张，急性脑循环障碍导致脑水肿和颅内压增高而出现的一系列临床表现，称为高血压脑病。发病时常先有血压突然升高，收缩压、舒张压均可增高，以舒张压升高为主，患者出现剧烈头痛、头晕、恶心、呕吐、烦躁不安、脉搏多慢而有力，可有呼吸困难或减慢、视力障碍、黑矇、抽搐、意识模糊甚至昏迷，也可出现暂时性偏瘫、失语、偏身感觉障碍等。检查可见视盘水肿，脑脊液压力增高、蛋白含量增高。发作短暂者历时数分钟，长者可数小时甚至数天。妊娠高血压综合征、肾小球肾炎、肾血管性高血压和嗜铬细胞瘤的患者，也可能发生高血压脑病。

4. 并发症　在我国，高血压病最常见的并发症是脑血管意外，其次是高血压性心脏病、心力衰竭，再次是肾衰竭。较少见但严重的并发症为主动脉夹层血肿。其起病常突然，迅速发生剧烈胸痛，向背或腹部放射，伴有主动脉分支堵塞现象时，使两上肢血压及脉搏有明显差别，严重者堵塞一侧，从颈动脉到股动脉的脉搏均消失，或下肢暂时性瘫痪或偏瘫。当累及主动脉根部时，患者可发生主动脉关闭不全。未受堵塞的动脉血压升高。主动脉夹层血肿可破裂入心包或胸膜腔，因心脏压塞而迅速死亡。胸部X线检查可见主动脉明显增宽。超声心动图、CT或磁共振断层显像检查（MRI）可直接显示主动脉夹层及范围，甚至可发现破口。主动脉造影也可确立诊断。高血压并发下肢动脉粥样硬化时，可造成下肢疼痛、间歇性跛行。

二、诊断要点

（一）确定是否高血压

1. 诊所血压　诊所偶测血压是目前诊断高血压和分级的标准方法和主要手段，要求在未服用降压药物情况下、非同日3次安静状态下，测血压达到诊断水平，体循环动脉收缩压≥140mmHg及（或）舒张压≥90mmHg者为高血压。由于测量次数少、观察误差较大和"白大衣效应"，不能可靠地反映血压的波动和活动状态下的情况。动态血压及家庭自测血压可弥补诊所偶测血压的不足，具有重要的临床价值。

2. 自测血压　对于评估血压水平及严重程度，评价降压效应，改善治疗依从性，增强治疗的主动参与，自测血压具有独特优点。且无白大衣效应，可重复性较好。目前，患者家庭自测血压在评价血压水平和指导降压治疗上已经成为诊所血压的重要补充。然而，对于精神焦虑或根据血压读数常自行改变治疗方案的患者，不建议自测血压。推荐使用符合国际标准（BHS和AAMI）的上臂式全自动或半自动电子血压计，正常上限参考值：135/85mmHg。应注意患者向医师报告自测血压数据时可能有主观选择性，即报告偏差，患者有意或无意选择较高或较低的血压读数向医师报告，影响医师判断病情和修改治疗。有记忆存储数据功能的电子血压计可克服报告偏差。血压读数的报告方式可采用每周或每月的平均值。家庭自测血压低于诊所血压，家庭自测血压135/85mmHg相当于诊所血压140/90mmHg。对血压正常的人建议定期测量血压（20~29岁，每2年1次；30岁以上每年至少1次）。

3. 动态血压　动态血压测量应使用符合国际标准（BHS和AAMI）的监测仪。动态血压的正常值推荐以下国内参考标准：24h平均值<130/80mmHg，白昼平均值<135/85mmHg，夜间平均值<125/75mmHg。正常情况下，夜间血压均值比白昼血压值低10%~15%。动态血压监测在临床上可用于诊

白大衣性高血压、隐蔽性高血压、顽固难治性高血压、发作性高血压或低血压，评估血压升高严重程度，但是目前主要仍用于临床研究，例如评估心血管调节机制、预后意义、新药或治疗方案疗效考核等，不能取代诊所血压测量。动态血压测量时应注意以下问题：测量时间间隔应设定一般为每30min 1次。可根据需要而设定所需的时间间隔。指导患者日常活动，避免剧烈运动。测血压时患者上臂要保持伸展和静止状态。若首次检查由于伪迹较多而使读数<80%的预期值，应再次测量。可根据24h平均血压、日间血压或夜间血压进行临床决策参考，但倾向于应用24h平均血压。

4. 中心动脉压　近年来提出了中心动脉压的概念，中心动脉压，是指升主动脉根部血管所承受的侧压力。中心动脉压也分为收缩压（SBP），舒张压（DBP）及脉压（PP）。主动脉的SBP由两部分组成：前向压力波（左心室搏动性射血产生），回传的外周动脉反射波。前向压力波形成收缩期第1个峰值（P1），反射波与前向压力波重合形成收缩期第2个峰值（即SBP）。反射波压力又称增强压（AP），增强压的大小可用增压指数（AIx）表示，$AIx = AP/PP$（$AP = SBP - P1$）。通常情况下，AP在舒张期回传到主动脉根部与前向压力波重合，在收缩期回传到外周动脉。

中心动脉压直接影响心、脑、肾等重要脏器的灌注压，因而可能比肱动脉血压更能够预测心脑血管病的发生。反射波是左心室后负荷的组分，是心脏后负荷的指标之一，也是收缩期高血压的发病基础。中心动脉压增高将诱发冠脉硬化，进而容易引起冠状动脉狭窄及冠状动脉事件。因此，降低中心动脉压将有助于预防心血管事件。已证明中心动脉血流动力学与高血压靶器官损害、心血管疾病独立相关。在预测、决定终点事件方面中心动脉血流动力学的意义优于外周血流动力学。ASCOT试验的亚组研究CAFE中心动脉压可作为评价及优化抗高血压治疗方案的一个新的指标。

5. 白大衣高血压与隐匿性高血压　"白大衣高血压"也称"诊所高血压"。指患者去医院就诊时，在医师诊室测量血压时血压升高，但回到自己家中自测血压或24h动态血压监测时血压正常。

隐匿性高血压与之相反，系指患者在医院测量血压正常，而动态血压监测或家庭自测血压水平增高。隐匿性高血压在一般人群中患病率为8%~23%，其发生靶器官损害和心血管疾病的危险性较一般人明显增高。目前对于是否应该采用药物手段干预隐匿性高血压与诊室高血压尚存争议，但加强对这些患者的血压监测、及时发现持续性高血压仍具有重要意义。同时，对于这些患者还应加强生活方式干预，例如控制饮食、增加体力运动、控制体重、限制食盐摄入量等，努力延缓或避免持久性高血压的发生。由此可见临床上应大力提倡并推广非诊室血压监测措施（包括动态血压监测与家庭自测血压）。动态血压监测与家庭自测血压能够提供更为详尽且真实的血压参数，有助于全面了解血压波动情况，鉴别与判定一过性血压升高（诊室高血压与隐匿性高血压）的人群。

（二）判断高血压的病因，明确有无继发高血压

对怀疑继发性高血压者，通过临床病史、体格检查和常规实验室检查可对继发性高血压进行简单筛查。

1. 临床病史提示继发性高血压的指征

（1）肾脏疾病家族史（多囊肾）。

（2）肾脏疾病、尿路感染、血尿、滥用镇痛药（肾实质性疾病）。

（3）药物：口服避孕药、甘草、生胃酮（甘珀酸）、滴鼻药、可卡因、安非他明、类固醇、非甾体类抗炎药、促红细胞生长素、环孢素。

（4）阵发性出汗、头痛、焦虑、心悸（嗜铬细胞瘤）。

（5）阵发性肌无力和痉挛（醛固酮增多症）。

2. 提示继发性高血压的体征

（1）库欣（Cushing）综合征面容。

（2）神经纤维瘤性皮肤斑（嗜铬细胞瘤）。

（3）触诊有肾增大（多囊肾）。

（4）听诊有腹部杂音（肾血管性高血压）。

（5）听诊有心前区或胸部杂音（主动脉缩窄或主动脉病）。

（6）股动脉搏动消失或胸部杂音（主动脉缩窄或主动脉病）。

（7）股动脉搏动消失或延迟、股动脉压降低（主动脉缩窄或主动脉病）。

3. 继发高血压常规实验室及辅助检查 测定肾素、醛固酮、皮质激素和儿茶酚胺水平，动脉造影、肾和肾上腺超声、计算机辅助成像（CT）、头部磁共振成像（MRI）等。

三、治疗

（一）目的

治疗高血压的主要目的是最大限度地降低心血管发病和死亡的总危险。当然，血压也并非降得越低越好，近年来研究表明，在降压治疗中存在明显的降压"J"点曲线问题。"J"点曲线现象即血压下降达到特定水平时，主要心血管疾病的发生率会下降；但持续降低血压，心血管事件发生率反而会回升。但究竟血压 J 点值在哪里，目前没有定论。可以肯定的是不同高血压人群其 J 点值不同，血压在 J 点值之上，降压治疗越低、越早越好。

（二）高血压的非药物治疗

非药物治疗包括提倡健康生活方式，消除不利于心理和身体健康的行为和习惯，达到减少高血压以及其他心血管病的发病危险，适用于所有高血压患者。具体内容如下。

1. 减重 建议体重指数（kg/m^2）应控制在 24 以下。减重对健康的利益是巨大的，如人群中平均体重下降 5～10kg，收缩压可下降 5～20mmHg。高血压患者体重减少 10%，则可使胰岛素抵抗、糖尿病、高脂血症和左心室肥厚改善。减重的方法一方面是减少总热量的摄入，强调少脂肪并限制过多糖类的摄入，另一方面则需增加体育锻炼，如跑步、太极拳、健美操等。在减重过程中还需积极控制其他危险因素，老年高血压则需严格限盐等。减重的速度可因人而异，但首次减重最好达到减重 5kg 以增强减重信心，减肥可提高整体健康水平，减少包括癌症在内的许多慢性病，关键是"吃饭适量，活动适度"。

2. 采用合理膳食 根据我国情况对改善膳食结构预防高血压提出以下建议：①减少钠盐，WHO 建议每人每日食盐量不超过 6g。我国膳食中约 80% 的钠来自烹调或含盐高的腌制品，因此，限盐首先要减少烹调用盐及含盐高的调料，少食各种咸菜及盐腌食品。如果北方居民减少日常用盐的一半，南方居民减少 1/3，则基本接近 WHO 建议。②减少脂肪摄入，补充适量优质蛋白质。建议改善饮食结构，减少含脂肪高的猪肉，增加含蛋白质较高而脂肪较少的禽类及鱼类。蛋白质占总热量 15% 左右，动物蛋白占总蛋白质 20%。蛋白质质量依次为：奶、蛋；鱼、虾；鸡、鸭；猪、牛、羊肉；植物蛋白，其中豆类最好。③注意补充钾和钙。④多吃蔬菜和水果，研究证明增加蔬菜或水果摄入，减少脂肪摄入可使 SBP 和 DBP 有所下降。素食者比肉食者有较低的血压，其降压的作用可能基于水果、蔬菜、食物纤维和低脂肪的综合作用。⑤限制饮酒，尽管有研究表明非常少量饮酒可能减少冠心病发病的危险，但是饮酒和血压水平及高血压患病率之间却呈线性相关，大量饮酒可诱发心脑血管事件发作。因此不提倡用少量饮酒预防冠心病，提倡高血压患者应戒酒，因饮酒可增加服用降压药物的抗性。如饮酒，建议每日饮酒量应为少量。男性饮酒量：葡萄酒 <100～150ml（相当于 2～3 两），或啤酒 <250～500ml（250～500g），或白酒 <25～50ml（0.5～1 两）；女性则减半量，孕妇不饮酒。不提倡饮高度烈性酒。WHO 对酒的新建议是酒，越少越好。

3. 增加体力活动 每个参加运动的人特别是中老年人和高血压患者在运动前最好了解一下自己的身体状况，以决定自己的运动种类、强度、频度和持续运动时间。对中老年人应包括有氧、伸展及增强肌力练习三类，具体项目可选择步行、慢跑、太极拳、门球、气功等。运动强度必须因人而异，按科学锻炼的要求，常用运动强度指标可用运动时最大心率达到 180（或 170）减去年龄，如 50 岁的人运动心率为 120～130/min，如果求精确则采用最大心率的 60%～85% 作为运动适宜心率，需在医师指导下进行。运动频率一般要求每周 3～5 次，每次持续 20～60min 即可，可根据运动者身体状况和所选择的运动种类以及气候条件等而定。

4. 减轻精神压力保持平衡心态　长期精神压力和心情抑郁是引起高血压和其他一些慢性病的重要原因之一，对于高血压患者，这种精神状态常使他们较少采用健康的生活方式，如酗酒、吸烟等，并降低对抗高血压治疗的依从性。对有精神压力和心理不平衡的人，应减轻精神压力和改变心态，要正确对待自己、他人和社会，积极参加社会和集体活动。

5. 戒烟　对高血压患者来说戒烟也是重要的，虽然尼古丁只使血压一过性升高，但它降低服药的依从性并增加降压药物的剂量。吸烟可造成血管内皮损伤，它是导致心血管事件的最重要独立危险因素之一，因此必须提倡全民戒烟。

（三）高血压的药物治疗

1. 降压药物治疗原则

（1）小剂量：初始治疗时通常应采用较小的有效剂量以获得可能有的疗效而使不良反应最小，如有效而不满意，可逐步增加剂量以获得最佳疗效。

（2）尽量应用长效制剂：为了有效地防止靶器官损害，要求每天 24h 内血压稳定于目标范围内，如此可以防止从夜间较低血压到清晨血压突然升高而致猝死、脑卒中或心脏病发作。要达到此目的，最好使用持续 24h 作用的药物，一天一次给药。其标志之一是降压谷峰比值应 >50%，此类药物还可增加治疗的依从性。

（3）联合用药：为使降压效果增大而不增加不良反应，用低剂量单药治疗疗效不满意的可以采用两种或多种降压药物联合治疗。事实上 2 级以上高血压为达到目标血压常需降压药联合治疗。两种药物的低剂量联合使用，疗效优于大剂量单一用药。

（4）个体化：根据患者具体情况和耐受性及个人意愿或长期承受能力，选择适合患者的降压药物。

在用药过程中，同时考虑：①患者其他危险因素的情况。②患者有无其他并发疾病，包括糖尿病、心脏病、脑血管病、肾脏疾病等。③患者靶器官的损害情况。④长期药物服用应简便，以利于患者坚持治疗。

2. 降压药物的选择

（1）降压药物选择的原则：目前，治疗高血压病的药物主要有 6 大类，即利尿药、β 受体阻滞药、钙拮抗药、血管紧张素转化酶抑制药（ACEI）、血管紧张素 Ⅱ 受体拮抗药（ARB）及 α 肾上腺素能阻滞药。另外，我国也使用一些复方制剂及中药制剂。目前指南推荐的一线降压药物有 5 类：利尿药、β 受体阻滞药、钙拮抗药、血管紧张素转化酶抑制药（ACEI）、血管紧张素 Ⅱ 受体拮抗药（ARB）。近年来大型荟萃分析显示：常用的 5 种降压药物总体降压作用无显著性差异。任何降压治疗的心血管保护作用主要源自降压本身。5 大类降压药物都可以用于高血压患者的起始和维持治疗。当然每种药物都有其临床适应证和禁忌证，不同类降压药在某些方面可能有相对的优势。一些研究提示，预防脑卒中，ARB 优于 β 阻滞药，钙拮抗药优于利尿药；预防心力衰竭，利尿药优于其他类；延缓糖尿病和非糖尿病肾病的肾功能不全，ACEI 或 ARB 优于其他类；改善左心室肥厚，ARB 优于 β 受体阻滞药；延缓颈动脉粥样硬化，钙拮抗药优于利尿药或 β 受体阻滞药。不同类降压药在某些方面的可能的相对优势仍有争议，尚需进一步的研究。因此 2009 年欧洲高血压指南更新中指出，应依据循证医学证据来选择降压药物，传统的一线、二线、三线用药的分类方法缺乏科学性和实用性，应避免采用。

选择哪种降压药物作为开始治疗及维持降压治疗的原则是：对每个患者应该采取在指南指导下的个体化治疗，因为需要长期甚至终身的治疗。要考虑的主要因素有：①患者存在的心血管危险因素。②有无靶器官损害、临床有无并发心血管病、肾脏疾病及糖尿病等。③有无其他伴随疾病影响某种降压药物的使用。④对患者存在的其他情况，所用药物有无相互作用。⑤降压药降低心血管危险的证据有多少。⑥患者长期治疗的经济承受能力。

（2）常用抗高血压药

1）利尿药：最常用的一线类降压药，噻嗪类利尿药不论单用或联用，都有明确的疗效。有利于肾脏排出体内的钠盐和水分，达到降低血压的目的。主要不良反应为低钾血症、胰岛素抵抗和脂代谢异常。目前较少单独使用并尽量小剂量应用，在使用利尿药的同时，应该使用补钾和保钾制剂。新型利尿药吲达帕胺在常用剂量上仅表现有轻微的利尿作用，主要表现为血管扩张作用，降压有效率在70%左右，且不具有传统利尿药易造成代谢异常的特点。

适应证：主要用于轻、中度高血压，尤其是老年人高血压或并发心力衰竭时、肥胖者、有肾衰竭或心力衰竭的高血压患者。痛风患者禁用，糖尿病和高脂血症患者慎用。小剂量可以避免低血钾、糖耐量降低和心律失常等不良反应。可选择使用氢氯噻嗪（HCT）12.5~25mg、吲达帕胺（indapamide）1.25~2.5mg，每天1次。呋塞米（furosemide）仅用于并发肾衰竭时。

2）β受体阻滞药：β受体阻滞药降压安全、有效，通过阻断交感神经系统起作用。单用一般能使收缩压下降15~20mmHg。目前第一代的β受体阻滞药普萘洛尔已较少使用，临床常用的有美托洛尔、阿替洛尔（因临床研究获益不大，目前不建议使用）和比索洛尔。其中比索洛尔为每天1次的新型高度选择性的β受体阻滞药，服用方便，不良反应小，几乎不影响糖脂代谢。β受体阻滞药主要用于轻、中度高血压，尤其是静息心率较快（>80/min）的中青年患者或并发心绞痛者。不良反应是心动过缓、房室传导阻滞、心肌收缩抑制、糖脂代谢异常。特别适用于年轻人、发生过心肌梗死、快速型心律失常、心绞痛的患者。

适应证：主要用于轻、中度高血压，尤其在静息时心率较快（>80/min）的中青年患者或并发心绞痛时。心脏传导阻滞、哮喘、慢性阻塞性肺病与周围血管病患者禁用。胰岛素依赖型糖尿病患者慎用。可选择使用美托洛尔（metoprolol）25~50mg，每天1~2次；比索洛尔（bisoprolol）2.5~5mg，每天1次；倍他洛尔（betaxolol）5~10mg，每天1次。β受体阻滞药也可用于治疗心力衰竭，但用法与降压完全不同，应加注意。

3）钙拮抗药（CCB）：钙拮抗药通过血管扩张以达到降压目的。用于高血压的钙拮抗药可分为3类，即二氢吡啶类，以硝苯地平为代表，目前第一代的短效制剂硝苯地平已较少应用，临床多使用缓释和控释制剂或二、三代制剂，如尼群地平、非洛地平、氨氯地平等。苯噻氮唑类，以地尔硫䓬为代表；苯烷胺类，以维拉帕米为代表。后两类钙拮抗药亦称非二氢吡啶类，多用于高血压并发冠心病和室上性心律失常的患者，不良反应主要有降低心率和抑制心肌收缩力。钙拮抗药的降压特点为：在具有良好降压效果的同时，能明显降低心、脑血管并发症的发生率和病死率，延缓动脉硬化进程，对电解质、糖脂代谢、尿酸无不良影响。第一代的短效制剂硝苯地平服用不方便、依从性差、对血压控制不稳、有反射性心率加速、交感神经激活、头痛、面红、踝部水肿等不良反应，研究显示，使用短效钙拮抗药有可能增加死于心肌梗死的危险性，但有证据显示，使用长效制剂则没有类似危险，故已较少应用短效钙拮抗药，建议尽量使用长效制剂。

长效钙拮抗药和缓释制剂能产生相对平稳和持久的降压效果，不良反应少。心脏传导阻滞和心力衰竭患者禁用非二氢吡啶类钙拮抗药。不稳定型心绞痛和急性心肌梗死时禁用速效二氢吡啶类钙拮抗药。优先选择使用长效制剂，例如非洛地平（felodipine）缓释片5~10mg，每天1次；硝苯地平（nifedipine）控释片30mg，每天1次；氨氯地平（amlodipine）5~10mg，每天1次；拉西地平（lacidipine）4~6mg，每天1次；维拉帕米（verapamil）缓释片120~240mg，每天1次。对于经济承受能力较低的患者，也可使用硝苯地平缓释片或尼群地平普通片10mg，每天2~3次，虽然疗效可能没有长效制剂好，但降压总比不降好。慎用硝苯地平速效胶囊。常见不良反应为头痛、面红、踝部水肿等。

适应证：可用于各种程度的高血压，尤其在老年人高血压或并发稳定型心绞痛时。

CCB是非常好的抗高血压药物，无论是用于起始治疗，还是作为联合治疗的用药之一。ALLHAT试验证实CCB是很好的降压选择。ACCOMPLISH试验显示，CCB与ACEI联用优于利尿药+ACEI。ASCOT试验也是如此。这些大型临床试验给治疗提供了依据。特别是对于中国人群，发生脑卒中的风险很高，CCB是非常理想的药物，中国的高血压患者应当尽量早应用CCB。

4）血管紧张素转化酶抑制药（ACEI）：通过扩张动脉降低血压。这些药物口服大多1h内出现降压效应，但可能需要几天甚至几周才能达到最大降压效应。其中卡托普利作用时间最短，需每天2~3次服药，其他大多是新型的ACEI，如苯那普利（贝那普利）、赖诺普利、雷米普利、福辛普利等，均可每天1次服药。对降低高血压患者心力衰竭发生率及病死率、延缓胰岛素依赖型糖尿病患者肾损害的进展，尤其是伴有蛋白尿时特别有效。ACEI 不影响心率和糖、脂代谢，更重要的功能是能保护和逆转靶器官的损害。

主要不良反应为干咳、高钾血症、血管神经性水肿。主要用于高血压并发糖尿病，或者并发心脏功能不全、肾脏损害有蛋白尿的患者。妊娠和肾动脉狭窄、肾衰竭（血肌酐 > 265μmol/L 或 3mg/dl）患者禁用。可以选择使用以下制剂：卡托普利（captopril）12.5~25mg，每天 2~3 次；依那普利（enalapril）10~20mg，每天 1~2 次；培哚普利（perindopril）4~8mg，每天 1 次；西拉普利（cilazapril）2.5~5mg，每天 1 次；苯那普利（benazepril）（贝那普利）10~20mg，每天 1 次；雷米普利（ramipril）2.5~5mg，每天 1 次；赖诺普利（lisinopril）20~40mg，每天 1 次。

适应证：ACEI 能安全有效地降低血压，可用于治疗各级高血压。特别适用于年轻人、心力衰竭患者、服用其他药物出现较多不良反应的患者。

5）血管紧张素 II 受体拮抗药（ARB）：ARB 是继 ACEI 之后的对高血压、动脉硬化、心肌肥厚、心力衰竭、糖尿病肾病等具有良好作用的新一类作用于肾素—血管紧张素系统（RAS）的抗高血压药物。作用机制与 ACEI 相似，但更加直接。与 ACEI 比较，它更充分、更具选择性地阻断 RAS，且很少有干咳、血管神经性水肿等不良反应，氯沙坦还可促进血尿酸排出。适用于 ACEI 不能耐受的患者。对糖尿病患者、心力衰竭患者、肾损害患者靶器官有良好的保护作用，可降低心脑突发事件的发生，减低心力衰竭患者的病死率。目前国内应用较多的是氯沙坦、缬沙坦，其次是伊贝沙坦和替米沙坦。例如氯沙坦（losartan）50~100mg，每日 1 次，缬沙坦（valsartan）80~160mg，每日 1 次。

适应证：与 ACEI 相同，目前主要用于 ACEI 治疗后发生干咳的患者。特别适用于使用其他降压药物有不良反应的患者，可提高患者的治疗顺应性。

（3）新型的降压药物

1）肾素抑制药（DRI）：肾素抑制剂能有效、高度选择性地作用于 RAS 系统，抑制肾素以减少血管紧张素原转化为血管紧张素 I；具有抗交感作用，因而避免了血管扩张后反射性的心动过速；能改善心力衰竭患者的血流动力学；对肾脏的保护作用强于 ACEI 和血管紧张素受体（AT1）拮抗药；预期不良反应小。肽类肾素拮抗药如雷米克林、依那克林属第一代肾素抑制药，但由于其生物利用度低、口服有首剂效应，易为蛋白酶水解等缺点，临床应用价值低。非肽类肾素拮抗药如 A - 72517、RO - 42 - 5892、阿利吉仑等为第二代肾素抑制药，能克服上述缺点，有望成为新型的抗高血压药。

2）其他新型降压药：目前报道有内皮素受体拮抗药、神经肽 Y 抑制药、心钠素及内肽酶抑制药、咪唑林受体兴奋药（如莫索尼定、雷美尼定）、5 - 羟色胺受体拮抗药（酮色林、乌拉地尔）、K$^+$ 通道开放剂、降钙素基因相关肽（CGRP）等。这些新药研究进展迅速，有些已应用于临床，使高血压病防治出现更为广阔的前景，但目前在国内应用这些新药的临床报道还不多。

（四）采取综合防治措施，治疗相关危险因素

1. 调脂治疗　高血压伴有血脂异常可增加心血管病发生危险。血压或非高血压者调脂治疗对预防冠状动脉事件的效果是相似的。一级预防和二级预防分别使脑卒中危险下降 15% 和 30%。我国完成的 CCSPS 研究表明，调脂治疗对中国冠心病的二级预防是有益的。调脂治疗参见新的中国血脂异常防治指南。

2. 抗血小板治疗　对于有心脏事件既往史或心血管高危患者，抗血小板治疗可降低脑卒中和心肌梗死的危险。

对高血压伴缺血性血管病或心血管高危因素者血压控制后可给予小剂量阿司匹林。

3. 血糖控制　高于正常的空腹血糖值或糖化血红蛋白（HbAlc）与心血管危险增高具有相关性。UKPDS 研究提示强化血糖控制与常规血糖控制比较，虽对预防大血管事件不明显，但却明显减低微血管并发症。治疗糖尿病的理想目标是空腹血糖 ≤6.1mmol/L 或 HbAlc ≤6.5%。

4. 微量白蛋白尿　近年来随着对微量白蛋白尿（microalbuminuria，MAU）的不断认识，其临床意义越来越受到重视。肾脏的病变，如微量白蛋白尿的出现，是肾脏血管内皮功能障碍的标志，同时也是全身其他部位（心脏、脑）血管病变的一个反映窗口。神经体液因素不断作用于心血管疾病高危患者

的大、小血管，引发高血压、动脉硬化、冠心病，内皮损伤及炎症反应导致随后发生靶器官损害，产生蛋白尿、心力衰竭等。MAU 已明确作为包括糖尿病（DM）、高血压及其他慢性肾脏疾病（CKD）患者甚至普通人群心血管并发症、肾脏疾病预后及死亡的独立预测因子，K/DOQI 指南已将尿白蛋白的检测列为 CKD 高危人群的筛查指标。RAS 抑制药通过抑制异常激活的神经体液因子、保护内皮来干预危险因素，明显改善了高危患者的预后，体现在肾脏保护作用、减少微量蛋白尿、改善代谢综合征、降低新发糖尿病，以及保护心脏功能、治疗心肌梗死和心力衰竭等方面。

（五）高血压治疗中存在的问题

高血压治疗尽管取得了较快发展，但在治疗效果、治疗策略、治疗药物与方案，以及临床实践方面仍面临许多问题和挑战。

1. 血压水平对高血压患者来说是否代表一切　血压水平对于相关并发症来说，既是一种危险性标志，又是致病危险因素，然而在临床实践中发现，单纯血压水平本身并不是一个敏感和特异的判断预后的指标。心脑血管病从绝对数上更多的常发生在所谓的正常血压者中，血压升高者仅占人群的一部分；更为重要的是血压升高通常不是孤立存在，常伴随一些其他危险因素（如血糖升高、血脂异常等），血压升高增强了其他危险因素的有害作用。不应当孤立地看待高血压。高血压是一个危险因素，而不是一种疾病。危险因素就是一种特征，血压也是一种特征。

2. 血压是否降得越低越好　中国高血压指南明确指出：血压降低阈值应以个体化治疗为原则，依据总体心血管危险水平而定，以患者可耐受，不出现心、脑、肾等脏器灌注不足表现作为降压的底线。

3. 血压是否降得越快越好　快速降压时，无力、疲惫和头晕等不良反应及缺血事件的发生率显著升高，患者的依从性和顺应性也会下降。除非高血压急症患者伴有严重的临床症状，需要在严密监测下采用静脉用药的手段，在可控的条件下把血压比较快地降下来，一般 48h 内 SBP 降低不超过 20mmHg。在绝大多数情况下，平稳和缓慢降压是管理血压的最佳方式。

临床上应采取平稳和缓的高质量降压治疗策略，1~3 个月内达标。合理选择降压药物，强效而平稳地降压会给患者带来更多获益。良好地控制服药后 20~24h 血压，可能带来显著临床获益。

（六）降压治疗中的常见错误概念

1. 很多人认为高血压不治疗不要紧　应该认识到高血压是当前最常见的心血管病。若不进行治疗，任其自然发展，则会明显加快动脉粥样硬化进程。研究表明，收缩压降低 10mmHg，脑卒中的危险就降低 56%，冠心病的危险性下降 37%。因此，必须及时、有效地把血压控制在正常水平。

2. 没有症状就不需要治疗　血压的高度与并发症相关，而与患者自身症状不一定相关。即使没有症状，高血压对患者脏器的损害也是持续存在的。因此，必须及时治疗，且要早期治疗。

3. 很多患者认为可以随意选用降压药物　用药应根据患者病情、血压严重程度、并发症、并发症等进行个体化治疗。高血压急症应选用快速降压药；控制血压应选用长效且效果平稳的降压药，一种药物效果不满意则需就诊，增加剂量或联合用药，有并发症时应选用对相应靶器官有保护作用的药物。

4. 血压降至一定范围就停药，认为不需要再服用药物　应该认识到所有降压药都只在服用期间才有效。如果血压正常就停药，那么血压或早或晚都会恢复到服药前水平。降压药需长期服用。必须选择合适的药物，将血压控制在合适的范围内，才能减少对身体的危害。

5. 血压降得越快越好　高血压是一个长期的缓慢过程，人体对此具有一定的调节能力，可以逐渐适应。所以相当部分患者没有不适的感觉。所以除了高血压急症之外，降压治疗应缓慢进行，不能操之过急。如果超出了调节范围，重要的脏器血流量不能保证，反而会造成头晕、心悸等不适。高血压患者在确诊前有很长时间已经处于高血压状态而患者并不知晓，因此，我们一般希望比较和缓地把他们的血压降至达标，以免发生直立性低血压、血压波动大或者跌倒等其他不良反应。我们认为 1~3 个月内使患者血压达标比较理想。

（冯　强）

第二节 继发性高血压病

继发性高血压亦称症状性高血压，此种高血压存在明确的病因，高血压为其临床表现之一。继发性高血压在所有高血压患者中约占 5%～10%。继发性高血压本身的临床表现和危害性，与原发性高血压甚相似。因此当原发病的其他症状不多或不太明显时，容易被误认为原发性高血压。由于继发性高血压和原发性高血压的治疗方法不尽相同，且有些继发性高血压的病因是可以去除的，因此在临床工作中，两者的鉴别关系到是否能及时正确地进行治疗，很为重要。

一、病因

引起继发性高血压的原因，可有以下各种。

（一）肾脏疾病

肾脏疾病引起的高血压，是继发性高血压中最常见的一种，称为肾性高血压。包括：①肾实质性病变，如急性和慢性肾小球肾炎、慢性肾盂肾炎、妊娠高血压疾病、先天性肾脏病变（多囊肾、马蹄肾、肾发育不全）、肾结核、肾结石、肾肿瘤、继发性肾脏病变（各种结缔组织疾病、糖尿病性肾脏病变、肾淀粉样变、放射性肾炎、创伤和泌尿道阻塞所致的肾脏病变）等。②肾血管病变，如肾动脉和肾静脉狭窄阻塞（先天性畸形、动脉粥样硬化、炎症、血栓、肾蒂扭转）。③肾周围病变，如炎症、脓肿、肿瘤、创伤、出血等。

（二）内分泌疾病

肾上腺皮质疾病，包括皮质醇增多症（库欣综合征）、原发性醛固酮增多症、伴有高血压的肾上腺性变态综合征和肾上腺髓质的嗜铬细胞瘤、肾上腺外的嗜铬细胞肿瘤都能引起继发性高血压。其他内分泌性的继发性高血压包括垂体前叶功能亢进（肢端肥大症）、甲状腺功能亢进或低下、甲状旁腺功能亢进（高血钙）、类癌和绝经期综合征等。内分泌疾病伴有高血压的并不少见。继发性高血压也可由外源性激素所致：雌激素（女性长期口服避孕药）、糖皮质激素、盐皮质激素、拟交感胺和含酪胺的食物和单胺氧化酶抑制剂等。

（三）血管病变

如主动脉缩窄、多发性大动脉炎等。主要引起上肢血压升高。

（四）其他

睡眠呼吸暂停综合征和各种药物引起的高血压等。

二、发病机制和病理

肾性高血压主要发生于肾实质病变和肾动脉病变。前一类肾脏病理解剖的共同特点是肾小球玻璃样变性、间质组织和结缔组织增生、肾小管萎缩和肾细小动脉狭窄：说明肾脏既有实质性损害也有血液供应不足这两种情况同时存在，后者为肾内血管病变所引起。后一类则病变在肾动脉，主要引起肾脏血流灌注的固定性减少。在以上病变造成肾缺血缺氧的情况下，肾脏可以分泌多种增高血压的因子，主要是肾小球旁细胞分泌大量肾素。过多的血管紧张素 II 通过直接收缩血管作用、刺激醛固酮分泌导致水钠潴留和兴奋交感神经系统使血压增高。高血压反过来又可引起肾细小动脉病变，加重肾脏缺血。这样互相影响，使血压持续增高。

皮质醇增多症时的高血压，是下丘脑－垂体分泌 ACTH 样物质刺激肾上腺皮质增生或肾上腺皮质自身发生肿瘤，使调节糖类和盐类的肾上腺皮质激素分泌增多，导致水钠潴留所致。嗜铬细胞瘤通过释放过量儿茶酚胺引起患者血压阵发性或持续性增高。原发性醛固酮增多症为肾上腺皮质增生或肿瘤所致的醛固酮自主性分泌过多，可导致体内钠和水潴留，进而使有效血容量增加和高血压。

肾上腺性变态综合征的高血压，是 $C_{11\beta}$ 羟化酶失常致 11 去氧皮质醇及 11 去氧皮质酮增多的结果。也可由于 $C_{17\alpha}$ 羟化酶不足而皮质醇及性激素减少，11 去氧皮质酮、皮质酮及醛固酮分泌增多所致。

甲状旁腺功能亢进患者约 1/3 有高血压，此与该病血钙增高引起肾结石、肾钙质沉积、间质性肾炎、慢性肾盂肾炎等肾脏病变有关。血钙增高对血管也有直接的收缩作用。有些患者的高血压在血钙纠正后消失。垂体前叶功能亢进症和糖尿病中，高血压较无此种疾病的人群中多数倍。绝经期综合征的高血压可能与卵巢功能减退，雌激素对大脑皮质、自主神经中枢的调节和对垂体的抑制减弱有关。

先天性主动脉缩窄和多发性大动脉炎，可在主动脉各段造成狭窄，如狭窄发生于主动脉弓的末部至腹主动脉分叉之间，其所引起的体循环血流变化可使下肢血液供应减少而血压降低，大量血液主要进入狭窄部位以上的主动脉弓的分支，因而头部及上肢的血液供应增加而血压升高。由于狭窄部位以下的降主动脉与腹主动脉供血不足，且肾动脉的血液供应也不足，遂使肾脏缺血的因素亦参与了这类疾病高血压的形成。

睡眠呼吸暂停综合征表现为睡眠中上呼吸道反复发生的机械性阻塞，其中至少一半人血压增高，经手术或鼻持续气道正压治疗血压可下降。

许多药物可以引起或加重高血压。免疫抑制剂如环孢素和糖皮质激素可使高达 80% 的接受器官移植者血压升高。非甾体类抗炎药和 COX－2 抑制剂通过其抗肾脏前列腺素的作用使血压增高。高原病伴有的高血压，主要与高原气压及氧分压低致组织缺氧有关。

三、临床表现

继发性高血压的临床表现主要是有关原发病的症状和体征，高血压仅是其中的表现之一。但有时也可由于其他症状和体征不甚显著而使高血压成为主要表现。继发性高血压患者的血压特点可与原发性高血压甚相类似，但又各有自身的特点。如嗜铬细胞瘤患者的血压增高常为阵发性，伴有交感神经兴奋的症状，在发作间期血压可以正常；而主动脉缩窄患者的高血压可仅限于上肢。

四、诊断和鉴别诊断

对下列高血压患者应考虑继发性高血压的可能：①常规病史、体检和实验室检查提示患者有引起高血压的系统性疾病存在。②20 岁之前开始有高血压。③高血压起病突然，或高血压患者原来控制良好的血压突然恶化，难以找到其他原因。④重度或难治性高血压。⑤靶器官损害严重，与高血压不相称，宜进行深入仔细的病史询问，体格检查和必要的实验室检查。

在病史询问中，应特别注意询问各种肾脏病、泌尿道感染和血尿史、肾脏病家族史（多囊肾），有无发作性出汗、头痛与焦虑不安（嗜铬细胞瘤），肌肉无力和抽搐发作（原发性醛固酮增多症）等。体检中注意有无皮质醇增多症的外表体征、有无扪及增大的肾脏（多囊肾）、腹部杂音的听诊（肾血管性高血压），心前区或胸部杂音的听诊（主动脉缩窄或主动脉病），以及股动脉搏动减弱、延迟或胸部杂音，下肢动脉血压降低（主动脉缩窄或主动脉病），神经纤维瘤性皮肤斑（嗜铬细胞瘤）等。靶器官损害的体征包括有无颈动脉杂音，运动或感觉缺失，眼底异常，心尖搏动异常，心律失常，肺部啰音，重力性水肿和外周血管病变的体征。除常规实验室检查外，根据不同的病因选作下列实验室检查项目：血浆肾素、血管紧张素、醛固酮、皮质醇、儿茶酚胺，主动脉和肾血管造影、肾上腺 B 型超声波或 CT、核素检查等。

（一）肾实质性疾病

肾实质性高血压是最常见的继发性高血压，以慢性肾小球肾炎最为常见，其他包括结构性肾病和梗阻性肾病等。应对所有高血压患者初诊时进行尿常规检查以筛查除外肾实质性高血压。体检时双侧上腹部如触及块状物，应疑为多囊肾，并作腹部超声检查。目前超声检查在肾脏的解剖诊断方面几乎已经完全取代了静脉肾盂造影，可以提供有关肾脏大小和形态、皮质厚度，有无泌尿道梗阻和肾脏肿块的所有必要的解剖学资料。功能方面的筛选试验包括尿蛋白、红细胞、白细胞和血肌酐浓度。应当对所有高血压患者进行这些检查。如多次复查结果正常，可以排除肾实质疾病；如有异常，应进一步作详细检查。

（二）肾血管性高血压

肾血管性高血压是继发性高血压的第二位原因，系由一处或多处的肾外动脉狭窄所致。老年人肾动脉狭窄多由动脉粥样硬化所致。在我国，大动脉炎是年轻人肾动脉狭窄的重要原因之一。纤维肌性发育不良症状较少见。突然发生或加重、难治的高血压提示肾动脉狭窄的存在。肾动脉狭窄的表现包括腹部血管杂音、低血钾和肾功能进行性减退。彩色多普勒超声可以发现肾动脉狭窄，尤其是接近血管开口处的病变。并能确定有助于预测介入治疗效果的阻力指数。三维增强磁共振血管造影也有助于肾血管性高血压的诊断。螺旋 CT 诊断肾血管性高血压的敏感性也相似。肾动脉狭窄的确诊性检查是动脉内血管造影。肾静脉肾素比值需要多次侵入性导管检查，操作复杂，敏感性和特异性不高，目前不作为筛选试验推荐。

（三）嗜铬细胞瘤

嗜铬细胞瘤是一种少见的继发性高血压（占所有高血压患者的 0.2%～0.4%），可为遗传性或获得性。嗜铬细胞瘤患者约 70% 有高血压，为稳定性或阵发性（伴有头痛、出汗、心悸和苍白等症状）。诊断根据血浆或尿中儿茶酚胺或其代谢产物增多。在进行旨在定位肿瘤的功能显像检查之前，应当进行药物试验以获得支持诊断的依据。敏感性最高（97%～98%）的试验是血浆游离甲氧基肾上腺素的测定加上尿甲氧基肾上腺素片段（fractionated metanephrines）的测定。但由于目前血浆游离甲氧基肾上腺素的测定尚未常规用于诊断，因此尿甲氧基肾上腺素片段和尿儿茶酚胺仍然是首选的诊断试验。很高的测定值则无需进一步检查即可作出诊断；如测定值为中等升高，尽管临床高度怀疑嗜铬细胞瘤，仍有必要用胰高糖素或可乐定作激发或抑制试验；当试验结果为边缘时，许多临床医师愿意直接进入影像学检查。胰高糖素试验必须在患者已经有效地接受 α 受体阻滞剂治疗之后实施，以防注射胰高糖素后发生显著的血压下降。给予可乐定后血浆儿茶酚胺水平显著下降被视为可乐定抑制试验阴性。作出定性诊断后，还需要进行定位诊断。95% 位于肾上腺附近，因为常常是体积较大的肿瘤，因此有时可通过超声检查而被发现。CT 和磁共振是最敏感的检查手段（敏感性为 98%～100%），但后者的特异性较低（50%）。

（四）皮质醇增多症

高血压在本病十分常见，约占 80%。患者典型的体形常提示本病。可靠指标是测定 24h 尿氢化可的松水平，>110nmol（40ng）高度提示本病。确诊可通过 2d 小剂量地塞米松抑制试验（每 6h 给予 0.5mg，共 8 次）或夜间（夜 11 时给予 1mg）地塞米松抑制试验。2d 试验中第二天尿氢化可的松排泄超过 27nmol（10ng）或夜间地塞米松抑制试验中次日 8 时血浆氢化可的松水平超过 140nmol（50ng）提示本病，而结果正常可排除本病。最近也有采用后半夜血清或唾液氢化可的松作为诊断的更简单指标。本症的分型可采用进一步实验室和影像学检查。

（五）原发性醛固酮增多症

血清钾水平的检测是原发性醛固酮增多症的重要筛查试验，但只有少数患者会在本症的早期有低血钾。病因方面，30% 为肾上腺腺瘤（多见于女性），70% 为肾上腺皮质增生，罕见的是肾上腺癌。血压可轻度增高，亦可为显著增高而难以用药物控制。对难治性高血压和不能激发的低血钾患者要考虑原发性醛固酮增多症。进一步证实可通过氟可的松抑制试验（给予激素 4 天不能使血浆醛固酮水平降至阈值以下）以及标准状况下测定的醛固酮和肾素。也可测定醛固酮/肾素比值。但老年人也可有醛固酮增高和肾素降低。而且慢性肾病患者醛固酮/肾素比值也可增高，系因高血钾刺激醛固酮释放所致。一项荟萃分析的结果显示，本症患者醛固酮/肾素比值增高者在不同研究中所占比例的变化很大，从 5.5% 到 39%，因此其临床使用价值尚有争议。肾上腺显影（目前常用 CT、磁共振或放射性核素胆固醇标记技术）也有一定的使用价值。

（六）主动脉缩窄

先天性主动脉缩窄或多发性大动脉炎引起的降主动脉和腹主动脉狭窄，都可引起上肢血压增高，多见于青少年。本病的特点常是上肢血压高而下肢血压不高或降低，且上肢血压高于下肢，形成反常的上下肢血压差别（正常平卧位用常规血压计测定时下肢收缩压读数较上肢高 20~40mmHg）。下肢动脉搏动减弱或消失，有冷感和乏力感。在胸背和腰部可听到收缩期血管杂音，在肩胛间区、胸骨旁、腋部和中上腹部，可能有侧支循环动脉的搏动、震颤和杂音。多发性大动脉炎在引起降主动脉或腹主动脉狭窄的同时，还可以引起主动脉弓在头臂动脉分支间的狭窄或一侧上肢动脉的狭窄，这时一侧上肢血压增高，而另一侧血压则降低或测不到，应予注意。影像学检查（超声和放射学检查）可确立诊断。

（七）睡眠呼吸暂停综合征

又称阻塞性睡眠呼吸暂停综合征（OSA），特点是睡眠中上呼吸道吸气相陷闭引起呼吸气流停顿的反复发生，氧饱和度下降。对肥胖者，特别是伴有难治性高血压者应疑及本症的存在。对动态血压监测显示为"非杓型"者，应作呼吸监测。患者的体征包括白天嗜睡、注意力难以集中、睡眠不安、睡眠中呼吸发作性暂停、夜尿、易激惹和性格变化、性功能减退等。一旦怀疑本病，应作进一步检查。呼吸监测是诊断的主要工具。本症可通过兴奋交感神经、氧化应激、炎症和内皮功能障碍等机制对心血管功能和结构产生有害影响。本症可在相当一部分患者中引起血压增高，机制可能是心血管反射性调节机制的损伤和血管内皮功能障碍。

（八）药物诱发的高血压

升高血压的药物有甘草、口服避孕药、类固醇、非甾体抗炎药、可卡因、安非他明、促红细胞生成素和环孢素等。

五、治疗

继发性高血压的治疗，主要是针对其原发病。对原发病不能根治手术或术后血压仍高者，除采用其他针对病因的治疗外，对高血压可按治疗原发性高血压的方法进行降压治疗。

有关肾血管性高血压的治疗，目前认为：①顽固性高血压和肾功能进行性下降是血管重建的指征。②介入治疗已较手术血管重建更多选用。③对肌纤维发育不良者，选用单纯血管成形术成功率高、血压控制好，而对动脉粥样硬化性病变，再狭窄发生率较高，需加放置支架。④介入治疗的效果优于药物治疗，但药物治疗仍然十分重要。如果肾功能正常、血压得到控制、肾动脉狭窄不严重，或高血压病程较长，则首选药物治疗。由于动脉粥样硬化病变有进展的高度危险，仍然需要强化生活方式的改变、小剂量阿司匹林、他汀类药物和多种降压药治疗。降压药宜选用噻嗪类利尿剂和钙拮抗剂，如无双侧肾动脉狭窄，尚可加用肾素 - 血管紧张素抑制剂。主要危险是狭窄后部位血流灌注显著减少导致的肾功能急性恶化和血清肌酐增高，常见于给予肾素 - 血管紧张素抑制剂后，但血清肌酐的变化可在撤药后恢复正常。

嗜铬细胞瘤的治疗是切除肿瘤。手术前，患者必须充分准备，包括给予 α 受体阻滞剂和 β 受体阻滞剂（前者足量给药后），然后给予手术切除，常用腹腔镜指导，此前给予足量补液，以免容量不足。

对原发性醛固酮增多症，通过腹腔镜切除腺瘤，术前给予醛固酮拮抗剂（如螺内酯或依普利酮）。对肾上腺增生，给予醛固酮拮抗剂治疗。

主动脉缩窄患者在手术修复或安置支架后，高血压可仍然存在，患者可能需要继续服用降压药。

睡眠呼吸暂停综合征并发高血压的治疗，包括肥胖者减轻体重，以及使用正压呼吸装置。

（李俊民）

第三节　难治性高血压病

一、正确理解难治性高血压的含义

难治性高血压（resistant hypertension）又称为顽固性高血压。其定义为：在改善生活方式的基础上，使用足够剂量且合理的 3 种降压药物（包括利尿剂）后，血压仍在目标水平以上，或至少需要 4 种药物才能使血压达标（一般人群 < 140/90mmHg，糖尿病、冠心病和慢性肾病患者 < 130/80mmHg）。难治性高血压占高血压患者的 15% ~ 20%，由于血压难控，对靶器官的损伤更为严重，预后更差。收缩压持续升高是难治性高血压的主要表现形式。

难治性高血压并非是所有未控制达标的高血压。主要原因包括：①生活方式改善不良；②患者依从性差，未合理规律用药；③部分患者可能为继发性高血压，而尚未明确诊断；④新近诊断的原发性高血压患者，降压药物需要合理调整；⑤短暂的血压增高，尤其是在急性呼吸道感染、突然失眠、寒冷等应激情况下。

二、假性难治性高血压的常见原因

（1）医患相关因素：①血压测量技术问题，包括使用有测量误差的电子血压计、测压方法不当，如测量姿势不正确、上臂较粗而未使用较大袖带。②"白大衣"效应，表现为诊室血压高而诊室外血压正常（动态血压或家庭自测血压正常），发生率在普通人群和难治性高血压人群类似，可高达 20% ~ 30%，老年人似乎更常见。③假性高血压：是指间接测压法测得的血压读数明显高于经动脉真正测得的血压读数。发生机制是由于周围动脉硬化，袖带气囊不易阻断僵硬的动脉血流。尽管血压较高，但并无靶器官损害，多见于有明显动脉硬化的老年人和大动脉炎的患者。④患者依从性差，如服药怕麻烦，担心药物的不良反应；忧虑用"好药"，后将来无药可用；经济上不能承受，听信不正确的舆论等。部分为发生药物不良反应而停药。⑤生活方式改善不良，包括食盐过多、饮酒、吸烟、缺乏运动、低纤维素饮食等。摄盐过多可抵消降压药物的作用，对盐敏感性高血压更为明显。睡眠质量差造成血压升高，并且难于控制，临床上比较常见。长期大量饮酒者高血压发生率升高 12% ~ 14%，而戒酒可使 24 小时收缩压降低 7.2mmHg，舒张压降低 6.6mmHg，高血压的比例由 42% 降至 12%。⑥肥胖与糖尿病，由于胰岛素抵抗、血管内皮功能紊乱、肾脏损害、药物敏感性低等原因，更易发生难治性高血压。有研究显示，糖尿病并发高血压病患者平均需要 2.8 ~ 4.2 种抗高血压药物才能有效降低血压。⑦高龄，单纯收缩性高血压比较常见，并随年龄增长而增多，更难降压。⑧精神心理因素：伴有慢性疼痛、失眠、焦虑、忧郁等。

（2）药物因素：①降压药物剂量不足或联合用药不合理；②非固醇类抗炎药可使收缩压平均增高 5mmHg，可以削弱利尿剂、ACEI、ARB 和 β 受体阻滞剂的降压作用，对大部分患者影响较小，但对老年、糖尿病、慢性肾病患者影响较大；③可卡因、安非他命及其他成瘾药物的使用；④拟交感神经药；⑤口服避孕药；⑥皮质类固醇激素类；⑦环孢素和他克莫司；⑧促红细胞生成素；⑨某些助消化药、通便药、通鼻用的交感神经兴奋剂和有激素样作用的甘草酸二铵等；⑩部分中草药如人参、麻黄、甘草、苦橙等。

（3）其他因素：急性呼吸道感染常使血压显著升高或使高血压难以控制，可持续 1 周。环境和季节因素也显著影响血压水平，如寒冷环境血压上升幅度较大，且相对难以控制，平时所用药物不足以控制其血压，或者难以使血压达到目标水平。

三、难治性高血压的继发原因

继发性高血压是难治性高血压的常见原因。继发性高血压主要包括高血压遗传性疾病、阻塞性睡眠 - 呼吸暂停综合征、肾实质疾病、肾血管性高血压、原发性醛固酮增多症、嗜铬细胞瘤、慢性类固醇治疗和库欣综合征、甲状腺和甲状旁腺疾病、主动脉缩窄、颅内肿瘤等。继发性高血压的流行病学和发生率目前尚无系统的研究资料。根据 Strauch 等对 402 例高血压住院患者的研究显示，继发性高血压占全部高血压患者的 31%，其中原发性醛固酮增多症占 19%，肾血管性高血压和嗜铬细胞瘤分别占 4% 和 5%，皮质醇增多症和肾性高血压分别为 2% 和 1%。

（1）高血压遗传学：11β - 羟化酶缺乏、17β - 羟化酶缺乏、Liddle 综合征（肾小管上皮细胞钠离子通道基因功能增强型突变）、糖皮质激素可治性高血压、肾单位上皮细胞 11β - 羟类固醇脱氢酶缺乏所致的盐皮质样激素中间体过剩等均为单基因遗传的高血压，而且血压较难控制。近来认定的 WNK 激酶（丝氨酸－苏氨酸蛋白激酶家族成员）是有多种生理功能的蛋白，包括细胞信号、细胞生成、增殖和胚胎发育，其中对离子通道有重要的调节作用。其基因突变即可导致遗传性高血压和高血钾综合征，即假性醛固酮减低症 II 型。

（2）阻塞性睡眠－呼吸暂停综合征（OSAS）：约 50% 的高血压患者并发 OSAS，男性多于女性。然而 OSAS 与高血压明显相关，在药物难以控制的高血压病患者中常见，美国将其列为继发性高血压的首位原因。OSAS 的低氧状态导致的交感神经激活及压力反射敏感性下降，引起血压调节功能障碍，可能是造成高血压难治的主要机制。不适当的睡眠姿势、急性上呼吸道感染、饮酒和吸烟可加重病情，与喉部炎症、充血和水肿有关。诊断依靠详细询问病史和夜间呼吸睡眠监测。

（3）原发性醛固酮增多症：在难治性高血压患者中的患病率 >10%，在继发性高血压中最为常见。常见原因是肾上腺腺瘤或增生，少见原因为遗传缺陷。大部分原发性醛固酮增多症并无低钾血症和尿钾增多的表现，血钾多在正常范围的低值。临床上不能以自发性低钾血症作为筛查和诊断的必要条件。肾上腺无创影像学检查对单侧肾上腺单个腺瘤的诊断价值较高，而对双侧肾上腺多个结节的准确性欠佳，需要行选择性肾上腺静脉血激素测定予以明确。

（4）肾血管性高血压：包括先天性纤维肌性发育不良、大动脉炎及肾动脉粥样硬化。前两者在年轻人（尤其是年轻女性）中多见，而后者在年龄 >50 岁的患者中多见，尤其是并发糖尿病、冠心病或周围动脉粥样硬化者。对于粥样硬化性肾动脉狭窄，介入治疗仍能获得较好的血压控制和肾脏功能的改善，但尚需大规模的临床研究加以证实。

（5）肾实质疾病：慢性肾脏疾病既是高血压难治的原因，也是难治性高血压或高血压长期未能有效控制的并发症。慢性肾脏疾病的患者绝大多数伴有高血压，通常需要抗高血压治疗且多需联合用药，需要使用 3 种以上降压药物者占 70%。

（6）库欣综合征：70%~90% 的库欣综合征患者有高血压，其中 17% 为严重高血压。其主要机制为过多的糖皮质激素非选择性地刺激盐皮质激素受体，导致水钠重吸收增多、排钾增多和碱中毒，同时肥胖、睡眠－呼吸暂停也参与高血压的形成。其最有效的降压药物是醛固酮受体拮抗剂如螺内酯，必要时联用其他降压药物。

（7）嗜铬细胞瘤：患病率低却难治。95% 的患者有高血压，其中 50% 有持续性高血压。有研究表明，患者从发病到最后确诊平均需要 3 年以上时间。通过尸检发现，约为 55% 患者被漏诊。确诊需要实验室检查（定性诊断）和影像学检查（定位诊断）。

（8）主动脉缩窄：属于先天性畸形，特点为上肢血压增高而下肢血压降低，甚至完全测不出，并且不能触及下肢的动脉搏动。发病率虽低，但应考虑到发病的可能。

四、难治性高血压的临床评估

（1）详实的病史资料：详细了解高血压的时间、严重程度、进展情况及影响因素；以往治疗用药及其疗效和不良反应，现在用药情况；询问继发性高血压的可能线索，以及睡眠情况、打鼾和睡眠呼吸暂停情况；了解有无动脉粥样硬化或冠心病；注意有无近期呼吸道感染史。

（2）评估患者的依从性：患者对于药物治疗的依从性直接关系治疗效果，一般可根据患者服药史获得。但是，对于依从性差的患者必须讲究询问技巧，如询问时不要直截了当或带有责备口气，应该从用药的不良反应、药物的价格及其承受能力、用药的方便程度着手。

（3）体格检查：要获得准确的血压信息，必须规范血压测量。测量血压时应在合适的温度和环境下安静休息 >5 分钟，在正确舒适的体位和姿势下测量。袖带应覆盖上臂长度 2/3，同时气囊覆盖上臂周长的 2/3 以上。每一侧至少测量 2 次，2 次之间至少间隔 1 分钟；当 2 次血压读数差 <5mmHg 时方可认为测量读数准确，取其较低的数值为血压测量值。两臂血压不等时，应采用较高一侧的血压读数。注意测量四肢血压（下肢血压只取收缩压），有助于排除主动脉缩窄以及其他大动脉疾病。仔细检查颈区、锁骨下动脉区、肾区和股动脉区有无血管杂音，有助于诊断大血管疾病、肾动脉狭窄。肾区未闻及

血管杂音不能排除肾动脉狭窄；胸骨左缘上部的杂音应当考虑到主动脉缩窄的可能。患者有皮肤紫纹、面颊部发红并且呈中心性肥胖，可能是库欣综合征。

（4）诊所外血压监测：动态血压有利于排除"白大衣"效应，并能观察血压变化的规律（包括夜间高血压）以及对药物治疗的反应等。鼓励家庭血压监测，对识别"白大衣"效应、评价血压和判定预后也具有重要价值。

五、难治性高血压的实验室及影像学检查

（1）实验室检查：①尿常规，结合病史可以帮助认定或排除肾实质性疾病，如肾炎和肾功能受损；②血液生化，包括血肌酐和血浆钾、钠、镁浓度以及血糖、血脂水平；③检查清晨卧位和立位血浆血管紧张素、醛固酮、血浆肾素水平，并计算血浆醛固酮/血浆肾素活性比值，以便诊断或排除原发性醛固酮增多症；④必要时检测血浆和尿液儿茶酚胺代谢产物水平，以排除嗜铬细胞瘤；⑤当高度怀疑库欣综合征时检查血浆皮质醇水平，并做地塞米松抑制试验。⑥肾脏超声检查，能提供肾脏大小和结构信息，有助于某些病因的诊断；⑦24小时尿液（乙酸防腐）检查，用于分析尿钠钾排泄、尿醛固酮排泄和计算内生肌酐清除率（必要时）。

（2）影像学检查：多排CT血管影像学检查能提供清晰可靠、接近选择性血管造影质量的图像。对于可疑肾动脉狭窄患者，如青少年高血压、女性疑为纤维肌性发育不良、老年人及粥样硬化性肾动脉狭窄的患者应进行CT肾动脉造影。对于非可疑肾动脉狭窄患者，不应该常规进行肾动脉造影检查。其他部位的CT动脉造影也有助于明确血管狭窄或结构异常的诊断。超声和MRI检查，对于肾动脉狭窄诊断敏感性差，不能作为排除诊断的依据。

六、难治性高血压的诊断思路

对于难治性高血压患者的诊断，首先是要符合其诊断标准，其次是找出引起难治性高血压的病因，这也是诊断难治性高血压的重要环节。

（1）筛查程序：是否为假性难治性高血压→患者服用降压药物是否规律→降压药物选择和使用是否合理→有无联用拮抗降压的药物→治疗性生活方式改变有无不良或失败→是否并发使血压增高的器质性疾病（肥胖症、糖尿病等）→有无慢性疼痛和精神心理疾病→启动继发性高血压的筛查。可简化为：识别假性高血压→分析药物原因→注意生活方式不良→重视并发的疾病（肥胖症、糖尿病等）→排除继发性高血压。

（2）确定诊断：经过明确的筛查程序后，如诊室血压>140/90mmHg或糖尿病和慢性肾脏病患者血压>130/80mmHg，且患者已经使用了包括利尿剂在内的3种足量降压药物血压难以达标，或需要4种或以上的降压药物才能使血压达标，方可诊断为难治性高血压。

（3）专家诊治：已知和可疑的难治性高血压，需要就诊于相关专家门诊；对于治疗6个月血压仍未控制或仍不见好转者，也需要就诊高血压专家门诊，以进一步诊断和治疗。

七、难治性高血压的治疗原则及方法

（1）治疗原则：①由心血管医师诊治，最好由高血压专科诊治；②多与患者沟通，提高用药的依从性；③强化治疗性生活方式，如减轻体重、严格限盐、控制饮酒；④合理选用联合降压药物治疗方案；⑤降压失败后，在严密观察下停用现有药物，重启新的联合用药方案。原则是，专科诊治有利于寻找难治性高血压原因，有利于制订合理的治疗方案。

（2）药物选用原则：抗高血压药物剂量不足和组合不当是所谓高血压难治的最常见原因。对于血压控制不良的患者，首先停用干扰血压的药物，对其所用的≥3种抗高血压药物，根据其血压的基本病理生理、药理学原则和临床经验进行调整或加强。基本原则为能够阻断导致血压增高的所有病因，联合药物的作用机制及协同作用，抵消不良反应。

（3）药物治疗：降压药物首先选用ACEI或ARB+钙离子拮抗剂+噻嗪类利尿剂、扩张血管药+减

慢心率药＋利尿剂的降压方案。如果效果不理想，增加原有药物的剂量尤其是利尿剂剂量。血压仍不达标时，可再加用另一种降压药物如螺内酯、β受体阻滞剂、α受体阻滞剂或交感神经抑制剂（可乐定）。

1）利尿剂：难治性高血压患者血浆及尿醛固酮的水平均较高，而且即使无慢性肾病，心房利钠肽及脑利钠肽的水平也较高。利尿剂是控制难治性高血压有效而稳定的药物，特别是对于盐敏感性高血压。当血压难以控制时，可适当增大剂量。通常选用噻嗪类利尿剂，当有明显肾功能不全时使用襻利尿剂如呋塞米或托拉塞米。因呋塞米是短效制剂，需要每日给药2~3次，否则间歇性尿钠排泄反而会激活RAS引起水、钠潴留。如果利尿剂加量后效果仍不佳，可联合醛固酮受体拮抗剂。2011年应用螺内酯治疗难治性高血压的随机对照临床试验（ASPIRANT）结果表明，小剂量的醛固酮受体拮抗剂螺内酯（25mg/d）能有效降低难治性高血压患者的收缩压，特别是肾素和血钾水平较低者降压效果更好。对于肥胖或睡眠－呼吸暂停的难治性高血压患者也可加用醛固酮受体拮抗剂（如螺内酯20mg/d）。有研究显示，调整利尿剂（增加一种利尿剂、增大利尿剂的剂量或根据肾功能水平更换利尿剂）可使60%以上的难治性高血压患者血压达标。值得提醒的是，利尿剂的降压效果在用药2周后较显著，而在用药2个月后才能达到比较理想的效果。

2）ACEI或ARB：抑制RAS系统，兼有明显的心脏和肾脏保护作用，在难治性高血压中是重要的联合治疗药物之一，尤其适用于糖尿病、肥胖症、胰岛素抵抗或睡眠－呼吸暂停者。但是目前国内所用剂量普遍较小，应当适当增大剂量以加强降压效果。

3）钙离子拮抗剂：常为难治性高血压患者联合用药的选择。钙离子拮抗剂的种类和品种不同，药理作用特点有较大差异，应该根据临床情况具体选择，建议选择缓释或长效制剂。硝苯地平作用强，但半衰期短，应该使用控释型或缓释片剂。尼卡地平作用强，目前尚无缓释型，仅在病情需要时使用。氨氯地平是长半衰期药物，作用温和，可安全使用。对于某些血压难控的患者，可采用二氢吡啶类与非二氢吡啶类联用，如硝苯地平联合地尔硫䓬。

4）β受体阻滞剂：阻滞外周交感神经活性，降低中枢交感神经活性，减少肾素释放，并具有镇静和抗焦虑作用。在难治性高血压患者中，β受体阻滞剂常作为血压难控时的联合用药，尤其对舒张压较高、脉压较小、心率较快和有焦虑或失眠的患者效果更好。兼有α受体阻滞作用的β受体阻滞剂如卡维地洛，在降压方面也有较好的效果。

5）α受体阻滞剂或交感神经抑制剂：在难治性高血压常用联合药物不能控制时也可选用。外周α受体阻滞剂的耐受性良好，如果选用的β受体阻滞剂不兼有α受体阻滞作用，可加用外周α受体阻滞剂。中枢性α受体阻滞剂虽可选用，但不良反应较多，耐受性差。

6）肾素抑制剂：临床试验证实降压有效，但作为难治性高血压中的联合用药，尚缺乏确切的临床证据。有研究证实，肾素抑制剂与ACEI或ARB联用，不良事件并不减少反而增多。

（4）颈动脉压力感受器刺激术：颈动脉压力反射是调控血压的重要因素。正常生理状态下，颈动脉压力感受器感知动脉内的压力变化，通过调节交感神经张力而反射性调节血压水平，颈动脉压力升高时反射性减弱交感神经张力，颈动脉压力降低时增强交感神经活性，从而维持血压的基本稳定。

早期研究报道，颈动脉压力感受器刺激所致的血压下降伴随着血浆儿茶酚胺水平的下降，并通过肌肉交感神经活性测定及心率变异性分析，证实交感神经张力变化介导了血压的调节过程。临床随访证实，大部分接受颈动脉压力感受器刺激的患者，血压迅速并且持久地下降，最长的随访达12年。但由于该疗法不良反应较多，设备方面也有较多的技术问题难以解决等原因，限制了该疗法的临床应用。近年来研制出新型置入式Rheos脉冲发生器，体积小而且更为可靠，使此项技术重新得到重视。一项多中心临床研究纳入55例难治性高血压的患者，基线时服用5种抗高血压药物，平均血压为179/105mmHg。采用Rheos脉冲发生器刺激颈动脉压力感受器，3个月后血压下降21/12mmHg，其中17名患者随访2年，其血压平均降低33/22mmHg，并且验证了该装置性能良好，对颈动脉压力感受器刺激不会造成颈动脉损伤、重构和狭窄。

（5）肾交感神经消融术

1）病理基础：20世纪50~60年代，在临床尚无药物治疗高血压的情况下，外科医师尝试切除内脏交感神经治疗严重高血压，如通过切除交感神经节，包括胸、腹、盆腔交感神经节，虽然降压效果良好，但手术创伤大，致残、致死率均较高，同时伴有长期并发症，如严重的体位性低血压及肠道、膀胱、勃起功能障碍。降压药物问世后，该治疗方法逐渐被淘汰，并一度认为交感神经系统在难治性高血压发生与维持中的作用是非常有限的。随着经皮导管消融技术的迅速发展，经导管肾脏交感神经射频消融术（renal sympathetic nerve radiofrequency ablation，RSNA）治疗难治性高血压初步开展，并显示出良好的效果。

肾交感神经在调控血压方面具有重要的作用：交感神经系统释放儿茶酚胺类物质（去甲肾上腺素、肾上腺素、多巴胺），通过作用于 β_1 受体以调控心排血量及肾素释放，作用于 α_1 受体以调控全身及肾血管收缩，作用于 β_2 受体以调节肾血管舒张，同时激活 RAAS，综合作用是对血压和肾功能的调控。在正常人群中，通过短效（调节血管收缩、血管阻力及心率）和长效（调节肾素释放及肾小管水、钠吸收）两种机制维持血压的稳定。

肾交感神经分为传出纤维和传入纤维：其中传出纤维过度激活产生和分泌过多的儿茶酚胺，综合效应是心率增快、心排血量增多、血管收缩和水钠潴留，引发高血压；而传入纤维过度激活，可以引起中枢神经系统兴奋，导致全身交感神经活性增强，血压进一步升高等。肾交感神经纤维进出肾脏的绝大部分经过肾动脉主干外膜，对于经导管选择性地消融肾交感神经纤维具备了解剖学的基础。通过经导管透过肾动脉的内、中膜损坏外膜的肾交感神经纤维，以达到降低交感神经冲动传出与传入的目的。

2）研究证据

a. 动物实验：一系列的动物实验表明，肾交感神经活性增强在高血压病中起到了重要作用，首先对肾病晚期动物进行交感神经活性测定表明，交感神经活性增加，而双侧肾切除后交感神经活性并无明显变化。对预先使肾脏缺血受损的动物可观察到持续数周的血压升高，给予肾交感神经切除或交感神经阻滞剂，其肾静脉去甲肾上腺素水平明显下降。在肾交感神经切除术后，长期接受血管紧张素 II 滴注的大鼠血压仍能维持正常水平。

b. 临床证据：2009 年 Krum 等最早报道 RSNA 治疗难治性高血压的研究结果。该研究在澳大利亚和欧洲 5 个中心治疗了 45 例难治性高血压患者，结果显示诊室血压在 1、3、6、9 及 12 个月较治疗前分别降低了 14/10、21/10、22/11、24/11、27/17mmHg，对其中 10 例患者测定肾脏去甲肾上腺素分泌率，结果显示减少 47%。表明 RSNA 能够在一定程度上降低肾脏局部的交感神经活性。随后，该研究组进一步扩大样本量至 153 例，并进行 2 年随访，结果显示患者在 1、3、6、12、18 和 24 个月时，诊室血压分别降低了 20/10、24/11、25/11、23/11、26/14 和 32/14mmHg，92% 的患者术后收缩压降低≥10mmHg。2010 年 Symplicity HTN-2（renal sympathetic denervation in patients with treatment-resistant hypertension）研究是一项多中心、前瞻性、随机对照的临床试验，共纳入 24 个中心的 106 例难治性高血压患者，RSNA 组在术后仍坚持多种降压药物的联合治疗，对照组仅给予多药联合治疗（药物剂量配伍经优化处理）。随访 6 个月，主要终点诊室血压在 RSNA 组从基线的 178/96mmHg 降低了 32/12mmHg，而对照组诊室血压从基线水平 178/97mmHg 升高了 1/0mmHg，两组患者在用药后 1 个月开始出现降压疗效的差异，并持续于整个研究中。24 小时动态血压监测显示也具有显著差异，但差异程度较诊室血压明显缩小。RSNA 组血压降低 11/7mmHg，对照组降低 3/1mmHg，6 个月时 RSNA 组诊室血压改善的比例明显高于对照组。另有研究表明，术后 3 个月除血压显著降低外，2 分钟血压也较基线明显降低，静息心率较术前有所下降，运动后最大心率和心率的增加与术前无明显差异。小样本的研究和个案报道显示，RSNA 对胰岛素抵抗、呼吸-睡眠暂停综合征、室性心律失常、终末期肾病等存在交感神经过度激活的疾病也有益，并且发现这种作用不依赖于血压的降低。

3）肾交感神经消融术的相关问题

a. 安全性：目前的研究表明具有良好的安全性，主要是极少数者发生与导管操作相关的并发症，如股动脉假性动脉瘤、血肿和肾动脉夹层。RSNA 射频能量传递中主要不良反应为术中、术后短暂明显的腹部疼痛，系射频能量损伤肾动脉外膜所致，使用镇静或镇痛剂，如吗啡、芬太尼、咪达唑仑等可以缓解。少部分患者射频过程中有一过性心动过缓伴血压下降，可能系疼痛诱发迷走神经反射所致，可使用阿托品治疗。目前的研究，未在随访期间发现肾动脉狭窄、动脉瘤和动脉夹层，随访1年估测肾小球滤过率在术前和术后无明显差异。

b. 主要问题：目前尚无规范的准入制度和操作规范，无客观的疗效评估标准，无专用经皮肾交感神经消融导管，远期疗效和安全性也有待于大规模临床试验的评估，有潜在风险，并且价格昂贵，风险和效益需要再评估等。

（邵慧真）

第四节　高血压急症

一、高血压急症和亚急症的定义

高血压急症定义为以下几个方面。①高血压危象：广义高血压危象，是指高血压急症与亚急症，狭义的高血压危象，是指高血压急症；②急进型高血压：血压持续显著升高，短期内造成心、脑、肾等靶器官功能的严重损害；③恶性高血压：与急进型高血压有相似的含义，还含有难治性的意义。目前国内外均不建议采用高血压危象、急进型高血压和恶性高血压的术语，主张应用高血压急症和亚急症的概念。

高血压急症是指原发性或继发性高血压患者，在某些诱因作用下，血压突然和显著升高（＞180/120mmHg），同时伴有进行性心、脑、肾等重要靶器官功能不全的表现。美国高血压预防、检测、评价和治疗全国联合委员会第七次报告（JNC7）对高血压急症与亚急症的定义比较简明：高血压急症是指血压急性快速和显著升高，同时伴有靶器官的急性损害；高血压亚急症是指血压显著升高，但不伴有靶器官的急性损害。

二、高血压急症和亚急症的诊断

（1）高血压急症范围：在血压升高特别是显著升高的基础上，发生高血压脑病、颅内出血（脑出血、蛛网膜下隙出血）、脑梗死、急性心力衰竭、肺水肿、急性冠状动脉综合征、主动脉夹层、子痫等。鉴别高血压急症与亚急症的标准不是血压升高的程度，而是有无新近发生的急性进行性靶器官损害。急性靶器官损害是诊断高血压急症的首要条件。

（2）血压状况：①高血压急症的发生不取决于高血压的类型，其可发生于原发性高血压患者，而继发性高血压也不少见，如妊娠高血压、急性肾小球肾炎、嗜铬细胞瘤等。②既往有无高血压病史不是高血压急症诊断的必要条件，部分高血压急症既往并无高血压病史，新近才发现血压显著升高。③血压水平的高低与急性靶器官的损害程度并非成正比。多数高血压急症的血压水平显著升高，但少数并未显著升高，如并发于妊娠期或某些急性肾小球肾炎的患者，血压未及时控制在合理范围内，会对脏器功能产生严重影响，甚至危及生命。并发急性肺水肿、主动脉夹层动脉瘤、心肌梗死者，即使血压为中度升高，也应视为高血压急症。高血压亚急症虽有血压显著升高引起的症状，如头痛、头晕、心悸、胸闷、无力、鼻出血和烦躁不安等，但无急性靶器官损害或慢性靶器官损害的急性加重。

（3）靶器官损害：确立高血压急症，血压升高是基础因素，重要靶器官的急性损害是必要条件。多数患者患有慢性靶器官的损害，应当根据临床表现、实验室及其辅助检查，评价是否出现高血压基础上急性靶器官损害，这对治疗很有价值。对于高血压伴发高血压脑病、急性脑卒中、急性冠状动脉综合征、主动脉夹层、子痫等，临床诊断并不困难。然而，对于慢性心力衰竭急性失代偿、慢性肾功能不全急性加重的患者，究竟属于高血压急症还是亚急症，需要进行鉴别。急性左心衰竭多发生于慢性心力衰竭基础上，除血压升高外，感染、快速心律失常、容量负荷过重、过度体力活动、妊娠等多种诱发因素，均可使心力衰竭由慢性转为急性，特别是其早期常表现为血压显著升高，给诊断造成困难。在诊断时应当排除高血压以外的诱发因素引起。如肾功能的急性损害加重高血压，特别是在高血压并发慢性肾功能不全时，诊断是否属于高血压急症颇为困难。对于此类患者，应当密切监测血压水平和肾功能损害的实验室指标，分析与判定两者的关系。

三、高血压急症病因与发病机制

（1）病因：在高血压急症中，原发性高血压患者占40%～70%，继发性高血压占25%～55%。高血压急症的继发性原因包括：①肾实质病变，约占继发性高血压的80%，常见于急慢性肾小球肾炎、慢性肾盂肾炎、间质性肾炎；②累及肾脏的系统性疾病，如系统性红斑狼疮、硬皮病、血管炎等；③肾血管病，如结节性多动脉炎、肾动脉粥样硬化等；④内分泌疾病，如嗜铬细胞瘤、库欣综合征、原发性醛固酮增多症；⑤药物和毒物，如可卡因、苯异丙胺、环孢素、苯环立定等；⑥主动脉狭窄；⑦子痫和先兆子痫。

（2）发病机制：不同病因其高血压的发病机制有所不同。

1）交感神经和RAS过度激活：各种应激因素（严重精神创伤、情绪过于激动等）→交感神经活性亢进→缩血管物质显著增多（儿茶酚胺类＋肾素－血管紧张素）→血压急剧升高。

2）局部或全身小动脉痉挛：脑动脉主动痉挛继之被动扩张，可导致高血压脑病；冠状动脉痉挛引起缺血、损伤甚至坏死，可发生急性冠状动脉综合征；肾动脉痉挛引起肾缺血和肾内压力增高，可出现急性肾功能不全；视网膜动脉痉挛引起视网膜内层组织变性坏死，可发生视网膜出血、渗出和视盘水肿；全身小动脉痉挛通过多种病理机制引起组织器官损伤。

3）脑动脉粥样硬化：在脑血管压力、血流改变及痉挛状态下，粥样硬化斑块不稳定，并且微血管瘤形成后易破裂，最终可导致脑卒中。

4）其他机制：神经反射异常（神经源性高血压急症）、内分泌异常、心血管受体功能异常（降压药物骤停）、细胞膜离子转移功能异常（如烧伤后高血压急症）均在不同的高血压急症中发挥重要作用；内源性生物活性肽、血浆敏感因子（如甲状旁腺高血压因子、红细胞高血压因子）、胰岛素抵抗、一氧化氮合成或释放不足、原癌基因表达增多以及遗传性升压因子等，可能起到一定作用。

四、高血压急症的临床特征与处理原则

（1）临床特征：①血压水平，常＞210～220/130～140mmHg；②眼底检查，动脉变细、出血、渗出、视盘水肿；③神经系统，头痛、视觉异常、精神错乱、意识障碍、局灶性感觉缺失；④心肺检查，心尖搏动增强、心脏扩大、心力衰竭、肺部湿性啰音、肺水肿；⑤肾脏改变，少尿、蛋白尿、肌酐清除率下降、氮质血症；⑥胃肠道症状，恶心、呕吐。

（2）尽快明确诊断：当怀疑高血压急症时，应进行详尽的病史采集、体格检查和实验室检查，评价靶器官功能是否受累及受累的程度，以尽快明确是否为高血压急症。

（3）处理的基本原则：①高血压急症的患者应进入急诊抢救室或加强监护室，持续监测血压；②尽快应用适合的降压药物；③酌情使用有效的镇静剂以消除患者的紧张心理、焦虑与恐惧；④针对不同靶器官的损害给予相应的处理。

（4）实施分段渐进降压：是高血压急症的首要治疗措施。在起始降压阶段，降压的目标不是使血压降至正常，而是渐进地将血压调控至合理水平，最大限度地减轻心、脑、肾等靶器官的损害。在治疗前要明确用药种类、用药途径、血压目标水平和降压速度等。在临床应用时需考虑药物的药理学、药代动力学作用．对心排血量、全身血管阻力和靶器官的灌注等血流动力学的影响，以及可能发生的不良反应。在严密监测血压、尿量和生命体征的情况下，应视不同的临床情况使用短效静脉降压药物。降压过程中要严密观察靶器官功能状况，如神经系统症状和体征的变化、胸痛是否加重等。由于患者已存在靶器官的损害，过快或过度降压容易导致组织灌注压降低，诱发缺血事件。在处理高血压急症的同时，要根据患者靶器官疾病进行相应处理，争取最大限度地保护靶器官，并针对既往的基础危险因素进行治疗。无论血压正常者还是高血压患者，脑血管的自动调节机制下限约比静息时的平均动脉压低25%。初始阶段（数分钟至1小时）血压控制的目标为平均动脉压的降低幅度不超过治疗前水平的25%。随后的2～6小时将血压降至安全范围，一般为160/100mmHg左右。如果可耐受这样的水平，临床情况稳定，此后24～48小时逐步将血压降至正常水平。在治疗的过程中，要充分考虑患者的年龄、病程、血

压升高的程度、靶器官的损害和并发的临床情况，因人而异制订具体方案。

五、静脉降压药物的临床特点与用法

（1）硝普钠（sodium nitroprusside）：为动脉和静脉扩张剂，适用于大多数高血压急症。因硝普钠通过血－脑屏障使颅内压进一步升高，对于存在颅内高压（高血压脑病、脑出血、蛛网膜下隙出血、大面积脑梗死）的患者慎用；硝普钠在红细胞内与巯基结合后分解为氰化物和一氧化氮，而氰化物经过肝脏代谢为硫氰酸盐，并全部经肾脏排出，对于肾功能不全、严重肝功能障碍患者禁用。因硫氰酸盐可抑制甲状腺对碘的吸收，不宜用于甲状腺功能减退症的患者。用法为 $0.25\mu g/$（$kg \cdot min$）静脉滴注，立即起效，作用持续 1~2 分钟；从最小剂量开始静脉滴注，根据血压水平每 5~10 分钟调整滴速，每次增加 $5\mu g/min$，增量后注意监测血压。因硫氰酸盐从体内完全排出需要 3 天以上，容易导致蓄积，因此用药一般 <48~72 小时。给药时注意避光。主要不良反应为恶心、呕吐、肌肉颤动、出汗、低血压、氰化物或硫氰酸盐中毒、高铁血红蛋白血症（罕见）。氰化物或硫氰酸盐中毒多发生在大剂量或患者存在肝、肾功能不全时，表现为乏力、恶心、精神错乱、反射亢进、震颤、定向力障碍和抽搐等。若 <$3\mu g/$（$kg \cdot min$）静脉滴注，使用时间 <72 小时，一般不会发生中毒。用药后 24 小时内检测硫氰酸盐浓度 >100~120mg/L 时，应该立即停药。

（2）硝酸甘油（nitroglycerin）：为静脉和动脉扩张剂。低剂量扩张静脉，减轻心脏前负荷，降低心肌耗氧量；较高剂量扩张小动脉，降低血压并增加冠状动脉血流。适用于高血压并发急性冠状动脉综合征、急性左心衰竭的患者。用法为 5~100$\mu g/min$（0.3~6mg/h）静脉滴注，2~5 分钟起效，持续时间 5~10 分钟；从 $5\mu g/min$ 开始静脉滴注，根据血压水平每 5~10 分钟调整滴速，每次增加 5~10$\mu g/min$，使用中注意严密监测血压。连续用药 2~3 天易产生耐药性。主要不良反应为头痛、恶心、呕吐、低血压、心动过速、高铁血红蛋白血症。

（3）酚妥拉明（phentolamine）：非选择性 α 受体阻滞剂。适用于儿茶酚胺过度增多的高血压急症，目前仅用于嗜铬细胞瘤的紧急降压治疗。用法为 2.5~5mg 静脉注射，1~2 分钟起效，持续作用 10~30 分钟；继以 0.5~1mg/min（30~60mg/h）静脉滴注维持。主要不良反应为血管扩张作用引起的潮红、头痛，神经反射性引起的心动过速、心绞痛。严禁用于冠心病患者。

（4）拉贝洛尔：为 α 和 β 受体阻滞剂。静脉用药 α 和 β 受体阻滞之比为 1：7。多数在肝脏代谢，代谢产物无活性。特点是降低外周血管阻力，不影响心排血量，不降低重要脏器的血流量包括冠状动脉血流量。适用于除急性左心衰竭外的各种高血压急症。用法为 20~100mg 静脉注射或 0.5~2mg/min 静脉滴注，5~10 分钟起效，持续 3~6 小时；继以 0.5~2mg/min（30~120mg/h）静脉维持，24 小时≤300mg。主要不良反应为恶心、头皮刺激感、喉头发热、头晕、支气管痉挛、心动过缓、传导阻滞、体位性低血压。禁用于低血压、心动过缓、传导阻滞。

（5）乌拉地尔（压宁定）：α_1 受体阻滞剂兼有中枢 5－羟色胺激动作用，不但阻断突触后的 α_1 受体，而且阻断外周 α_1 受体，还具有降低延髓心血管中枢的交感反馈作用。主要作用为周围血管扩张和降低交感神经活性。乌拉地尔是目前最为理想的急性降压药物，降压平稳，疗效显著；减轻心脏负荷，改善心肌功能；降低心肌耗氧量，不增加心率；增加心排血量，改善外周供血；具有抗心律失常作用，与 α 受体阻滞及改善心肌缺血有关。α 受体阻滞剂，首剂反应好，且无直立性低血压；不影响颅内压，不影响糖脂代谢。用法为 12.5~50mg 静脉注射，5 分钟起效，持续 2~8 小时；继以 100~400$\mu g/min$（6~24mg/h）静脉滴注维持。不良反应小，主要为低血压、头痛、眩晕。无明确禁忌证，尤其适用于肾功能不全患者。

（6）地尔硫䓬：为非二氢吡啶类钙离子拮抗剂。用法为 10mg 静脉注射，5 分钟起效，持续 30 分钟；继以 5~15$\mu g/$（$kg \cdot min$）静脉滴注维持。主要不良反应为低血压、心动过缓、传导阻滞、心力衰竭加重。原则上用药时间 <7 天。

（7）尼卡地平：二氢吡啶类钙离子拮抗剂。主要扩张小动脉，降压疗效类似于硝普钠。因不增高颅内压，适用于伴有脑卒中的高血压急症。但易引起反射性心动过速，慎用或禁用于冠心病、急性左心衰竭患者。用法为 0.5 ~ 10μg/（kg·min）静脉滴注，5 ~ 10 分钟起效，持续 1 ~ 4 小时。主要不良反应为头痛、心动过速、恶心、呕吐、潮红、静脉炎。

（8）美托洛尔：为 β₁ 受体阻滞剂。特点是起效快，作用维持时间长，无需静脉滴注维持。用法为 5mg，静脉注射 3 ~ 5 分钟，必要时 5 分钟重复 1 次，总量 15mg。患者若能耐受 15mg 美托洛尔，则在末次静脉给药后 15 分钟口服美托洛尔 25 ~ 50mg，每天 4 次，直到 48 小时；然后 100mg，每天 2 次，或美托洛尔缓释片 50 ~ 100mg，可加至 200mg，每天 1 次。

（9）艾司洛尔：为 β₁ 受体阻滞剂。特点为高效选择性，起效迅速，作用时间相对较短。适用于主动脉夹层患者。用法为 250 ~ 500μg/kg 静脉注射，1 ~ 2 分钟起效，持续 10 ~ 20 分钟；继以 50 ~ 300μg/（kg·min）静脉滴注维持。主要不良反应为低血压、恶心、心力衰竭加重。慎用或禁用于 AVB、心力衰竭和支气管痉挛患者。

（10）依那普利拉：对血浆高肾素和高血管紧张素活性的高血压急症有效，而对低血浆肾素和低血管紧张素活性的高血压急症疗效较差。用法为 1.25 ~ 5mg 静脉注射，每 6 小时 1 次，15 ~ 30 分钟起效，持续 6 ~ 12 小时。禁用于肾衰竭、双侧肾动脉狭窄、高钾血症、妊娠等。

（11）肼屈嗪：为动脉扩张剂。直接松弛血管平滑肌，降低周围血管阻力，并抑制去甲肾上腺素的合成，抑制 α 受体，而对 β 受体无影响，使用时应与 β 受体阻滞剂合用。适用于急、慢性肾炎所致的高血压急症及子痫。禁用于低血压、冠心病、心肌梗死，也禁用于肾功能不全、溃疡病患者。用法为 10 ~ 20mg 静脉注射，每 4 ~ 6h 1 次，10 ~ 20 分钟起效，每次持续 1 ~ 4 小时。不良反应为头痛、皮肤潮红、低血压、反射性心动过速、心绞痛、胃肠症状。

（12）非诺多泮：外周多巴胺受体阻滞剂。能够扩张血管，增加肾血流，同时作用于肾近曲小管和远曲小管而促进钠排泄和肌酐清除率。降压疗效类似于硝普钠。适用于并发肾功能不全的高血压急症。用法为 0.03 ~ 1.6μg/（kg·min）静脉滴注，5 分钟内起效，持续 30 分钟。肝功能异常的患者无需调整剂量，但要注意剂量的个体化。

（13）呋塞米：襻利尿剂。20 ~ 40mg 静脉注射，必要时 3 ~ 4 小时重复。适用于急性左心衰竭。

六、高血压亚急症的处理

对于高血压亚急症患者，可在 24 ~ 48 小时将血压缓慢降至 160/100mmHg，目前尚无证据表明高血压亚急症实施紧急降压治疗可以改善预后。许多高血压亚急症患者通过口服降压药物得以控制，如服用钙离子拮抗剂、ACEI 或 ARB、β 和 α 受体阻滞剂，还可根据情况服用襻利尿剂。初始治疗可在门诊或急诊室进行，用药后观察 5 ~ 6 小时。2 ~ 3 天后门诊调整剂量，此后可应用长效制剂控制至最终的靶目标血压。

到急诊室就诊的高血压亚急症患者，在初步血压控制后，应给予口服药物治疗，并建议患者定期到高血压门诊随诊。许多患者在急诊就诊后仍维持原来未达标的治疗方案，造成高血压亚急症的反复发生，最终导致严重后果。具有高危因素的高血压亚急症可以住院治疗。另外，注意避免对某些无并发症但血压较高的患者进行过度治疗，以免增加不良反应和相应的靶器官损害。

七、高血压脑病

（1）定义：各种诱因使血压突然升高，脑血管自身调节功能严重障碍，导致脑血流灌注过多，液体经血－脑屏障渗透到血管周围脑组织，发生脑组织水肿、颅内压升高，从而引发以脑和神经功能障碍为主的临床综合征。主要表现为剧烈头痛、烦躁、恶心、呕吐、视力障碍、抽搐、意识障碍，甚至昏迷等，救治不及时极易发生死亡。

（2）病因与诱因：①高血压是基础病因，以急进型高血压和难治性高血压最为常见，其次是急慢性肾炎、肾盂肾炎、子痫、嗜铬细胞瘤；②过度劳累、情绪激动、神经紧张、气候变化、内分泌失调、降压药物停用等均为诱发因素；③部分患者无明显诱因。

（3）发生机制：高血压脑病的发生，主要取决于血压升高的程度、速度及个体耐受性，而血压升高的速度起着决定作用。在正常情况下，脑血管调节主要随着血压的水平而变化，当血压变低时脑血管扩张，血压变高时脑动脉收缩，以脑动脉血管自动调节功能保持脑血流的相对稳定。正常人平均动脉压为 60～120mmHg，脑血流量保持稳定的状态。对于正常血压者短时间内突然产生高血压，可在相对较低的血压水平下发生高血压脑病；而长期缓慢升高的高血压患者由于小动脉管壁增厚、管腔狭窄等缓慢结构重构，脑血流自动调节曲线右移，平均动脉压为 120～160mmHg 仍能保持相对稳定的脑血流量；当平均动脉压 >160～180mmHg 时，脑动脉调节功能降低，不能继续收缩以维持血流稳定，由主动收缩变为被动扩张，脑灌注显著增多而发生颅内压升高、脑水肿，并继发点状出血和小灶性梗死。

（4）临床特点：①病程长短不一，数分钟至数天，多为 12～24 小时。②多有明确的诱发因素，伴有比较显著的血压升高（舒张压常 >130mmHg），出现头痛、恶心、呕吐、精神异常等早期症状。③病情发展快，进行性加重，出现头痛、抽搐和意识障碍（高血压脑病三联征），或头痛、呕吐和视盘水肿（颅内高压三联征）。④伴或不伴视力模糊、偏盲或黑矇（视网膜动脉痉挛），视网膜可发生水肿、出血、渗出。⑤严重者出现呼吸衰竭、肾衰竭、心力衰竭急剧恶化、严重神经功能缺损（一过性偏瘫、失语）。⑥颅脑 CT 检查可见弥散性脑白质密度降低，脑室变小；MRI 检查对脑水肿的影像学改变更为敏感，顶枕叶水肿具有特征性；偶见小灶性缺血或出血灶。

（5）诊断与鉴别诊断：诊断条件为血压急剧升高 + 神经症状（高血压脑病三联征）或体征 + 排除脑卒中、硬脑膜下血肿、脑瘤等疾病。高血压脑病的诊断要注意从以下临床情况进行评价与判断：①头痛，头痛为早期症状，多为弥散性、持续性并短时间内进行性加剧，伴恶心呕吐，血压下降后好转；②意识障碍，意识障碍和其他神经症状发生于剧烈头痛持续数小时后；③降压治疗的反应，高血压脑病降压治疗后病情迅速恢复，否则进行性加重，对鉴别诊断尤为重要；④眼底改变，出现严重而弥散性的视网膜动脉痉挛；⑤颅脑 CT 与 MRI 检查有助于诊断。临床上一般比较容易确立诊断。

（6）治疗原则

1）迅速降低血压：实施分段降压策略是治疗高血压脑病的关键，降压目标值为平均动脉压降低 20%～25%。对于原有高血压者可使舒张压降至 110mmHg 以下，无高血压者可降至 80mmHg 以下，但需避免降压过低导致脑血流灌注不足。多数高血压脑病经有效降压后病情很快好转。静脉用药宜选用硝普钠、乌拉地尔、拉贝洛尔、尼卡地平，酚妥拉明仅适用于嗜铬细胞瘤、可乐定撤药、可卡因过量等。因颅内压升高不宜用硝酸甘油。

2）制止抽搐：首选地西泮 10～20mg 静脉注射，静脉注射速度成人 <5mg/min，儿童 <2mg/min，多数于 5 分钟内终止（约80%）。地西泮静脉注射后迅速进入脑部，但 20 分钟后血液及脑中浓度急剧下降，可能再发抽搐，需要 15～20 分钟内重复给药，并在静脉注射地西泮的同时肌内注射苯巴比妥 0.2g。对于抽搐持续或反复发作（癫痫持续发作）者，应当首选地西泮静脉注射，随之给予地西泮 100mg + 5% 葡萄糖溶液或生理盐水 500ml，以 40ml/h 持续泵入，但需注意对呼吸和意识的影响。氯硝西泮也可作为首选药物，首次用量 3mg，缓慢静脉注射，此后 5～10mg/d 静脉滴注或过渡至口服。特点是起效快（数分钟），药效是地西泮的 5 倍，作用时间较地西泮长 1～2 倍，对呼吸和心脏的抑制也略强于地西泮。苯妥英钠起效缓慢，需与地西泮或氯硝西泮合用；抑制心脏作用强，注意避免静脉注射速度过快而发生低血压、心律失常；对血管有刺激作用，不要漏出血管外导致组织损伤；与葡萄糖混合易出现沉淀，应使用生理盐水或注射用水溶解后再用葡萄糖稀释。用法为成人首次剂量 500～750mg，儿童 10～15mg/kg，以生理盐水稀释，静脉注射速度 <50mg/min。抽搐停止后每 6～8 小时口服或静脉注射 50～100mg 维持。地西泮、氯硝西泮、苯妥英钠难以控制抽搐发作时选用利多卡因，50～100mg 静脉注射，静脉注射速度 ≤25mg/min，继以 2～4mg/（kg·h）静脉滴注1～3 天。水合氯醛、苯巴比妥、丙戊酸钠也可酌情使用。

3）治疗脑水肿：20% 甘露醇 125～250ml 快速静脉滴注，每 4～8 小时 1 次；呋塞米、地塞米松酌情选用。

4）基础支持：吸氧、保持呼吸道通畅、维持水电解质平衡、预防心肾并发症等。值得注意的是，抽搐发作时维持正确的头位与保持呼吸道通畅至关重要。

（邵慧真）

第七章

冠状动脉疾病

第一节　稳定型心绞痛

稳定型心绞痛是由于劳力引起心肌耗氧量增加，而病变的冠状动脉不能及时调整和增加血流量，从而引起可逆性心肌缺血，但不引起心肌坏死。这是由于心肌供氧与耗氧之间暂时失去平衡而发生心肌缺血的临床症状，是在一定条件下冠状动脉所供应的血液和氧不能满足心肌需要的结果。

本病多见于男性，多数患者年龄在40岁以上，常并发高血压、吸烟、糖尿病、脂质代谢异常等心血管疾病危险因子。大多数为冠状动脉粥样硬化导致血管狭窄引起，还可由主动脉瓣病变、梅毒性主动脉炎、肥厚型心肌病、先天性冠状动脉畸形、风湿性冠状动脉炎、心肌桥等引起。

一、发病机制

心肌内没有躯体神经分布，因此机械性刺激并不引起疼痛。心肌缺血时产生痛觉的机制仍不明确。当冠状动脉的供氧与心肌的氧耗之间发生矛盾时，心肌急剧的、暂时的缺血缺氧，导致心肌的代谢产物如乳酸、丙酮酸、磷酸等酸性物质，以及一些类似激肽的多肽类物质在心肌内大量积聚，刺激心脏内自主神经的传入纤维末梢，经 1~5 胸交感神经节和相应的脊髓段，传至大脑，产生疼痛感觉。因此，与心脏自主神经传入处于相同水平脊髓段的脊神经所分布的区域，如胸骨后、胸骨下段、上腹部、左肩、左上肢内侧等部位可以出现痛觉，这就是牵涉痛产生的可能原因。由于心绞痛并非躯体神经传入，所以常不是锐痛，不能准确定位。

心肌产生能量的过程需要大量的氧供，心肌耗氧量（MVO_2）的增加是引起稳定型心绞痛发作的主要原因之一。心肌耗氧量由心肌张力、心肌收缩强度和心率所决定，常用心率与收缩压的乘积作为评估心肌耗氧程度的指标。在正常情况下，冠状循环有强大的储备力量，在剧烈运动时，其血流量可增加到静息时的 6~7 倍，在缺氧状况下，正常的冠状动脉可以扩张，也能使血流量增加 4~5 倍。动脉粥样硬化而致冠状动脉狭窄或部分分支闭塞时，冠状动脉对应激状态下血流的调节能力明显减弱。在稳定型心绞痛患者，虽然冠状动脉狭窄，心肌的血液供应减少，但在静息状态下，仍然可以满足心脏的需要，故安静时患者无症状；当心脏负荷突然增加，如劳力、激动、寒冷刺激、饱食等，使心肌张力增加（心腔容积增加、心室舒张末期压力增高）、心肌收缩力增加（收缩压增高、心室压力曲线最大压力随时间变化率增加）或心率增快，均可引起心肌耗氧量增加，引起心绞痛的发作。

在其他情况下，如严重贫血、肥厚型心肌病、主动脉瓣狭窄/关闭不全等，由于血液携带氧的能力下降、或心肌肥厚致心肌氧耗增加、或心排血量过少/舒张压过低，均可以造成心肌氧供和氧耗之间的失平衡，心肌血液供给不足，遂引起心绞痛发作。

在多数情况下，稳定型心绞痛常在同样的心肌耗氧量的情况下发生，即患者每次某一固定运动强度的诱发下发生症状，因此症状的出现很具有规律性。当发作的规律性在短期内发生显著变化时（如诱发症状的运动强度明显减低），常提示患者出现了不稳定型心绞痛。

二、病理和病理生理

一般来说，至少 1 支冠状动脉狭窄程度 >70% 才会导致心肌缺血。

（一）心肌缺血、缺氧时的代谢与生化改变

在正常情况下，心肌主要通过脂肪氧化的途径获得能量，供能的效率比较高。但相对于对糖的利用供能来说，对脂肪的利用需要消耗更多的氧。

1. 心肌的缺氧代谢及其对能量产生和心肌收缩力的影响　缺血缺氧引起心肌代谢的异常改变。心肌在缺氧状态下无法进行正常的有氧代谢，从三磷腺苷（ATP）或肌酸磷酸（CP）产生的高能磷酸键减少，导致依赖能源的心肌收缩和膜内外离子平衡发生障碍。缺血时由于乳酸和丙酮酸不能进入三羧酸循环进行氧化，无氧糖酵解增强，乳酸在心肌内堆积，冠状静脉窦乳酸含量增高。由于无氧酵解供能效率较低，而且乳酸的堆积限制了无氧糖酵解的进行，心肌能量产生障碍，以及乳酸积聚引起心肌内的乳酸性酸中毒，均可导致心肌收缩功能的下降。

2. 心肌细胞离子转运的改变对心肌收缩及舒张功能的影响　正常心肌细胞受激动而除极时，细胞内钙离子浓度增高，钙离子与原肌凝蛋白上的肌钙蛋白 C 结合后，解除了肌钙蛋白 I 的抑制作用，促使肌动蛋白和肌浆球蛋白合成肌动球蛋白，引起心肌收缩。当心肌细胞缺氧时，细胞膜对钠离子的渗透性异常增高，细胞内钠离子增多以及细胞内的酸中毒，使肌浆网内的钙离子流出障碍，细胞内钙离子浓度降低并妨碍钙离子与肌钙蛋白的结合，使心肌收缩功能发生障碍。缺氧也使心肌松弛发生障碍，可能因心肌高能磷酸键的储备降低，导致细胞膜上钠－钙离子交换系统功能的障碍以及肌浆网钙泵对钙离子的主动摄取减少，因此钙离子与肌钙蛋白的解离缓慢，心肌舒张功能下降，左室顺应性减低，心室充盈的阻力增加。

3. 心肌缺氧对心肌电生理的影响　肌细胞受缺血性损伤时，钠离子在细胞内积聚而钾离子向细胞外漏出，使细胞膜在静止期处于部分除极化状态，当心肌细胞激动时，由于除极不完全，从而产生损伤电流。在心电图上表现为 ST 段的偏移。由于心腔内的压力，在冠状动脉血供不足的情况下，心内膜下的心肌更容易发生急性缺血。受急性缺血性损伤的心内膜下心肌，其静息电位较外层为高（部分除极化状态），而在心肌除极后其电位则较外层为低（除极不完全）；因此，在左心室表面记录的心电图上出现 ST 段的压低。当心肌缺血发作时主要累及心外膜下心肌，则心电图可以表现为 ST 段抬高。

（二）左心室功能及血流动力学改变

缺血部位心室壁的收缩功能，在心肌缺血发生时明显减弱甚至暂时完全丧失，而正常心肌区域代偿性收缩增强，可以表现为缺血部位收缩期膨出。但存在大面积的心肌缺血时，可影响整个左心室的收缩功能，心室舒张功能受损，充盈阻力也增加。

在稳定型心绞痛患者，各种心肌代谢和功能障碍是暂时、可逆性的，心绞痛发作时患者自动停止活动，使缺血部位心肌的血液供应恢复平衡，从而减轻或缓解症状。

三、临床表现

稳定型心绞痛通常均为劳力性心绞痛，其发作的性质通常在 3 个月内并无改变，即每日和每周疼痛发作次数大致相同，诱发疼痛的劳力和情绪激动程度相同，每次发作疼痛的性质和部位无改变，用硝酸甘油后，也在相同时间内发生疗效。

（一）症状

稳定型心绞痛的发作具有其较为特征性的临床表现，对临床的冠心病诊断具有重要价值，可以通过仔细的病史询问获得这些有价值的信息。心绞痛以发作性胸痛为主要临床表现，疼痛的特点为：

1. 性质　心绞痛发作时，患者常无明显的疼痛，而表现为压迫、发闷或紧缩感，也可有烧灼感，但不尖锐，非针刺样或刀割样痛，偶伴濒死、恐惧感。发作时，患者往往不自觉地停止活动，至症状缓解。

2. 部位　主要位于心前区、胸骨体上段或胸骨后，界线不清楚，约有手掌大小。常放射至左肩、左上肢内侧达无名指和小指、颈、咽或下颌部，也可以放射至上腹部甚至下腹部。

3. 诱因　常由体力劳动或情绪激动（如愤怒、焦急、过度兴奋等）、饱食、寒冷、吸烟、心动过速等诱发。疼痛发生于劳力或激动的当时，而不是在劳累以后。典型的稳定型心绞痛常在类似活动强度的情况下发生。早晨和上午是心肌缺血的好发时段，可能与患者体内神经体液因素在此阶段的激活有关。

4. 持续时间和缓解因素　心绞痛出现后常逐步加重，在患者停止活动后 3～5min 内逐渐消失。舌下含服硝酸甘油症状也能在 2～3min 内缓解。如果患者在含服硝酸甘油后 10min 内无法缓解症状，则认为硝酸甘油无效。

5. 发作频率　稳定型心绞痛可数天或数星期发作一次，也可一日内发作多次。一般来说发作频率固定，如短时间内发作频率较以前明显增加，应该考虑不稳定型心绞痛（恶化劳力型）。

（二）体征

稳定型心绞痛患者在心绞痛发作时常见心率增快、血压升高。通常无其他特殊发现，但仔细的体格检查可以明确患者存在的心血管病危险因素。体格检查对鉴别诊断有很大的意义，例如在胸骨左缘闻及粗糙的收缩期杂音应考虑主动脉瓣狭窄或肥厚梗阻型心肌病的可能。在胸痛发作期间，体格检查可能发现乳头肌缺血和功能失调引起的二尖瓣关闭不全的收缩期杂音；心肌缺血发作时可能出现左心室功能障碍，听诊时有时可闻及第四或第三心音奔马律、第二心音逆分裂或出现交替脉。

四、辅助检查

（一）心电图

心电图是发现心肌缺血、诊断心绞痛最常用、最便宜的检查方法。

1. 静息心电图检查　稳定型心绞痛患者静息心电图多数是正常的，所以静息心电图正常并不能除外冠心病。一些患者可以存在 ST－T 改变，包括 ST 段压低（水平型或下斜型），T 波低平或倒置，可伴有或不伴有陈旧性心肌梗死的表现。单纯、持续的 ST－T 改变对心绞痛并无显著的诊断价值，可以见于高血压、心室肥厚、束支传导阻滞、糖尿病、心肌病变、电解质紊乱、抗心律失常药物或化疗药物治疗、吸烟、心脏神经官能症者。因此，单纯根据静息心电图诊断心肌缺血很不可靠。虽然冠心病患者可以出现静息心电图 ST－T 异常，并可能与冠状动脉病变的严重程度相关，但绝对不能仅根据心电图存在 ST－T 的异常即诊断冠心病。

心绞痛发作时特征性的心电图异常是 ST－T 较发作前发生明显改变，在发作以后恢复至发作前水平。由于心绞痛发作时心内膜下心肌缺血常见，心电图改变多表现为 ST 段压低（水平型或下斜型）0.1mV 以上，T 波低平或倒置，ST 段改变往往比 T 波改变更具特异性；少数患者在发作时原来低平、倒置的 T 波变为直立（假性正常化），也支持心肌缺血的诊断。虽然 T 波改变对心肌缺血诊断的特异性不如 ST 段改变，但如果发作时的心电图与发作之前比较有明显差别，发作后恢复，也具有一定的诊断意义。部分稳定型心绞痛患者可以表现为心脏传导系统功能异常，最常见的是左束支传导阻滞和左前分支传导阻滞。此外，心绞痛发作时还可以出现各种心律失常。

2. 心电图负荷试验　心电图负荷试验是对疑有冠心病的患者，通过给心脏增加负荷（运动或药物）而激发心肌缺血来诊断冠心病。运动试验的阳性标准为运动中出现典型心绞痛，运动中或运动后出现 ST 段水平或下斜型下降≥1mm（J 点后 60～80ms），或运动中出现血压下降者。心电图负荷试验检查的指征为：临床上怀疑冠心病，为进一步明确诊断；对稳定型心绞痛患者进行危险分层；冠状动脉搭桥及心脏介入治疗前后的评价；陈旧性心肌梗死患者对非梗死部位心肌缺血的监测。禁忌证包括：急性心肌梗死；高危的不稳定型心绞痛；急性心肌、心包炎；严重高血压（收缩压≥200mmHg 和/或舒张压≥110mmHg）心功能不全；严重主动脉瓣狭窄；肥厚型梗阻性心肌病；静息状态下有严重心律失常；主动脉夹层。负荷试验终止的指标：ST－T 降低或抬高≥0.2mV；心绞痛发作；收缩压超过 220mmHg；血压较负荷前下降；室性心律失常（多源性、连续 3 个室性期前收缩和持续性室性心动过速）。

通常运动负荷心电图的敏感性可达到约 70%，特异性 70%～90%。有典型心绞痛并且负荷心电图阳性，诊断冠心病的准确率达 95% 以上。运动负荷试验为最常用的方法，运动方式主要为分级踏板或蹬车，其运动强度可逐步分期升级。目前通常是以达到按年龄预计的最大心率（HRmax）或 85%～90% 的最大心率为目标心率，前者为极量运动试验，后者为次极量运动试验。运动中应持续监测心电图、血压的改变并记录，运动终止后即刻和此后每 2min 均应重复心电图记录，直至心率恢复运动前水平。

Duke 活动平板评分是可以用来进行危险分层的指标。

Duke 评分 = 运动时间（min）- 5 × ST 段下降（mm）-（4 × 心绞痛指数）

心绞痛指数 0：运动中无心绞痛；1：运动中有心绞痛；2：因心绞痛需终止运动试验。

Duke 评分 ≥ 5 分低危，1 年病死率 0.25%；-10～-4 分中危，1 年病死率 1.25%；≤ -11 高危，1 年病死率 5.25%。Duke 评分系统适用于 75 岁以下的冠心病患者。

3. 心电图连续监测（动态心电图）　连续记录 24h 的心电图，可从中发现心电图 ST-T 改变和各种心律失常，通过将 ST-T 改变出现的时间与患者症状的对照分析，从而确定患者症状与心电图改变的意义。心电图中显示缺血性 ST-T 改变而当时并无心绞痛发作者称为无痛性心肌缺血，诊断无痛性心肌缺血时，ST 段呈水平或下斜型压低 ≥ 0.1mV，并持续 1min 以上。进行 12 导联的动态心电图监测对心肌缺血的诊断价值较大。

（二）超声心动图

稳定型心绞痛患者的静息超声心动图大部分无异常表现，但在心绞痛发作时，如果同时进行超声心动图检查，可以发现节段性室壁运动异常，并可以出现一过性心室收缩与舒张功能障碍的表现。超声心动图负荷试验是诊断冠心病的手段之一，可以帮助识别心肌缺血的范围和程度，敏感性和特异性均高于心电图负荷试验。超声心动图负荷试验按负荷的性质可分为药物负荷试验（常用多巴酚丁胺）、运动负荷试验、心房调搏负荷试验以及冷加压负荷试验。根据负荷后室壁的运动情况，可将室壁运动异常分为运动减弱、运动消失、矛盾运动及室壁瘤。

（三）放射性核素检查

^{201}T1 - 静息和负荷心肌灌注显像 ^{201}T1（铊）随冠状动脉血流很快被正常心肌所摄取。静息时铊显像所示灌注缺损主要见于心肌梗死后瘢痕部位；而负荷心肌灌注显像可以在运动诱发心肌缺血时，显示出冠状动脉供血不足导致的灌注缺损。不能运动的患者可作双嘧达莫（潘生丁）试验，静脉注射双嘧达莫使正常或较正常的冠状动脉扩张，引起"冠状动脉窃血"，产生狭窄血管供应的局部心肌缺血，可取得与运动试验相似的效果。近年还用腺苷或多巴酚丁胺作药物负荷试验。近年用 ^{99m}Tc - MI - BI 作心肌显像取得良好效果，并已推广，它在心肌内分布随时间变化相对固定，无明显再分布，显像检查可在数小时内进行。

（四）多层 CT 或电子束 CT

多层 CT 或电子束 CT 平扫可检出冠状动脉钙化并进行积分。人群研究显示钙化与冠状动脉病变的高危人群相联系，但钙化程度与冠状动脉狭窄程度却并不一致，因此，不推荐将钙化积分常规用于心绞痛患者的诊断。

CT 冠状动脉造影（CTA）为显示冠状动脉病变及形态的无创检查方法，具有较高的阴性预测价值，若 CTA 未见狭窄病变，一般无需进行有创检查。但 CT 冠状动脉造影对狭窄部位病变程度的判断仍有一定局限性，特别当存在明显的钙化病变时，会显著影响狭窄程度的判断，而冠状动脉钙化在冠心病患者中相当普遍，因此，CTA 对冠状动脉狭窄程度的显示仅能作为参考。

（五）左心导管检查

主要包括冠状动脉造影术和左心室造影术，是有创性检查方法，前者目前仍然是诊断冠心病的金标准。左心导管检查通常采用穿刺股动脉（Judkins 技术）、肱动脉（Sones 技术）或桡动脉的方法。选择性冠状动脉造影将导管插入左、右冠状动脉口，注射造影剂使冠状动脉主支及其分支显影，可以较准确地反映冠状动脉狭窄的程度和部位。左心室造影术是将导管送入左心室，用高压注射器将造影剂以12～15ml/s的速度注入左心室以评价左心室整体收缩功能及局部室壁运动状况。心导管检查的风险与疾病的严重程度以及术者经验直接相关，并发症大约0.1%。根据冠状动脉的灌注范围，将冠状动脉分为左冠状动脉优势型、右冠状动脉优势型和均衡型。"优势型"是指哪一支冠状动脉供应左室间隔和左室后壁；85%为右冠状动脉优势型，7%为右冠状动脉和左冠的回旋支共同支配，即均衡型，8%为左冠状动脉优势型。

五、危险分层

通过危险分层，定义出发生冠心病事件的高危患者，对采取个体化治疗，改善长期预后具有重要意义。根据以下各个方面对稳定型心绞痛患者进行危险分层。

1. 临床评估 患者病史、症状、体格检查及实验室检查可为预后提供重要信息。冠状动脉病变严重、有外周血管疾病、心力衰竭者预后不良。心电图有陈旧性心肌梗死、完全性左束支传导阻滞、左心室肥厚、二至三度房室传导阻滞、心房颤动、分支阻滞者，发生心血管事件的危险性也增高。

2. 负荷试验 Duke活动平板评分可以用来进行危险分层。此外运动早期出现阳性（ST段压低>1mm）、试验过程中ST段压低>2mm、出现严重室律失常时，预示患者高危。超声心动图负荷试验有很好的阴性预测价值，年死亡或心肌梗死发生率<0.5%。而静息时室壁运动异常、运动引发更严重的室壁运动异常者高危。

核素检查显示运动时心肌灌注正常则预后良好，年心脏性猝死、心肌梗死的发生率<1%，与正常人群相似；运动灌注明显异常提示有严重的冠状动脉病变，预示患者高危，应动员患者行冠状动脉造影及血运重建治疗。

3. 左心室收缩功能 左心室射血分数（LVEF）<35%的患者年病死率>3%。男性稳定型心绞痛伴心功能不全者5年存活率仅58%。

4. 冠状动脉造影 冠状动脉造影显示的病变部位和范围决定患者预后。CASS注册登记资料显示正常冠状动脉12年的存活率91%，单支病变74%，双支病变59%，三支病变50%，左主干病变预后不良，左前降支近端病变也能降低存活率，但血运重建可以降低病死率。

六、诊断和鉴别诊断

根据典型的发作特点，结合年龄和存在的其他冠心病危险因素，除外其他疾病所致的胸痛，即可建立诊断。发作时典型的心电图改变为：以R波为主的导联中，ST段压低，T波平坦或倒置，发作过后数分钟内逐渐恢复。心电图无改变的患者可考虑做心电图负荷试验。发作不典型者，诊断要依靠观察硝酸甘油的疗效和发作时心电图的变化，如仍不能确诊，可以考虑做心电图负荷试验或24h的动态心电图连续监测。诊断困难者可考虑行超声心动图负荷试验、放射性核素检查和冠状动脉CTA。考虑介入治疗或外科手术者必须行选择性冠状动脉造影。在有CTA设备的医院，单纯进行冠心病的诊断已经很少使用选择性冠状动脉造影检查。

稳定型心绞痛尤其需要与以下疾病进行鉴别。

1. 心脏神经症 患者胸痛常为短暂（几秒钟）的刺痛或持久（几小时）的隐痛，胸痛部位多在左胸乳房下心尖部附近，部位常不固定。症状多在劳力之后出现，而不在劳力的当时发生。患者症状多在安静时出现，体力活动或注意力转移后症状反而缓解，常可以耐受较重的体力活动而不出现症状。含服硝酸甘油无效或在10多分钟后才"见效"，常伴有心悸、疲乏及其他神经衰弱的症状，常喜欢叹息性呼吸。

2. 不稳定型心绞痛和急性心肌梗死 不稳定型心绞痛包括初发型心绞痛、恶化劳力型心绞痛、静息型心绞痛等。通常疼痛发作较频繁、持续时间延长、对药物治疗反应差，常伴随出汗、恶心呕吐、濒死感等症状。

3. 肋间神经痛　本病疼痛常累及 1~2 个肋间，沿肋间神经走向，疼痛性质为刺痛或灼痛，持续性而非发作性，咳嗽、用力呼吸和身体转动可使疼痛加剧，局部有压痛。

4. 其他疾病　包括主动脉严重狭窄或关闭不全、冠状动脉炎引起的冠状动脉口狭窄或闭塞、肥厚型心肌病、X 综合征等疾病均可引起心绞痛，要根据其他临床表现来鉴别。此外，还需与胃食管反流、食管动力障碍、食管裂孔疝等食管疾病以及消化性溃疡、颈椎病等鉴别。

七、治疗

治疗有两个主要目的，一是预防心肌梗死和猝死，改善预后；二是减轻症状，提高生活质量。

（一）一般治疗

症状出现时立刻休息，在停止活动后 3~5min 症状即可消除。应尽量避免各种确知的诱发因素，如过度的体力活动、情绪激动、饱餐等，冬天注意保暖。调节饮食，特别是一次进食不宜过饱，避免油腻饮食，禁绝烟酒。调整日常生活与工作量；减轻精神负担；同时治疗贫血、甲状腺功能亢进等相关疾病。

（二）药物治疗

药物治疗的目的是预防心肌梗死和猝死，改善生存率；减轻症状和缺血发作，改善生活质量。在选择治疗药物时，应首先考虑预防心肌梗死和死亡。此外，应积极处理心血管危险因素。

1. 预防心肌梗死和死亡的药物治疗

（1）抗血小板治疗：冠状动脉内血栓形成是急性冠心病事件发生的主要特点，而血小板的激活和白色血栓的形成，是冠状动脉内血栓的最早期形式。因此，在冠心病患者，抑制血小板功能对于预防事件、降低心血管死亡具有重要意义。

1）阿司匹林：通过抑制血小板环氧化酶从而抑制血栓素 A_2（TXA_2）诱导的血小板聚集，防止血栓形成。研究表明，阿司匹林治疗能使稳定型心绞痛的心血管不良事件的相对危险性降低 33%，在所有缺血性心脏病的患者，无论有否症状，只要没有禁忌证，应常规、终身服用阿司匹林 75~150mg/d。阿司匹林不良反应主要是胃肠道症状，并与剂量有关。阿司匹林引起消化道出血的年发生率为 1‰~2‰，其禁忌证包括过敏、严重未经治疗的高血压、活动性消化性溃疡、局部出血和出血体质。因胃肠道症状不能耐受阿司匹林的患者，在使用氯吡格雷代替阿司匹林的同时，应使用质子泵抑制药（如奥美拉唑）。

2）二磷酸腺苷（ADP）受体拮抗药：通过 ADP 受体抑制血小板内 Ca^{2+} 活性，从而发挥抗血小板作用，主要抑制 ADP 诱导的血小板聚集。常用药物包括氯吡格雷和噻氯匹定，氯吡格雷的应用剂量为 75mg，每日 1 次；噻氯匹定为 250mg，1~2/d。由于噻氯匹定可以引起白细胞、中性粒细胞和血小板减少，因此要定期做血常规检查，目前已经很少使用。在使用阿司匹林有禁忌证时可口服氯吡格雷。在稳定型心绞痛患者，目前尚无足够证据推荐联合使用阿司匹林和氯吡格雷。

（2）β 肾上腺素能受体阻滞药（β 受体阻滞药）：β 受体阻滞药对冠心病病死率影响的荟萃分析显示，心肌梗死后患者长期接受 β 受体阻滞药治疗，可以使病死率降低 24%。而具有内在拟交感活性的 β 受体阻滞药心脏保护作用较差，故推荐使用无内在拟交感活性的 β 受体阻滞药（如美托洛尔、比索洛尔、阿罗洛尔、普萘洛尔等）。β 受体阻滞药的使用剂量应个体化，从较小剂量开始，逐级增加剂量，以达到缓解症状、改善预后的目的。β 受体阻滞药治疗过程中，以清醒时静息心率不低于 50/min 为宜。

β 受体阻滞药长期应用可以显著降低冠心病患者心血管事件的患病率和病死率，为冠心病二级预防的首选药物，应终身服用。如果必须停药时应逐步减量，突然停用可能引起症状反跳，甚至诱发急性心肌梗死。对慢性阻塞性肺部/支气管哮喘、心力衰竭、外周血管病患者，应谨慎使用 β 受体阻滞药，对显著心动过缓（用药前清醒时心率<50/min）、或高度房室传导阻滞者不用为宜。

（3）HMG-CoA 还原酶抑制药（他汀类药物）：他汀类药物通过抑制胆固醇合成，在治疗冠状动脉粥样硬化中起重要作用，大量临床研究和荟萃分析均证实，降低胆固醇（主要是低密度脂蛋白胆固醇，

LDL-C）治疗与冠心病病死率和总死亡率的降低有明显的相关性。他汀类药物还可以改善血管内皮细胞的功能、抑制炎症反应、稳定斑块、促使动脉粥样硬化斑块消退，从而发挥调脂以外的心血管保护作用。稳定型心绞痛的患者（高危）应长期接受他汀类治疗，建议将LDL-C降低至100mg/dl以下，对并发糖尿病者（极高危），应将LDL-C降低至80mg/dl以下。

（4）血管紧张素转换酶抑制药（ACEI）：ACEI治疗在降低稳定型冠心病缺血性事件方面有重要作用。ACEI能逆转左心室肥厚、血管增厚，延缓动脉粥样硬化进展，能减少斑块破裂和血栓形成，另外有利于心肌氧供/氧耗平衡和心脏血流动力学，并降低交感神经活性。推荐用于冠心病患者的二级预防，尤其是并发高血压、糖尿病和心功能不全的患者。HOPE、PEACE和EUROPA研究的荟萃分析显示，ACEI用于稳定型心绞痛患者，与安慰剂相比，可以使所有原因死亡降低14%、非致死性心肌梗死降低18%、所有原因卒中降低23%。下述情况不应使用：收缩压<90mmHg、肾衰竭、双侧肾动脉狭窄和过敏者。其不良反应包括干咳、低血压和罕见的血管性水肿。

2. 抗心绞痛和抗缺血治疗

（1）β受体阻滞药：通过阻断儿茶酚胺对心率和心收缩力的刺激作用，减慢心率、降低血压、抑制心肌收缩力，从而降低心肌氧耗量，预防和缓解心绞痛的发作。由于心率减慢后心室射血时间和舒张期充盈时间均延长，舒张末心室容积（前负荷）增加，在一定程度上抵消了心率减慢引起的心肌耗氧量下降，因此与硝酸酯类药物联合可以减少舒张期静脉回流，而且β受体阻滞药可以抑制硝酸酯给药后对交感神经系统的兴奋作用，获得药物协同作用。

（2）硝酸酯类药物：这类药物通过扩张容量血管、减少静脉回流、降低心室容量、心腔内压和心室壁张力，同时对动脉系统有轻度扩张作用，降低心脏后负荷，从而降低心肌耗氧量。此外，硝酸酯可以扩张冠状动脉，增加心肌供氧，从而改善心肌氧供和氧耗的失平衡，缓解心绞痛症状。近期研究发现，硝酸酯还具有抑制血小板聚集的作用，其临床意义有待于进一步证实。

1）硝酸甘油：为缓解心绞痛发作，可使用起效较快的硝酸甘油舌下含片，1~2片（0.3~0.6mg），舌下含化，通过口腔黏膜迅速吸收，给药后1~2min即开始起作用，约10min后作用消失。大部分患者在给药3min内见效，如果用药后症状仍持续10min以上，应考虑舌下硝酸甘油无效。延迟见效或无效时，应考虑药物是否过期或未溶解，或应质疑患者的症状是否为稳定型心绞痛。硝酸甘油口腔气雾剂也常用于缓解心绞痛发作，作用方式同舌下含片。用2%硝酸甘油油膏或贴片（含5~10mg）涂或贴在胸前或上臂皮肤而缓慢吸收，适用于预防心绞痛发作。

2）二硝酸异山梨酯：二硝酸异山梨酯（isosorbide dinitrate，消心痛）口服3/d，每次5~20mg，服后半小时起作用，持续3~5h。本药舌下含化后2~5min见效，作用维持2~3h，可用5~10mg/次。口服二硝酸异山梨酯肝脏首过效应明显，生物利用度仅20%~30%气雾剂通过黏膜直接吸收，起效迅速，生物利用度相对较高。

3）5-单硝酸异山梨酯（isosorbide 5-mononitrate）：为二硝酸异山梨酯的两种代谢产物之一，半衰期长达4~6h，口服吸收完全，普通剂型每日给药2次，缓释剂型每日给药1次。

硝酸酯药物持续应用的主要问题是产生耐药性，其机制尚未明确，可能与体内巯基过度消耗、肾素-血管紧张素-醛固酮（RAS）系统激活等因素有关。防止发生耐药的最有效方法是偏心给药，保证每天足够长（8~10h）的无硝酸酯期。硝酸酯药物的不良作用有头晕、头胀痛、头部跳动感、面红、心悸等，偶有血压下降（静脉给药时相对多见）。

（3）钙通道阻滞药：本类药物抑制钙离子进入心肌内，抑制心肌细胞兴奋-收缩偶联中钙离子的作用。因而抑制心肌收缩；扩张周围血管，降低动脉压，降低心脏后负荷，因此减少心肌耗氧量。钙通道阻滞药可以扩张冠状动脉，解除冠状动脉痉挛，改善心内膜下心肌的供血；此外，实验研究发现钙通道阻滞药还可以降低血黏度，抑制血小板聚集，改善心肌的微循环。常用制剂包括二氢吡啶类钙通道阻滞药（氨氯地平、硝苯地平等）和非二氢吡啶类钙通道阻滞药（硫氮䓬酮等）。

钙通道阻滞药在减轻心肌缺血和缓解心绞痛方面，与β受体阻滞药疗效相当。在单用β受体阻滞药症状控制不满意时，二氢吡啶类钙通道阻滞药可以与β受体阻滞药合用，获得协同的抗心绞痛作用。

与硝酸酯联合使用，也有助于缓解症状。应避免将非二氢吡啶类钙通道阻滞药与 β 受体阻滞药合用，以免两类药物的协同作用导致对心脏的过度抑制。

推荐使用控释、缓释或长效剂型，避免使用短效制剂，以免明显激活交感神经系统。常见的不良反应包括胫前水肿、便秘、头痛、面色潮红、嗜睡、心动过缓和房室传导阻滞等。

（三）经皮冠状动脉介入治疗

经皮冠状动脉介入治疗（PCI）包括经皮冠状动脉球囊成形术（PTCA）、冠状动脉支架植入术和粥样斑块消蚀技术。自 1977 年首例 PTCA 应用于临床以来，PCI 术成为冠心病治疗的重要手段之一。COURAGE 研究显示，与单纯理想的药物治疗相比，PCI + 理想药物治疗能减少血运重建的次数，提高患者的生活质量（活动耐量增加），但是心肌梗死的发生和病死率与单纯药物治疗无显著差异。对 COURAGE 研究进一步分析显示，对左心室缺血面积大于 10% 的患者，PCI + 理想药物治疗对硬终点的影响优于单纯药物治疗。随着新技术的出现，尤其是药物洗脱支架（DES）及新型抗血小板药物的应用，远期疗效明显提高。冠状动脉介入治疗不仅可以改善生活质量，而且可明显降低高危患者的心肌梗死发生率和病死率。

（四）冠状动脉旁路手术

冠状动脉旁路手术（CABG）是使用患者自身的大隐静脉、内乳动脉或桡动脉作为旁路移植材料，一端吻合在主动脉，另一端吻合在有病变的冠状动脉段的远端，通过引流主动脉血流以改善病变冠状动脉所供血心肌区域的血流供应。CABG 术前进行选择性冠状动脉造影，了解冠状动脉病变的程度和范围，以供制定手术计划（包括决定移植血管的根数）的参考。目前在发达的国家和地区，CABG 已成为最普通的择期心脏外科手术，对缓解心绞痛、改善冠心病长期预后有很好效果。随着动脉化旁路手术的开展，极大提高了移植血管桥的远期开通率；微创冠状动脉手术及非体外循环的 CABG 均在一定程度上减少创伤及围手术期并发症的发生，患者能够很快恢复。目前 CABG 总的手术死亡率在 1% ~ 4%。

对于低危（年病死率 <1%）的患者，CABG 并不比药物治疗给患者更多的预后获益。因此，CABG 的适应证主要包括①冠状动脉多支血管病变，尤其是并发糖尿病的患者；②冠状动脉左主干病变；③不适合于行介入治疗的严重血管病变患者；④心肌梗死后并发室壁瘤，需要进行室壁瘤切除的患者；⑤闭塞段的远段管腔通畅，血管供应区有存活心肌。

（五）其他治疗措施

1. 患者的教育　对患者进行疾病知识的教育，对长期保持病情稳定，改善预后具有重要意义。有效的教育可以使患者全身心参与治疗和预防，并减轻对病情的担心与焦虑，协调患者理解其治疗方案，更好地依从治疗方案和控制危险因素，从而改善和提高患者的生活质量，降低病死率。

2. 戒烟　吸烟能使心血管疾病病死率增加 50%，心血管死亡的风险与吸烟量直接相关。吸烟还与血栓形成、斑块不稳定及心律失常相关。资料显示，戒烟能降低心血管事件的风险。医务工作者应向患者讲明吸烟的危害，动员并协助患者完全戒烟，并且避免被动吸烟。一些行为及药物治疗措施，如尼古丁替代治疗等，可以协助患者戒烟。

3. 运动　运动应与多重危险因素的干预结合起来，成为冠心病患者综合治疗的一部分。研究显示，适当运动能减少心绞痛发作次数、改善运动耐量。建议每日运动 30min，每周运动不少于 5d。运动强度以不引起心绞痛发作为度。

4. 控制血压　目前高血压治疗指南推荐，冠心病患者的降压治疗目标应将血压控制在 130/80mmHg 以下。选择降压药物时，应优先考虑 β 受体阻滞药和 ACEI。

5. 糖尿病　糖尿病并发稳定型心绞痛患者为极高危患者，应在改善生活方式的同时及时使用降糖药物治疗，使糖化血红蛋白（HbA_{1c}）在正常范围（≤7%）。

6. 肥胖　按照中国肥胖防治指南定义，体重指数（BMI）24 ~ 27.9kg/m² 为超重，BMI ≥28kg/m² 为肥胖；腹形肥胖指男性腰围 ≥90cm，女性 ≥80cm。肥胖多伴随着其他冠心病发病的危险因素，如高血压、胰岛素抵抗、HDL - C 降低和 TG 升高等。减轻体重（控制饮食、活动和锻炼、减少饮酒量）有利于控制其他多种危险因素，也是冠心病二级预防的重要组成部分。

八、预后

稳定型心绞痛患者在接受规律的冠心病二级预防后，大多数患者的冠状动脉粥样斑块能长期保持稳定，患者能够长期存活。决定稳定型心绞痛患者预后的主要因素包括冠状动脉病变的部位和范围、左心室功能、并发的心血管危险因子（如吸烟、糖尿病、高血压等）控制情况、是否坚持规律的冠心病二级预防治疗。一旦患者心绞痛发作在短期内变得频繁、程度严重、对药物治疗反应差，应考虑发生急性冠脉综合征，应采取更积极的药物治疗和血运重建治疗。

（纪翠玲）

第二节　急性冠状动脉综合征

一、不稳定型心绞痛

（一）定义

临床上将原来的初发型心绞痛、恶化型心绞痛和各型自发性心绞痛广义地统称为不稳定型心绞痛（unstable angina pectoris，UAP）。其特点是疼痛发作频率增加、程度加重、持续时间延长、发作诱因改变，甚至休息时亦出现持续时间较长的心绞痛。含化硝酸甘油效果差，或无效。本型心绞痛介于稳定型心绞痛和急性心肌梗死之间，易发展为心肌梗死，但无心肌梗死的心电图及血清酶学改变。

不稳定型心绞痛是介于稳定型心绞痛和急性心肌梗死之间的一组临床心绞痛综合征。有学者认为除了稳定的劳力性心绞痛为稳定型心绞痛外，其他所有的心绞痛均属于不稳定型心绞痛，包括初发劳力型心绞痛、恶化劳力型心绞痛、卧位型心绞痛、夜间发作的心绞痛、变异型心绞痛、梗死前心绞痛、梗死后心绞痛和混合型心绞痛。如果劳力性和自发性心绞痛同时发生在一个患者身上，则称为混合型心绞痛。

不稳定型心绞痛具有独特的病理生理机制及临床预后，如果得不到恰当及时的治疗，可能发展为急性心肌梗死。

（二）病因及发病机制

目前认为有五种因素与产生不稳定型心绞痛有关，它们相互关联。

1. 冠脉粥样硬化斑块上有非阻塞性血栓　为最常见的发病原因，冠脉内粥样硬化斑块破裂诱发血小板聚集及血栓形成，血栓形成和自溶过程的动态不平衡过程，导致冠脉发生不稳定的不完全性阻塞。

2. 动力性冠脉阻塞　在冠脉器质性狭窄基础上，病变局部的冠脉发生异常收缩、痉挛导致冠脉功能性狭窄，进一步加重心肌缺血，产生不稳定型心绞痛。这种局限性痉挛与内皮细胞功能紊乱、血管收缩反应过度有关，常发生在冠脉粥样硬化的斑块部位。

3. 冠状动脉严重狭窄　冠脉以斑块导致的固定性狭窄为主，不伴有痉挛或血栓形成，见于某些冠脉斑块逐渐增大、管腔狭窄进行性加重的患者，或 PCI 术后再狭窄的患者。

4. 冠状动脉炎症　近年来研究认为斑块发生破裂与其局部的炎症反应有十分密切的关系。在炎症反应中感染因素可能也起一定作用，其感染物可能是巨细胞病毒和肺炎衣原体。这些患者炎症递质标志物水平检测常有明显增高。

5. 全身疾病加重的不稳定型心绞痛　在原有冠脉粥样硬化性狭窄基础上，由于外源性诱发因素影响冠脉血管导致心肌氧的供求失衡，心绞痛恶化加重。常见原因有：①心肌需氧增加，如发热、心动过速、甲亢腺功能亢进等；②冠脉血流减少，如低血压、休克；③心肌氧释放减少，如贫血、低氧血症。

（三）临床表现

1. 症状　临床上不稳定型心绞痛可表现为新近发生（1 个月内）的劳力型心绞痛，或原有稳定型心绞痛的主要特征近期内发生了变化，如心前区疼痛发作更频繁、程度更严重、时间也延长，轻微活动甚至在休息也发作。少数不稳定型心绞痛患者可无胸部不适表现，仅表现为颌、耳、颈、臂或上胸部发作性疼痛不适，或表现为发作性呼吸困难，其他还可表现为发作性恶心、呕吐、出汗和不能解释的疲乏症状。

2. 体格检查　　一般无特异性体征。心肌缺血发作时可发现反常的左室心尖搏动，听诊有心率增快和第一心音减弱，可闻及第三心音、第四心音或二尖瓣反流性杂音。当心绞痛发作时间较长，或心肌缺血较严重时，可发生左室功能不全的表现，如双肺底细小水泡音、甚至急性肺水肿或伴低血压。也可发生各种心律失常。

体检的主要目的是努力寻找诱发不稳定型心绞痛的原因，如难以控制的高血压、低血压、心律失常、梗阻性肥厚型心肌病、贫血、发热、甲状腺功能亢进、肺部疾病等，并确定心绞痛对患者血流动力学的影响，如对生命体征、心功能、乳头肌功能或二尖瓣功能等的影响，这些体征的存在高度提示预后不良。

体检对胸痛患者的鉴别诊断至关重要，有几种疾病状态如得不到及时准确诊断，即可能出现严重后果。如背痛、胸痛、脉搏不整，心脏听诊发现主动脉瓣关闭不全的杂音，提示主动脉夹层破裂，心包摩擦音提示急性心包炎，而奇脉提示心脏压塞，气胸表现为气管移位、急性呼吸困难、胸膜疼痛和呼吸音改变等。

3. 临床类型

（1）静息心绞痛：心绞痛发生在休息时，发作时间较长，含服硝酸甘油效果欠佳，病程1个月以内。

（2）初发劳力型心绞痛：新近发生的严重心绞痛（发病时间在1个月以内），CCS（加拿大心脏病学会的劳力型心绞痛分级标准，表7-1）分级，Ⅲ级以上的心绞痛为初发性心绞痛，尤其注意近48h内有无静息心绞痛发作及其发作频率变化。

表7-1　加拿大心脏病学会的劳力型心绞痛分级标准

分级	特点
Ⅰ级	一般日常活动例如走路、登楼不引起心绞痛，心绞痛发生在剧烈、速度快或长时间的体力活动或运动时
Ⅱ级	日常活动轻度受限。心绞痛发生在快步行走、登楼、餐后行走、冷空气中行走、逆风行走或情绪波动后活动
Ⅲ级	日常活动明显受限，心绞痛发生在平路一般速度行走时
Ⅳ级	轻微活动即可诱发心绞痛，患者不能做任何体力活动，但休息时无心绞痛发作

（3）恶化劳力型心绞痛：既往诊断的心绞痛，最近发作次数频繁、持续时间延长或痛阈降低（CCS分级增加工级以上或CCS分级Ⅲ级以上）。

（4）心肌梗死后心绞痛：急性心肌梗死后24h以后至1个月内发生的心绞痛。

（5）变异型心绞痛：休息或一般活动时发生的心绞痛，发作时ECG显示暂时性ST段抬高。

（四）辅助检查

1. 心电图　　不稳定型心绞痛患者中，常有伴随症状而出现的短暂的ST段偏移伴或不伴有T波倒置，但不是所有不稳定型心绞痛患者都发生这种ECG改变。ECG变化随着胸痛的缓解而常完全或部分恢复。症状缓解后，ST段抬高或降低、或T波倒置不能完全恢复，是预后不良的标志。伴随症状产生的ST段、T波改变持续超过12h者可能提示非ST段抬高心肌梗死。此外临床表现拟诊为不稳定型心绞痛的患者，胸导联T波呈明显对称性倒置（≥0.2mV），高度提示急性心肌缺血，可能系前降支严重狭窄所致。胸痛患者ECG正常也不能排除不稳定型心绞痛可能。若发作时倒置的T波呈伪性改变（假正常化），发作后T波恢复原倒置状态；或以前心电图正常者近期内出现心前区多导联T波深倒，在排除非Q波性心肌梗死后结合临床也应考虑不稳定型心绞痛的诊断。

不稳定型心绞痛患者中有75%~88%的一过性ST段改变不伴有相关症状，为无痛性心肌缺血。动态心电图检查不仅有助于检出上述心肌缺血的动态变化，还可用于不稳定型心绞痛患者常规抗心绞痛药物治疗的评估，以及是否需要进行冠状动脉造影和血管重建术的参考指标。

2. 心脏生化标记物　心脏肌钙蛋白：肌钙蛋白复合物包括 3 个亚单位，即肌钙蛋白 T（TnT）、肌钙蛋白 I（TnI）和肌钙蛋白 C（TnC），目前只有 TnT 和 TnI 应用于临床。约有 35% 不稳定型心绞痛患者显示血清 TnT 水平增高，但其增高的幅度与持续的时间与 AMI 有差别。AMI 患者 TnT > 3.0ng/ml 者占 88%，非 Q 波心肌梗死中仅占 17%，不稳定型心绞痛中无 TnT > 3.0ng/ml 者。因此，TnT 升高的幅度和持续时间可作为不稳定型心绞痛与 AMI 的鉴别诊断之参考。

不稳定型心绞痛患者 TnT 和 TnI 升高者较正常者预后差。临床怀疑不稳定型心绞痛者 TnT 定性试验为阳性结果者表明有心肌损伤（相当于 TnT > 0.05μg/L），但如为阴性结果并不能排除不稳定型心绞痛的可能性。

3. 冠状动脉造影　目前仍是诊断冠心病的金标准。在长期稳定型心绞痛的基础上出现的不稳定型心绞痛常提示为多支冠脉病变，而新发的静息心绞痛可能为单支冠脉病变。冠脉造影结果正常提示可能是冠脉痉挛、冠脉内血栓自发性溶解、微循环系统异常等原因引起，或冠脉造影病变漏诊。

不稳定型心绞痛有以下情况时应视为冠脉造影强适应证：①近期内心绞痛反复发作，胸痛持续时间较长，药物治疗效果不满意者可考虑及时行冠状动脉造影，以决定是否急诊介入性治疗或急诊冠状动脉旁路移植术（CABG）；②原有劳力性心绞痛近期内突然出现休息时频繁发作者；③近期活动耐量明显减低，特别是低于 Bruce II 级或 4 METs 者；④梗死后心绞痛；⑤原有陈旧性心肌梗死，近期出现由非梗死区缺血所致的劳力性心绞痛；⑥严重心律失常、LVEF < 40% 或充血性心力衰竭。

4. 螺旋 CT 血管造影（CTA）　近年来，多层螺旋 CT 尤其是 64 排螺旋 CT 冠状动脉成像（computed tomography，CTA）在冠心病诊断中正在推广应用。CTA 能够清晰显示冠脉主干及其分支狭窄、钙化、开口起源异常及桥血管病变。有资料显示，CTA 诊断冠状动脉病变的灵敏度 96.33%、特异度 98.16%，阳性预测值 97.22%，阴性预测值 97.56%。其中对左主干、左前降支病变及 >75% 的病变灵敏度最高，分别达到 100% 和 94.4%。CTA 对冠状动脉狭窄病变、桥血管、开口畸形、支架管腔、斑块形态均显影良好，对钙化病变诊断率优于冠状动脉造影，阴性者不能排除冠心病，阳性者应进一步行冠状动脉造影检查。另外，CTA 也可以作为冠心病高危人群无创性筛选检查及冠脉支架术后随访手段。

5. 其他　其他非创伤性检查包括运动平板试验、运动放射性核素心肌灌注扫描、药物负荷试验、超声心动图等，也有助于诊断。通过非创伤性检查可以帮助决定冠状动脉造影单支临界性病变是否需要做介入性治疗，明确缺血相关血管，为血运重建治疗提供依据。同时可以提供有否存活心肌的证据，也可作为经皮腔内冠状动脉成形术（PTCA）后判断有否再狭窄的重要对比资料。但不稳定型心绞痛急性期应避免做任何形式的负荷试验，这些检查宜放在病情稳定后进行。

（五）诊断

对同时具备下述情形者，应诊断不稳定型心绞痛。

（1）临床新出现或恶化的心肌缺血症状表现（心绞痛、急性左心衰竭）或心电图心肌缺血图形。

（2）无或仅有轻度的心肌酶（肌酸激酶同工酶）或 TnT、TnI 增高（未超过 2 倍正常值），且心电图无 ST 段持续抬高。

应根据心绞痛发作的性质、特点、发作时体征和发作时心电图改变以及冠心病危险因素等，结合临床综合判断，以提高诊断的准确性。心绞痛发作时心电图 ST 段抬高或压低的动态变化或左束支阻滞等具有诊断价值。

不稳定型心绞痛的诊断确立后，应进一步进行危险分层，以便于对其进行预后评估和干预措施的选择。

1. 中华医学会心血管分会关于不稳定型心绞痛的危险度分层　根据心绞痛发作情况，发作时 ST 段下移程度以及发作时患者的一些特殊体征变化，将不稳定型心绞痛患者分为高、中、低危险组（表 7-2）。

表 7-2 不稳定型心绞痛临床危险度分层

组别	心绞痛类型	发作时 ST 降低幅度（mm）	持续时间（min）	肌钙蛋白 T 或 I
低危险组	初发、恶化劳力型，无静息时发作	≤1	<20	正常
中危险组	1 个月内出现的静息心绞痛，但 48h 内无发作者（多数由劳力型心绞痛进展而来）或梗死后心绞痛	>1	<20	正常或轻度升高
高危险组	48h 内反复发作静息心绞痛或梗死后心绞痛	>1	>20	升高

注：①陈旧性心肌梗死患者其危险度分层上调一级，若心绞痛是由非梗死区缺血所致时，应视为高危险组；②左心室射血分数（LVEF）<40%，应视为高危险组；③若心绞痛发作时并发左心功能不全、二尖瓣反流、严重心律失常或低血压（SBP≤90mmHg），应视为高危险组；④当横向指标不一致时，按危险度高的指标归类。例如：心绞痛类型为低危险组，但心绞痛发作时 ST 段压低 >1mm，应归入中危险组。

2. 美国 ACC/AHA 关于不稳定型心绞痛/非 ST 段抬高心肌梗死危险分层 见表 7-3。

表 7-3 ACC/AHA 关于不稳定型心绞痛/非 ST 段抬高心肌梗死的危险分层

危险分层	高危（至少有下列特征之一）	中危（无高危特点但有以下特征之一）	低危（无高中危特点但有下列特点之一）
①病史	近 48h 内加重的缺血性胸痛发作	既往 MI、外围血管病或脑血管病，或 CABG，曾用过阿司匹林	近 2 周内发生的 CCS 分级 Ⅲ 级或以上件有高、中度冠脉病变可能者
②胸痛性质	静息心绞痛 >20min	静息心绞痛 >20min，现已缓解，有高、中度冠脉病变可能性，静息心绞痛 <20min，经休息或含服硝酸甘油缓解	无自发性心绞痛 >20min 持续发作
③临床体征或发现	第三心音、新的或加重的奔马律，左室功能不全（EF <40%），二尖瓣反流，严重心律失常或低血压（SBP≤90mmHg）或存在与缺血有关的肺水肿，年龄 >75 岁	年龄 >75 岁	
④ECG 变化	休息时胸痛发作伴 ST 段变化 >0.1mV；新出现 Q 波、束支传导阻滞；持续性室性心动过速	T 波倒置 >0.2mV，病理性 Q 波	胸痛期间 ECG 正常或无变化
⑤肌钙蛋白监测	明显增高（即 TnT 或 TnT >0.1μg/ml）	轻度升高（即 TnT > 0.01，但 < 0.1μg/ml）	正常

（六）鉴别诊断

在确定患者为心绞痛发作后，还应其是否稳定做出判断。

与稳定型心绞痛相比，不稳定型心绞痛症状特点是短期内疼痛发作频率增加、无规律，程度加重、持续时间延长、发作诱因改变或不明显，甚至休息时亦出现持续时间较长的心绞痛，含化硝酸甘油效果差，或无效，或出现了新的症状如呼吸困难、头晕甚至晕厥等。不稳定型心绞痛的常见临床类型包括初发劳力型心绞痛、恶化劳力型心绞痛、卧位型心绞痛、夜间发作的心绞痛、变异型心绞痛、梗死前心绞痛、梗死后心绞痛和混合型心绞痛。

临床上，常将不稳定型心绞痛和非 ST 段抬高心肌梗死（NSTEMI）以及 ST 段抬高心肌梗死（STEMI）统称为急性冠脉综合征。

不稳定型心绞痛和非 ST 段抬高心肌梗死（NSTEMI）是在病因和临床表现上相似、但严重程度不同而又密切相关的两种临床综合征，其主要区别在于缺血是否严重到导致足够量的心肌损害，以至于能检测到心肌损害的标记物肌钙蛋白（TnI、TnT）或肌酸激酶同工酶（CK－MB）水平升高。如果反映心肌坏死的标记物在正常范围内或仅轻微增高（未超过2倍正常值），就诊断为不稳定型心绞痛，而当心肌坏死标记物超过正常值2倍时，则诊断为NSTEMI。

不稳定型心绞痛和ST段抬高心肌梗死（STEMI）的区别，在于后者在胸痛发作的同时出现典型的ST段抬高并具有相应的动态改变过程和心肌酶学改变。

（七）治疗

不稳定型心绞痛的治疗目标是控制心肌缺血发作和预防急性心肌梗死。治疗措施包括内科药物治疗、冠状动脉介入治疗（PCI）和外科冠状动脉旁路移植手术（CABG）。

1. 一般治疗 对于符合不稳定型心绞痛诊断的患者应及时收住院治疗（最好收入监护病房），急性期卧床休息1～3d，吸氧，持续心电监测。对于低危险组患者留观期间未再发生心绞痛，心电图也无缺血改变，无左心衰竭的临床证据，留观12～24h期间未发现有CK－MB升高，TnT或TnI正常者，可在留观24～48h后出院。对于中危或高危组的患者特别是TnT或TnI升高者，住院时间相对延长，内科治疗亦应强化。

2. 药物治疗

（1）控制心绞痛发作

1）硝酸酯类：①硝酸甘油：主要通过扩张静脉，减轻心脏前负荷来缓解心绞痛发作。心绞痛发作时应舌下含化硝酸甘油，初次含硝酸甘油的患者以先含0.5mg为宜。对于已有含服经验的患者，心绞痛发作时若含0.5mg无效，可在3～5min追加1次，若连续含硝酸甘油1.5～2.0mg仍不能控制疼痛症状，需应用强镇痛药以缓解疼痛，并随即采用硝酸甘油或硝酸异山梨酯静脉滴注，硝酸甘油的剂量以5μg/min开始，以后每5～10min增加5μg/min，直至症状缓解或收缩压降低10mmHg，最高剂量一般不超过80～10μg/min，一旦患者出现头痛或血压降低（SBP＜90mmHg）应迅速减少静脉滴注的剂量。维持静脉滴注的剂量以10～30μg/min为宜。对于中危和高危险组的患者，硝酸甘油持续静脉滴注24～48h即可，以免产生耐药性而降低疗效。②常用口服硝酸酯类药物：心绞痛缓解后可改为硝酸酯类口服药物。常用药物有硝酸异山梨酯（消心痛）和5－单硝酸异山梨酯。硝酸异山梨酯作用的持续时间为4～5h，故以每日3～4次口服为妥，对劳力性心绞痛患者应集中在白天给药。5－单硝酸异山梨酯可采用每日2次给药。若白天和夜间或清晨均有心绞痛发作者，硝酸异山梨酯可每6h给药1次，但宜短期治疗以避免耐药性。对于频繁发作的不稳定型心绞痛患者口服硝酸异山梨酯短效药物的疗效常优于服用5－单硝类的长效药物。硝酸异山梨酯的使用剂量可以从10mg/次开始，当症状控制不满意时可逐渐加大剂量，一般不超过40mg/次，只要患者心绞痛发作时口含硝酸甘油有效，即是增加硝酸异山梨酯剂量的指征，若患者反复口含硝酸甘油不能缓解症状，常提示患者有极为严重的冠状动脉阻塞病变，此时即使加大硝酸异山梨酯剂量也不一定能取得良好效果。

2）β受体阻滞药：通过减慢心率、降低血压和抑制心肌收缩力而降低心肌耗氧量，从而缓解心绞痛症状，对改善近、远期预后有益。

对不稳定型心绞痛患者控制心绞痛症状以及改善其近、远期预后均有好处，除有禁忌证外，主张常规服用。首选具有心脏选择性的药物，如阿替洛尔、美托洛尔和比索洛尔等。除少数症状严重者可采用静脉推注β受体阻滞药外，一般主张直接口服给药。剂量应个体化，根据症状、心率及血压情况调整剂量。阿替洛尔常用剂量为12.5～25mg，每日2次，美托洛尔常用剂量为25～50mg，每日2或3次，比索洛尔常用剂量为5～10mg每日1次，不伴有劳力性心绞痛的变异性心绞痛不主张使用。

3）钙拮抗药：通过扩张外周血管和解除冠状动脉痉挛而缓解心绞痛，也能改善心室舒张功能和心室顺应性。非二氢吡啶类有减慢心率和减慢房室传导作用。常用药物有两类：①二氢吡啶类钙拮抗药：硝苯地平对缓解冠状动脉痉挛有独到的效果，故为变异性心绞痛的首选用药，一般剂量为10～20mg，每6h1次，若仍不能有效控制变异性心绞痛的发作还可与地尔硫草合用，以产生更强的解除冠状动脉痉挛的作用，当病情稳定后可改为缓释和控释制剂。对并发高血压病者，应与β受体阻滞药合用。

②非二氢吡啶类钙拮抗药：地尔硫䓬有减慢心率、降低心肌收缩力的作用，故较硝苯地平更常用于控制心绞痛发作。一般使用剂量为 30 ~ 60mg，每日 3 ~ 4 次。该药可与硝酸酯类合用，亦可与 β 受体阻滞药合用，但与后者合用时需密切注意心率和心功能变化。

如心绞痛反复发作，静脉滴注硝酸甘油不能控制时，可试用地尔硫䓬短期静脉滴注，使用方法为 5 ~ 15μg/（kg·min），可持续静滴 24 ~ 48h，在静滴过程中需密切观察心率、血压的变化，如静息心率低于 50/min，应减少剂量或停用。

钙通道阻滞药用于控制下列患者的进行性缺血或复发性缺血症状：①已经使用足量硝酸酯类和 β 受体阻滞药的患者；②不能耐受硝酸酯类和 β 受体阻滞药的患者；③变异性心绞痛的患者。

因此，对于严重不稳定型心绞痛患者常需联合应用硝酸酯类、β 受体阻滞药和钙拮抗药。

（2）抗血小板治疗：阿司匹林为首选药物。急性期剂量应在 150 ~ 300mg/d，可达到快速抑制血小板聚集的作用，3d 后可改为小剂量即 50 ~ 150mg/d 维持治疗，对于存在阿司匹林禁忌证的患者，可采用氯吡格雷（clopidogrel）替代治疗，使用时应注意经常检查血常规，一旦出现明显白细胞或血小板降低应立即停药。

1）阿司匹林：阿司匹林对不稳定型心绞痛治疗目的是通过抑制血小板的环氧化酶快速阻断血小板中血栓素 A_2 的形成。因小剂量阿司匹林（50 ~ 75mg）需数天才能发挥作用。故目前主张：①尽早使用，一般应在急诊室服用第一次；②为尽快达到治疗性血药浓度，第一次应采用咀嚼法，促进药物在口腔颊部黏膜吸收；③剂量 300mg，每日 1 次，5d 后改为 100mg，每日 1 次，很可能需终身服用。

2）氯吡格雷：为第二代抗血小板聚集的药物，通过选择性地与血小板表面腺苷酸环化酶偶联的 ADP 受体结合而不可逆地抑制血小板的聚集，且不影响阿司匹林阻滞的环氧化酶通道，与阿司匹林合用可明显增加抗凝效果，对阿司匹林过敏者可单独使用。噻氯匹啶的最严重不良反应是中性粒细胞减少，见于连续治疗 2 周以上的患者，易出现血小板减少和出血时间延长，亦可引起血栓性血小板减少性紫癜，而氯吡格雷则不明显，目前在临床上已基本取代噻氯匹啶。目前对于不稳定型心绞痛患者和接受介入治疗的患者多主张强化血小板治疗，即二联抗血小板治疗，在常规服用阿司匹林的基础上立即给予氯吡格雷治疗至少 1 个月，亦可延长至 9 个月。

3）血小板糖蛋白Ⅱb/Ⅲa 受体抑制药：为第三代血小板抑制药，主要通过占据血小板表面的糖蛋白Ⅱb/Ⅲa 受体，抑制纤维蛋白原结合而防止血小板聚集。但其口服制剂疗效及安全性令人失望。静脉制剂主要有：阿昔单抗（abciximab）和非抗体复合物替洛非班（tirofiban）、lamifiban、xemilofiban、eptifiban、lafradafiban 等，其在注射停止后数小时作用消失。目前临床常用药物有盐酸替罗非班注射液，是一种非肽类的血小板糖蛋白Ⅱb/Ⅲa 受体的可逆性拮抗药，能有效地阻止纤维蛋白原与血小板表面的糖蛋白Ⅱb/Ⅲa 受体结合，从而阻断血小板的交联和聚集。盐酸替罗非班对血小板功能的抑制的时间与药物的血浆浓度相平行，停药后血小板功能迅速恢复到基线水平。在不稳定型心绞痛患者盐酸替罗非班静脉输注可分两步，在肝素和阿司匹林应用条件下，可先给以负荷量 0.4μg/（kg·min）（30min），而后以 0.1μg/（kg·min）维持静脉点滴 48h。对于高度血栓倾向的冠脉血管成形术患者盐酸替罗非班两步输注方案为：负荷量 10μg/kg 于 5min 内静脉推注，然后以 0.15μg/（kg·min）维持 16 ~ 24h。

（3）抗凝血酶治疗：目前临床使用的抗凝药物有普通肝素、低分子肝素和水蛭素（hirudin），其他人工合成或口服的抗凝药正在研究或临床观察中。

1）普通肝素：是常用的抗凝药，通过激活抗凝血酶而发挥抗栓作用，静脉滴注肝素会迅速产生抗凝作用，但个体差异较大，故临床需化验部分凝血活酶时间（APTT）。一般将 APTT 延长至 60 ~ 90s 作为治疗窗口。多数学者认为，在 ST 段不抬高的急性冠状动脉综合征，治疗时间为 3 ~ 5d，具体用法为 75U/kg 体重，静脉滴注维持，使 APTT 在正常的 1.5 ~ 2 倍。

2）低分子肝素：低分子肝素是由普通肝素裂解制成的小分子复合物，分子量在 2 500 ~ 7 000，具有以下特点：抗凝血酶作用弱于肝素，但保持了抗因子 Xa 的作用，因而抗因子 Xa 和凝血酶的作用更加均衡；抗凝效果可以预测，不需要检测 APTT；与血浆和组织蛋白的亲和力弱，生物利用度高；皮下注射，给药方便；促进更多的组织因子途径抑制物生成，更好地抑制因子Ⅶ和组织因子复合物，从而增加抗凝效果等。许多研究均表明低分子肝素在不稳定型心绞痛和非 ST 段抬高心肌梗死的治疗中起作用至少等同或优于经静脉应用普通肝素。低分子肝素因生产厂家不同而规格各异，一般推荐量按不同厂家产品以千克体重计算皮下注射，连用一周或更长。

3）水蛭素：是从药用水蛭唾液中分离出来的第一个直接抗凝血酶制药，通过重组技术合成的是重组水蛭素（hirulog）。重组水蛭素理论上优点有：无需通过 AT-Ⅲ 激活凝血酶；不被血浆蛋白中和；能抑制凝血块黏附的凝血酶；对某一剂量有相对稳定的 APTT，但主要经肾脏排泄，在肾功能不全者可导致不可预料的蓄积。多数试验证实水蛭素能有效降低死亡与非致死性心肌梗死的发生率，但出血危险有所增加。

4）抗血栓治疗的联合应用：①阿司匹林加 ADP 受体拮抗药：阿司匹林与 ADP 受体拮抗药的抗血小板作用机制不同，一般认为，联合应用可以提高疗效。CURE 试验表明，与单用阿司匹林相比，氯吡格雷联合使用阿司匹林可使死亡和非致死性心肌梗死降低 20%，减少冠状动脉重建需要和心绞痛复发。②阿司匹林加肝素：RISC 试验结果表明，男性非 ST 段抬高心肌梗死患者使用阿司匹林明显降低死亡或心肌梗死的危险，单独使用肝素没有受益，阿司匹林加普通肝素联合治疗的最初 5d 事件发生率最低。目前资料显示，普通肝素或低分子肝素与阿司匹林联合使用疗效优于单用阿司匹林；阿司匹林加低分子肝素等同于甚至可能优于阿司匹林加普通肝素。③肝素加血小板 GPⅡb/Ⅲa 抑制药：PUR-SUTT 试验结果显示，与单独应用血小板 GPⅡb/Ⅲa 抑制药相比，未联合使用肝素的患者事件发生率较高。目前多主张联合应用肝素与血小板 GPⅡb/Ⅲa 抑制药。由于两者连用可延长 APTT，肝素剂量应小于推荐剂量。④阿司匹林加肝素加血小板 GPⅡb/Ⅲa 抑制药：目前，并发急性缺血的非 ST 段抬高心肌梗死的高危患者，主张三联抗血栓治疗，是目前最有效的抗血栓治疗方案。持续性或伴有其他高危特征的胸痛患者及准备做早期介入治疗的患者，应给予该方案。

（4）调脂治疗：血脂增高的干预治疗除调整饮食、控制体重、体育锻炼、控制精神紧张、戒烟、控制糖尿病等非药物干预手段外，调脂药物治疗是最重要的环节。近代治疗急性冠脉综合征的最大进展之一就是 3-羟基-3 甲基戊二酰辅酶 A（HMG-CoA）还原酶抑制药（他汀类）药物的开发和应用，该类药物除降低总胆固醇（TC）、低密度脂蛋白胆固醇（LDL-C）、三酰甘油（TG）和升高高密度脂蛋白胆固醇（HDL-C）外，还有缩小斑块内脂质核、加固斑块纤维帽、改善内皮细胞功能、减少斑块炎性细胞数目、防止斑块破裂等作用，从而减少冠脉事件，另外还能通过改善内皮功能减弱凝血倾向，防止血栓形成，防止脂蛋白氧化，起到了抗动脉粥样硬化和抗血栓作用。随着长期的大样本的实验结果出现，已经显示他汀类强化降脂治疗和 PTCA 加常规治疗可同样安全有效的减少缺血事件。所有他汀类药物均有相同的不良反应，即胃肠道功能紊乱、肌痛及肝损害，儿童、孕妇及哺乳期妇女不宜应用。

（5）溶血栓治疗：国际多中心大样本的临床试验（TIMI ⅢB）业已证明采用 AMI 的溶栓方法治疗不稳定型心绞痛反而有增加 AMI 发生率的倾向，故已不主张采用。至于小剂量尿激酶与充分抗血小板和抗凝血酶治疗相结合是否对不稳定型心绞痛有益，仍有待临床进一步研究。

（6）经皮冠状动脉介入治疗和外科手术治疗：在高危险组患者中如果存在以下情况之一则应考虑行紧急介入性治疗或 CABG。

1）虽经内科加强治疗，心绞痛仍反复发作。

2）心绞痛发作时间明显延长超过 1h，药物治疗不能有效缓解上述缺血发作。

3）心绞痛发作时伴有血流动力学不稳定，如出现低血压、急性左心功能不全或伴有严重心律失常等。

不稳定型心绞痛的紧急介入性治疗的风险一般高于择期介入性治疗，故在决定之前应仔细权衡。紧急介入性治疗的主要目标是以迅速开通"罪犯"病变的血管，恢复其远端血流为原则，对于多支病变的患者，可以不必一次完成全部的血管重建。对于血流动力学不稳定的患者最好同时应用主动脉内球囊反搏，力求稳定高危患者的血流动力学。除以上少数不稳定型心绞痛患者外，大多数不稳定型心绞痛患者的介入性治疗宜放在病情稳定至少 48h 后进行。

目前认为，当不稳定型心绞痛患者经积极的药物治疗或 PCI 治疗效果不满意、或由于各种原因不能进行 PCI 时，可考虑冠脉搭桥术（CABG）治疗。对严重的多支病变和严重的主干病变、特别是左心室功能严重障碍的患者，应首先考虑 CABG。

（7）不稳定型心绞痛出院后的治疗：不稳定心绞痛患者出院后仍需定期门诊随诊。低危险组的患者 1~2 个月随访 1 次，中、高危险组的患者无论是否行介入性治疗都应 1 个月随访 1 次，如果病情无变化，随访半年即可。

UA 患者出院后仍需继续服阿司匹林、β 受体阻滞药。阿司匹林宜采用小剂量，每日 50~150mg 即可，β 受体阻滞药宜逐渐增量至最大可耐受剂量。在冠心病的二级预防中阿司匹林和降胆固醇治疗是最重要的。降低胆固醇的治疗应参照国内降血脂治疗的建议，即血清胆固醇 >4.68mmol/L（180mg/dl）或低密度脂蛋白胆固醇 >2.60mmol/L（100mg/dl）均应服他汀类降胆固醇药物，并达到有效治疗的目标。血浆三酰甘油 >2.26mmol/L（200mg/dl）的冠心病患者一般也需要服降低三酰甘油的药物。其他二级预防的措施包括向患者宣教戒烟、治疗高血压和糖尿病、控制危险因素、改变不良的生活方式、合理安排膳食、适度增加活动量、减少体重等。

（八）影响不稳定型心绞痛预后的因素

1. 左心室功能　为最强的独立危险因素，左心室功能越差，预后也越差，因为这些患者的心脏很难耐受进一步的缺血或梗死。

2. 冠状动脉病变的部位和范围　左主干病变和右冠开口病变最具危险性，三支冠脉病变的危险性大于双支或单支者，前降支病变危险大于右冠或回旋支病变，近段病变危险性大于远端病变。

3. 年龄　是一个独立的危险因素，主要与老年人的心脏储备功能下降和其他重要器官功能降低有关。

4. 并发其他器质性疾病或危险因素　不稳定型心绞痛患者如并发肾衰竭、慢性阻塞性肺疾患、糖尿病、高血压、高血脂、脑血管病以及恶性肿瘤等，均可影响不稳定型心绞痛患者的预后。其中肾功能状态还明显与 PCI 术预后有关。

二、非 ST 段抬高心肌梗死

（一）概述

非 ST 段抬高型心肌梗死（non-ST elevation myocardial infarction，NSTEMI）属于急性冠脉综合征（acute coronary syndrome，ACS）的一种类型，通常由动脉粥样硬化斑块破裂引起，临床表现为突发胸痛但不伴有 ST 段抬高。通常心电图表现为持续性或短暂 ST 段压低或 T 波倒置或低平，但也有部分患者无变化；此外，多数非 ST 段抬高心肌梗死的患者伴有血浆肌钙蛋白水平升高，这一点有别于不稳定性心绞痛，后者通常不升高或仅有轻度升高。

（二）流行病学与自然病程

注册研究显示，非 ST 段抬高心肌梗死的发病率高于 ST 段抬高急性心肌梗死，就临床预后而言，住院期间 ST 段抬高心肌梗死的病死率高于非 ST 段抬高心肌梗死（7% vs 5%），出院后 6 个月随访两者的病死率接近（12% vs 13%）。但是，4 年的长期随访研究发现，非 ST 段抬高心肌梗死的病死率反而高于 ST 段抬高心肌梗死的 2 倍。这种时间依赖性预后差异可能与非 ST 段抬高心肌梗死的患者基础情况有一定关系，通常此类患者多半是并发有各种并发症的老年人，尤其常见于并发糖尿病和肾功能不全的患者，这类患者往往血管病变较重，多并发血浆炎性因子升高，提示血管病变复杂且多不稳定。因此，对于非 ST 段抬高心肌梗死患者的治疗需要兼顾急性期和远期的治疗效果。

（三）病理生理

非 ST 抬高心肌梗死与不稳定型心绞痛相似，多数是由于不稳定的冠状动脉粥样硬化斑块破裂，伴或不伴有血管收缩，随后血小板血栓附着于血管壁，引起冠脉血流量突然严重下降，导致一系列的临床后果。不过，也有少数患者没有冠状动脉粥样硬化的基础，可能的原因为外伤、大动脉夹层、动脉炎、栓子栓塞、先天性异常、导管操作并发症等。

（四）临床表现

1. **症状** 非 ST 段抬高心肌梗死包括多种临床表现，比较严重或典型的临床症状有：①长时间的静息心绞痛（>20min）；②新发的严重心绞痛（加拿大分级Ⅲ级）；③近期稳定型心绞痛加重（加拿大分级Ⅲ级以上）；④心肌梗死后心绞痛。

非 ST 段抬高心肌梗死表现为胸骨后压榨性疼痛，伴有向左侧肩部、颈部以及下腭放射，常伴有冷汗、恶心、腹痛、呼吸困难、晕厥等症状。也有部分患者表现为上腹痛、新出现的消化不良、胸部刺痛、肋软骨炎样疼痛或者进行性的呼吸困难等不典型症状，这种不典型的临床症状常常发生在 24~40 岁和年龄大于 75 岁、女性及并发糖尿病、慢性肾功能衰竭或痴呆的患者。

在临床实践中，80% 的患者表现胸痛时间的延长，20% 的患者是心绞痛症状的加重。当然，仅仅通过症状来判断是否是非 ST 段抬高心肌梗死是不可靠的。在诊断过程中，病史往往具有协助诊断意义。

2. **体征** 通常缺乏特异性的阳性体征，部分患者由于伴有心力衰竭或血流动力学不稳定，可能会出现肺部哕音、心率加快等非特异性体征，肺部哕音的出现和范围、Killip 分级对临床预后起影响作用。另有部分体征的发现，对于判断危险性的高低有帮助。如收缩期低血压（收缩压 <100mmHg）、心动过速（心率 >100/min）和呼吸窘迫可能提示可能发生心源性休克；新出现的二尖瓣关闭不全性杂音、原有的杂音增强提示乳头肌或二尖瓣缺血性功能失调；出现第三或第四心音或左心室扩大提示心肌缺血范围可能较大。

（五）辅助检查

1. **心电图** ST-T 压低性动态改变是非 ST 段抬高心肌梗死的特征性心电图变化，通过分析 ST 段压低的导联数和压低的幅度可以大约判断病变的严重性及预后情况。ST 段在相邻 2 个或以上导联压低 ≥0.05mV 可能提示是非 ST 段抬高心肌梗死，但轻微 ST 段压低不能作为诊断的有力依据，部分患者的心电图可表现完全正常。

部分心电图特点对判断预后具有重要的价值，如症状发作时出现短暂的 ST 段改变（>0.05mV）并随着症状缓解而消失，强烈提示有严重的冠状动脉疾病；胸前导联上对称的 T 波倒置（>0.2mV）强烈提示左前降支或左主干的急性缺血；aVR 导联上 ST 段抬高，常常提示存在左冠状动脉主干或三支病变，通常住院期间缺血复发和心力衰竭的危险性很高；ST 段压低伴有一过性 ST 段抬高，提示可能发生过短暂的血管闭塞性血栓形成、冠脉痉挛、或病变血管闭塞后侧支循环快速形成，此种情况表明冠脉病变极不稳定，很容易进展为 ST 段抬高性心肌梗死，临床上要高度重视。需要强调的是，心电图正常不能除外非 ST 段抬高心肌梗死的诊断，临床上一定要结合症状、心电图、生化指标进行综合分析。

2. **实验室检查** 所有患者，一旦怀疑非 ST 段抬高心肌梗死，应即刻检测肌酸激酶同工酶（CK-MB）、肌钙蛋白 T 或肌钙蛋白 I。目前，已经不主张传统的心肌酶谱全套检查，因为其他的心肌酶对诊断的特异性极低。通常，非 ST 段抬高心肌梗死发病后 48~72h 会有肌钙蛋白的升高，而肌钙蛋白的灵敏度和特异度明显高于肌酸激酶，在肌酸激酶正常的患者群中，有将近 1/3 的人高敏肌钙蛋白检测可以表现为肌钙蛋白水平增高。尽管肌钙蛋白的特异性极高，也并非所有肌钙蛋白升高的患者都诊断为非 ST 段抬高性心肌梗死。某些非心肌梗死性胸痛也可伴有肌钙蛋白升高（表 7-4），而且有些疾病是十分严重甚至是致命性的，在临床诊断上同样要给予高度重视。

表 7-4 肌钙蛋白升高的非冠脉疾病

严重的充血性心力衰竭（包括急性和慢性）

主动脉夹层，主动脉瓣病变或肥厚性心肌病

心脏挫伤、消融、起搏、心脏电复律、心内膜下心肌活检

感染性疾病，例如心肌炎、心肌扩张、心内膜下或心包炎

高血压危象

心动过速或心动过缓

肺栓塞、重度肺动脉高压

甲状腺功能减退

心尖球样综合征

慢性或急性肾功能不全

急性的神经系统疾病，例如中风或者蛛网膜下隙出血等

全身性疾病，例如淀粉样病变、血色病、类肉瘤病、硬皮病

药物毒性作用，例如阿霉素、5－氟尿嘧啶、曲妥珠单抗、蛇毒

烧伤，烧伤面积＞体表面积30%

横纹肌溶解

危重患者，特别是呼吸功能衰竭和败血症患者

有时根据临床需要，需行其他的实验室检查，包括全血细胞计数、全身代谢情况和甲状腺功能，以此来鉴别其他少见病因，并用于指导治疗由于贫血和肾功能衰竭引起的严重不良后果。血脂检查作为常规应在入院后24h内进行，评估是否患有高胆固醇血症，以此决定是否进行强化降脂治疗。另外，行脑钠肽及C－反应蛋白检查，利于对预后进行评估，前者可判断患者的心功能受损情况，后者则可反映血管病变的炎性状态。

3. 胸X线片 所有的患者均应行胸X线片检查，一方面判断心脏的形态和大小，另一方面了解肺部情况，尤其对于诊断是否有血流动力学不稳定或肺水肿的患者很有用，可以用来判断心脏功能情况。

（六）鉴别诊断

非ST段抬高心肌梗死的诊断需与一些心源性以及非心源性疾病做鉴别诊断。

（1）心源性疾病：心肌炎、心包炎、心肌心包炎、心肌病、瓣膜病、心尖球样综合征（Tako－Tsubo syndrome）。

（2）肺源性疾病：肺栓塞、肺梗死、肺炎、胸膜炎、气胸。

（3）血液系统疾病：镰刀样细胞贫血。

（4）血管性疾病：主动脉夹层、主动脉瘤、主动脉窄缩、脑血管疾病。

（5）胃肠道疾病：食管痉挛、食管炎、消化道溃疡、胰腺炎、胆囊炎。

（6）伤骨科疾病：颈椎病、肋骨骨折、肌肉损伤或炎症、肋软骨炎。

（七）诊断及危险分层

1. 非ST段抬高心肌梗死的诊断及短期危险分层 需结合病史、症状、心电图、生化指标以及危险评分结果。

2. 要根据患者的病情变化动态评估其风险性

（1）入院即应及时进行12导联心电图检查，同时由具有经验的临床医师进行分析。怀疑有下壁和右心室心梗的患者，还应有附加导联（V_3R，V_4R，$V_7 \sim V_9$）。如果患者持续有症状发作，应在6h，12h以及出院前复查心电图。

（2）60min内及时检测肌钙蛋白（cTnT或cTnI），如果检测结果阴性，应在6～12h后复查肌钙蛋白。

（3）要对患者进行危险评分（如GRACE评分），以此对患者早期及晚期的病情和预后做出风险评估。

（4）进行心脏超声检查鉴别诊断。

（5）对无再发胸痛、心电图正常、肌钙蛋白阴性的患者，出院前应检测运动负荷试验，进一步评估心肌缺血的风险。

3. 根据以下结果对患者的远期病死率及心梗的可能性预测进行危险分层

（1）临床情况：年龄、心率、血压、Killip分级、糖尿病史、既往心梗或冠心病史。

（2）心电图：ST 段持续压低情况。

（3）实验室检查：肌钙蛋白、肾小球滤过率/肌酐清除率/半胱氨酸蛋白酶抑制药 C、BNP/NTproB-NP、hsCRP 等的结果。

（4）影像学：是否有低射血分数、左主干病变、三支病变。

（5）危险评分结果：目前，对非 ST 段抬高心肌梗死的危险分层有数个评分标准。GRACE 危险评分是一项基于急性冠脉综合征患者的全球注册研究，其危险因素的评判来源于住院期间死亡和治疗开始后 6 个月内死亡的独立预测因子，因此 GRACE 危险评分对于预测住院期间及 6 个月的病死率具有一定意义。

（八）治疗

1. 治疗原则　关于非 ST 段抬高心肌梗死的治疗策略，目前争论的焦点在于早期介入抑或早期保守治疗。早期介入治疗策略为 48h 内接受冠状动脉造影及血管重建术，而早期保守治疗策略为先行积极的抗心肌缺血、抗凝、抗血小板治疗，择期根据病情决定冠状动脉造影及血管重建术。尽管尚无统一的意见，但都认为应该在入院时进行危险分层，根据危险性的高低决定选择哪种策略。

2. 早期保守治疗　早期药物治疗应该包括积极的抗心肌缺血、抗凝、抗血小板治疗，目的在于缓解心绞痛症状、稳定斑块、纠正血流动力学不稳。

（1）缓解缺血性疼痛

1）β 受体阻滞药：减轻心脏负荷、快速缓解缺血是治疗非 ST 段抬高心肌梗死的基础，目前推荐无禁忌证的胸痛患者应立即静脉滴注 β 受体阻滞药，随后口服治疗。β 受体阻滞药通过减弱心肌收缩力、降低心率和心室壁压力前负荷而缓解缺血。治疗时应首选心脏选择性 β 受体阻滞药（阿替洛尔和美托洛尔），对于正在疼痛或高/中危患者首次给予 β 受体阻滞药时应静脉给药；对于患有高度房室传导阻滞、心源性休克和气道高反应性疾病的患者，不建议使用 β 受体阻滞药，此时，可考虑使用非二氢吡啶类钙离子通道阻滞药。

2）硝酸酯类：硝酸酯类药物应该用于所有无禁忌证的患者，该药通过静脉舒张减轻心脏负荷，可以明显缓解急性胸痛的发作。硝酸酯类药物最初应舌下含服以利于机体快速吸收，如果疼痛未能缓解，且患者没有低血压时应静脉给药。硝酸酯类药物在下列患者中禁用：在过去 24h 服用磷酸二酯酶抑制药、肥厚型心肌病和怀疑右心室梗死的患者；严重的主动脉瓣狭窄的患者慎用。

（2）抗血小板治疗：抗血小板治疗是非 ST 段抬高心肌梗死的最基本治疗手段，目前常用的抗血小板治疗药物有三种：环氧化酶 - 1 抑制药（阿司匹林）、ADP 抑制药（噻氯匹定及氯吡格雷）、糖蛋白 Ⅱb/Ⅲa 受体阻滞药（阿昔单抗、依替巴肽、替罗非班）。

1）阿司匹林：为环氧合酶 - 1 抑制药，可以明显减少非 ST 段抬高心肌梗死患者发生血管性死亡的危险，在没有绝对禁忌证时，所有患者均应在初次给予 300mg 负荷剂量嚼服，以后每天 75 ~ 100mg 长期维持。对阿司匹林过敏的患者，可以用氯吡格雷替代治疗。

2）氯吡格雷：为 ADP 受体阻滞药，初次给予 300mg，如果接受急诊介入治疗，应给予 600mg，以后每天 75mg 维持。目前推荐所有患者，如果没有禁忌证，均应联合应用阿司匹林和氯吡格雷。CURE 研究（氯吡格雷预防不稳定型心绞痛再次发生缺血事件试验）显示，患者同时接受两种抗血小板药物治疗时 1 年内发生心血管病性死亡、非致死性心肌梗死或脑卒中联合终点事件的相对危险性减少 20%（绝对危险降低是由 11.4% 降至 9.3%）。ACC/AHA 建议所有非 ST 段抬高急性冠脉综合征患者应在入院治疗后持续应用氯吡格雷至少 9 个月。介入治疗后，双重抗血小板治疗尤为重要。PCI - CURE（经皮冠状动脉介入治疗 - UA 使用氯吡格雷预防再次发生缺血事件）试验分析和 CREDO（保守治疗时应用氯吡格雷可减少心血管事件）试验都显示氯吡格雷可减少脑卒中联合终点事件。对于计划早期进行手术治疗的患者，应衡量早期应用氯吡格雷的利弊，由于服用氯吡格雷后 5 天内接受冠状动脉旁路移植术的患者在受益同时会增加出血概率。因此，ACC/AHA 建议如果在入院后决定 34 ~ 48h 内安排诊断性血管造影，在造影之前应先不使用氯吡格雷。

3）GP Ⅱb/Ⅲa 受体阻滞药：机制为抑制纤维蛋白原与糖蛋白 Ⅱb/Ⅲa 受体的相互作用，对介入治疗的缺血并发症有预防作用，因此推荐早期介入治疗的患者使用。目前使用的 GP Ⅱ b/Ⅲ a 受体阻滞药有 3 种，即阿昔单抗、依替巴肽、替罗非班，在早期保守治疗时 GP Ⅱ b/Ⅲ a 受体阻滞药的作用不是很清楚。决定保守治疗时再次发生缺血、生化指标阳性或有其他高危特征的患者，ACC/AHA 推荐持续静脉输入替罗非班和依替巴肽。具体用法为：①阿昔单抗：0.25mg/kg 静脉负荷，而后 0.125μg/（kg·min）维持量持续 12~24h（最大剂量 10μg/min）。②依替巴肽：180μg/kg 静脉负荷（PCI 术后 10min 再次负荷），而后静脉持续 2.0μg/（kg·min）维持 72~96h。③替罗非班：30min 内以 0.4μg/（kg·min）静脉负荷，后以 0.1μg/（kg·min）静脉维持 48~96h。另有一项大剂量试验仍在临床试验阶段[负荷剂量 0.4μg/（kg·min）静脉维持 18h]。

由于缺乏比较三重抗血小板治疗和双重抗血小板治疗的临床试验，最佳的抗血小板治疗策略尚有待于完善。

（3）抗凝治疗：如果没有活动性出血或肝素引起的血小板减少或过敏反应，在阿司匹林基础上加用普通肝素或低分子肝素对所有患者有益。有关低分子肝素的比较研究及伊诺肝素的比较试验显示，其在减少心血管事件的复发方面优于普通肝素。ACC/AHA 指南指出伊诺肝素优于普通肝素，与普通肝素相比，低分子肝素优点包括不用检测血液指标而简化管理、较少引起肝素诱发的血小板减少症和可能改善结果。低分子肝素在肾衰竭患者慎用，如果患者在 12h 内行冠脉造影，低分子肝素无法检测准确的抗凝效果又无法完全对抗，应考虑使用普通肝素。但是，任何一种抗凝血药物均存在出血的风险，因此在决定使用抗凝血药物时，应权衡利弊。

（4）溶栓治疗：非 ST 段抬高心肌梗死的病理基础是在不稳定斑块破裂的基础上血小板血栓形成，因此，适用于 ST 段抬高心肌梗死的溶栓治疗对非 ST 段抬高心肌梗死没有益处，TIMI-ⅢA 和 ⅢB 试验中，溶栓治疗和常规治疗相比并无优势，反而可能有增加心肌梗死的危险，因为溶栓剂可激活血小板，促进血栓形成。

（5）主动脉内球囊反搏：当上述治疗对心肌缺血患者无效、持续低血压或在冠状动脉造影时有高危闭塞性病变（显著的左主干或左前降支近端病变）时可考虑应用主动脉内球囊反搏，以增加冠状动脉灌注压。其禁忌证包括重度外周血管疾病；重度主动脉瓣关闭不全；严重的髂总动脉疾病，包括腹主动脉瘤。

3. 早期介入治疗——冠状动脉造影和血管重建术　非 ST 段抬高心肌梗死患者应该行冠状动脉血管造影检查，ACC/AHA 建议对于出现新的 ST 段压低、肌钙蛋白升高、药物治疗下仍反复发作的胸痛、左心室功能不全及伴有其他高危因素者，应行冠状动脉造影检查。ESC 指南对冠状动脉造影和血管重建术的建议如下。

（1）并发有动态 ST 段改变、心力衰竭、危及生命的心律失常和血流动力学紊乱的顽固性和反复发作的心绞痛患者，需行紧急冠脉造影（I-C）。

（2）中、高危的患者建议行早期（<72h）冠脉造影及血运重建术（PCI 或 CABG）（I-A）。

（3）非中、高危的患者不建议行早期冠脉造影检查（Ⅲ-C），但建议行能够诱发缺血症状的无创性检查（I-C）。

（4）不建议对冠脉造影显示的非严重病变行 PCI 术（Ⅲ-C）。

（5）如果短期内患者需要行非心脏的外科手术而必须停用抗血小板药，PCI 手术考虑选用裸金属支架；而对于较长时间以后才行外科手术者，可选用药物洗脱支架（如无多聚糖载体支架或载体可降解支架）（I-C）。

（九）并发症及处理

1. 出血　出血可以增加非 ST 段抬高心肌梗死患者 30d 内死亡、心梗以及卒中的风险，在长期随访中这些风险的发生率较无出血者提高 4~5 倍。因此，预防出血与治疗缺血同等重要。

引起出血的因素很多，其中许多危险因素同样是诱发死亡、心肌梗死和卒中等缺血事件的危险因子。近期有不少报道指出，输血也是引起出血的一个重要因素，因此应严格把握冠心病患者的输血指征。ESC 指南对出血及处理的建议如下。

（1）治疗前慎重评估患者出血风险，增加出血风险的因素有：过量或过度的使用抗血栓药物、联合应用抗血栓药物、不同的抗凝药物交替使用、患者年龄、女性、低体重、肾功能下降、基础血红蛋白水平低以及介入治疗等（I-B）。

（2）选择治疗方案时应考虑出血风险，对有高危出血风险的患者多选用药物治疗。选用介入治疗方式时，优先考虑经桡动脉的路径，便于创口压迫止血，降低出血风险（I-B）。

（3）轻微出血不影响正常的治疗（I-C）。

（4）有严重出血的患者应停止和（或）中和抗凝及抗血小板药物，或采用特殊的止血方法控制出血（I-C）。

（5）输血对预后有不良影响，红细胞比容 >25%，血红蛋白 >8g/L 且血流动力学稳定的出血患者不考虑输血（I-C）。

2. 血小板减少症　在非 ST 段抬高心肌梗死的治疗过程中，使用肝素或 GPⅡb/Ⅲa 抑制药的患者可能会发生血小板减少。血小板减少的处理原则为（ESC 指南）。

（1）对使用了肝素（UFH 或 LMWH）和（或）GPⅡb/Ⅲa 抑制药的患者来说，一旦血小板明显下降（<100×10^9/L 或下降 >50%），建议立即停用这些药物（I-C）。

（2）对 GPⅡb/Ⅲa 抑制药诱导的严重血小板下降（<100×10^9/L）建议进行血小板输注同时可以合用或不用纤维蛋白原。也可以输注新鲜血浆或冷凝蛋白来防止出血（I-C）。

（3）在有证据或怀疑有肝素诱导的血小板减少症（HIT）建议停用肝素（UFH 或 LMWH），同时为了预防血栓事件，可以应用直接血栓抑制剂抗凝（DTI）（I-C）。

（4）预防肝素诱导的血小板减少症可以通过使用非肝素抗凝药，类似于磺达肝癸钠或比伐卢定或是短时间的使用肝素（I-B）。

三、ST 段抬高心肌梗死

（一）流行病学

急性心肌梗死（acute myocardial infarction，AMI）是心肌缺血性坏死。为在冠状动脉病变的基础上，发生冠状动脉血供急剧减少或中断，使相应的心肌严重而持久地急性缺血导致心肌坏死。目前，全球每年约有 1 700 万人死于心血管疾病，其中有一半以上死于 AMI。美国心脏病学会估计每年约 100 万人次发生心肌梗死（myocardial infarction，MI）事件，其中 30% ~45% 为急性 ST 段抬高心肌梗死（acute ST-elevation myocardial infarction，STEMI）。近 10 年来，我国 AMI 的发病率一直呈明显上升趋势，已接近国际上的平均水平。AMI 起病突然，急性期病死率约为 30%。

（二）病因

基本病因是冠状动脉粥样硬化疾病（偶为冠状动脉栓塞、炎症、创伤、先天性畸形、痉挛和冠状动脉口阻塞），造成一支或多支血管管腔狭窄和心肌供血不足，而侧支循环未充分建立。在此基础上，一旦血供急剧减少或中断，使心肌严重而持久地发生急性缺血达 20 ~30min 以上，即可发生 AMI。大量研究已证明，绝大多数 AMI 是由于不稳定的粥样斑块溃破，继而出血和管腔内血栓形成，而使管腔闭塞。少数情况下粥样斑块内或其下发生出血或血管持久痉挛，也可使冠状动脉完全闭塞。

促使斑块破裂出血及血栓形成的诱因有以下方面。

（1）晨起 6 ~12 时交感神经活动增加，机体应激反应增强，心肌收缩力、心率、血压增高，冠状动脉张力增高。

（2）在饱餐特别是进食多量脂肪后，血脂增高，血黏稠度增高。

（3）重体力活动、情绪过分激动、血压剧升或用力大便时，致左心室负荷明显加重。

（4）休克、脱水、出血、外科手术或严重心律失常，致心排血量骤降，冠状动脉灌流量锐减。

AMI 可发生在频发心绞痛的患者，也可发生在原来从无症状者中。AMI 后发生的严重心律失常、休克或心力衰竭等并发症，均可使冠状动脉灌流量进一步降低，心肌坏死范围扩大。

（三）病理学

1. 冠状动脉病变　绝大多数 AMI 患者冠状动脉内可见在粥样斑块的基础上有血栓形成使管腔闭塞，但是由冠状动脉痉挛引起的管腔闭塞者中，个别可无严重粥样硬化病变。此外梗死的发生与原来冠状动脉受粥样硬化病变累及的支数及其所造成的管腔狭窄程度之间未必呈平行关系。

（1）左冠状动脉前降支闭塞，可引起左心室前壁、心尖部、下侧壁、前间隔和二尖瓣前乳头肌梗死。

（2）右冠状动脉闭塞，可引起左心室膈面（右冠状动脉占优势时）、后间隔和右心室梗死，并可累及窦房结和房室结。

（3）左冠状动脉回旋支闭塞，可引起左心室高侧壁、膈面（左冠状动脉占优势时）和左心房梗死，可能累及房室结。

（4）左冠状动脉主干闭塞，可引起左心室广泛梗死。

2. 心肌病变　冠状动脉闭塞后 20～30min，受其供血的心肌即有少量坏死，开始了 AMI 的病理过程。1～2h 后绝大部分心肌呈凝固性坏死，心肌间质充血、水肿，伴大量炎症细胞浸润。以后，坏死的心肌纤维逐渐溶解，形成肌溶灶，随后渐有肉芽组织形成。大面积的梗死累及心室壁的全层或大部分者十分常见，心电图上相继出现 ST 段抬高和 T 波倒置、Q 波，称为 Q 波性 MI，或称为透壁性 MI，是临床上常见的典型 AMI。它可波及心包引起心包炎症，波及心内膜诱使心室腔内附壁血栓形成。当冠状动脉闭塞不完全或自行再通形成小范围呈灶性分布的 MI，急性期心电图上仍可出现 ST 段抬高、但不出现 Q 波，此种 MI 称为非 Q 波性 MI，较少见。

过去将 AMI 分为 Q 波性 MI 和非 Q 波性 MI，这是一种回顾性分类，已不适合临床工作的需要，目前强调以 ST 段是否抬高进行分类，分为 ST 段抬高 MI（STEMI）和非 ST 段抬高 MI（NSTEMI）。因心电图上 Q 波形成已是心肌坏死的表现，而从心肌急性缺血到坏死其中有一个发展过程。实际上当心肌缺血心电图上出现相应区域 ST 段抬高时，除变异性心绞痛外，已表明此时相应的冠状动脉已经闭塞而导致心肌全层损伤，如伴有心肌坏死标记物升高，临床上应当诊断为 STEMI。此类患者绝大部分进展为较大面积 Q 波性 MI。如果处理非常及时，在心肌坏死以前充分开通闭塞血管，可使 Q 波不致出现。目前主张干预性再灌注治疗尽早得以实施，以争取更多的心肌存活。通常目前临床上视 STEMI 等同于 Q 波性 MI。

继发性病理变化有：在心腔内压力的作用下，坏死心壁向外膨出，可产生心脏破裂（包括心室游离壁破裂、心室间隔穿孔或乳头肌断裂）或逐渐形成心室壁瘤。坏死组织 1～2 周开始吸收，并逐渐纤维化，在 6～8 周形成瘢痕愈合，此期称为陈旧性或愈合性 MI。

（四）临床表现

AMI 临床表现不尽相同，虽然发作前大多数患者有胸部不适，20% 以上患者 AMI 胸痛为缺血性心脏病的首发表现。20%～30% 的 AMI 患者不能立刻作出 MI 的诊断，但通常具有临床症状。

1. 先兆　50%～81.2% 患者在发病前数日有乏力，胸部不适，活动时心悸、气急、烦躁、心绞痛等前驱症状，其中以新发生心绞痛（初发型心绞痛）或原有心绞痛加重（恶化型心绞痛）为最突出。后者表现为心绞痛发作较以往频繁、程度较剧、持续较久、硝酸甘油疗效差、诱发因素不明显，同时心电图示 ST 段一过性明显抬高（变异型心绞痛）或压低，T 波倒置或增高（"假性正常化"），即前述不稳定型心绞痛的表现。如及时住院处理，可使部分患者避免发生 MI。

2. 症状

（1）疼痛：是最先出现的症状，多发生在清晨，疼痛部位和性质与心绞痛相同，但诱因多不明显，且常发生于安静时，程度较重，持续时间较长，可达数小时或更长，休息和含用硝酸甘油片多不能缓解。患者常烦躁不安、出汗、恐惧感，胸闷或有濒死感。老年患者多无疼痛，一开始即表现为休克、急性心力衰竭或晕厥。部分患者疼痛位于上腹部，易被误认为急腹症；部分患者疼痛放射至下颌、颈部、背部上方，易被误认为骨关节痛。

（2）全身症状：有发热、心动过速、白细胞增高和红细胞沉降率增快等，由坏死物质被吸收而引起。一般在疼痛发生后 24 ~ 48h 出现，程度与梗死范围常呈正相关，体温一般在 38℃左右，很少达到 39℃，持续约 1 周。

（3）胃肠道症状：疼痛剧烈时常伴有频繁的恶心、呕吐和上腹胀痛，与迷走神经受坏死心肌刺激和心排血量降低导致组织灌注不足等有关。肠胀气亦不少见。重症者可发生呃逆。

（4）心律失常：见于 70% ~ 95% 的患者，多发生在起病 1 ~ 2d，而以 24h 内最多见，可伴乏力、头晕、晕厥等症状。各种心律失常中以室性心律失常最多，尤其是室性期前收缩，如室性期前收缩频发（每分钟 5 次以上）、成对出现或呈短暂室性心动过速、多源性或落在前一心搏的易损期时（R 波落在 T 波上），常为心室颤动的先兆。心室颤动是 AMI 早期特别是入院前主要的死因。房室传导阻滞和束支传导阻滞也较多见，室上性心律失常则较少，多发生在心力衰竭者中。前壁 MI 如发生房室传导阻滞表明梗死范围广泛，病情严重。

（5）低血压和休克：AMI 患者胸痛发作中血压下降常见，未必是休克。如疼痛缓解而收缩压仍低于 80mmHg，有烦躁不安、面色苍白、皮肤湿冷、脉细而快、大汗淋漓、尿量减少（< 20 ml/h），神志迟钝，甚至晕厥者，则为休克表现。休克多在起病后数小时至数日内发生，见于约 20% 的患者，主要是心源性，为心肌广泛（40% 以上）坏死，心排血量急剧下降所致，其次为神经反射引起的周围血管扩张，有些患者尚有血容量不足的因素参与。

（6）心力衰竭：主要是急性左心衰竭，可在起病最初几天内发生，或在疼痛、休克好转阶段出现，为梗死后心脏舒缩力显著减弱或不协调所致，发生率为 32% ~ 48%。出现呼吸困难、咳嗽、发绀、烦躁等症状，随后可有颈静脉怒张、肝大、水肿等，严重者可发生肺水肿。右心室 MI 者可一开始即出现右心衰竭表现，伴血压下降。

3. 体格检查

（1）心脏体征：心浊音界可正常也可轻度至中度增大；心率多增快，少数也可减慢；心尖区第一心音减弱；可出现第四心音（心房性）奔马律，少数有第三心音（心室性）奔马律；10% ~ 20% 的患者在起病第 2 ~ 3 天出现心包摩擦音，为反应性纤维性心包炎所致；心尖区可出现粗糙的收缩期杂音或伴收缩中晚期喀喇音，为二尖瓣乳头肌功能失调或断裂所致，可有各种心律失常。

（2）血压：除极早期血压可增高外，几乎所有患者均有血压降低。起病前有高血压者，血压可降至正常，且可能不再恢复到起病前的水平。

（3）其他：可有与心律失常、休克或心力衰竭相关的其他体征。

（五）辅助检查

1. 实验室检查

（1）起病 24 ~ 48h 后白细胞可增至（10 ~ 20）× 10^9/L，中性粒细胞增多，嗜酸性粒细胞减少或消失；红细胞沉降率增快；C 反应蛋白增高，以上指标增高均可持续 1 ~ 3 周；起病数小时至 2d 血中游离脂肪酸增高。

（2）心肌坏死标记物增高水平与 MI 范围及预后明显相关。

肌红蛋白起病后 2h 内升高，12h 内达高峰，24 ~ 48h 恢复正常；肌钙蛋白 I（cardiac troponin I, cTNI）或 T（cardiac troponin T, cTNT）起病 3 ~ 4h 升高，cTNI 于 11 ~ 24h 达高峰，7 ~ 10d 降至正常；cTNT 于 24 ~ 48h 达高峰，10 ~ 14d 降至正常。这些心肌结构蛋白含量的增高是诊断 MI 的敏感指标。肌酸激酶同工酶（MB isoenzyme of creatine kinase, CK - MB）在起病后 4h 内增高，16 ~ 24h 达高峰，3 ~ 4d 恢复正常，其增高的程度能较准确地反映梗死的范围，其高峰出现时间是否提前有助于判断溶栓治疗是否成功。

对心肌坏死标记物的测定应进行综合评价，如肌红蛋白在 AMI 后出现最早，也十分敏感，但特异性不很强，因为轻微骨骼肌损伤也释放肌红蛋白，肌红蛋白经肾排出，肾小球滤过率的轻度下降也可使肌红蛋白升高；cTNT 和 cTNI 出现稍延迟，而特异性很高，在症状出现 6h 内测定为阴性的患者，则 6h 后应再复查，其缺点是持续时间可长达 10 ~ 14d，对在此期间出现胸痛的患者，判断是否有新的梗死没有价值；CK - MB 虽不如 cTNT、cTNI 敏感，但对早期（<4h）AMI 的诊断有较重要价值。

以往沿用多年的 AMI 心肌酶测定，包括 CK、天门冬氨酸氨基转移酶以及乳酸脱氢酶，其特异性及敏感性均远不如上述心肌损伤标记物，但仍有参考价值。三者在 AMI 发病后 6～10h 开始升高，按序分别于 12h、24h 及 2～3d 达高峰，又分别于 3～4d、3～6d 及 1～2 周回降至正常。

如存在冠状动脉再通，无论为自发性、药物性或机械性，都可以改变所有的标记物在循环中出现的时段，因为标记物从心脏洗出迅速地增加，导致其在血浆中的浓度迅速增加，从而能在 MI 后 2h 内作出诊断。虽然血管开放能根据标记物升高来判定，但对区别恢复 MI 溶栓试验（TIMI）血流 2 级或 3 级则十分不准确。如想利用峰值作为 MI 面积的替代指标，应根据峰值高低而定。

2. 心电图　仅有小部分心电图具有 MI 特异性。一般来说，ST 段弓背抬高对诊断 AMI 具有高度特异性。下壁 MI 的患者应检测全部右心导联，V3R 或 V4R 导联 ST 段抬高可诊断为右室梗死，V1、V2 导联 ST 段压低要考虑回旋支冠状动脉完全阻塞所致的后壁 MI，后者可通过 V8、V9 后壁导联 ST 段升高证实。Q 波的出现表明此类患者存在冠状动脉闭塞，结合闭塞发生的可能时间，可考虑行血运重建治疗，这类 MI 患者再灌注治疗可加速 Q 波的出现。在有传导障碍的情况下，心电图不显示典型改变，如完全性左束支阻滞（left bundle branch block，LBBB）可掩盖 MI 表现，如无急性 ST 段抬高及新的 Q 波形成，不如其他心电图改变特异性强。甚至有 ST 段抬高及 Q 波形成，亦不是 AMI 100% 特异性诊断。AMI 时心电图甚至可以完全正常。在无以往心电图做比较时，任何变化均应考虑为新出现的改变。

（1）特征性改变

1）ST 段抬高呈弓背向上型，在面向坏死区周围心肌损伤区的导联上出现。

2）宽而深的 Q 波（病理性 Q 波），在面向透壁心肌坏死区的导联上出现。

3）T 波倒置，在面向损伤区周围心肌缺血区的导联上出现。

在背向 MI 区的导联则出现相反的改变，即 R 波增高，ST 段压低和 T 波直立并增高。

（2）动态性改变

1）起病数小时内，可尚无异常或出现异常高大两肢不对称的 T 波，为超急性期改变。

2）数小时后，ST 段明显抬高，弓背向上，与直立的 T 波连接，形成单相曲线。数小时至 2d 出现病理性 Q 波，同时 R 波减低，是为急性期改变。Q 波在 3～4d 稳定不变，以后有 70%～80% 的患者永久存在。

3）在早期如不进行治疗干预，ST 段抬高持续数日至 2 周，逐渐回到基线水平，T 波则变为平坦或倒置，是为亚急性期改变。

4）数周至数月后，T 波呈 V 形倒置，两支对称，波谷尖锐，是为慢性期改变。T 波倒置可永久存在，也可在数月或数年内逐渐恢复。

3. 影像学　AMI 患者应做床旁胸部 X 线检查，必要时行胸主动脉增强 CT 扫描或磁共振成像扫描（magnetic resonance imaging，MRI）以便排除主动脉夹层。但这不应影响实施再灌注治疗（除非疑有主动脉夹层等潜在禁忌证）。单电子发射 CT（single photon emlssion computed tomography，SPECT）能用于证实 MI 存在与否，但不应常规用于心电图能够明确诊断 STEMI 的患者，对于有提示急性心肌缺血症状而心电图正常或不具备诊断 AMI 意义的患者，可提供有价值的诊断和预后信息。STEMI 患者住院的恢复期，SPECT 可应用于研究心肌灌注和发现左室室壁运动异常。超声也用于检测 AMI，某些作者认为如果超声心动图无局部室壁运动异常不考虑 AMI。但是，超声的敏感性取决于所得到的平面质量，超声心动图无异常不能排除缺血性心脏病的存在；而且，超声心动图不能区别 AMI 与陈旧性 MI。因此，目前超声心动图被用于临床病史不确切时 MI 的辅助诊断。另外，经胸和（或）经食管超声心动图检查有助于 STEMI 和部分主动脉夹层病例的鉴别。

（六）诊断及鉴别诊断

1. 诊断

（1）检测到心肌损伤标记物（最好是肌钙蛋白）至少有一次数值较正常上限值的 99% 百分位值升高，同时存在至少一项下列心肌缺血证据：缺血症状；心电图改变提示新的缺血（新的 ST - T 改变或新出现的 LBBB）；心电图出现病理性 Q 波；影像学有存活心肌的丧失或新出现的局部室壁运动异常。

（2）突发意外的心源性死亡，包括心脏骤停，常有心肌缺血的症状，伴随新出现的 ST 段抬高、新发的 LBBB，和（或）冠状动脉造影或病理检查到的冠状动脉新鲜血栓证据，但是死亡发生于抽血化验前，或患者于心肌坏死标记物血中水平升高之前死亡。

（3）对肌钙蛋白基础值正常的经皮冠状动脉介入治疗（percutaneous coronary intervention，PCI）患者，心肌坏死标记物高于正常上限值的 99% 百分位值时提示有围术期心肌坏死。一般来讲，心肌坏死标记物高于 3 倍正常上限值的 99% 百分位值时可定义为 PCI 相关的 MI。其中一个亚型是支架血栓导致的 MI。

（4）对肌钙蛋白基础值正常的冠状动脉旁路移植术（coronary artery bypass grafting，CABG）患者，心肌坏死标记物高于正常上限值的 99% 百分位值时提示有围术期心肌坏死。心肌坏死标记物高于正常上限值的 99% 百分位值 5 倍，加上新出现的病理性 Q 波或新出现的 LBBB，或冠状动脉造影检测到新的桥血管或原发冠状动脉堵塞，或有新出现的存活心肌丧失的影像学证据时，可定义为 CABG 相关的 MI。

（5）AMI 的病理学发现：根据面积将 MI 分为局灶坏死、小面积（< 10% 左室心肌）、中等面积（10% ~ 30% 左室心肌）和大面积（> 30% 左室心肌）梗死。

按临床和病理学表现，MI 可分为演变期（< 6h）、急性期（6h 至 7d）、愈合期（7 ~ 28d）和已愈合期（≥ 29d）。

（6）MI 最新的临床分类 [2007 年 10 月欧洲心脏病学会（ESC）/美国心脏病学会（ACC）/美国心脏病协会（AHA）/世界心脏联盟专家联合共识]

1 型：与缺血相关的自发性 MI，由一次原发性冠状动脉事件如斑块侵蚀和（或）破裂、裂隙或夹层引起。

2 型：继发于缺血的 MI，由于需氧增加或氧供减少引起，例如冠状动脉痉挛、冠状动脉栓塞、贫血、心律失常、高血压或低血压。

3 型：突发、未预料到的心脏性死亡，包括心脏骤停，常有提示心肌缺血的症状，伴有推测为新的 ST 段抬高，或新的 LBBB，或冠状动脉造影和（或）病理上一支冠状动脉有新鲜血栓的证据，但死亡发生于可取得血样本之前或血中心肌坏死标记物升高前。

4a 型：伴发于 PCI 的 MI。

4b 型：伴发于支架血栓形成的 MI。

5 型：伴发于 CABG 的 MI。

2. 鉴别诊断

（1）心绞痛：心绞痛的疼痛性质与 MI 相同，但发作较频繁，每次发作历时短，一般不超过 15min，发作前常有诱发因素，不伴有发热、白细胞增加、红细胞沉降率增快或血清心肌酶增高，心电图无变化或有 ST 段暂时性压低或抬高，很少发生心律失常、休克和心力衰竭，含服硝酸甘油片疗效好。

变异型心绞痛：变异型心绞痛发作时可有典型的胸痛症状，有时可伴有大汗，持续时间也较一般心绞痛长，心电图上可表现为 ST 段抬高，因此在极早期易被诊断为 AMI，此类患者含化硝酸甘油后，疼痛易于缓解，ST 段很快回落，疼痛多短于 30min，如含化药物不缓解，并持续 30min 以上，应考虑已发展成 AMI。

（2）急性病毒性心肌炎：部分病毒性心肌炎患者可表现为剧烈胸痛，伴有大汗、恶心呕吐，心电图 ST 段抬高类似 AMI，但这些患者年龄多偏轻，剧烈胸痛前当天或 2 ~ 3 周前有发热感染的病史，胸痛吸气时加重，心电图 ST 段抬高的导联缺乏冠状动脉分布的特点，难以确定具体的部位，查体时可发现心包摩擦音，床旁超声心动图可发现有心包积液，室壁运动一般改变较少。此类患者心电图 ST – T 的动态演变比较缓慢，酶学升高的幅度相对较低，呈缓慢升高、缓慢下降的势态。病毒学检查或抗体滴度的动态检查可进一步明确诊断。如果病毒性心肌炎误诊为 AMI 而错误地进行了溶栓，易造成心肌内出血或心包积血。

（3）急性心包炎：尤其是急性非特异性心包炎可有较剧烈而持久的心前区疼痛，心电图出现 ST 段和 T 波变化，但心包炎患者在疼痛的同时或以前已有发热和血白细胞计数增高，疼痛常于深呼吸和咳嗽时加重，体检可发现心包摩擦音，病情一般不如 MI 严重，心电图除 aVR 外，各导联均有 ST 段弓背向下的抬高，无异常 Q 波出现。

（4）急性肺动脉栓塞：常有突发胸痛、咯血、呼吸困难、发绀和休克，多有骨折、盆腔或前列腺手术史、长期卧床史或下肢静脉曲张病史。突然发生胸痛后，有些有血压下降、过度换气，或有咯血的表现。血气分析检查应成为常规，表现为低氧血症、二氧化碳分压下降等，心脏体格检查方面可发现肺动脉瓣区第二心音亢进，心电图表现为急性电轴右偏，$S_I Q_{III} T_{III}$（I 导联新出现 S 波，Q 波出现在 III 导联，有时在 aVF、III 导联伴有 T 波倒置），下壁肢体导联可有 ST 段的轻度抬高，但 II 导联不出现 Q 波，V_1 导联呈 QR 型，急性肺栓塞时心电图的改变快速而短暂。超声心动图可见右室扩大或肺动脉扩张，X 线胸片显示肺梗死阴影，放射性核素肺灌注扫描可见放射性稀疏或缺失区。肺动脉造影是最后的确诊手段。值得注意的是 AMI 患者可并发急性肺栓塞，由于 AMI 患者最初几天卧床，下肢静脉回流减慢，加之血液呈高凝状态，容易形成下肢血栓，进而导致肺栓塞。

（5）主动脉夹层：主动脉夹层多有长时间高血压病史，症状较 AMI 更为突然，更为剧烈，一开始即达高峰。根据夹层累及的部位不同，疼痛可极为广泛，除胸痛外，背部、腰部、颈部、腹部及下肢均可有剧烈的疼痛。发病常伴有休克症状，但与血压不符，血压可以很高，有时可见某一肢体血压下降或无脉。当累及升主动脉根部时，造成主动脉瓣关闭不全，听诊时可发现主动脉瓣区的舒张期杂音。在颈动脉、锁骨下动脉起始部可听到杂音，两上肢血压、脉搏不对称。胸部 X 线示纵隔增宽，血管壁增厚。超声心动图和 MRI 可见主动脉双重管腔图像。心电图无典型的 MI 演变过程，除非主动脉夹层累及到冠状动脉的开口，造成一支冠状动脉完全闭塞，导致 MI。增强 CT 检查可明确诊断。如果将主动脉夹层误诊为 AMI 并给予溶栓，将使病情更加严重。近几年主动脉夹层的发生率逐年升高，在 AMI 的鉴别诊断时应引起注意。

（6）急腹症：急性胰腺炎、消化性溃疡穿孔、急性胆囊炎和胆石症等均有上腹部疼痛，易与以上腹部剧烈疼痛为突出表现的 MI 相混淆，但腹部有局部压痛或腹膜刺激征。无心肌酶及心电图特征性变化。

（7）其他疾病：急性胸膜炎、自发性气胸、带状疱疹等心脏以外疾病引起的胸痛，依据特异性体征、X 线胸片和心电图特征不难鉴别。

（七）治疗

1. 院外急诊处理

（1）AIVEI 的初步诊断

1）胸痛、胸部不适的症状。

2）入院时的心电图显示 ST 段抬高或新发 LBBB。通常需要重复心电图检查。

3）心肌坏死标记物（肌钙蛋白、CK－MB）升高。不要等待心肌坏死标记物的检查结果才开始再灌注治疗。

4）二维超声心动图和灌注显像有助于排除 AMI 的诊断。

（2）疼痛、气短和焦虑的缓解

1）可静脉给予类罂粟碱（如吗啡 4～8mg），每隔 5min 可再给 2mg。

2）如果有气短和心力衰竭时可给氧气（2～4L/min）。

3）如果类罂粟碱不能缓解疼痛，可考虑静脉给予 β 受体阻滞药或硝酸酯类药物。

4）镇静剂也许有益。

（3）转运和急救：医疗急救系统在接到呼救后 8min 内到达救护现场，实施患者转运和急救。描记 12 导联心电图，明确诊断，力争 AMI 患者自发病起 3h 内实现再灌注治疗，也可于 30min 内实施院前溶栓。对于溶栓治疗有禁忌或溶栓不成功的 AMI 患者，建议转上一级医院行急诊 PCI，力争使 AMI 患者到达上一级医院 90min 内或自溶栓治疗后 60min 内完成急诊或补救性 PCI。

2. 院内急救和治疗

对于所有胸痛/胸部不适症状 <12h、心电图显示相邻两个以上导联 ST 段抬高或新发（假性）LBBB 的患者都要进行再灌注治疗，包括溶栓和急诊 PCI。要求做到患者到达医院 30min 内开始溶栓（door – to – needle time <30min）或 90min 内完成 PCI（door – to – balloon time <90min），黄金时间窗是 STEMI 症状出现后 60min 内。

下列情况首选溶栓治疗：①发病早期（症状出现 <3h 且不能及时行介入治疗）；②不能选择介入治疗：导管室被占用或不能使用，血管入路困难，缺乏熟练进行 PCI 的导管室条件；③不具备 24h 急诊 PCI 治疗条件或不具备迅速转运条件，符合溶栓适应证及无禁忌证的 STEMI 患者；④具备 24h 急诊 PCI 治疗条件，但是就诊 – 球囊扩张与就诊 – 溶栓时间相差超过 60min，就诊 – 球囊扩张时间超过 90min；⑤对于再梗死的患者应该及时进行血管造影并根据情况进行血运重建治疗，包括 PCI 或 CABG，如果不能立即（症状发作后 60min 内）进行血管造影和 PCI，则给予溶栓治疗。

溶栓治疗后是否进行 PCI，需要判断溶栓疗效和临床情况。溶栓治疗失败后，应积极进行补救性 PCI。溶栓治疗后患者出现下列情况为 PCI 的适应证：①再灌注治疗失败；②休克和（或）血流动力学不稳定；③心力衰竭和（或）肺水肿；④严重心律失常；⑤持续存在缺血。

下列情况首选介入治疗：①有熟练 PCI 技术的导管室且有心外科支持：就诊 – 球囊扩张时间 <90min，就诊 – 球囊扩张比就诊 – 溶栓治疗的时间差 <60min；②高危 STEMI 患者，如心源性休克、Killip 3 级以上、前壁 AMI 等；③有溶栓禁忌证，如出血高危或颅内出血等；④患者到达医院较晚（发病 >3h）；⑤疑诊 STEMI 者。

（1）溶栓治疗

1）溶栓治疗的适应证及禁忌证（表 7 – 5、7 – 6）。

表 7 – 5　STEMI 溶栓治疗的适应证

Ⅰ类

①无溶栓禁忌证，症状出现 <12h，且至少相邻 2 个胸前导联 ST 段抬高 >0.2mV 或肢体导联 ST 段抬高 >0.1mV 的 STEMI 患者

②无溶栓禁忌证，症状出现 <12h，且有新发生或被认为是新发生的完全性 LBBB 的 STEMI 患者

Ⅱa 类

①无溶栓禁忌证，症状出现 <12h，并且 12 导联心电图支持前壁 STEMI 患者

②无溶栓禁忌证，症状出现在 12~24h，但持续有缺血症状，并且至少相邻 2 个胸前导联 ST 段抬高 >0.2mV 或肢体导联 ST 段抬高 >0.1mV 的 STEMI 患者

Ⅲ类（非适应证）

①STEMI 患者症状发生 >24h，目前症状已缓解，不应采取溶栓治疗

②STEMI 患者 12 导联心电图 ST 段压低，如不考虑后壁 MI，不应采取溶栓治疗

表 7 – 6　溶栓治疗的禁忌证

绝对禁忌证

①既往任何时间的出血性卒中

②6 个月内发生过缺血性卒中（不包括 3h 内缺血性卒中）

③脑血管结构异常（动静脉畸形等）

④中枢神经系统损伤或肿瘤

⑤最近发生的严重创伤/外科手术/头部创伤（3 个月内）

⑥最近 1 个月的胃肠道出血

⑦已知的出血障碍

⑧可疑主动脉夹层

⑨痴呆

相对禁忌证

①6 个月内的一过性脑缺血发作

②口服抗凝治疗

③妊娠或产后 1 周内

④血管穿刺部位无法止血

⑤创伤（3 周内）或者持续 >20min 心肺复苏

⑥慢性、严重没有得到良好控制的高血压或顽固性高血压（收缩压 >180mmHg）

⑦严重的肝脏疾病

⑧感染性心内膜炎

⑨活动性消化性溃疡

⑩链激酶/阿替普酶：曾有用药史（>5d 前），或对这些药物既往有过敏史

2）常用溶栓药物的剂量和用法：患者明确诊断后应该尽早用药，理想的就诊至静脉用药时间是 30min 内，但是很难达到，应该越早越好，规范用药方法和剂量是获得最佳疗效的保证。①阿替普酶：90min 加速给药法：首先静脉推注 15mg，随后 30min 持续静脉滴注 50mg，剩余的 35mg 于 60min 持续静脉滴注，最大剂量 100mg。3h 给药法：首先静脉推注 10mg，随后 1h 持续静脉滴注 50mg，剩余剂量按 10mg/30min 静脉滴注，至 3h 末滴完，最大剂量 100mg。辅助抗凝治疗参见下述的"抗凝治疗"。②链激酶：链激酶 150 万 U，30~60min 静脉滴注。辅助抗凝治疗参见下述的"抗凝治疗"。③尿激酶：150 万 U（2.2 万 U/kg）溶于 100ml 注射用水，30~60min 内静脉滴入。溶栓结束 12h 皮下注射普通肝素 7 500U 或低分子量肝素，共 3~5d。④瑞替普酶：10MU 瑞替普酶溶于 5~10ml 注射用水，静脉推注 >2min，30min 后重复上述剂量。辅助抗凝治疗参见下述的"抗凝治疗"。

3）出血并发症及其处理：溶栓治疗的危险主要是出血，尤其是颅内出血，致死率很高。减少出血并发症的关键是除外有严重出血倾向的患者。一旦患者在开始治疗后 24h 内出现神经系统状态变化，应怀疑颅内出血，并应①停止溶栓、抗血小板和抗凝治疗；②立即进行影像学检查排除颅内出血；③请神经科和（或）神经外科和血液学专家会诊，根据临床情况，颅内出血患者应当输注冻干血浆、鱼精蛋白、血小板或冷沉淀物，一旦明确脑实质出血或脑室内出血或蛛网膜下隙出血或硬膜下血肿或硬膜外血肿，给予 10U 冷凝蛋白质，新鲜冰冻血浆可以提供 V 因子和Ⅷ因子，并能增加血容量。使用普通肝素的患者，用药 4h 内可给予鱼精蛋白（1mg 鱼精蛋白对抗 100U 普通肝素）；如果出血时间异常，可输入 6~8U 的血小板。同时控制血压和血糖；使用甘露醇、气管内插管和高通气降低颅内压力；考虑外科抽吸血肿治疗。

4）疗效评估：溶栓开始后 60~180min 应当监测临床症状、心电图 ST 段抬高程度及演变和心律。血管再通的指标包括症状缓解、评价冠状动脉和心肌血流和（或）心电图。临床主要的间接判定指标包括症状、再灌注心律失常、心肌酶学峰值前移、心电图，其中心电图和心肌坏死标记物峰值前移最重要。

a. 患者在溶栓治疗后 2h 内胸痛症状基本消失。

b. 心电图抬高的 ST 段 2h 内回落 >50%。

c. 心肌坏死标记物的峰值前移，血清 CK-MB 酶峰提前到发病 14h 内。

d. 溶栓治疗后的 2~3h 出现再灌注心律失常，如加速性室性自主心律、房室传导阻滞或束支传导阻滞突然改善或消失，或者下壁梗死患者出现一过性窦性心动过缓、窦房传导阻滞伴有或不伴有低血压。

冠状动脉造影 TIMI 2 或 3 级血流是评估冠状动脉血流灌注的"金标准"，但临床中并非常规用于评价是否溶栓成功，而临床判断溶栓治疗失败的患者，应首选进行补救性 PCI。

5）溶栓的辅助治疗：抗血小板治疗：①阿司匹林：所有 STEMI 患者，只要没有阿司匹林过敏，应

立即嚼服阿司匹林300mg，此后应当长期服用阿司匹林，75~160mg/d。阿司匹林过敏者，应当用噻吩吡啶类药物替代。②腺苷二磷酸（adenosine diphosphate，ADP）受体拮抗药：目前常用的ADP受体拮抗药有氯吡格雷和噻氯匹定，由于噻氯匹定粒细胞减少症和血小板减少症的发生率高于氯吡格雷，故优先使用氯吡格雷，在患者不能应用氯吡格雷时可以用噻氯匹定替代。COMMIT-CCS 2研究和氯吡格雷作为再灌注的辅助治疗/MI溶栓研究28（CLARITY-TIMI 28）证实，药物溶栓治疗的患者联合应用氯吡格雷和阿司匹林优于单用阿司匹林。溶栓治疗的患者如没有明显出血危险，可以联合氯吡格雷（75mg/d）治疗。因阿司匹林过敏或胃肠道不能耐受而不能使用阿司匹林的溶栓治疗患者，建议使用氯吡格雷。正在使用噻氯匹定或氯吡格雷并准备CABG的患者，应当暂停用药至少5d，最好7d，除非紧急血管再通的益处超过出血风险。③糖蛋白Ⅱb/Ⅲa受体抑制药：这类药物与溶栓联合可提高疗效，但出血并发症增加。阿昔单抗和半量瑞替普酶或替奈普酶联合使用进行再灌注治疗可能在下列患者预防再梗死以及STEMI的其他并发症：前壁MI、年龄<75岁，没有出血危险因素。对75岁以上的患者，因为颅内出血风险明显增加，不建议药物溶栓与糖蛋白受体Ⅱb/Ⅲa抑制药联合应用。

抗凝治疗：溶栓治疗的患者需要抗凝血酶治疗作为辅助治疗，可以选择普通肝素或低分子量肝素，以及Ⅱa和Xa因子抑制剂。①普通肝素：应用纤维蛋白特异性的溶栓药物（如阿替普酶、瑞替普酶或替奈普酶）治疗的患者需要联合静脉应用普通肝素。普通肝素剂量为溶栓前给予冲击量60U/kg体重（最大量4 000U），溶栓后给予每小时12U/kg体重（最大量1 000U/h），将活化部分凝血活酶时间（activated partial thromboplastin time，APTT）调整至50~70s，持续48h。应用非选择性溶栓药物（链激酶、尿激酶）治疗的高危患者（大面积或前壁MI、心房颤动、既往栓塞史或左室血栓）也可给予普通肝素皮下注射（溶栓12h后）。使用肝素期间应当每天监测血小板计数，避免肝素诱导的血小板减少症。②低分子量肝素：与普通肝素比较，低分子量肝素用药方便，无需监测。依诺肝素与溶栓再灌注治疗AMI/MI溶栓研究25（EXT-RAC-TIMI25）为低分子量肝素与多种溶栓药物（链激酶、阿替普酶、瑞替普酶、替奈普酶）联合应用提供了证据。可以选择那屈肝素、达肝素和依诺肝素，用药方法见药物说明书，例如依诺肝素30mg静脉注射，随后1mg/kg体重皮下注射，每天2次；年龄>75岁或肾功能不全的患者，依诺肝素减少剂量至0.75mg/kg体重，每天2次。严重肾功能不全，肌酐清除率<30ml/min，减量至1mg/kg体重皮下注射，每天1次，或改用普通肝素并监测APTT。③Xa抑制剂——磺达肝癸钠：磺达肝癸钠是人工合成的戊糖，为间接Xa因子抑制剂。剂量为2.5mg，每天1次皮下注射，共8d。缺血综合征策略评价组织（OASIS-6）研究显示，磺达肝癸钠与普通肝素比较，死亡和再梗死的危险明显减少，同时联合溶栓治疗的严重出血发生率明显低于普通肝素。④直接凝血酶抑制剂：对发生或怀疑肝素诱导的血小板减少患者，应当考虑直接凝血酶抑制剂替代肝素，水蛭素类似物与早期再灌注或闭塞（HERO-2）研究中使用比伐卢定（bivalirudin）代替肝素与链激酶合用。给药方法为两段给药（0.25mg/kg体重冲击量后，第一个12h每小时静脉注射0.5mg/kg体重，随后36h每小时0.25mg/kg体重），如果12h内APTT>75s应当减量。国内目前有阿加曲班，剂量为30~100μg/kg体重静脉推注，然后每分钟2~4μg/kg体重滴注72h，根据APTT调整剂量。

虽然PCI在冠心病治疗中应用越来越广泛，但是基于溶栓治疗具有快速、简便、经济、易操作的特点，仍然是减少STEMI患者病死率和改善预后的重要方法。对溶栓治疗应当选择恰当的适应证，减少出血并发症，对达到在最短的时间内溶解血栓、开通血管治疗仍然具有不可替代的价值。溶栓药物种类较多，不同药物在不同适应证的用药方法也存在较大差异。同时需要规范的进行溶栓辅助治疗，以便最大程度地减少出血并发症。

（2）介入治疗：2007 ACC/AHA STEMI诊疗指南中关于紧急有创治疗策略和挽救性PCI建议如下。

Ⅰ类建议：已行溶栓治疗并具有以下任一情况的患者，建议采用冠状动脉造影并拟行PCI或急诊CABG的治疗策略：①<75岁适宜血运重建的心源性休克患者（证据水平B）；②重度充血性心力衰竭和（或）肺水肿（证据水平B）；③导致血流动力学紊乱的室性心律失常（证据水平C）。

Ⅱa类建议：年龄≥75岁、已接受溶栓治疗且发生心源性休克的患者，如适宜血运重建，有理由采用冠状动脉造影并拟行PCI或急诊CABG的治疗策略（证据水平B）；伴有以下一项或多项情况的患者有理由接受挽救性 PCI：①血流动力学或电活动不稳定（证据水平 IA）；②持续的缺血症状（证据水平 C）；③溶栓治疗失败（初始损伤导联 ST 段在溶栓治疗 90min 后回落幅度 <50%）且具有中等或大面积 MI 风险（前壁 MI、并发右室 MI 或心前区 ST 段压低的下壁 MI）（证据水平 B）。

Ⅲ类建议：已接受溶栓者，如不愿进一步接受侵入性治疗或具有禁忌证，不推荐行冠状动脉造影（证据水平 C）。

2008 年 ESC 关于 STEMI 介入治疗指南推荐冠状动脉造影适用于拟行 PCI 或急诊 CABG，或已接受溶栓治疗但并发心源性休克，适合于血管重建者（Ⅱa C）；推荐冠状动脉造影适用于溶栓治疗失败（ST 段在溶栓后 90min 内回落 <50%）并存在中等或大面积 MI 风险拟行补救性 PCI 者（Ⅱa C）；推荐补救性 PCI 适用于血流动力学或心电学不稳定，或持续存在缺血性症状者（Ⅱa B）。

急诊 PCI 的最佳适应证（Ⅰ）有：就诊－球囊扩张时间 <90min；发病 ≤3h 者，溶栓治疗慢而 PCI 治疗快，从就诊－球囊扩张比就诊－溶栓治疗时间差 <60min；发病 >3h，就诊－球囊扩张时间 <90min；心源性休克，发病 <36h，休克 <18h 者；<75 岁，无禁忌证，适合并同意行 PCI 者；急性左心衰肺水肿者，发病 <12h，从就诊－球囊扩张时间 <90min 者。

急诊 PCI 的次佳适应证（Ⅱa）有：心源性休克，发病 <36h，休克 <18h 者；年龄 ≥75 岁，同意并适合行 PCI；AMI 发病 12～24h，伴心力衰竭、血流动力学或心电不稳定，或持续缺血状态者。

急诊 PCI 的非适应证（Ⅱb）或禁忌证（Ⅲ）有：AMI 来院较早适合溶栓者，由技术欠熟练者（<75 例/年）行 PCI Ⅱb）；AMI 患者血流动力学稳定，实施非梗死相关冠状动脉 PCI（Ⅲ）；AMI 发病 >12h，无症状，且血流动力学和心电稳定者（Ⅲ）。

2008 年发表的 FINESSE 研究是关于易化 PCI 期待已久的临床试验，与既往研究相同，该研究也观察到了易化 PCI 在影响 ST 段回落及术前血管开通方面的优势，但阿昔单抗加瑞替普酶（联合易化 PCI）及单独应用阿昔单抗（阿昔单抗易化 PCI）这两种易化 PCI 策略在降低临床事件方面均不优于直接 PCI，且出血发生率有显著增高趋势。与直接 PCI 相比，采用联合易化 PCI 每治疗 1 000 个病例可减少 9 起缺血事件，但出血事件却增加超过 25 起，其临床净效益是有害的。由于易化 PCI 无益，因此对于计划行直接 PCI 者，尤其是发病已超过 2h 者，一般不主张行溶栓治疗。2008 年 ESC 指南建议对全剂量溶栓的高危、出血风险低（年轻、血压控制好，正常体重）的患者可行易化 PCI（Ⅱb C），但计划全剂量溶栓后行"即刻 PCI"不但无益，而且可能有害（Ⅲ C）。

（3）泵衰竭和休克的治疗

1）轻度和中度心力衰竭的治疗：①氧气。②呋塞米 20～40mg 静脉注射，如果必要可于 1～4h 重复给药。③硝酸酯类药物，如果没有低血压可应用。④血管紧张素转换酶抑制药（ACEI），在无低血压、低血容量或肾衰竭的情况下应用。

2）重度心力衰竭的治疗：①氧气。②呋塞米 20～40mg 静脉注射，如果必要可于 1～4h 重复给药。③硝酸酯类药物，如果没有低血压可应用。④正性肌力药，多巴胺和（或）多巴酚丁胺。⑤血流动力学评估，应用球囊漂浮导管。⑥通气支持，如果氧分压较低应考虑早期再灌注治疗。

3）休克的治疗：①氧气。②血流动力学评估，应用球囊漂浮导管。③正性肌力药，多巴胺和（或）多巴酚丁胺。④通气支持，如果氧分压较低应考虑早期通气支持。⑤主动脉内球囊反搏。⑥考虑左室辅助装置和早期再灌注。

（4）室性心律失常的治疗：AMI 患者恶性室性心律失常的发生率已减少，可能因再灌注治疗或其他干预措施如 β 受体阻滞药产生的益处。虽然预防性使用利多卡因可减少心室颤动发生，但可能因为抑制了心动过缓时室性逸搏而增加心脏性死亡的可能，弊大于利，不再推荐预防使用。

对于无脉室性心动过速或心室颤动，其治疗与心脏骤停治疗相同。应立即开始标准的高级心脏生命支持方案，包括非同步电除颤后，判断气道通畅情况并进行心肺复苏。

对于持续性单形或多形性室速的治疗：①QRS 波增宽的心动过速诊断不清时，按室性心动过速治疗；②对持续性单形室性心动过速伴有血流动力学不稳定时，立即同步直流电复律（如果心室率过快，QRS 波过宽，则需非同步直流电复律）；③持续性单形室性心动过速如血流动力学尚稳定，可首选药物治疗，指南推荐静注普罗卡因胺，但国内目前无此药，故也可应用胺碘酮，150mg 于 10min 左右静脉注入，必要时可重复，然后 1～2mg/min 静滴 6h，再减量维持。如果患者心功能正常，也可应用索他洛尔或利多卡因静注。但如果心功能降低，推荐静脉应用胺碘酮，其后应用胺碘酮口服。

AMI 时，加速性室性自主节律发生率高达 40%，有时为再灌注的标志，此种心律失常为良性，一般无须治疗。

MI 超过 40d，左心室射血分数≤0.30～0.40，NYHA 心功能 Ⅱ 或 Ⅲ 级者，猝死的一级预防应置入埋藏式心脏复律除颤器（implantable cardioverter defibrillator，ICD）；血流动力学不稳定的持续性室性心动过速或心脏骤停，猝死的二级预防应置入 ICD。

3. 二级预防

完全戒烟、控制血压（β受体阻滞药和 ACEI）以及严格降脂。要求患者不但要完全戒烟，而且不能处于吸烟的环境中。血压控制在 140/90mmHg 以下，并发糖尿病或慢性肾损害者应控制在 130/80mmHg 以下，糖化血红蛋白应低于 7%，体重指数控制在 18.5～24.9，鼓励患者活动，减轻患者思想负担，主张每年应接种流感疫苗。

STEMI 患者 LVEF＜40% 或并发高血压、糖尿病或慢性肾损害而无 ACEI 禁忌证者应尽早开始 ACEI 治疗，尤其适合于前壁 AMI、伴肺淤血、LVEF＜40% 的患者，血管紧张素受体拮抗药则适于不能耐受 ACEI 者。指南推荐 STEMI 并发收缩功能不全的心力衰竭患者联合应用血管紧张素受体拮抗药和 ACEI 可能更有效。低危 STEMI 患者服用 ACEI 仍可获得益处。

正在服用 ACEI 或 β受体阻滞药的 MI 后患者，如 LVEF＜40%，或并发糖尿病或临床心力衰竭而无明显肾功能障碍或高血钾者，应服用醛固酮受体拮抗药。

患者入院 24h 内即应开始调脂治疗，使低密度脂蛋白胆固醇（LDL－C）低于 100mg/dl，并可能进一步降低至 70mg/dl 以下。如患者治疗前 LDL－C 基线在 70～100mg/dl，应进一步降低至 70mg/dl 以下。

二级预防应全面综合考虑，为方便记忆可归纳为以 A、B、C、D、E 为符号的五个方面。

A. asprin 抗血小板聚集（阿司匹林或氯吡格

雷、噻氯匹定）

anti－anginal therapy 抗心绞痛治疗，硝酸

酯类制药

B. beta－blocker 预防心律失常，减轻心脏负荷等

blood pressure control 控制好血压

C. cholesterol lowing 控制血脂水平

cigarettes quiting 戒烟

D. diet control 控制饮食

diabetes treatment 治疗糖尿病

E. education 普及有关冠心病的教育，包括患

者及其家属

exercise 鼓励有计划的、适当的运动锻炼

（八）预后

预后与梗死范围的大小、侧支循环产生的情况以及治疗是否及时有关。急性期住院病死率过去一般为 30% 左右，采用监护治疗后降至 15% 左右，采用溶栓疗法后再降至 8% 左右，住院 90min 内施行介入治疗后进一步降至 4% 左右。死亡多发生在第 1 周内，尤其在数小时内，发生严重心律失常、休克或心力衰竭者，病死率尤高。

（纪翠玲）

第三节 心肌梗死并发症

急性心肌梗死（acute myocardial infarction，AMI）是冠状动脉急性闭塞导致心肌缺血缺氧性坏死，主要原因是动脉硬化斑块破裂并继发血小板黏附聚集和血栓形成，最终引起冠状动脉闭塞；严重的冠状动脉痉挛也可导致急性心肌梗死。急性心肌梗死时由于心肌坏死、心室重构和心脏扩大可引起心脏结构和功能异常，严重程度取决于梗死相关血管的供血范围、血栓形成和血管闭塞的速度以及侧支循环情况等。有关急性心肌梗死的临床特点已经在本章的第二节详细阐述，本节主要就心肌梗死相关并发症进行介绍。急性心肌梗死伴发的心力衰竭、心律失常和心源性休克归属于临床表现抑或并发症尚无定论，本节一并讨论。

一、心力衰竭

急性心肌梗死时的心力衰竭主要与大量心肌坏死、心室重构和心脏扩大有关，也可继发于心律失常或机械并发症。心肌缺血坏死面积是决定心功能状态的重要因素，梗死面积占左心室的20%时即可引起心力衰竭，梗死面积超过40%则将导致心源性休克。STEMI急性期的心力衰竭往往预示近期及远期预后不良。心力衰竭的临床特点包括呼吸困难、窦性心动过速、第三心音和肺内啰音。

（一）急性心肌梗死的心功能分级

心力衰竭程度采用急性心肌梗死Killip心功能分级法和Forrest血流动力学心功能分类。

（二）治疗

急性心肌梗死伴心力衰竭的治疗应根据患者的临床表现和血流动力学特点来选择。

1. 轻度心力衰竭（killip Ⅱ级）

（1）吸氧：监测氧饱和度。

（2）利尿药：呋塞米20~40mg，必要时间隔1~4h可重复使用。大多数心力衰竭患者对利尿药反应良好，用药后可降低肺小动脉嵌入压（PWP），减轻呼吸困难，降低左心室舒张期容量和心肌耗氧量。增高的左心室舒张末压的降低有助于改善心肌的氧供，而肺淤血的减轻又使氧合效果增加，使心脏收缩力、射血分数、每搏量和心排血量增加。但应避免过度利尿导致的低血容量、电解质紊乱。

（3）硝酸甘油：以扩张容量血管为主，可降低前负荷、扩张冠状动脉、降低心肌耗氧量。硝酸甘油应从10μg/min的小剂量开始，每5~10min增加5~20μg，并依据临床和血流动力学调整剂量，一般可加至上限200μg/min。应注意低血压和长时间连续应用的耐药性。并发右室梗死者不宜用硝酸甘油。

（4）无低血压、低血容量或明显肾功能不全者可给予血管紧张素转换酶抑制药（ACEI），不能耐受者可选择血管紧张素受体拮抗药（ARB）。

2. 严重心力衰竭和休克（killip Ⅲ~Ⅳ级）

（1）吸氧：持续正压给氧、无创或机械通气。

（2）无低血压：可给予硝酸甘油，逐渐加量至收缩压下降>30mmHg，或收缩压低于90mmHg。

（3）低血压者：可用正性肌力药物。多巴胺5~15μg/（kg·min），有肾脏低灌注者多巴胺<3μg/（kg·min）；治疗不满意者应进行血流动力学监测。心肌梗死急性期，尤其是第一个24h内禁用洋地黄类正性肌力药物，以免造成心脏破裂、梗死面积扩大及恶性心律失常。

（4）心源性休克者：应给予多巴胺和多巴酚丁胺、主动脉内气囊反搏泵（IABP）或左心辅助装置，尽早行血管重建术。

二、心律失常

见于75%~95%的AMI患者，多发生在起病1~2周内，而以24h内最多见，心律失常是急性心梗早期死亡的重要原因之一。由于再灌注治疗和β受体阻断药的广泛应用，心肌梗死后48h内室性心律失常的发生率明显降低。低血钾、低血镁等电解质紊乱是室性心律失常的重要诱发因素。

1. 室性心律失常　室性心律失常多见于前壁心肌梗死患者，可表现为室性期前收缩，也可能发生室性心动过速和心室纤颤。药物治疗包括利多卡因、胺碘酮等。利多卡因可减少室性心律失常的发生，但可能增加病死率（可能与心动过缓和停搏有关），主要用于猝死高风险患者。

（1）室性期前收缩：急性心肌梗死偶发室性期前收缩对血流动力学无明显影响，一般不需治疗。频发、多源性或舒张早期的室性期前收缩易促发室性心动过速或室颤，应给予抗心律失常药物治疗。β受体阻滞药治疗室性期前收缩和预防室颤十分有效，无禁忌证的患者应早期应用。

（2）室性心动过速和室颤：室性心动过速（包括尖端扭转型室速）和室颤是急性心肌梗死患者入院前和住院期间死亡的主要原因。心肌缺血所致的原发性室速或室颤可增加住院期间病死率，但如果能给予及时有效的治疗，对患者远期预后无明显影响。继发于充血性心力衰竭、休克、束支传导阻滞或室壁瘤的继发性室性心律失常或发病48h以后发生的室性心律失常，住院期间病死率高，远期预后差。室性心动过速和室颤发作前可无任何先兆症状。

室颤的治疗首选非同步电复律（200～360J）。血流动力学稳定的持续性室性心动过速可给予抗心律失常药物治疗，常用的药物包括①利多卡因：先给予1.0～1.5mg/kg的负荷剂量，然后以20～50μg/kg持续静脉点滴。②胺碘酮：负荷量75～150mg，维持量0.5～1.0mg/min，持续静脉点滴。胺碘酮不仅有较强的抗心律失常作用，而且可扩张冠状动脉，是治疗急性心肌梗死伴室性心律失常的常用药物。也可选用索他洛尔。血流动力学不稳定或药物治疗无效的室性心动过速应尽早行电转复。

加速性室性自主心律（心率<120/min）和非持续性室速（持续时间<30s）对血流动力学影响不大，大多为良性过程，一般不需特殊治疗。

2. 室上性心律失常　心房扑动和心房颤动是急性心肌梗死时较为常见的室上性心律失常，常继发于心力衰竭或心房梗死及心电不稳定。伴发心力衰竭者以控制心力衰竭、改善心功能治疗为主，无心力衰竭的房扑或房颤可给予β受体阻断药或钙离子拮抗药（维拉帕米或地尔硫草）等控制过快的心室率，也可给予胺碘酮。如药物治疗效果不佳，心室率超过120/min，或引起心力衰竭、休克或缺血加重等严重的血流动力学不稳定，应予同步电复律。此外，心房纤颤者应加用肝素或低分子量肝素抗凝。

3. 缓慢性心律失常　包括窦性心动过缓、窦房阻滞、房室传导阻滞，多发于急性下壁心肌梗死，常常为一过性，可伴迷走神经张力增高表现。前壁心肌梗死伴完全性房室传导阻滞提示梗死面积大，预后不良。

（1）窦性心动过缓：伴血流动力学影响的心动过缓可静脉给予阿托品，心室率低于40/min者应行心脏临时起搏治疗。

（2）房室或室内传导阻滞：静脉给予阿托品，传导阻滞致心动过缓伴血流动力学异常者可置入临时起搏导管。

三、低血压和休克

急性心肌梗死再灌注治疗可明显改善患者预后，心源性休克（cardiogenic shock）的发生率已从20%降至7%左右，而其中90%以上发生在住院期间。高龄、左心功能减退、糖尿病及再发心肌梗死和前壁大面积心肌梗死的患者易发生心源性休克，休克可单独出现或与心力衰竭合并发生。心源性休克为killip Ⅳ级，血流动力学分型第4型，预后极差，药物保守治疗的病死率高达70%～80%，积极的血运重建不仅使心源性休克的发生率降低，病死率也明显下降，文献报道为40%～50%。

（一）临床表现

严重的低血压，心排血量明显减低（CI<1.8L/min/m²）和左心室舒张末压增高（PWP>18～20mmHg）为主要表现。患者可出现低血压和周围循环衰竭，如烦躁不安、面色苍白、皮肤湿冷、脉细而快、大汗淋漓、尿量减少，甚至昏厥。

低血压状态不应混同于心源性休克。部分患者因剧烈胸痛、迷走神经反射、药物影响或伴有右心室梗死可出现一过性低血压，但不伴有周围循环衰竭，左心室充盈压不高，对症治疗后血压可很快恢复正常。

（二）心源性休克的治疗

（1）持续血流动力学监测：监测血压、PWP 和心排血量。

（2）血管活性药物：可选用多巴胺、多巴酚丁胺（详见心力衰竭的治疗）。

（3）血管扩张药：经上述处理血压仍不升，而肺楔嵌压增高，心排血量低或周围血管显著收缩以致四肢厥冷并有发绀时，可在使用多巴胺同时试用血管扩张药并应严密监护血压。

（4）IABP：可改善大部分心源性休克患者的血流动力学状态，应作为心源性休克患者进行外科或血管介入治疗术的辅助和支持治疗方法。单纯使用 IABP 并不能降低心源性休克患者的总体病死率。

（5）冠状动脉血运重建术：成功的冠状动脉血运重建术可使心源性休克患者的病死率降至 40% ~ 50%。血运重建术应根据患者冠状动脉病变特点及是否并发室间隔穿孔等机械并发症来选择冠状动脉介入治疗抑或冠状动脉搭桥术（CABG）。

四、心脏破裂

心脏破裂（cardiac rupture）是急性心肌梗死的主要死亡原因之一，占急性心肌梗死死亡的 10% ~ 15%。临床特征取决于受累的部位，心脏游离壁破裂较为常见，常在起病 1 周内出现，约占 STEMI 患者院内死亡原因的 10%；其次为室间隔穿孔。成功的直接冠状动脉介入治疗（PCI）和早期溶栓治疗可以降低心脏破裂的发生率，并可改善远期预后，而晚期的溶栓治疗则可能增加心脏破裂的发生。

（一）心脏游离壁破裂

心脏游离壁破裂是急性心肌梗死最致命性的并发症，在所有 STEMI 入院患者中占 1% ~ 6%，临床救治困难。心脏破裂有两个高发期，即心肌梗死后 24h 以内，或心肌梗死后 3 ~ 5d。

1. 心脏游离壁破裂的临床特点　①高龄患者多发，女性患者发生率更高，为男性患者的 4 ~ 5 倍；②高血压者更常见；③多为初次心肌梗死，既往多无心绞痛或心肌缺血证据；④大面积 STEMI 较易发生，尤其是梗死面积累及 20% 以上心肌的大面积心肌梗死；⑤心脏游离壁破裂多发生在前降支供血区域的前壁或前侧壁、梗死心肌与正常组织的交界部位；⑥左心室破裂多于右心室，心房破裂发生率很低；⑦室壁肥厚或有较好侧支循环的部位较少发生；⑧常伴随心肌梗死的延展；早期的心脏破裂更多发生在前壁心肌梗死，而与是否接受了再灌注治疗无关。晚期的心脏破裂则主要与梗死延展有关，与梗死的部位无关，而成功再灌注的患者较少发生；⑨接受溶栓治疗心脏破裂发生率高于接受成功的 PCI 治疗者。但如果介入治疗失败或术后发生严重的无复流或慢血流将增加心脏破裂的风险；⑩应用糖皮质激素或非甾体类抗炎药易发生心脏破裂。抗凝治疗不增加心脏破裂的风险。

心脏游离壁破裂前患者常反复发生程度剧烈的心绞痛，药物治疗效果不佳。左室游离壁破裂的典型表现包括胸痛、心电图 ST - T 改变，同时伴有迅速进展的血流动力学衰竭，或突发心脏压塞和电机械分离。

心脏破裂发生时患者病情骤变，因心包积血和急性心脏压塞对标准的心肺复苏无反应，患者可在数分钟内致死。但如果破裂口较小，患者可呈现亚急性过程，出现恶心、低血压或心包炎相似的表现，也可发生心脏压塞。存活率取决于破裂口的大小，发生的速度，血流动力学的稳定性等。

超声心动图检查是心脏机械性并发症诊断的有效手段，游离壁破裂时超声检查可发现心包积液，有时可探及破裂口和分流，并可确定心包积液程度。但病情危急的患者往往来不及进行超声心动图检查。

2. 心脏破裂的预防　①早期成功再灌注和开放侧支循环；②已经接受再灌注治疗的患者反复发生严重的胸痛，在警惕血管再闭塞的同时也要想到心脏破裂的可能；而未接受再灌注治疗的患者在积极治疗心肌缺血的过程中症状难以控制者也要高度警惕，密切观察；③识别和控制危险因素，如积极降压、控制心力衰竭，镇静等。

3. 治疗　多数心脏破裂的患者来不及救治。反复发生梗死后心绞痛者应警惕心脏破裂，给予硝酸酯类药物、吗啡，静脉 β 受体阻滞药等，令患者绝对卧床，镇静，控制血压。发生心脏破裂时可行心包穿刺引流、IABP、快速补液，部分患者病情可能暂时稳定，为外科手术创造条件。急诊手术不必等待冠状动脉造影结果。手术治疗急性心脏破裂的成功率极低。

怀疑亚急性心脏游离壁破裂、心脏压塞时可行心包穿刺引流术，有助于诊断和缓解症状。如果患者近期未行冠状动脉造影，则应在病情允许时尽早完成冠脉造影，以决定进一步的血运重建和外科修补手术。

左心室破裂口也可被血栓、血肿和心包壁层粘连而发生心脏不完全破裂，血栓机化并与心包一起形成假性动脉瘤（pseudoaneurysm）。假性动脉瘤大小不一，与左心室间通常有一个较窄的交通，可造成血液分流和动脉栓塞，瘤体不含心肌组织成分。假性动脉瘤诊断主要依据超声心动图和心室造影。

美国 ACC/AHA 对左室游离壁破裂的治疗建议如下：①游离壁破裂的患者应考虑急诊心脏手术修复，除非患者不同意或存在外科手术的禁忌证，预期进一步的支持治疗无效（Ⅰ类适应证，证据级别B）；②修补游离壁的同时应进行 CABG（Ⅰ类适应证，证据级别C）。

（二）室间隔破裂穿孔

室间隔破裂穿孔是急性心肌梗死少见而严重的并发症，约占心脏破裂的10%，心肌梗死总病死率的5%。室间隔穿孔大多发生在心肌梗死后 3~5d，也可在发病24h内或2周后。在溶栓前年代室间隔穿孔通常发生在心肌梗死后1周，发生率为2%；再灌注治疗使其发生率下降至0.2%，但发生时间前移，病理变化加重。室间隔破裂穿孔的自然病程凶险，迅速发生心力衰竭、心源性休克，病死率高。内科保守治疗效果差，手术治疗有时可能挽救生命。

室间隔穿孔多发生在首次 STEMI、多支病变，尤其是左前降支病变（前壁心梗）的患者。缺乏侧支循环、高龄、高血压、溶栓治疗可能也与其发生有关。

室间隔穿孔多发生在坏死心肌的边缘处，多为单一破裂口，1cm 至数厘米大小，可以是明确相通的孔洞，也可以是不规则或潜行的穿孔。前壁心肌梗死引起的室间隔穿孔大多靠近心尖部，而下壁心肌梗死引起的室间隔穿孔则在室间隔的基底部。

1. 临床表现　大部分患者室间隔穿孔时表现为胸痛加重。血流动力学异常与穿孔的面积、速度有关，患者可在几小时内出现低血压或心源性休克、严重的左右心力衰竭（右心力衰竭明显）和新出现的杂音，杂音位于胸骨左缘第 3~4 肋间或心尖内侧，为粗糙、响亮的全收缩期杂音，50%的患者可触到收缩期震颤，部分可听到心包摩擦音，约 20% 患者可出现急性二尖瓣关闭不全的体征。

二维超声心动图和彩色多普勒成像技术是诊断室间隔穿孔简便易行且较为准确的诊断方法。冠脉造影和左心室造影可进一步明确诊断并为治疗选择提供准确资料。

2. 治疗　急性心肌梗死并发室间隔穿孔的治疗十分棘手，预后不良。要根据穿孔的大小、血流动力学是否稳定、患者的伴随情况、医院的治疗水平等因素决定治疗方式。包括内科保守治疗、外科手术治疗（室间隔穿孔修补术 + CABG）、经皮室间隔破裂口封堵术及 PCI。

（1）内科治疗：如果室间隔穿孔较小，分流量不大，患者的血流动力学较稳定，可以在密切观察病情变化的情况下采用内科保守治疗。包括利尿药、血管扩张药和正性肌力药物以及 IABP 辅助支持。药物治疗稳定病情仅仅是暂时的，大部分患者病情迅速恶化。IABP 支持下，使用多巴胺和多巴酚丁胺等药物可使部分患者血流动力学有一定改善，为手术或实施介入治疗创造时机和条件。

（2）外科手术治疗：手术修补室间隔破裂口仍是目前最有效的治疗手段，可改善室间隔穿孔患者预后，明显提高存活率，美国 ACC/AHA 急性心肌梗死并发室间隔破裂治疗指南建议不论患者临床状态如何，均应立即进行手术干预治疗。手术疗效与手术时机、术前是否并发心源性休克、梗死及室间隔穿孔的部位等因素有关。近年来随着心外科手术水平、麻醉及围术期处理水平的显著提高，多数专家认为只要诊断明确，尤其是穿孔较大者，无论是否并发心源性休克均应急诊手术。血流动力学稳定的患者应先行内科治疗，3~6 周后再手术。一般主张在行室间隔修补术同时行冠状动脉旁路移植手术。如果冠脉病变较为简单，也可采取冠脉介入治疗 + 外科室间隔修补术，以减少手术创伤、缩短手术时间，降低并发症。术后有 20% ~25% 的患者可能发生补片边缘撕裂和（或）新发室间隔穿孔。

（3）介入治疗：随着介入技术和器械的日渐发展，近几年采用经皮经导管置入 Amplatzer 室间隔封堵器治疗急性心肌梗死后室间隔穿孔已有报道，但国内外完成的例数均很少，尚缺乏足够的经验。完成室间隔封堵的同时酌情行 PCI 治疗。

（三）乳头肌功能失调或断裂（dysfunction or rupture of papillary muscle）

急性心肌梗死早期，10%~50% 的患者发生乳头肌功能不全，心尖区可闻及收缩中晚期喀喇音和吹风样收缩期杂音，杂音较少超过 3~4 级，第一心音可不减弱或增强。临床症状不多，缺血缓解后可消失。

少数患者（3%~4%）可发生乳头肌断裂，突然出现严重的二尖瓣关闭不全及左心功能衰竭、急性肺水肿或心源性休克。下壁心肌梗死引起的后中乳头肌断裂较为多见。乳头肌断裂是急性心肌梗死后少见但致命性的并发症，常发生于急性心肌梗死后 1 周内，部分断裂可延迟至 3 个月内。病情进展迅速，内科疗效差，病死率高，如无外科手术治疗，90% 的患者在 1 周内死亡

超声心动图是主要的无创检查手段，有助于诊断和鉴别诊断。

乳头肌功能不全的治疗应以扩张冠状动脉、改善心肌供血为首选，药物治疗包括硝酸酯类药物和耐受剂量的 β 受体阻断药，并在病情允许的情况下行冠状动脉造影，酌情行 PCI 或 CABG 治疗。乳头肌断裂的患者应尽早使用血管扩张药，降低体循环阻力，必要时置入 IAB。血流动力学稳定者可先内科治疗，择期手术；病情不稳定或恶化者则应尽快行外科手术，包括瓣膜置换（成形）术和 CABG。

五、心室膨胀瘤

心室膨胀瘤（ventricular aneurysm）或称室壁瘤，发生率为 5%~10%，室壁瘤多见于首次发作、前降支完全闭塞且无侧支循环形成的前壁大面积心肌梗死患者，好发于前壁和心尖处。易并发充血性心力衰竭、动脉栓塞及严重的心律失常，病死率较无室壁瘤者高 5~6 倍。也有人将室壁瘤称为真性室壁瘤，以别于心室游离壁破裂形成的假性室壁瘤，二者的治疗和预后迥异。

临床表现包括心绞痛、充血性心力衰竭、血栓栓塞和室性心律失常。体检可见心界向左侧扩大，心脏搏动较弥散，第一心音减弱，第三心音奔马律，少数患者心尖部可闻及收缩期杂音。心电图所见为梗死相关部位 ST 段持续抬高，一般认为 ST 段抬高超过 4~8 周或以上即应考虑室壁瘤形成。超声心动图、放射性核素心血池显像以及左心室造影可见局部心缘突出或有反常搏动。

急性心肌梗死早期成功的再灌注治疗可减小梗死面积，限制梗死延展，有助于减少室壁瘤形成。较小的室壁瘤对心功能影响不大，不需特殊处理，但应给予 ACEI 类药物和抗血小板治疗，限制左室重构，防止血栓性并发症。室壁瘤较大者可使心排血量减少，影响患者的心功能并易造成血栓栓塞，必要时应行外科手术治疗。美国 ACC/AHA 急性心肌梗死治疗指南的建议为：STEMI 患者出现室壁瘤，如果伴有顽固性室性心动过速和（或）对药物治疗和导管治疗无反应的泵衰竭，可考虑行左室室壁瘤切除术和冠状动脉搭桥术（Ⅱa 类适应证，证据级别 B）。

六、心肌梗死后心包炎及梗死后综合征

急性 STEMI 患者常常可发生急性心包炎，表现为胸痛、心包摩擦音，可发生于心肌梗死后的 24h 内至 6 周。早期心包炎主要为梗死延展到心外膜导致的局部急性纤维素性炎症。而梗死后综合征大多发生于心肌梗死后数日至 6 周内，为坏死物质所致的自身免疫性心包炎、胸膜炎和（或）肺炎，表现为发热、胸膜 - 心包积液伴胸痛。

（一）心肌梗死后心包炎（post - infarction pericarditis）

心包炎的典型症状为胸痛，发生率达 90% 以上，易与梗死后心绞痛或再梗死混淆。但心包炎的疼痛持续时间更长，可向颈背肩放射，与呼吸和体位变化有关。70% 左右的心包炎患者可在心肌梗死后 2~3d 出现心包摩擦音，但由于摩擦音持续时间较短暂，临床上易被漏诊。

心包炎典型的心电图表现为多导联 ST 段弓背向下抬高，但常常被心肌梗死本身的心电图变化所掩

盖或被忽略。鉴别的要点是心包炎往往缺乏定位性。

治疗主要是对症止痛，重症患者可给予阿司匹林 2～3g/d，分次口服。不主张用非甾体类抗炎药或肾上腺皮质激素。目前尚无证据表明心肌梗死后心包炎需要停用抗凝、抗血小板药物，但应严密监测出凝血时间及心包积液的变化。美国 ACC/AHA 指南建议：①阿司匹林用于 STEMI 后心包炎的治疗剂量为每 4～6h 口服 650mg（肠溶制剂）（Ⅰ类适应证，证据级别 B）；②如果有心包渗出或积液，应即刻停止抗凝治疗（Ⅰ类适应证，证据级别 C）；③对阿司匹林不能完全控制的梗死后心包炎，最好采用以下一种或多种药物：每 12h 口服一次 0.6mg 秋水仙碱（Ⅱa 类适应证，证据级别 B）或每 6h 口服 500mg 对乙酰氨基酚（Ⅱa 类适应证，证据级别 C）；④非甾体类抗炎药可用于缓解疼痛，但可影响血小板功能，有增加心肌瘢痕变薄的危险和梗死延展（Ⅱb 类适应证，证据级别 B），不能长期应用。布洛芬可阻断阿司匹林的抗血小板作用，导致心肌变薄和梗死延展，不适于急性心肌梗死的患者。

心包炎本身不是心肌梗死病死率增加的独立预测因素，但它的出现提示梗死面积较大，预后不良。

（二）心包积液

心肌梗死后心包积液的发生率接近 50%，前壁、大面积心梗、并发心力衰竭者发生率较高。积液大多为少量，无临床症状，对血流动力学无明显影响，一般不需要特殊处理。少数患者可发生大量心包积液或心脏游离壁破裂导致大量血性心包积液、心脏压塞。应迅速行心包穿刺引流。ACC/AHA 指南建议如果有心包渗出或积液，应即刻停止抗凝治疗（Ⅰ类适应证，证据级别 C）。但如果患者有强烈的抗凝抗血小板治疗指征，可在严密监测下使用；如出现心脏压塞立即停药。

（三）心肌梗死后综合征（post - myocardial infarction syndrome）

也称 Dressler 综合征，与自身免疫反应相关。一般发生在心肌梗死后数周，表现为发热、反复发作的心包炎、胸膜炎、肺炎，白细胞增高、血沉加快。胸痛的性质与心包炎相似，受体位、呼吸等影响；心包积液的发生率达 50%，以中大量心包积液多见，呈浆液性、浆液血性，少数可呈血性。胸膜炎或胸腔积液多为单侧。部分患者伴有肺部斑片状阴影。

Dressler's 综合征多为自限性，治疗目的主要是止痛。可给予阿司匹林 650mg，每 4～6h 1 次，必要时可用非甾体类抗炎药或肾上腺皮质素。但为防止梗死延展，此类药物最好在心肌梗死 4 周后再用。抗凝药可增加血性心包积液和心包压塞的发生率。

七、附壁血栓形成和栓塞

（一）附壁血栓（thrombus formation）

在未行抗凝治疗的急性心肌梗死患者中约 20% 发生心室内附壁血栓，尤其是累及左心室心尖部的大面积前壁心肌梗死更易发生。附壁血栓的形成与心肌梗死造成的心内膜炎性反应促进血小板在梗死区的黏附聚集有关。室壁瘤的患者更易形成附壁血栓。

附壁血栓在临床上无特殊临床表现，超声心动图是附壁血栓敏感而特异的检查方法，检出率与超声医师的经验和血栓的大小有关。心脏 MRI 和超高速 CT 也是诊断附壁血栓的有效方法。虽然左心室附壁血栓脱落可引起脑、肾、脾或四肢等动脉栓塞，但心肌梗死并发附壁血栓患者的死因多为心力衰竭、心源性休克、再梗死、心律失常或心脏破裂等严重并发症。

文献报告，20% 的附壁血栓可自行消退。对于持续存在的附壁血栓既往曾用溶栓疗法，大部分患者血栓可以消失，但也有少数患者发生血栓脱落和栓塞。目前推荐抗凝治疗附壁血栓。建议给予抗凝治疗的情况包括①已经发生体循环栓塞；②大面积前壁心肌梗死；③其他部位心肌梗死伴有心房颤动、心力衰竭、LVEF <30%。在急性期给予低分子量肝素，1～2 周后如血栓仍然存在则改为华法林口服，维持 INR 在 2.0～3.0 为宜。

（二）深静脉血栓和肺栓塞（embolism）

既往心肌梗死患者的治疗往往强调严格的、较长时间的卧床休息，从而引发下肢静脉血栓并进而发生肺动脉栓塞。近些年来，随着积极的抗凝抗血小板治疗、心肌梗死患者早期运动等治疗策略的改变，下肢静脉血栓形成的发生率已明显下降。

下肢静脉血栓多为单侧，可表现为患肢肿胀、疼痛、皮温增高，也可无任何异常发现，而是在发生急性肺栓塞后进行辅助检查时才发现。轻度肺栓塞临床症状不明显，也无特异性，易与心肌梗死后心绞痛或心力衰竭相混淆。大面积肺栓塞时患者可突然发作胸闷、呼吸困难、胸痛、心律失常等，严重时可出现急剧的血流动力学变化，导致心源性休克或猝死。

血气分析、心电图、胸 X 线片、超声心动图对肺栓塞的诊断有一定价值，确定诊断需要行胸部 CT 或核素通气/灌注扫描，但此类检查均无法在床旁进行，对病情不稳定的患者可根据患者的临床表现和前述几种检查早期诊断，并给予积极的治疗。如果病情危重，内科保守治疗效果不佳，需要经导管溶栓或取栓，或需要外科手术则应行肺动脉造影。

对于急性心肌梗死的患者应给予积极的抗凝抗血小板治疗，减少血栓性并发症的发生率。对已发生此类并发症者可行溶栓和抗凝治疗，必要时采取介入或外科治疗。美国 ACC/AHA 指南建议：①STEMI 后深静脉血栓和肺栓塞患者应使用足量低分子肝素至少 5d，直到患者使用华法林达到充分抗凝。开始使用华法林时应合并使用低分子肝素，使 INR 值在 2~3（Ⅰ类适应证，证据级别 A）。②STEMI 后并发充血性心力衰竭患者，住院时间长或不能移动且未接受抗凝治疗的深静脉血栓高危患者，应给予小剂量肝素，最好是低分子肝素以预防血栓性并发症（Ⅰ类适应证，证据级别 A）。

华法林的使用时间，应该根据患者具体的危险性而定。有肝素抗凝禁忌证的患者应该选择其他治疗方式，有些人可能需要植入下腔静脉滤器。可以参考有关静脉血栓性疾病循证医学的指南。

（纪翠玲）

第八章

心脏瓣膜病

第一节　概述

　　心脏瓣膜病（valvular heart disease，VHD）是指由于先天性发育畸形或各种获得性病变（如风湿性、退行性、感染等）引起心脏瓣膜（瓣叶、腱索及乳头肌）和（或）周围组织发生解剖结构或功能上的异常，造成单个或多个瓣膜急性或慢性狭窄和（或）关闭不全，导致心脏血流动力学显著变化，并出现一系列的临床表现。我国的心脏瓣膜病主要属风湿性，但近几年老年性退行性瓣膜病，特别是钙化引起的主动脉瓣狭窄和二尖瓣反流的发病率有所增加。

　　瓣膜病的诊断主要依靠临床评价和心脏超声。心脏听诊发现杂音往往是诊断瓣膜病的第一步；任何有病理性杂音的患者都应进一步行心脏超声检查以明确或除外瓣膜病的诊断；对于确诊瓣膜病的患者，还应进一步评价病变的严重程度、随访病变进展、手术时机和手术风险、预防心内膜炎。

（刘　琨）

第二节　二尖瓣狭窄

一、病因和病理

　　大多数二尖瓣狭窄（mitral stenosis，MS）是由风湿性心脏病（风心病）所致，60%的单纯 MS 的患者有风湿热病史，而 40% 的风湿性心脏病患者最终发展为 MS，女：男为 2：1。主要病理改变是瓣膜交界粘连，瓣叶增厚，瓣口变形和狭窄，腱索缩短融合，病程后期出现钙化，瓣叶活动受限。病变分为：①隔膜型：瓣体无病变或病变较轻，弹性及活动尚可；②漏斗型：瓣叶增厚和纤维化，腱索和乳头肌明显粘连和缩短，整个瓣膜变硬呈漏斗状，活动明显受限。常伴不同程度的关闭不全。瓣叶钙化进一步加重狭窄，甚至呈孔隙样，可引起血栓形成和栓塞。

　　退行性 MS 的发生呈上升趋势，主要病变为瓣环钙化，多见于老年人，常并发高血压、动脉粥样硬化或主动脉瓣狭窄。单纯瓣环钙化导致二尖瓣反流较为多见；当累及瓣叶增厚和（或）钙化时瓣叶活动受限导致 MS；但无交界粘连，且瓣叶增厚和（或）钙化以瓣叶底部为甚，不同于风湿性 MS 以瓣缘为主。先天性 MS 较少见，主要是瓣下狭窄。其他少见病因如结缔组织病（系统性红斑狼疮等）、浸润性疾病、心脏结节病、药物相关性瓣膜病等，表现为瓣叶增厚和活动受限，极少有交界粘连。

二、病理生理

　　正常二尖瓣质地柔软，二尖瓣瓣口面积（mitral valve area，MVA）约 $4 \sim 6cm^2$。当 MVA 减小至 $1.5 \sim 2.0cm^2$ 时为轻度狭窄；$1.0 \sim 1.5cm^2$ 时为中度狭窄；$< 1.0cm^2$ 时为重度狭窄。狭窄使舒张期血流由左心房流入左心室受限，左心房压力（left atrium pressure，LAP）增高，左房室之间压差增大以保持正常的心排血量；LAP 增高可引起肺静脉和肺毛细血管压升高，继而扩张和淤血。当 MVA $> 1.5cm^2$

时，患者静息状态下无明显症状；但在跨二尖瓣血流增多或舒张期缩短（体力活动、情绪应激、感染、妊娠、心房颤动（atrial fibrillation，AF）可导致 LAP、肺静脉和肺毛细血管压升高，出现呼吸困难、咳嗽、发绀，甚至急性肺水肿。随着 MS 不断加重，静息状态下心排血量也降低，运动后心排血量不增加，肺小动脉反应性收缩痉挛，继而内膜增生，中层肥厚，导致肺动脉压上升，肺血管阻力升高，机体通过增加肺泡基底膜厚度、增加淋巴引流、增加肺血管内皮渗透率等机制来代偿肺血管病变，维持较长的时间内的无症状或轻微症状期。但是长期的肺高压可致右心室（right ventricle，RV）肥厚、扩张，最终发生右心室衰竭，此时肺动脉压有所降低，肺循环血流量有所减少，肺淤血得以缓解。此外，左心房（left atrium，LA）扩大易致 AF，快速 AF 可使肺毛细血管压力上升，加重肺淤血或诱发肺水肿。

三、临床表现

（一）症状

风心病 MS 呈渐进性发展，MVA 减小速度约 $0.09 \sim 0.32 cm^2/$年。早期为一较长（20~40 年）的缓慢发展期，临床上症状隐匿或不明显；病程晚期进展迅速，一旦出现症状，10 年左右即可丧失活动能力。无症状的 MS，十年生存率 > 80%；而一旦出现严重症状，10 年生存率仅为 0%~15%；伴有重度肺高压的 MS，平均生存时间不足 3 年。死亡原因中充血性心力衰竭约占 60%~70%，体循环栓塞 20%~30%，肺栓塞 10%，感染 1%~5%。临床症状主要由低心排血量和肺血管病变所致，包括：疲乏、进行性加重的劳力性呼吸困难、急性肺水肿（活动、情绪激动、呼吸道感染、妊娠或快速 AF 时可诱发）、夜间睡眠时及劳动后咳嗽、痰中带血或血痰（严重时咯血，急性肺水肿时咳粉红色泡沫样痰）、其他（胸痛、声嘶、吞咽困难）；右心室衰竭时可出现食欲减退、腹胀、恶心等症状；部分患者以 AF 和血栓栓塞症状起病。

（二）体征

二尖瓣面容即两颧呈紫红色，口唇轻度发绀，见于严重狭窄，四肢末梢亦见发绀。儿童患者可伴心前区隆起；胸骨左缘处收缩期抬举样搏动；胸骨左缘第 3 肋间心浊音界向左扩大，提示肺动脉和右心室（RV）增大。

心脏听诊：典型发现为局限于心尖区的舒张中晚期低调、递增型的隆隆样杂音，左侧卧位时明显，可伴有舒张期震颤；心尖区第一心音（S1）亢进，呈拍击样；80%~85% 的患者胸骨左缘第 3~4 肋间或心尖区内侧闻及紧跟第二心音（S2）后的高调、短促而响亮的二尖瓣开瓣音（opening snap，OS），呼气时明显，是隔膜型狭窄的前叶开放时发生震颤所致。存在 OS 和拍击样第一心音，高度提示瓣膜仍有一定的柔顺性和活动力，有助于诊断隔膜型 MS；肺高压时，肺动脉瓣区第二心音（P2）亢进、分裂；肺动脉扩张造成相对性肺动脉瓣关闭不全时，可闻及 Graham - Steel 杂音，即胸骨左缘第 2~4 肋间的高调、吹风样、递减型的舒张早中期杂音，沿胸骨左缘向三尖瓣区传导，吸气时增强；并发三尖瓣关闭不全时，可在三尖瓣区闻及全收缩期吹风样杂音，吸气时明显，如 RV 显著增大，此杂音可在心尖区闻及。

四、辅助检查

（一）X 线检查

左心缘变直，肺动脉主干突出，肺静脉增宽，右前斜位钡剂透视可见扩张的左心房（LA）压迫食管。LA 和 RV 明显增大致后前位片心影右缘呈双重影，肺门影加深，主动脉弓较小。左心室（LV）一般不大。左心房压力（LAP）达 20mmHg 时，中下肺可见 Kerley B 线。长期肺淤血后含铁血黄素沉积，双下肺野可见散在点状阴影。老年患者常有二尖瓣钙化。

（二）心电图检查

P 波增宽且呈双峰形，提示 LA 增大；并发肺高压时，显示 RV 增大，电轴右偏；晚期常有 AF。

（三）超声心动图检查

1. 超声心动图表现　风心病 MS 者二维超声显示瓣膜增厚变形（图 8-1），回声增强，交界粘连，瓣膜开放受限，早期主要累及瓣缘及交界，瓣体弹性尚可，短轴瓣口呈鱼口状；长轴前叶开放呈圆顶状或气球样，后叶活动受限；晚期整个瓣叶明显纤维化、钙化，瓣膜活动消失，瓣膜呈漏斗状，腱索乳头肌也增粗粘连、融合挛缩。

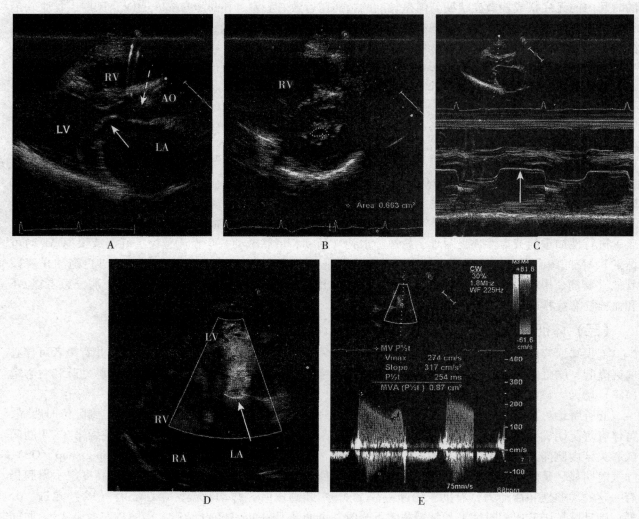

图 8-1　风湿性二尖瓣狭窄的超声心动图表现

A. 胸骨旁左室长轴切面二维图像显示左房增大，二尖瓣增厚，舒张期开放受限，前叶体部呈气球状膨出（实线箭头）；该患者同时并发主动脉瓣狭窄，可见主动脉瓣增厚（虚线箭头）；B. 二尖瓣短轴切面显示交界粘连，瓣口狭小，开放呈鱼口状，二维描记 MVA 为 0.7cm²；C. 经瓣口的 M 型超声显示瓣叶开放呈典型的城墙垛样改变；D. 心尖四腔心切面 CDFI 显示舒张期跨二尖瓣的高速射流，左房面可见血流汇聚现象（箭头所示）；E. CW 二尖瓣血流频谱显示跨瓣血流速度升高，根据 PHT 估测瓣口面积为 0.87cm²；AO：主动脉；LA：左心房；LV：左心室；RA：右心房；RV：右心室

彩色多普勒血流显像（color doppler flow imaging，CD-FI）可见舒张期经二尖瓣口的细束的高速射流，在 LA 侧可出现血流汇聚，在 LV 侧出现五色镶嵌的湍流。二尖瓣口脉冲多普勒（pulse wave，PW）呈舒张期湍流频谱特征；连续多普勒（continous wave，CW）显示舒张期跨瓣峰值流速（Vmax）升高，压力减半时间（pressure half-time，PHT）延长，跨二尖瓣峰值压差（peak pressure gradient，PPG）及平均压差（mean pressure gradient，MPG）升高。

其他间接征象包括：LA 增大，并发 AF 更加明显；LA 内血流淤滞，自发显影呈云雾状或伴血栓形成。TEE 对检测 LA 自发显影及血栓更敏感。左心室（left ventricle，LV）内径正常，或因充盈不足而偏小，收缩活动正常。由三尖瓣反流估测肺动脉收缩压（pulmonary arterial systolic pressure，PASP）明显升高，可伴右房室和肺动脉扩张。

2. MS 的定量评估和分级（表 8-1）　常用的定量指标包括二维直接描记 MVA、MPG 及 PHT，二维直接描记 MVA 是首选指标；还应结合瓣膜的形态及活动度、LA 扩大程度、肺动脉压等指标综合判断。

表 8-1　二尖瓣狭窄严重程度分级

	轻	中	重
MPG（mmHg）	<5	5~10	>10
PASP（mmHg）	<30	30~50	>50
MVA（cm²）	>1.5	1.0~1.5	<1.0

五、诊断与鉴别诊断

典型的心脏杂音及超声心动图表现可明确诊断。超声有助于与各种原因导致的功能性 MS、LA 黏液瘤、三尖瓣狭窄以及原发性肺高压鉴别。

六、并发症

（一）心律失常

房性心律失常最多见，晚期多并发持久性 AF。AF 可降低心排血量，诱发或加重心力衰竭，并改变杂音的强度。

（二）充血性心力衰竭和急性肺水肿

见于 50%~75% 的患者，为本病的主要死亡原因。急性肺水肿是重度 MS 的急重并发症，多见于剧烈体力活动、情绪激动、感染、突发心动过速或快速 AF、妊娠和分娩时。

（三）栓塞

以脑栓塞最常见，亦见于外周，80% 有 AF。栓子多来自左心耳。右心房来源的栓子可造成肺栓塞或肺梗死。

（四）肺部感染

肺静脉压增高及肺淤血导致易发肺部感染，并可诱发心力衰竭。

（五）感染性心内膜炎

较少见。

七、治疗

（一）随访

无症状的重度 MS、经皮球囊二尖瓣扩张术（percutaneous balloonmitral commissurotomy，PBMC）术后患者应每年临床随访和心脏超声检查，一旦出现症状应及早手术/介入干预；中度 MS 每 1~2 年随访心脏超声；轻度 MS 每 3~5 年随访心脏超声。

（二）药物治疗

避免过度的体力劳动及剧烈运动；青少年患者应控制风湿活动；控制心力衰竭；并发 AF 时，控制室率及抗凝治疗，狭窄解除前复律效果差。窦性心律如有血栓病史、发现 LA 血栓、LA 明显扩大（>50mm）或经食管超声心动图（transoesopheal echoccudiography，TEE）显示 LA 自发显影时也建议抗凝治疗。

（三）介入和手术治疗

指征：MVA > 1.5cm^2 时通常不考虑干预。MVA < 1.5cm^2 时，是否干预及干预方式的选择取决于患者的症状、临床和瓣膜解剖条件、其他瓣膜病变、外科手术风险、有无介入手术的条件和经验。症状可疑时运动负荷试验有助于临床决策。

治疗方法及选择：分为外科手术（闭式交界分离术、直视下交界分离术和二尖瓣置换术）及 PBMC。当瓣膜解剖合适时，PBMC 能使 MVA 扩大至 2.0cm^2 以上，有效地改善临床症状，具有安全、有效、创伤小、康复快等优点，已取代了外科交界分离手术。有症状的 MVA < 1.5cm^2 的患者，当瓣膜解剖和临床条件合适时，PBMC 为首选治疗方式。PBMC 后再狭窄，如仍以交界粘连为主，临床情况良好，无禁忌证时也可尝试再次介入。

不利于 PBMC 的情况包括：老年、交界分离手术史、NYHA Ⅳ级、AF、严重的肺高压、Wilkins 评分 > 8 分、Cormier 评分 3 分（二尖瓣瓣膜钙化）、瓣口面积极小、严重的三尖瓣反流。PBMC 的禁忌证包括：MVA > 1.5cm^2、LA 血栓、轻度以上二尖瓣反流、严重或双侧交界钙化、交界无粘连、并发严重的主动脉瓣或三尖瓣病变、并发冠心病需要旁路移植术。对于 LA 血栓，如非紧急手术，可给予抗凝治疗 2~6 个月后复查 TEE，如血栓消失仍可行 PBMC；如血栓仍存在考虑外科手术。

外科主要的手术方式为瓣膜置换。瓣膜分离术主要见于无条件开展经皮球囊二尖瓣成形术（PB-Mv）的地区；闭式分离术目前很少用，而直视下瓣膜分离术可同时清除血栓和瓣膜钙化，处理瓣下结构的异常。瓣膜分离术后再次狭窄出现症状者应进行瓣膜置换。PBMC 出现严重 MR 时也需手术处理。并发 AF 可在手术同时进行迷路或消融手术。

（刘　琨）

第三节　二尖瓣关闭不全

一、病因和病理

二尖瓣装置包括瓣叶、瓣环、腱索、乳头肌及 LV，任何部分的缺陷均可导致二尖瓣关闭不全（mitral regurgitation，MR）。MR 分为原发/器质性的（由于二尖瓣结构异常引起）和继发/功能性的（继发于 LV 扩张和功能减退）。根据病程，可分为急性 MR 和慢性 MR。

原发性的慢性 MR 在我国以风湿性最多见，常并发 MS，病理特点为瓣叶增厚，挛缩变形，交界粘连，以游离缘为显著；腱索缩短融合导致瓣叶尤其后叶活动受限，而前叶呈假性脱垂样。瓣膜变性（Barlow 病/二尖瓣脱垂综合征、弹性纤维变性、马方综合征、Ehler's – Danlos 综合征）和老年性瓣环钙化是欧美国家最常见的病因；其他病因还包括感染性心内膜炎、心肌梗死后乳头肌断裂、先天性畸形（二尖瓣裂缺、降落伞型二尖瓣畸形等，多见于幼儿或青少年）、结缔组织病（如系统性红斑狼疮、类风湿关节炎、强直硬化性脊椎炎）、心内膜弹力纤维增生症、药物性等；继发性 MR 的病因包括任何可引起 LV 明显扩大的病变，如缺血性心脏病及心肌病，机制包括二尖瓣瓣环的扩张变形；乳头肌向外向心尖方向移位；瓣叶受牵拉而关闭受限；LV 局部及整体功能的异常；LV 重构和变形；LV 运动不同步等。

急性 MR 多因腱索断裂，瓣膜毁损或破裂，乳头肌坏死或断裂以及人工瓣膜异常引起，可见于感染性心内膜炎、急性心肌梗死、穿通性或闭合性胸外伤及自发性腱索断裂。

二、病理生理

LV 搏出的血流同时流入主动脉（前向）和反流到 LA（逆向）；舒张期反流的血液再经二尖瓣充盈 LV，导致 LV 舒张期容量过负荷。慢性 MR 早期通过 LV 扩大及离心性肥厚来代偿。根据 Starling 效应，前负荷增加及左心室舒张末期容积（left ventricular end – diastolic volume，LVEDV）扩大导致心肌收缩增强，LVEF 升高（＞65%），总每搏输出量（stroke volume，SV）增加以维持前向的 SV；LA 和 LV 扩张还使得 LAP 和 LV 充盈压维持于正常范围，避免肺淤血，临床可无症状。经过数年的代偿期后，持续的容量过负荷最终导致心肌收缩受损，前向 SV 降低，左心室收缩末期容积（left ventricular end – systolic volume，LVESV）扩大，LV 充盈压和 LAP 升高，肺静脉和肺毛细血管压力升高，继而肺淤血。失代偿早期 LVEF 虽有所降低但仍维持在 50%～60%，此时纠正 MR，心肌功能尚可恢复；否则，心功能损害将不可逆，LV 显著扩张，EF 明显降低，临床上出现肺淤血和体循环灌注低下等左心衰竭症状，晚期可出现肺高压和全心衰竭。

急性 MR 导致左心容量负荷急剧增加，LV 来不及代偿，导致前向 SV 和心排血量明显降低，引起低血压甚至休克；同时，左心室舒张末期压（left ventricular end – diastolic pressure，LVEDP）、LAP 和肺静脉压力急剧上升，引起严重的肺淤血，甚至急性肺水肿。

三、临床表现

（一）症状

慢性重度 MR 一般 6～10 年出现 LV 功能异常或症状；一旦发生心力衰竭，则进展迅速。常见症状有：劳力性呼吸困难、端坐呼吸、疲乏、活动耐力显著下降。咯血和栓塞较少见。晚期出现肝淤血肿大及触痛、水肿、胸腔积液或腹腔积液等右心衰竭表现。急性 MR 者常表现为急性左心衰竭或肺水肿及心源性休克。

（二）体征

慢性 MR 者心界向左下扩大，心尖区可触及局限性收缩期抬举样搏动，提示 LV 肥厚和扩大。心尖区可闻及全收缩期吹风样杂音，响度在 3/6 级以上，吸气时减弱，反流量小时音调高，瓣膜增厚者音粗糙。前叶损害为主时，杂音向左腋下或左肩胛下传导；后叶损害为主者，杂音向心底部传导。可伴有收缩期震颤。心尖区第一心音（S1）减弱或被杂音掩盖。功能性 MR 的杂音常不明显，即使重度反流杂音也较柔和。由于 LV 射血期缩短，主动脉瓣关闭提前，导致第二心音（S2）分裂。严重 MR 可出现低调的第三心音（S3）。舒张期大量血液通过二尖瓣口导致相对性 MS，心尖区闻及低调、短促的舒张中期杂音。出现 OS 提示并发 MS。肺动脉瓣区第二心音（P2）亢进提示肺高压。右心衰竭时，可见颈静脉怒张、肝脏肿大、下肢水肿。

四、辅助检查

（一）X 线检查

LA 和 LV 明显增大，前者可推移和压迫食管。肺高压或右心衰竭时，RV 增大。可见肺静脉充血、肺间质水肿和 Kerley B 线、二尖瓣叶和瓣环钙化。

（二）心电图检查

可有 LV 肥大和劳损；P 波增宽且呈双峰形，提示 LA 增大；肺高压时可显示左、右心室肥大。慢性 MR 多有 AF。

（三）超声心动图检查

1. 超声心动图表现　二维超声可为病因诊断提供线索，对病变进行定位和分区。风心病 MR 可见瓣膜增厚、挛缩变形、纤维化钙化、交界粘连，以瓣缘为甚。瓣膜变性可见瓣膜增厚，冗长累赘，可同时伴腱索冗长纤细；当收缩期瓣体部凸向 LA 内，而闭合缘仍未超过瓣环水平，MR 通常较轻；若闭合缘低于瓣环则提示二尖瓣脱垂，最常见于黏液样变性（Barlow 病）；瓣叶连枷指病变瓣膜活动异常，游离缘完全翻转到 LA 内（瓣尖指向 LA），多伴腱索断裂（图 8－2）及重度 MR。老年性病变可见瓣环纤维化或钙化，后瓣环多见；严重时可累及瓣膜，导致瓣叶增厚，活动受限，以根部受累较早且较显著。先天性 MR 可见瓣膜及瓣下结构的发育异常（如瓣膜短小、裂缺、腱索缺失、单组乳头肌、双孔二尖瓣等)。感染性心内膜炎可见赘生物、瓣膜穿孔、瓣膜瘤或脓肿。功能性 MR 瓣叶无器质性病变，但 LV 和瓣环明显扩张，LV 近于球形，收缩减弱，瓣膜闭合呈穹隆状，前叶受次级腱索牵拉时出现"海鸥征"。

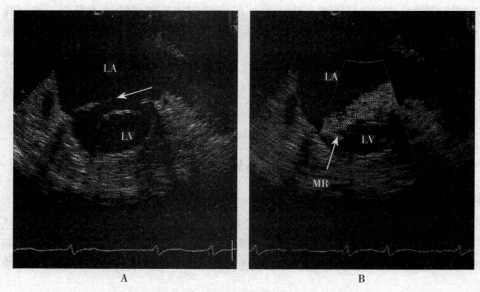

图 8-2　二尖瓣腱索断裂的经食管超声心动图表现

A. 二维图像显示二尖瓣后叶活动呈连枷样，瓣尖见腱索断裂残端飘动（箭头所示）；B. CDFI 显示偏心的粗大的反流束进入左房；MR：二尖瓣反流；LA：左心房；LV：左心室

CDFI 可见收缩期二尖瓣口出现五彩镶嵌的湍流进入 LA。根据反流的方向，分为中心型反流和偏心型反流，后者可紧贴在 LA 壁，在 LA 内形成旋涡状。反流束的长度、面积占 LA 的比例可半定量评估反流程度。

2. MR 的机制和可修复性评估　反流分型参照 Car-pentier's 标准分为：Ⅰ型，瓣叶活动正常，反流由单纯瓣环扩大或瓣叶穿孔或裂缺所致；Ⅱ型，瓣叶活动度过大，瓣叶脱垂；Ⅲ型，瓣叶活动受限，又进一步分为Ⅲa：腱索的缩短和（或）瓣叶增厚导致开放受限，如风湿性病变；Ⅲb：收缩期的瓣叶关闭受限，如缺血性 MR。

器质性 MR 存在粗大的中心性反流束、瓣环显著扩大（>50mm）、病变累及超过三个区（特别是前叶受累）、广泛钙化、残存的正常瓣叶组织较少（风湿性或感染性心内膜炎）提示修复失败的风险大。与功能性 MR 修复失败相关的指标有：重度的中心性反流、瓣环直径 >37mm、闭合有明显缝隙、穹隆面积 >2.5cm^2、LV 严重扩张、收缩期球形指数 >0.7。

五、诊断与鉴别诊断

诊断主要根据典型的心尖区吹风样收缩期杂音以及超声心动图表现。超声有助于与生理性杂音、室间隔缺损、三尖瓣关闭不全等鉴别。

六、并发症

与 MS 相似，但出现较晚。感染性心内膜炎较多见，栓塞少见。急性 MR 可迅速发生急性左心衰竭甚至急性肺水肿，预后较差。

七、治疗

（一）随访

无症状、无心功能损害的轻度 MR 不需常规随访心脏超声；稳定的中度 MR 每年临床随访，超声每

1~2 年复查；无症状的重度 MR 且 LV 功能正常，应每六个月临床随访一次，心脏超声每年复查；若临床状况出现明显变化、有新发 AF、肺动脉压升高、超声与既往比较显著进展、心功能指标接近手术指征时需增加随访频率；重度 MR 如伴有 LV 扩大或收缩障碍或出现症状应尽早手术。

（二）药物治疗

无特异性治疗，主要是对症治疗。慢性 MR 应避免过度的体力活动，限盐利尿，控制心力衰竭；扩血管药物适用于治疗并发的高血压、晚期并发心力衰竭又不适合手术的患者、或心力衰竭患者术前过渡治疗以改善心功能，以及术后持续心力衰竭患者；无心功能损害者及高血压的器质性 MR 不主张使用扩血管药物。但对于功能性或缺血性 MR，ACEI 类或 ARB 类药物证实有益。洋地黄类药物宜用于心力衰竭伴快速 AF。并发 AF、严重心力衰竭、栓塞病史、LA 血栓以及二尖瓣修复术后的三个月内需抗凝治疗。

（三）手术治疗

手术指征：急性 MR 通常需要急诊手术。慢性器质性 MR 的手术指征包括：①出现症状；②无症状的重度 MR 并发 LV 功能不全的证据：LVEF 为 30% ~ 60%，左心室收缩末期内径（left ventricular end - systolic diameter，LVESD）为 45 ~ 55mm，左心室收缩末期内径指数（left ventricular end - systolic diameter indexed，LVESDI）>26mm/m^2；③无症状且无 LV 功能不全证据的重度 MR，如伴 AF 或肺高压（静息 >50mmHg，运动 >60mmHg）倾向于手术。如修复可能性大，手术指征可适当放宽，无症状患者心功能指标接近临界值时即可早期手术，以避免出现严重的心功能损害。存在严重的 LV 收缩功能障碍的患者［EF <30% 和（或）LVESD >55mm］如有修复或保留腱索的可能，可尝试手术；反之，则手术风险极高，建议保守治疗。

手术方式：主要为外科治疗，术式包括二尖瓣修复术、保留或不保留瓣下结构的二尖瓣置换术。瓣膜修复术避免了人工瓣血栓栓塞 - 出血的并发症以及感染的风险，更好地维持了瓣膜生理功能和 LV 的功能，具有更低的围术期死亡率和更好的远期预后，在条件允许的情况下，二尖瓣修复是二尖瓣手术的首选术式。无修复可能时应尽可能行保留瓣下组织的瓣膜置换，以利于术后心脏功能的改善。介入治疗主要有经皮冠状静脉窦人工瓣环植入，以及经皮二尖瓣边对边钳夹术（Alfieri 手术），主要针对手术高风险或存在手术禁忌证的患者。

（刘　琨）

第四节　二尖瓣脱垂综合征

一、病因和病理

二尖瓣脱垂综合征（mitral valve prolapse，MVP）是指二尖瓣一个或两个瓣叶收缩期膨向 LA，闭合线超过瓣环 2mm 及以上，以后叶脱垂多见。瓣叶可增厚或正常，可伴或不伴 MR。其确切病因未明，可见于各年龄组，以年轻女性多见。曾被称为收缩期喀喇音杂音综合征、Barlow 病、瓣膜松弛综合征等。

原发性 MVP 综合征可为家族性或非家族性。三分之一患者死其他器质性心脏病；马方综合征等遗传性胶原病变、von Willebrand's 病及其他凝血异常、原发性乳腺发育不良、多种结缔组织疾病（系统性红斑狼疮、强直性脊柱炎、结节性多动脉炎）、漏斗胸等常并发 MVP。病理改变包括二尖瓣黏液样变性，海绵层增生伴蛋白多糖堆积，并侵入纤维层，瓣叶心房面局限性增厚，表面纤维素和血小板沉积。电镜下可见Ⅲ型胶原纤维生成减少和断裂，结缔组织中的胶原纤维变性，纤维素沉积；弹力纤维离断和溶解。瓣叶冗长累赘，在腱索间形成皱褶，收缩期向 LA 膨出呈半球状；腱索纤细冗长，扭曲，继之纤维化而增厚，以瓣叶受累最重处为显著；腱索异常使二尖瓣受力不匀，导致瓣叶受牵拉和松弛；黏液变性可致腱索断裂。瓣环扩大和钙化进一步加重反流的程度。

继发性 MVP 多见于风湿或病毒感染、冠心病、心肌病、先天性心脏病、甲状腺功能亢进等；多因对侧瓣叶关闭受限，使得正常关闭的瓣叶呈现"相对性"或"假性"脱垂，以前叶脱垂多见。

二、病理生理

正常情况下，心室收缩时室内压上升，乳头肌协同收缩，拉紧腱索以防瓣叶翻入 LA；在腱索的牵引下，二尖瓣瓣叶相互靠近，瓣口关闭，此时瓣叶不超过瓣环水平。当二尖瓣的瓣叶、腱索、乳头肌或瓣环发生病变时，松弛的瓣叶在瓣口关闭后进一步脱向 LA，可导致慢性 MR，其血流动力学影响与其他原因的器质性 MR 相同。如出现自发性或继发于感染后的腱索断裂，可出现急性的重度 MR。

三、临床表现

根据瓣叶结构异常的程度，有无并发 MR 及其程度，不同 MVP 综合征患者的临床表现和预后由轻到重呈现出广泛的差异。绝大多数 MVP 呈良性病程，预后无异于普通人群。

（一）症状

多无明显症状。少数患者出现一过性症状，包括非典型胸痛、心悸、呼吸困难、疲乏、头晕、晕厥、血管性偏头痛、一过性脑缺血，以及焦虑紧张、惊恐发作等神经精神症状。

（二）体征

体形多属无力型，可伴直背、脊柱侧凸或前凸、漏斗胸等。心脏冲动可呈双重性。典型听诊发现为心尖区或其内侧的收缩中晚期非喷射性喀喇音，为腱索突然拉紧，瓣叶脱垂突然中止所致；随即出现收缩晚期吹风样（偶可为雁鸣样）杂音，常为递增型，少数可为全收缩期杂音，并掩盖喀喇音。MR 越严重，收缩期杂音出现越早，持续时间越长。凡能降低 LV 排血阻力，减少静脉回流，增强心肌收缩力而使 LV 舒张期末容量减少的生理或药物措施，如立位、屏气、心动过速、吸入亚硝酸异戊酯等，均可使收缩期喀喇音和杂音提前；反之，凡能增加 LV 排血阻力，增加静脉回流，减弱心肌收缩力而使 LV 舒张期末容量增加的生理或药物因素，如下蹲、心动过缓、β 受体阻断药、升压药等，均可使收缩期喀喇音和杂音延迟。

四、辅助检查

（一）X 线检查

类似于其他原因的器质性 MR，部分可见胸廓畸形。

（二）心电图检查

正常或非特异性 ST – T 段的改变，QT 间期可延长。可伴有各种类型的心律失常及旁路。

（三）超声心动图检查（图 8 – 3）

可评估瓣膜的厚度（≥5mm 为瓣膜增厚）、活动、脱垂部位、瓣环和腱索情况、反流束的起源和朝向（间接提示脱垂部位）、定量反流的程度。反流程度及其血流动力学后果的评价与其他器质性 MR 相同；但反流束多为偏心性，TTE 常低估反流程度，影响 PISA 法等定量的精确性；连枷瓣和腱索断裂提示并发严重 MR。TEE 可以精确评价反流的程度、瓣膜的结构、脱垂的范围和分区、修复的可能、有助于术前制订手术方案。少数患者可并发多个瓣膜脱垂和关闭不全、主动脉扩张、房间隔瘤或Ⅱ孔型房间隔缺损。

五、诊断

诊断主要根据典型的心尖区收缩中、晚期喀喇音和收缩晚期吹风样杂音，以及超声心动图表现。

六、并发症

并发严重 MR 者晚期可出现充血性心力衰竭；腱索断裂可导致急性的重度 MR，出现急性左心衰和肺水肿。感染性心内膜炎多见于有明显瓣膜结构和关闭不全的患者，但整体发生率并不高。心律失常多为良性，以室性心律失常和阵发性室上性心动过速最多见；单纯 MVP 中猝死较为罕见，除了家族性 MVP 和 LV 功能损害外，猝死的危险因素类似于非 MVP 人群。

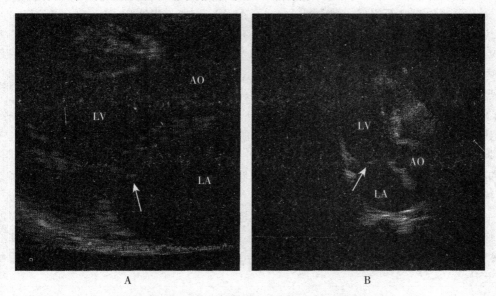

图 8-3　二尖瓣脱垂的经胸二维超声心动图表现

A. 胸骨旁左室长轴切面（局部放大）显示前叶瓣尖脱垂（箭头所示）；B. 心尖长轴切面显示后叶脱垂（箭头所示）；AO：主动脉；LA：左心房；LV：左心室

七、治疗

治疗原则与其他器质性 MR 并无差别。绝大多数并发轻、中度 MR，无症状或症状轻微者不需治疗，可正常工作生活，定期随访；有症状者对症治疗，包括抗心律失常（可用 β 受体阻断药）、抗凝治疗（并发血栓栓塞危险因素者）等。胸痛可用 β 受体阻断药。硝酸酯类药物可加重脱垂，应慎用。有猝死危险因素或并发马方综合征者，应避免过度的体力劳动及剧烈运动。严重 MR 需手术治疗，手术指征和方法的选择与其他器质性 MR 相同。

（彭凯歌）

第五节　主动脉瓣狭窄

一、病因和病理

主动脉瓣狭窄（aortic stenosis，AS）最常见的病因是先天性主动脉瓣畸形、老年性主动脉瓣钙化和风湿性 AS。欧美国家以前两者为主，我国仍以风湿性多见。

单纯风湿性 AS 罕见，几乎都并发二尖瓣病变及主动脉瓣关闭不全。病理变化为瓣叶交界粘连，瓣膜增厚，纤维化钙化，以瓣叶游离缘尤为突出。

三叶瓣的钙化性 AS（即所谓的"老年退行性"狭窄）多见于老龄患者，近年来发生率呈上升趋势。发病机制可能与主动脉瓣应力和剪切力异常升高、湍流致血管内皮损伤、慢性炎症、RAS 系统激活、脂蛋白沉积、钙磷代谢紊乱、同型半胱氨酸水平、遗传等因素有关；与冠心病有相似的危险因子，如老龄、男性、肥胖、高血压、高血脂、吸烟、糖尿病等。一旦发生，病变呈进行性发展直至最终需要进行瓣膜置换。病理表现为瓣体部的钙化，很少累及瓣叶交界。钙化程度是临床转归的预测因子之一。

先天性 AS 可为单叶式、二叶式或三叶式，其中二叶式主动脉瓣（bicuspid aortic valve，BAV）最多，约占 50%。普通人群中 BAV 的发生率为 1%~2%，部分有家族史（染色体显性遗传）。

二、病理生理

早期表现为主动脉瓣增厚，不伴流出道梗阻，此阶段称为主动脉瓣硬化（aortic sclerosis）。病变进一步发展可导致主动脉瓣口面积（aortic valve area，AVA）减少。当 AVA 从正常（$3\sim4cm^2$）减少至一半（$1.5\sim2.0cm^2$）时几乎无血流动力学异常，进一步降低则导致血流梗阻及进行性的左心室压力负荷增加，当 AVA 减少至正常的 1/4 以下（$<1.0cm^2$）为重度狭窄。左心室代偿性肥厚，收缩增强以克服收缩期心腔内高压，维持静息状态下心排血量和 LVEF 至正常水平，临床可无明显症状，但运动时心排血量增加不足。

LV 肥厚作为代偿机制的同时，也降低了心腔顺应性，导致 LV 舒张期末压力升高，舒张功能受损。其次，LV 肥厚以及收缩期末室壁张力升高增加了心肌氧耗；LV 顺应性下降，舒张期末压力升高，增加了冠脉灌注阻力，导致心内膜下心肌灌注减少；此外，LV 肥厚还降低了冠脉血流储备（即使冠脉无狭窄），运动和心动过速时冠脉血流分布不匀导致心内膜下缺血，而肥厚心肌对缺血损害更加敏感，最终导致心肌纤维化，心室收缩和舒张功能异常。

AVA 进一步狭窄时，心肌肥厚和心肌收缩力不足以克服射血阻力，心排血量和 LVEF 减少，外周血压降低，临床出现症状，脑供血不足可导致头昏、晕厥；心肌供血不足加重心肌缺血和心功能损害（心绞痛和呼吸困难等），最终 LV 扩大，收缩无力，跨瓣压差降低，LAP、肺动脉压、肺毛细血管楔压和右心室压上升。

三、临床表现

（一）症状

AS 可历经相当长的无症状期，猝死的风险极低（$<1\%$/年）；一旦出现症状，临床情况急转直下，若不及时手术，2 年生存率为 $20\%\sim50\%$。主要三大症状为劳力性呼吸困难、心绞痛、黑蒙或晕厥。早期表现多不典型，特别是老年人或不能运动的患者症状极易被忽视，或因缺乏特异性而误以为衰老导致体能下降，或其他疾病的症状。劳累、AF、情绪激动、感染等可诱发急性肺水肿；有症状的 AS 猝死风险升高。如未能及时手术，随病程发展和心功能损害加重，晚期出现顽固的左心衰竭症状和心排血量降低的各种表现，甚至右心衰竭的表现。

（二）体征

心脏浊音界可正常，心力衰竭时向左扩大。心尖区可触及收缩期抬举样搏动，左侧卧位时可呈双重搏动。胸骨右缘第 2 肋间可闻及低调、粗糙、响亮的喷射性收缩期杂音，呈递增递减型，第一心音（S1）后出现，收缩中期最响，以后渐减弱，主动脉瓣关闭（第二心音 S2）前终止。常伴有收缩期震颤。吸入亚硝酸异戊酯后杂音可增强。杂音向颈动脉及锁骨下动脉传导。杂音越长，越响，收缩高峰出现越迟，狭窄程度越重。并发心力衰竭后，杂音变轻而短促。瓣膜无明显钙化时（先天性 AS）可有收缩早期喷射音（主动脉瓣开瓣音）；钙化明显时，主动脉瓣第二心音（A2）减弱或消失，亦可出现第二心音逆分裂。常可在心尖区闻及第四心音（S4），提示 LV 肥厚和左心室舒张末期压（left ventricular end-diastolic pressure，LVEDP）升高。LV 扩大和衰竭时可有第三心音（舒张期奔马律）。

四、辅助检查

（一）X 线检查

左心缘圆隆，心影早期不大，继发心力衰竭时 LA 及 LV 扩大；可见主动脉瓣钙化、升主动脉扩张。晚期可见肺动脉主干突出，肺静脉增宽和肺淤血等征象。

（二）心电图检查

可见 LV 肥厚与劳损表现，多有 LA 增大。部分可见左前分支阻滞和其他各种程度的房室或束支传导阻滞，及各种心律失常。

（三）超声心动图检查

1. 超声心动图表现　超声心动图是 AS 首选的评价手段。主动脉瓣硬化为钙化性 AS 的早期表现，主动脉瓣增厚，回声增强，可伴有局部钙化，多始于瓣叶根部，逐渐向瓣尖扩展；瓣膜活动略显僵硬，跨瓣 Vmax 1.5～2.5m/s。随着病程进展，瓣膜钙化加重（但极少累及交界），活动受限，瓣口变形狭小，开放呈星形，跨瓣血流速度升高。钙化程度评分：1 级，无钙化；2 级，孤立的小钙化点；3 级，较大的钙化点，影响瓣叶的活动；4 级，所有瓣膜广泛钙化，瓣叶活动受限。

风湿性 AS 表现为交界粘连，瓣叶增厚钙化，游离缘尤为突出，瓣口开放呈三角形。几乎都伴二尖瓣风湿性病变。

80% 的 BAV（图 8 - 4）为右冠瓣和左冠瓣融合而形成大的前瓣（发出两支冠状动脉）和小的后瓣，约 20% 为右冠瓣和无冠瓣融合而形成大的右瓣和小的左瓣（各发出一支冠状动脉），左冠瓣与无冠瓣融合非常罕见。收缩期短轴图像见 2 个瓣膜及 2 个交界，瓣口开放呈"橄榄状"即可明确诊断。

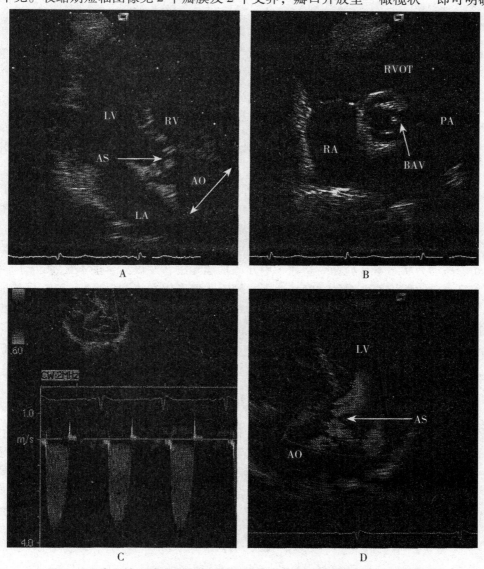

图 8 - 4　先天性二叶式主动脉瓣畸形并发主动脉瓣狭窄的超声心动图表现

A. 心尖长轴切面显示主动脉瓣增厚，钙化，开放受限呈圆顶状（单向箭头）；同时并发升主动脉扩张（双向箭头）；B. 大血管短轴切面显示收缩期开放的主动脉瓣口，可见 2 个交界，瓣口呈橄榄状，并可见瓣叶的增厚和钙化；C. 主动脉瓣 CW 血流频谱示收缩期血流速度升高（约 4m/s）；D. 心尖五腔心 CDFI 显示收缩期跨主动脉瓣的高速射流（箭头所示）　AS：主动脉瓣狭窄；BAV：二叶式主动脉瓣，PA：肺动脉；RVOT：右室流出道；LA：左心房；LV：左心室；RA：右心房；RV：右心室；AO：主动脉无论何种病因，晚期严重狭窄的瓣膜明显钙化，融合成团，无法清楚区分瓣叶和交界；瓣叶活动明显受限，瓣口变形固定呈小孔状；CDFI 显示跨瓣膜的收缩期高速血流信号。CW 可定量狭窄程度；CW 速度曲线轮廓圆钝间接提示严重狭窄，而轻度狭窄峰值前移，速度曲线呈三角形；CW 还有助于和左心室流出道（left ventricular out flowtract，LVOT）动力性梗阻进行鉴别。

2. 定量 AS 程度表（表 8 - 2）　常用指标有 Vmax、PPG、MPG、AVA（连续方程式法）；其中 AVA 较少受血流动力学影响。应结合瓣膜钙化程度及活动度等间接征象进行综合判断，并考虑心脏功能、高动力状态、小心腔和过度肥厚、高血压（动脉阻抗）、主动脉瓣反流、二尖瓣病变、升主动脉内径（压力恢复现象，pressure recovery）、体型等对测量结果的干扰。

表 8 - 2　主动脉瓣狭窄严重程度分级

	轻	中	重
Vmax（m/s）	<3.0	3.0～4.0	>4.0
MPG（mmHg）	<20（<30*）	20～40（30～50*）	>40（>50*）
AVA（cm²）	>1.5	1.0～1.5	<1.0
AVA 指数（cm²/m²）	>0.85	0.60～0.85	<0.6
V_{LVOT}/V_{AV}	>0.50	0.25～0.50	<0.25

五、诊断与鉴别诊断

发现典型的心底部喷射样收缩期杂音及超声心动图表现可明确诊断。鉴别诊断主要依赖二维超声和 CDFI。

先天性主动脉瓣下/瓣上狭窄：多为固定性狭窄，超声可明确高速血流的部位，LVOT 及主动脉根部的形态。主动脉瓣下狭窄由异常隔膜或肌束引起，血流动力学特征与 AS 类似。主动脉瓣上狭窄不常见，如 Williams 综合征，成人阶段出现持续性或间断性梗阻。

动力性主动脉瓣下狭窄：多见于特发性肥厚型主动脉瓣下狭窄、左心室小而厚的患者（如某些女性高血压）处于高动力状态下（应激、贫血、甲亢腺功能亢进、发热、容量不足、运动等）、某些心尖部心肌梗死（基底段收缩代偿性增强过度）患者。梗阻主要发生在收缩中晚期，CW 呈特征性频谱曲线（峰值后移，收缩早期曲面朝上）；梗阻程度受到多种血流动力学因素（容量负荷、心率/律、心肌收缩力、β 受体阻断药等药物）影响而多变，甚至可呈间歇性或隐匿性。

其他可产生收缩期杂音的病变，如主动脉扩张、MR 及三尖瓣关闭不全，超声心动图可以明确诊断。

六、并发症

①充血性心力衰竭：50%～70% 的患者死于充血性心力衰竭；②栓塞：多见于老年钙化性 AS，以脑栓塞最常见；瓣膜钙化本身不会导致栓塞，主要与并发升主动脉或颈动脉斑块有关；③感染性心内膜炎；④猝死：有症状的 AS 猝死风险升高；⑤主动脉急性并发症：BAV 并发升主动脉瘤者具有升高的主动脉破裂和夹层分离的风险；15% 升主动脉夹层患者有 BAV 畸形；BAV 并发升主动脉瘤的患者中，主动脉夹层的患病率为 12.5%。

七、治疗

（一）随访

AS 进展速度存在显著的个体差异，目前无有效的临床预测指标，定期临床和超声随访，特别是早期识别症状对于决定手术时机至关重要。应教育患者了解可能出现的症状，一旦出现需立即复诊。对于症状可疑者，运动负荷超声心动图可以帮助判断。超声心动图随访频度为重度 AS 每年一次，中度每 1～2 年一次，轻度每 3～5 年一次。BAV 并发 AS 者还必须同时评价主动脉根部及升主动脉内径。BAV

的亲属中9%也有BAV，即使无BAV的亲属，也有可能并发升主动脉病变，因此需对BAV的一级亲属进行超声筛查（有无BAV和升主动脉扩张）。

（二）药物治疗

无特异性治疗。避免过度的体力劳动和剧烈运动；并发高血压者积极控制血压。有症状但无法手术的患者可对症治疗但预后极差，如抗心力衰竭（ACEI类药物），控制心绞痛（硝酸酯类）。

（三）介入和手术治疗

指征：①AS出现症状应尽快手术；②无症状的重度AS如LVEF<50%，或是运动试验诱导出症状或血流动力学不稳定（血压异常反应）应尽快手术；③并发明显钙化、快速进展的中重度AS倾向于早期手术；④中重度AS如并发其他心脏手术指征（如升主动脉瘤、冠脉搭桥、其他瓣膜病变）应同时行主动脉瓣置换。极重度AS（Vmax≥5.5m/s）即使无症状也主张尽早手术。有心肌收缩储备的低压差AS主张手术治疗。其他倾向手术的参考因素包括运动诱导出复杂的室性心律失常、LV明显肥厚除外高血压因素。

标准治疗为主动脉瓣置换术，适用于绝大多数有手术指征的患者。并发冠状动脉病变时，宜同时行冠状动脉旁路移植术。并发升主动脉扩张者如内径≥4.5cm，应同时行升主动脉人工血管置换术。在BAV换瓣的患者中20%需同时行升主动脉瘤手术。

介入治疗技术包括经皮主动脉球囊扩张术和近年来发展起来的经导管人工主动脉瓣植入术（transcatheter aortic valve implantation，TAVI）。前者适用于儿童和青少年的非钙化性的先天性AS。TAVI手术包括两个途径，即逆行的经皮主动脉瓣植入法和顺行的经心尖部的主动脉瓣植入法。目前主要用于存在外科手术高风险或禁忌证的、预期寿命>1年的、有症状的重度AS。

（彭凯歌）

第六节　主动脉瓣关闭不全

一、病因和病理

主动脉瓣关闭不全（aortic regurgitation，AR）可因主动脉瓣叶本身病变和（或）主动脉根部或升主动脉病变所导致。前者常见的原因有：老年性瓣叶钙化、BAV、风湿热、感染性心内膜炎、结缔组织疾病（如系统性红斑狼疮、类风湿关节炎）、其他（干下型室间隔缺损、主动脉瓣下狭窄、外伤、某些药物）。导致AR的主动脉方面的原因主要是主动脉根部扩张/瘤、马方综合征、主动脉夹层、胶原血管病及梅毒。单纯由于主动脉根部或升主动脉扩张所致而瓣膜自身无器质性病变的称为功能性AR。急性AR多见于感染性心内膜炎导致瓣叶穿孔、外伤或医源性损伤及急性升主动脉夹层。

二、病理生理

慢性AR导致LV舒张期容量负荷加重，早期LVEDV代偿性增大伴心肌肥厚，心腔顺应性增加，使得LV心搏总量增加，以维持正常的前向SV和LVEDP；然而心腔扩大导致心肌收缩期张力和LV后负荷增加，加重LV肥厚。此时心肌收缩功能和LVEF正常，临床无明显症状。

随着病情进展，心肌肥厚不再能对抗LV前后负荷的增加，进入失代偿期。后负荷的增加导致LVEF降低至正常低限；LV收缩减弱使SV减少；LV进一步扩张、肥厚，LV舒张末及收缩压力上升。心肌肥厚及收缩室壁张力升高增加了心肌耗氧，明显AR使主动脉舒张压下降，冠脉灌注压降低；肥厚导致冠脉储备降低；这些因素导致心肌尤其是心内膜下心肌缺血，加重LV功能异常。LV功能损害早期呈隐匿性的渐进过程，静息状态下可仍无明显症状，部分患者在运动后出现呼吸困难或心绞痛；若此时手术，心脏功能尚可恢复。

急性AR，LV无充足时间代偿骤增的容量负荷，引起急性左心功能不全。

三、临床表现

（一）症状

急性 AR 主要表现为急性左心衰竭或肺水肿、心源性休克、心肌缺血表现，甚至猝死。

慢性 AR 存在较长的无症状期，约 1/4 的患者发展为隐匿性的 LV 功能异常（平均历时 5.9 年，年发生率为 1.2%）；隐匿性 LV 功能异常进展到出现症状一般需 2~3 年，年发生率 >25%。无症状者死亡率（包括猝死）极低（<0.2%/年）；而一旦出现症状，死亡率 >10%/年，心力衰竭的发生率则 >20%/年。常见症状为心悸、劳力性呼吸困难、胸痛、晕厥；其他症状还有疲乏、活动耐力显著下降、过度出汗，咯血和栓塞较少见。早期症状主要出现在运动或应激时，晚期可出现明显的左心衰症状（端坐呼吸、夜间阵发性呼吸困难）及右心衰竭症状（肝脏淤血肿大、触痛，踝部水肿、胸腔积液或腹腔积液）。

（二）体征

慢性 AR：心界向左下扩大，心尖搏动左下移位，范围较广，呈抬举性搏动。颈动脉搏动增强，并呈双重搏动。收缩压正常或稍高，舒张压明显降低，脉压明显增大。可出现周围血管体征：水冲脉（Corrigan's pulse），毛细血管搏动征（Quincke's pulse），股动脉枪击音（Traube's sign），股动脉收缩期和舒张期双重杂音（Duroziez's sign），以及头部随心搏频率的上下摆动（De Musser–ssign）。典型听诊发现为主动脉瓣区舒张期高调递减型哈气样杂音，坐位前倾呼气末时明显，多伴有舒张期震颤。风湿性者在胸骨左缘第 3 肋间最响，可沿胸骨缘下传至心尖区；升主动脉显著扩张（马方综合征或梅毒性动脉炎）者，杂音在胸骨右缘第 2 肋间最响。杂音持续时间越长，越响，则 AR 越严重。杂音带音乐性质可见于瓣膜连枷、撕裂或穿孔，或主动脉夹层分离时撕裂的内膜片脱垂进入主动脉瓣。严重 AR 还可闻及主动脉瓣区收缩中期喷射样、较柔和、短促的高调杂音（相对性 AS），向颈部及胸骨上凹传导，甚至伴收缩期震颤；AR 反流束冲击二尖瓣前叶，影响其开放可引起相对性 MS，心尖区常可闻及柔和、低调的隆隆样舒张中期或收缩前期杂音（即 Austin–Flint 杂音），用力握拳时增强，吸入亚硝酸异戊酯时减弱；LV 明显扩大引起功能性 MR 时，可在心尖区闻及全收缩期吹风样杂音，向左腋下传导。瓣膜活动很差或反流严重时主动脉瓣第二心音（A2）减弱或消失；并发左心功能不全时可闻及第三心音（S3）和第四心音（S4）。晚期可出现肺高压和右心衰竭体征（颈静脉怒张、肝脏肿大、下肢水肿）。

急性 AR 常缺乏典型的体征和杂音：LV 无明显扩大，脉压可正常，可无外周血管征，舒张期杂音柔和、短促甚至不能闻及，第一心音（S1）减弱或消失；易导致反流程度的低估。

四、辅助检查

（一）X 线检查

LV 明显增大，升主动脉和主动脉结扩张，呈"主动脉型心脏"。透视下主动脉搏动明显增强，心影"摇椅样"摆动。可见主动脉瓣和升主动脉的钙化。晚期 LA 增大。并发肺高压或右心衰竭时出现相应改变。

（二）心电图检查

LV 肥大和劳损，电轴左偏；晚期 LA 增大。亦可见束支传导阻滞。

（三）超声心动图检查

1. 超声心动图表现　CDFI 可见舒张期反流束经主动脉瓣口进入 LVOT，反流束宽度占 LVOT 直径的比例 >65% 强烈提示重度 AR。主动脉瓣脱垂导致 AR 多为偏心性，朝向脱垂瓣叶的对侧；观察反流束的朝向和起源有助于判断脱垂部位。

二维超声可以显示瓣叶结构（厚度、瓣叶高度、活动度/柔软性及完整性），交界（有无融合，开放和对合情况），钙化程度及主动脉根部大小（瓣环、Valsalva 窦、窦干交界部及升主动脉近端），提示

AR 的病因和机制。老年性瓣叶钙化、BAV、风湿性主动脉瓣病的二维超声表现参见上一节"主动脉瓣狭窄"。感染性心内膜炎导致的 AR 可见赘生物、瓣膜穿孔、瓣膜瘤、主动脉瓣周脓肿及破溃后形成的瘘道（图 8-5）。主动脉瓣脱垂为瓣膜关闭时局部或整个瓣叶的游离缘超过瓣环水平，可并发其他瓣膜的脱垂；主动脉瓣连枷为瓣叶关闭时整个瓣叶翻转进入 LVOT，可见于感染性心内膜炎、医源性损伤或外伤后。功能性 AR 无主动脉瓣结构异常，但舒张期瓣膜闭合成穹隆状，闭合线距瓣环的高度增加（>8~10mm）；主动脉根部明显扩张，窦干连接部/瓣环内径 >1.6。某些疾病导致的 AR 可能为功能性，也可能同时存在瓣叶异常，术前确定反流的机制将影响手术方案的制定；如马方综合征可同时存在主动脉瓣脱垂及主动脉根部瘤（图 8-6）。

2. 负荷超声心动图 运动负荷超声用于症状不明确的重度 AR 患者，特别是当 LVEF 或 LVESD 接近临界值时，有助于发现潜在的收缩功能异常；运动诱导出症状，或缺乏收缩功能储备（运动中 LVEF 降低 5%）具有预测价值，应考虑手术。负荷试验还适用于轻中度 AR 存在可疑症状，或慢性 AR 参与体育运动前的体能评估。

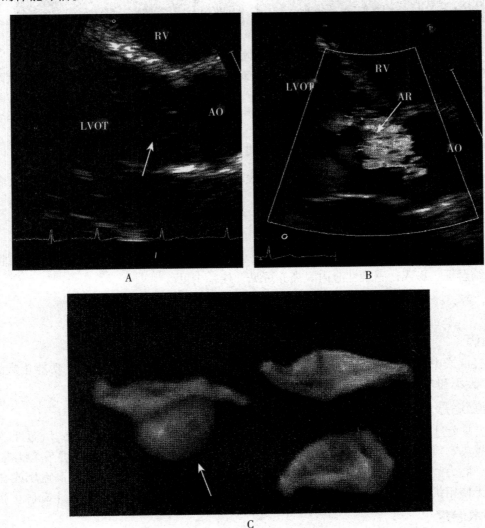

图 8-5 感染性心内膜炎并发主动脉左冠瓣瓣瘤形成及主动脉瓣反流

A. 胸骨旁左室长轴切面二维图像（局部放大）显示主动脉左冠瓣瘤体呈囊样凸向左室流出道（箭头所示）；B. 同一切面的 CDFI 显示重度主动脉瓣反流；C. 手术切除的主动脉瓣标本证实了术前心超诊断（箭头所示） AR：主动脉瓣反流；LVOT：左室流出道；RV：右心室；AO：主动脉

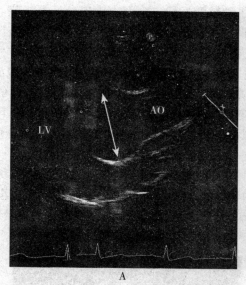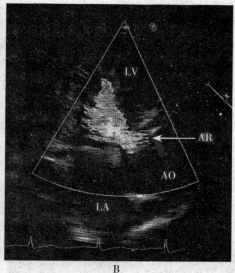

图 8 - 6 主动脉根部瘤并发主动脉瓣反流

A. 胸骨旁左室长轴切面二维图像显示主动脉窦于结合部近端瘤样扩张（双向箭头），而主动脉瓣叶无明显增厚；B. 心尖部左室长轴切面 C. DFI 显示大量主动脉瓣反流

LA：左心房；LV：左心室；AO：主动脉；AR：主动脉瓣反流

五、诊断与鉴别诊断

诊断主要根据典型的舒张期杂音和超声心动图表现。超声有助于与肺动脉瓣关闭不全、乏氏窦瘤破裂、冠状动脉瘘等其他产生舒张期杂音的病变鉴别。

六、并发症

充血性心力衰竭见于晚期 AR，为本病的主要死亡原因；猝死见于有症状的 AR；急性主动脉综合征多见于马方综合征、BAV；感染性心内膜炎亦可见，栓塞少见。

七、治疗

（一）随访

无症状的轻度或中度 AR，超声心动图每 2～3 年重复一次。对于无症状的 LV 功能正常的重度 AR 每年复查。LV 大小和功能指标接近手术指征时复查间隔应更短（每 6 个月）。

（二）药物治疗

慢性 AR 应避免过劳及剧烈运动；梅毒性主动脉炎应给予全疗程的青霉素治疗；风湿性心脏病应积极预防链球菌感染与风湿活动；并发高血压者应积极控制血压；ACEI 类药物用于并发心力衰竭但有手术禁忌的患者、心力衰竭患者术前过渡治疗、以及术后持续心功能异常者；对于无高血压或心力衰竭症状的患者，尚无使用扩血管药物获益的证据。马方综合征使用 β 受体阻断药可减缓主动脉扩张的发展。

（三）手术治疗

手术指征：急性 AR 通常需要急诊手术。慢性 AR 的手术指征包括：出现症状；无症状的重度 AR 如伴 LVEF≤50%、或 LV 明显扩大［ESC：左心室舒张末期内径（left ventricular end - diastolic dimension, LVEDD）>70mm，LVESD >50mm 或 25mm/m²；AHA：LVEDD >75mm，LVESD >55mm］者。

标准手术方式为人工主动脉瓣置换术；如瓣环发育较小需同时行主动脉根部扩张术。并发升主动脉病变则应根据主动脉瓣病变的情况决定是否保留主动脉瓣；不保留主动脉瓣时可以行人工带瓣管道置换术（Bentall 手术）或改良 Bentall 手术；功能性 AR 可选择保留主动脉瓣的 Yacoub 术或 David 术，或

Yacoub 术联合主动脉瓣修复。除功能性 AR 外，主动脉瓣修复被越来越多地用于器质性 AR，包括瓣叶悬吊、瓣环成形等，主要适用于瓣膜质地较好，无显著钙化变形，病变局限或单纯瓣环扩张的 AR。Ross 手术（自体肺动脉瓣和肺动脉移植）主要用于严重的感染性心内膜炎（瓣环及主动脉根部严重破坏）、小儿的先天性主动脉瓣和主动脉根部病变。

（彭凯歌）

第七节　三尖瓣病变

一、病因和病理

三尖瓣病变中以继发于右心室扩大，三尖瓣环扩张的功能性的三尖瓣关闭不全（tricuspid regurgitation，TR）最常见，常见于慢性肺源性心脏病、先天性心脏病、RV 心肌梗死及各种左心病变（如冠心病、心肌病、瓣膜病等）的晚期。

器质性的三尖瓣病变较少见。风湿热可导致三尖瓣狭窄（tricuspid stenosis，TS）和 TR，几乎均伴二尖瓣病变。其病理改变为瓣叶增厚，交界融合，腱索融合挛缩。类癌综合征也可导致 TS 和TR，但以 TR 为主。病理改变为瓣膜增厚、纤维化，活动受限，可伴肺动脉瓣病变。器质性的 TR 主要为先天畸形，如 Ebstein 畸形（图 8 - 7）或裂缺；近年来随着吸毒人员和导管应用增加，三尖瓣感染的发病率也在增加；其他引起 TR 的病因还包括心内膜心肌纤维化、三尖瓣脱垂、外伤及医源性损伤（如活检术、安装起搏器、右心导管术）。

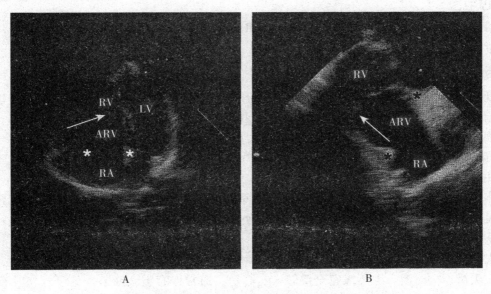

图 8 - 7　三尖瓣下移畸形（Ebstein 畸形）的二维超声心动图表现

A. 心尖四腔心切面，显示三尖瓣隔瓣明显下移（箭头所示），远离瓣环及二尖瓣前叶附着点（白色星号所示），将 RV 分为近端的房化右室和远端的功能右室；房化右室和右心房扩大；B. 右室流入道切面显示三尖瓣后叶下移（箭头），远离瓣环（黑色星号）

ARV：房化右室；LV：左心室；RA：右心房；RV：右心室

二、病理生理

TS 可导致 RA 扩大，右心房压力（right atrium pressure，RAP）升高；而 LAP、肺动脉压和右心室压力可无明显升高。当舒张期 RA - RV 间的平均压差超过 4mmHg 时，即可引起体静脉淤血，表现为颈静脉充盈、下腔静脉扩张、肝大、腹腔积液和水肿等。RV 大小和功能可正常。严重 TS 可导致静息心排血量下降，运动时亦无增加。

TR 可导致 RA 及 RV 肥大，晚期导致右心室衰竭，出现体循环淤血表现；但其代偿期较 MR 长。继发于严重肺高压的 TR 发展较快。

三、临床表现

TS 早期即可出现体静脉淤血表现，如颈静脉充盈和搏动、顽固性水肿和腹腔积液、肝脾肿大、肿大的肝脏可触及明显的收缩期前搏动、黄疸、消化道症状、严重营养不良。TS 导致心排血量降低可引起疲乏。TS 会减轻并发的 MS 的临床症状。心脏听诊胸骨左下缘有低调隆隆样舒张中晚期杂音，收缩期前增强。直立位吸气时杂音增强，呼气或吸气后屏气（Valsalva 动作）时杂音减弱。可伴舒张期震颤。可有开放拍击音。肺动脉瓣区第二心音正常或减弱。MS 可掩盖 TS 的杂音。

TR 存在较长的无症状期；并发二尖瓣病变者，肺淤血症状可因 TR 的发展而减轻，但乏力和其他低排血量症状可更重。听诊可闻及胸骨左下缘全收缩期杂音，吸气及压迫肝脏后杂音可增强；三尖瓣脱垂可在三尖瓣区闻及非喷射性喀喇音。严重的 TR 可有第三心音及三尖瓣区低调舒张中期杂音（相对性狭窄）。可见颈静脉搏动，可扪及肝脏搏动。TR 晚期右心衰竭后可出现体静脉淤血表现。

四、辅助检查

（一）X 线

TS 患者 RA 明显扩大，下腔静脉和奇静脉扩张，但无肺动脉扩张；TR 患者可见右房室增大，透视下右心房收缩期搏动。TR 晚期可见奇静脉扩张和胸腔积液；有腹腔积液者，横膈上抬。

（二）心电图

TS 可见 RA 肥大，II 及 V_1 导联 P 波高尖；无 RV 肥大的表现。TR 可见 RV 肥厚劳损，RA 肥大；并常有右束支传导阻滞。

（三）超声心动图

CDFI 表现类似于二尖瓣病变，但定量诊断缺乏有效的技术和指标。TS 患者二维描记瓣口面积存在难度，下列指标提示重度 TS：MPG≥5mmHg；流入道速度 – 时间积分 >60cm；PHT≥190ms；连续方程法估测瓣口面积≤1cm²；间接征象包括 RA 显著增大及下腔静脉增宽。

TR 反流束速度并不代表 TR 的严重程度。VC≥7mm；EROA≥40mm² 或 R Vol≥45ml；三尖瓣 E 峰 ≥1m/s（不并发 TS 时）为重度 TR。

二维超声可以进一步评价病因和机制。风湿性病变可见三尖瓣增厚和（或）钙化，交界粘连；反流为主者可见瓣膜挛缩变形及腱索缩短融合；狭窄为主者瓣叶活动受限，舒张期瓣尖开放呈穹隆样；常并发二尖瓣病变。类癌综合征三尖瓣增厚，纤维化，整个心动周期活动受限，瓣膜无法对合，存在明显缝隙；常并发肺动脉瓣异常。三尖瓣脱垂常伴发二尖瓣脱垂，收缩中期关闭线位于瓣环以上，常累及隔瓣与前瓣。三尖瓣连枷时瓣叶游离缘完全反转入右心房，通常伴有腱索断裂，见于外伤及感染后（图 8 – 8）。感染性心内膜炎可检测到赘生物。三尖瓣下移畸形可见隔瓣和后瓣附着点下移，远离瓣环，将右心室分为功能右心室和扩大的房化右心室。功能性 TR 瓣叶无明显异常，但 RV 明显扩大，功能减退，三尖瓣环扩大，收缩期三尖瓣穹隆面积（>1cm² 提示重度 TR）与闭合高度增加。

测量下腔静脉内径及其随呼吸的变化可用于评估右心房压力。对于 TR 患者还应评价 RV 大小和功能、瓣环内径、PASP；这些指标对于评价预后，决定是否需要手术，预测左侧瓣膜手术后 TR 持续存在和复发具有重要的价值，严重三尖瓣病变特征见表 8 – 3。

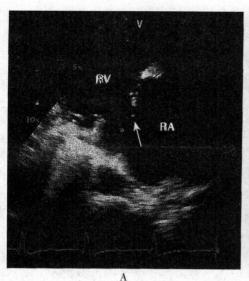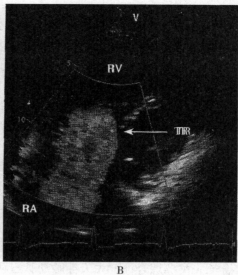

A   B

图 8 - 8　外伤后三尖瓣腱索断裂，连枷并发重度三尖瓣反流

A. 右室流入道切面二维图像，显示收缩期三尖瓣前叶呈连枷样改变，瓣尖进入右心房，并见断裂腱索残端附着（箭头所示），三尖瓣口无法闭合；B. 胸骨旁四腔心显示右房室增大，CDFI 可见大量的三尖瓣反流进入右心房

　　TR：三尖瓣反流；RA：右心房；RV：右心室

表 8 - 3　重度右心瓣膜病特征

右心瓣膜病	特征
重度三尖瓣狭窄	瓣口面积≤1.0cm²；MPG≥5mmHg；TVI>60cm，PHT>190ms
重度三尖瓣反流	三尖瓣连枷/错位；大量的中心性反流或贴壁的偏心性反流；返流束 CW 频谱信号浓密，峰值提前；三尖瓣 E 峰≥1m/s，PISA 半径>9mm；VC≥0.7cm；肝静脉收缩期逆向血流；EROA≥40mm² 或 R Vol≥45ml
重度肺动脉瓣狭窄	射流束 V_{max}>4m/s 或 PPG>64mmHg
重度肺动脉瓣返流	粗大的彩色返流束>RVOT 的65%；CW 返流频谱信号浓密，减速段陡直

五、诊断

根据典型杂音及超声心动图表现。

六、治疗

TS：限盐利尿可改善体循环淤血。TS 多并发左侧瓣膜病变，通常选择左侧瓣膜手术的同时对三尖瓣进行处理，如经皮球囊扩张瓣膜成形术、三尖瓣分离术及人工瓣膜置换术。由于右心人工瓣膜存在更高的血栓栓塞风险，瓣膜置换时优选人工生物瓣。

TR：无症状的轻度 TR，无肺高压、右心无明显扩大或功能异常无须手术。可手术纠治的重度器质性 TR，并发症状或右心功能减退的客观证据时需手术治疗；右心的感染性心内膜炎抗菌治疗效果好，通常无须手术。

功能性 TR 的处理仍有争议。轻中度的功能性 TR 可在原发疾病得到控制（有效的抗心力衰竭治疗、左心瓣膜手术）后改善，无须特别处理。对于重度 TR、瓣环明显扩张或并发严重肺高压的中度 TR，应在左心瓣膜手术的同时积极处理，以免产生不可逆的右心室功能损害。最常用的术式为三尖瓣成形术，提倡以人工瓣环植入取代 Devega 成形，以降低远期复发率。

（李汭僙）

第八节 肺动脉瓣疾病

一、病因和病理

肺动脉瓣狭窄（pulmonary stenosis，PS）几乎均为先天性，可为三叶、二叶、单叶或四叶式。可并发右心室流出道（right ventricular outflow tract，RVOT）多水平的狭窄或发育不良（漏斗部、瓣下、肺动脉瓣环、瓣上、肺动脉主干及分支）；或作为复杂先心的一部分（如法洛四联症、右心室双出口、单心室）；Williams 综合征或 Noonan 综合征时，常同时并发外周肺动脉狭窄。常并发房间隔缺损、室间隔缺损、主动脉骑跨和动脉导管未闭。获得性 PS 罕见，如风湿性、类癌综合征（多以反流为主）等，通常不会严重到需换瓣。其他病因如累及右心室的肥厚型梗阻性心肌病和糖原累积异常等。前纵隔肿瘤如压迫 RVOT 可导致相对性 PS。

肺动脉瓣关闭不全（pulmonary regurgitation，PR）多由肺动脉总干扩张所致，多见于肺高压，其他病因有马方综合征、类癌综合征、先天性肺动脉瓣缺如或发育不良、感染性心内膜炎、医源性损伤。

二、病理生理

PS 导致 RV 压力过负荷，跨瓣压差升高，RV 肥厚，甚至继发流出道梗阻，最终导致右心衰竭。如并发房间隔缺损，则可出现右至左分流。肺动脉压力通常正常或降低（心排血量减少）。严重 PS 导致肺灌注减少，氧合不足可导致发绀，并发动脉导管未闭可一定程度改善肺灌注和血氧。

PR 导致右心容量过负荷，由于右心为低压低阻力腔室，因此血流动力学后果通常不严重，代偿期较 AR 长；晚期 RV 扩大、肥厚，最终右心衰竭。继发于严重肺高压、急性反流或严重反流，病情发展较快。

三、临床表现

轻中度 PS 一般无明显症状，预后良好；重度狭窄者，运动耐量差，可有胸痛、头晕或晕厥、发绀等症状。主要体征是肺动脉瓣区响亮、粗糙、吹风样收缩期杂音，肺动脉瓣区第二心音（P2）减弱伴分裂，吸气后更明显。肺动脉瓣区喷射性喀喇音表明瓣膜无重度钙化，活动度尚可。先天性重度狭窄者，早年即有右心室肥厚，可致心前区隆起伴胸骨旁抬举性搏动。持久发绀者，可伴发杵状指（趾）。

PR 在未发生右心衰竭前无临床症状。主要体征为肺动脉瓣区舒张早期递减型哈气样杂音，可下传至第 4 肋间。伴肺高压时，肺动脉瓣区第二心音（P2）亢进、分裂。反流量大时，三尖瓣区可闻及收缩前期低调杂音。如瓣膜活动度好，可闻及肺动脉喷射音。

四、辅助检查

（一）X 线检查

RV 肥厚、增大。单纯狭窄者，肺动脉总干呈狭窄后扩张，肺血管影稀疏；PR 伴肺高压时，可见肺动脉段及肺门阴影尤其是右下肺动脉影增大。

（二）心电图检查

示 RV 肥厚劳损、RA 增大。常见右束支传导阻滞。

（三）超声心动图

检查狭窄的肺动脉瓣开放呈穹隆状，瓣膜发育不良时瓣叶增厚，活动度小，瓣环（和肺动脉）内径狭小；钙化相对少见。介入术前需评价瓣环大小、瓣膜质地和钙化情况。CDFI 表现类似于 AS，定量狭窄的程度主要依靠 CW 测量跨肺动脉瓣 PPG。重度 PS 常伴 RV 肥厚，可继发 RVOT 梗阻；晚期并发右心衰竭后右心增大。PS 并发远端肺动脉扩张也很常见。此外，还可探查到并发的其他畸形。

PR 诊断依靠 CDFI 检测到舒张期由肺动脉瓣反流入 RVOT 的血流束而确诊。二维评价肺动脉瓣解剖学包括瓣叶数量（二叶式或四叶式）、运动（凸起或脱垂）或结构（肺动脉瓣发育不良、发育异常或缺如）有助于了解反流机制。类癌综合征导致肺动脉瓣叶缩短与增厚，多同时伴三尖瓣受累。肺动脉瓣黏液样变很罕见，导致瓣膜增厚、冗长与松弛。评估 PR 严重程度难度较大，RV 大小与功能可作为参考；RV 不扩大则提示 PR 程度较轻。继发于肺高压者常伴肺动脉扩张，严重肺动脉瓣病变特征见表 8-3。

五、诊断及鉴别诊断

根据肺动脉瓣区典型杂音及典型超声心动图表现即可确诊。

六、治疗

新生儿严重的 PS 常需维持动脉导管开放才能存活；成人的单纯先天性 PS 的治疗主要是导管球囊扩张和直视下瓣膜切开术，极少需行瓣膜置换术；并发漏斗部狭窄者可行跨瓣 RVOT 补片；并发肺动脉瓣环及肺动脉主干发育不良者需行同种异体肺动脉移植。

继发于肺高压的 PR 的治疗包括治疗原发疾病、控制右心衰竭（强心利尿）。原发性的重度 PR 或右心室容量负荷进行性加重，可施行人工心脏瓣膜置换术。经皮人工肺动脉瓣植入也已获得成功。

（李㳇偀）

第九节　联合瓣膜病和复合瓣膜病

联合瓣膜病（combined valvular diseases），又称多瓣膜病，是指两个或两个以上的瓣膜同时存在病变，最常见于风湿性瓣膜病变；此外，感染性心内膜炎、瓣膜黏液样变性、马方综合征、类癌综合征等也常同时累及多个瓣膜。复合瓣膜病是指同一个瓣膜同时存在不同程度的狭窄和关闭不全，如 BAV 并发 AS 及 AR、风湿性 MS 并发 MR。

联合/复合瓣膜病变导致复杂的血流动力学改变，可掩盖或加重临床症状；改变瓣膜病变的典型杂音；干扰多普勒指标对瓣膜病变程度的估测，从而给诊断带来困难。通常上游瓣膜严重病变导致前向心排血量降低，会掩盖下游瓣膜病变的严重程度，如严重的右心瓣膜病变会导致低估左心瓣膜病变程度；严重的二尖瓣病变会导致低估主动脉瓣病变程度。而下游瓣膜狭窄（如严重的 AS）会导致心腔压力增高，加重上游瓣膜的反流（MR），或是低估上游瓣膜的狭窄程度（MS）。同一个瓣膜如存在严重的反流，由于经过瓣口的血流量增加，可导致瓣口相对狭窄，或高估瓣膜狭窄程度。由于多普勒血流速度、压差、PHT 等指标较易受到血流动力学的影响，因此对于联合/复合瓣膜病变，定量瓣膜的病变程度应更多地参考瓣膜的解剖异常和活动情况；尽可能选择较少受血流动力学影响的定量指标，如连续方程式估测瓣口面积；还要综合患者的临床情况进行分析。

联合瓣膜病变的病情比单一瓣膜病变更重，预后更差；复合瓣膜病的病理生理改变取决于狭窄和反流哪一个为主。手术的决策主要取决于症状（尤其当并发明显 AS 时）、血流动力学后果（LA 及 LV 大小、LVEF、PASP）以及介入治疗或瓣膜修复（反流性病变）的可能性。仅纠正某一瓣膜的病变，可能会明显加重另一瓣膜的血流动力学异常。当两个瓣膜病变均需外科手术纠治时，宜同时进行双（多）瓣膜置换和（或）修复；当一个瓣膜病变可介入治疗（如 MS），而另一个瓣膜需置换时（AS 或 AR），可先行介入，然后再重新评估症状及另一瓣膜病变的严重程度，决定是否需立即还是延迟置换。

常见的联合/复合瓣膜病变包括：①AS + MS：主动脉瓣区收缩期杂音和心尖区舒张期杂音均可减弱。若 AS 重 MS 轻，LVEDP 增高，舒张期二尖瓣跨瓣压差缩小，可能低估 MS 程度。若 AS 轻 MS 重，LV 充盈压下降，LV 心搏量明显降低，并可导致低流量低压差 AS 而低估 AS 程度。②AR + MS：可导致 MS 的舒张晚期杂音减弱或消失；不宜用 PHT 评价 MS 程度；严重 MS 会降低前向血流，导致低估 AR 程度。③AS + MR：AS 可引起或加重 MR，评价二尖瓣结构（鉴别 MR 是器质性的还是功能性）对临床处理非常重要；无明显结构异常的轻中度 MR 可能在 AVR 术后得到明显改善。轻度的 MR 并不影响 AS 程度的评估，但重度 MR 可导致低流量低压差型 AS；AVA、超声及术中直视下评价主动脉瓣的结构有助于诊断 AS 程度，决定是否需置换主动脉瓣。AS 并发 MR 可使 LV 前向的每搏输出量减少更明显，发生 AF 则进一步降低，乏力及运动耐量的降低更明显；MR 导致 LV 容量过负荷会掩盖 AS 引起的早期 LV 功能异常。④AR + MR：LV 舒张期容量负荷大大加重，LV 扩张更加明显，发生衰竭，收缩期反流入 LA 的血流量加大，易致 LA 失代偿。⑤AS + AR：轻或中度的 AR 不影响 AS 评价，但严重 AR 会因跨瓣流速和压差升高而高估 AS 程度，连续方程式测量 AVA 更加可靠。中度 AS 并发中度 AR 等同于重度联合瓣膜病。⑥MS + MR：MR 并不影响定量 MS，但不能用连续方程式法估测 MVA；并发轻度以上 MR 是 PB-MC 的禁忌证之一。

（李沔侯）

第十节　人工心脏瓣膜的术后管理和功能评价

人工瓣膜的种类可分为机械瓣和生物瓣。前者优点是耐用，但需要终身抗凝，并可能引起出血 - 血栓栓塞并发症；后者按照来源可分为异种（猪瓣、牛心包瓣）、同种异体和自体瓣膜（Ross 手术），优点在于无须终身抗凝，但耐久性较差，使用年限在 10 ~ 15 年，尤其是换瓣时较年轻的患者可在术后早期发生瓣膜退化（structural valve deterioration，SVD）。

一、人工瓣的术后随访

（一）术后首次随访

出院前或术后早期（12 周内），目的为评价手术后近期效果、评价人工瓣结构及功能，为以后的随访提供基线参照。术后早期检测到瓣周漏可能会影响后期的决策，如监测溶血、评估再次手术的可能和必要、并为日后可疑心内膜炎的诊断提供鉴别。

（二）后期随访

没有症状且术后首次心脏超声正常的机械瓣患者可每年随访一次。生物瓣术后五年起每年随访一次。当有新发的心脏杂音、临床状态恶化（出现不明原因的发热，呼吸困难等）、怀疑人工瓣膜的完整性或功能出现问题、或者心室功能异常的时候，应及时复查心脏超声。

（三）评价方法和内容

包括详细的病史采集和体检、血液生化指标（血常规、电解质、肾功能、INR）、胸片、心电图以及超声心动图（表 8 - 4）。

表 8 - 4　常用的评价人工瓣功能的多普勒参数

参数	正常	可能梗阻	明显梗阻
人工主动脉瓣			
Vmax（m/s）	<3	3 ~ 4	>4
MPG（mmHg）	<20	20 ~ 35	>35
DVI（V_{LVOT}/V_{AV}）	≥0.30	0.29 ~ 0.25	<0.25
EOA（cm^2）	>1.2	1.2 ~ 0.8	<0.8
跨瓣频谱轮廓	三角形，早期达峰	介于两者之间	圆形，对称
AT（ms）	<80	80 ~ 100	>100
人工二尖瓣			
Vmax（m/s）	<1.9	1.9 ~ 2.5	≥2.5
MPG（mmHg）	≤5	6 ~ 10	>10
DVT（VTI_{MV}/VTI_{LVCT}）	<2.2	2.5 ~ 2.5	>2.5

参数	正常	可能梗阻	明显梗阻
EOA（cm^2）	≥2.0	1~2	<1
PHT（ms）	<130	130~200	>200

超声心动图评价内容有：了解心腔大小、心室局部和整体功能、主动脉尺寸、其他瓣膜的功能、肺动脉压力；评价人工瓣的稳定性、瓣膜及瓣周的回声（有无钙化及异常回声）、瓣叶的活动度、瓣膜的稳定性、反流部位及程度、是否存在瓣周漏；多普勒定量测量跨瓣 Vmax、MPG、多普勒速度指数（doppler velocity index，DVI）、PHT、连续方程式法计算有效瓣口面积（effective orifice area，EOA）等。

机械瓣均存在细小的多束功能性反流，其数量和部位取决于机械瓣的型号。多为中心性，起源于缝合线以内，源头细小，色彩单纯，持续时间短。无支架生物瓣较有支架的反流多见。病理性反流多并发血栓、瓣周漏、赘生物、生物瓣 SVD 及瓣膜稳定性异常（摇动）。中心性多见于生物瓣，瓣周漏则两类瓣膜均可见。经皮植入的主动脉瓣也常见瓣周反流。人工瓣反流程度的定量诊断类似于天然瓣膜。人工瓣梗阻多表现为跨瓣速度/压差升高，有效瓣口面积减小。引起高跨瓣压差的情况包括：血栓、人工瓣－患者不匹配（prosthesis－patient mismatch，PPM）、瓣周纤维组织增生、赘生物、LV 肥厚、高心排等；LV 低排时，人工瓣异常也不一定会出现高压差。

二、人工瓣的抗凝治疗

所有机械瓣的患者终身都应接受抗凝治疗；生物瓣术后头三个月应进行抗凝，如果并发血栓危险因素则应持续抗凝治疗。抗凝的强度要考虑机械瓣的类型、位置、是否存在易患因素（如 AF、严重 LV 功能不全 EF <30%、LA 扩大 >50mm、LA 内浓密的自发显影、既往栓塞史、任何程度 MS、高凝状态）等。推荐国人机械主动脉瓣控制 INR 在 1.8~2.5；机械二尖瓣、并发血栓危险因素、生物瓣术后三个月内，INR 2.5~3.0。联合应用阿司匹林 75~100mg 每日一次。充分抗凝仍发生栓塞者，抗凝治疗应加强。

人工瓣患者接受非心脏手术前应评估手术的出血风险和人工瓣血栓形成的后果。出血风险小且易于控制时不必中断抗凝，控制 INR <2；出血风险大需暂停抗凝治疗时，术前一周停用华法林及阿司匹林，改用静脉肝素替代至术前 6 小时；无出血性并发症则术后 6~12 小时重启肝素治疗，并尽早开始口服华法林；肝素需与华法林同时使用 3~5 天待 INR 达标后撤药。

抗凝治疗对于大多数心导管操作是安全的；房间隔穿刺、直接 LV 穿刺或心包穿刺则应控制 INR <1.2 并用静脉肝素进行过渡治疗。

华法林可致胎儿发育异常，怀孕头三个月应避免使用，而改用肝素或低分子肝素替代，密切监测 APTT（2~3 秒）、PT、INR；3 个月后至孕 36 周可口服华法林，36 周后改为肝素过渡直至分娩后 4~6 小时。

过度的抗凝治疗需要通过华法林减量或应用维生素 K 来纠正，对于出血的病例，需要使用新鲜冷冻血浆。

三、人工瓣常见并发症

包括血栓及出血事件、机械性并发症、感染性心内膜炎、SVD、VP－PM、心功能不全、肺高压、猝死、心律失常等。早期并发症多与手术或瓣膜选择不当有关，感染和血栓形成少见；晚期的并发症常与抗凝不当、感染、血管翳增生、瓣膜的耐用性等有关；术后持续的心力衰竭、心律失常和肺高压通常是干预过迟，术前不可逆的心肌损害所导致（图 8－9）。

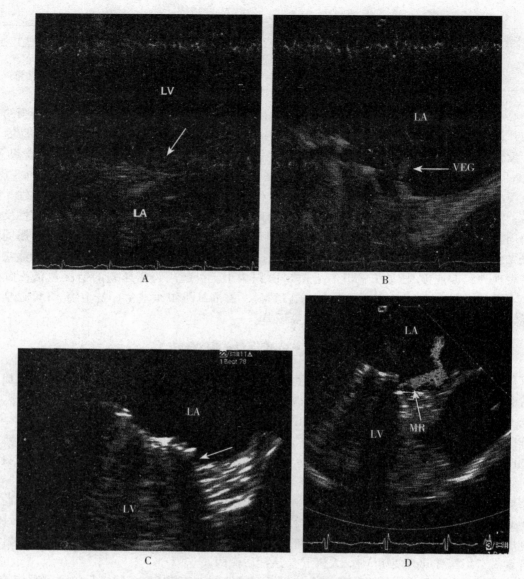

图 8 - 9　人工瓣常见并发症的超声心动图表现

A. 心尖四腔心切面（局部放大）显示人工机械二尖瓣血栓形成（箭头所示），为瓣口中等密度回声凸向心腔，实时图像还可见瓣叶活动异常和跨瓣血流梗阻；B. 经食管切面显示人工机械二尖瓣并发感染，箭头所指为瓣周左房面附着的赘生物，实时显示其高活动性；C、D. 为同一患者，经食管超声心动图显示人工机械二尖瓣瓣周漏，其中 C 为二维局部放大图像显示瓣周回声中断（箭头所示）；D 为 CDFI 显示源自漏口的反流束进入左心房（箭头）

MR：二尖瓣反流；VEG：赘生物；LA：左心房；LV：左心室

（一）人工瓣血栓形成（prosthetic valve thrombosis，PVT）

　　是最常见的人工瓣并发症，好发于机械瓣，术后第一年为高发期。易患因素有：抗凝强度不足或终止（因其他非心脏手术或妊娠）、人工瓣膜种类（老式瓣膜）、瓣膜位置（右心人工瓣 > 左心，二尖瓣 > 主动脉瓣）、心脏血流动力学情况（低心排血量或 AF）、存在心房血栓、既往栓塞事件、高凝状态（如怀孕等）。

　　临床表现取决于是否存在梗阻。典型的梗阻性 PVT 可在短期内出现明显的心力衰竭；其他表现还有呼吸困难、发热、栓塞。听诊人工瓣音的降低或消失，或出现新的瓣膜反流或梗阻的杂音。INR 降低及 D - 二聚体升高。PVT 在超声心动图上的直接征象为人工瓣膜运动异常（瓣膜活动度降低或消失，单瓣关闭不全和延迟开放）和血栓回声。CDFI 可见异常的跨瓣血流和中央反流；多普勒指标提示跨瓣压差升高、EOA 减小。

PVT 的治疗方式包括手术、溶栓、优化抗凝（肝素化＋抗凝＋抗血小板治疗）；选择取决于是否存在梗阻、人工瓣位置、血栓大小和临床状况是否稳定。梗阻性 PVT，病情危重（NYHA Ⅳ级）者需要紧急手术；如存在手术高风险或无条件手术者可溶栓治疗；大的活动性的血栓（＞10mm）倾向于手术；病情稳定者以及非梗阻性 PVT 则首选优化抗凝治疗，反复出现血栓栓塞事件、血栓较大或持续存在则需手术或溶栓。右心 PVT 首选溶栓。

（二）机械性并发症

由腱索或线头导致瓣膜嵌顿和梗阻，常因术后停机困难而需紧急处理，术中 TEE 监护有助于早期确诊。

不伴感染的瓣周漏是常见的机械性并发症之一，术后即可出现，通常反映缝合不当，血流动力学后果类似于瓣膜反流，其严重程度可用 TEE 上反流束占瓣环周长的百分比表示。严重者需再次手术，也有经皮介入治疗的报道。轻度瓣周漏无血流动力学意义，不增加感染风险，偶可导致溶血性贫血，通常不必处理。

SVD 是生物瓣的主要并发症，包括变细、萎缩、穿孔（同种异体移植）、增厚、钙化和撕裂，需再次开胸行瓣膜置换。

（三）人工瓣心内膜炎

人工瓣膜具有感染性心内膜炎的高风险；感染部位多为缝合圈；生物瓣还可累及瓣叶；带瓣管道感染可累及远端吻合口或冠脉再植位置。赘生物可引起栓塞，瓣叶活动和功能异常，瓣环周围组织破坏会引起瓣周漏，脓肿和窦道，破坏瓣膜的稳定性。临床表现和诊断标准与自身瓣膜心内膜炎相似，但感染更难控制，较早出现严重的并发症，通常需要手术治疗。外科手术指征包括：人工瓣膜功能不全、形成脓肿和窦道、栓塞、不能控制的感染、心力衰竭和多脏器衰竭。TEE 对小的赘生物和脓肿有较高的敏感性，所有临床可疑人工瓣膜心内膜炎时均必须行 TEE 检查。

（李汭傧）

第九章

心律失常

第一节　心律失常总论

一、心律失常的发生机制

心脏电活动的形成源于特殊心肌细胞的内在节律性。自律性是指心肌细胞能够在没有外来刺激的情况下按一定节律重复去极化达到阈值，从而自发地产生动作电位的能力。心房和心室的工作细胞在正常状态下不具有自律性，特殊传导系统的细胞（特殊传导系统包括窦房结、房室结区、希氏束、束支及浦肯野纤维网系统）却具有自律性，故被称作起搏细胞。在病理状态下，特殊传导系统之外的心肌细胞可获得自律性。

特殊传导系统中自律细胞的自律性是不同的。正常情况下，窦房结细胞的自动节律性最高（约100次/分），浦肯野纤维网的自律性最低（约25次/分），而房室结（约50次/分）和希氏束（约40次/分）的自律性依次介于二者之间。整个心脏总是依照在当时情况下自律性最高的部位所发出的节律性兴奋来进行活动。正常情况下，窦房结是主导整个心脏兴奋和搏动的正常部位，故称为正常起搏点；特殊传导系统中的其他细胞并不表现出它们自身的自律性，只是起着传导兴奋的作用，故称为潜在起搏点。某些病理情况下，窦房结的兴奋因传导阻滞而不能控制其他自律组织的活动，或窦房结以外的自律组织的自律性增高，心房或心室就受当时情况下自律性最高的部位发出的兴奋节律支配而搏动，这些异常的起搏部位就称为异位起搏点。

（一）激动形成的异常

窦房结或其他组织（包括特殊传导系统和心肌组织）的异常激动形成会导致心律失常。可导致心律失常的主要异常激动包括自律性异常（包括窦房结、特殊传导系统中的潜在起搏细胞、心房或心室肌细胞的异常自律性）和触发活动。

1. 窦房结自律性异常

（1）窦房结自律性增高：正常情况下，窦房结的自律性高低主要受自主神经系统的调控。交感神经刺激作用于起搏细胞的 β_1 肾上腺素能受体，使起搏离子流通道的开放增加，起搏离子内流增多，4期除极的斜率增大。因此，窦房结4期除极达到阈值的时间较正常缩短，自律性因而增高。另外，交感神经的刺激增加电压敏感性 Ca^{2+} 通道的开放概率（起搏细胞中，Ca^{2+} 组成了0期去极化电流），从而使阈电位水平负向移动（降低），舒张期除极到达阈电位的时间因而提前。总之，交感神经的活动通过使阈电位阈值负值加大、起搏离子流增加而提高窦房结的自律性。

（2）窦房结自律性降低：生理情况下，交感神经刺激减弱和副交感神经活性增强可降低窦房结的自律性。胆碱能刺激经迷走神经作用于窦房结，减少起搏细胞离子通道的开放概率。这样，起搏离子流及4期除极的斜率都会下降，细胞自发激动的频率减低。此外，由于 Ca^{2+} 通道开放概率减低，阈电位向正向移动（升高）。而且，胆碱能神经的刺激增加了静息状态下 K^+ 通道开放概率，使带正电荷的 K^+

外流，细胞的最大舒张电位负值增加。起搏离子流的减少、细胞最大舒张电位负值增加及阈电位负值降低共同作用的最终结果是细胞自发激活速率降低，心率减慢。

2. 逸搏心律　当窦房结受到抑制使激动发放的频率降低时，特殊传导通路中的潜在起搏点通常会发出激动。由于窦房结的频率降低而使潜在起搏点引发的一次激动称作逸搏；连续的逸搏，称为逸搏心律。逸搏心律具有保护性作用，当窦房结的激动发放受损时，可确保心率不会过低。心脏的不同部位对副交感（迷走）神经刺激的敏感性不同。窦房结和房室结的敏感性最强，心房组织次之，心室传导系统最不敏感。因此，轻度副交感神经的刺激会降低窦房结的频率，起搏点转移至心房的其他部位；而强烈的副交感神经的刺激将抑制窦房结和心房组织的兴奋性，可导致房室结的传导阻滞，并出现室性逸搏心律。

3. 潜在起搏点自律性增高　潜在起搏点控制激动形成的另一种方式是其自发的除极速率快于窦房结，这种情况称为异位搏动或过早搏动（异位搏动与逸搏的区别在于前者先于正常节律出现，而后者则延迟出现并中止窦性心率缓慢所造成的停搏）。连续发生的异位搏动称作异位节律。多种不同的情况都会产生异位节律，例如，高浓度的儿茶酚胺会提高潜在起搏细胞的自律性，如其除极化的速率超过窦房结，就会发生异位节律；低氧血症、缺血、电解质紊乱和某些药物中毒（如洋地黄）的作用也会导致异位搏动的出现。

4. 异常自律性　多种病理因素会导致特殊传导系统之外、通常不具有自律性的心肌细胞获得自律性并自发除极，其表现与来自特殊传导系统的潜在起搏细胞所发出的激动相类似。如果这些细胞的去极化速率超过窦房结，它们将暂时取代窦房结，成为异常的节律起源点。这种异位节律起源点也像窦房结一样具有频率自适应性，因此，频率不等、心动过速开始时频率逐渐加快而终止时频率逐渐减慢、可被其他比其频率更快的节律所夺获是自律性心律失常的重要特征。

由于普通心肌细胞没有或仅有少量激活的起搏细胞离子通道，所以通常没有起搏离子流。各种病理因素是如何使这些细胞自发除极的原因尚不十分清楚，明确的是，当心肌细胞受到损伤，它们的细胞膜通透性将增加，这样，它们就不能维持正常的电离子浓度梯度，细胞膜的静息电位负值变小（即细胞部分去极化）；当细胞膜的负值小于 60mV，非起搏细胞就可产生逐渐的 4 期除极化。这种缓慢的自发除极大概与慢钙电流和通常参与复极的某亚组 K^+ 离子通道的关闭有关。

5. 触发活动　触发活动可视为一种异常的自律性，其产生的根本原因是后除极。在某些情况下，动作电位能够触发异常除极，引起额外的心脏搏动或快速性心律失常。这与自律性升高时出现的自发活动不同，这种自律活动是由前一个动作电位所激发的。根据激发动作电位的时间不同，后除极可分为两种类型：①早后除极发生于触发动作电位的复极期，②延迟后除极紧随复极完成之后。两种后除极到达阈电位都会触发异常的动作电位。

早后除极打断正常的复极过程，使膜电位向正电位方向移动。早后除极可发于动作电位的平台期或快速复极期。某些药物的治疗和先天性长 QT 间期综合征时，动作电位时程（心电图上 QT 间期）延长，较易发生早后除极。早后除极触发的动作电位可自我维持并引起连续除极，从而表现为快速性心律失常，连续的早后除极可能是尖端扭转型心动过速的机制。

延迟后除极紧随复极完成之后发生，最常见于细胞内高钙的情况，如洋地黄中毒或明显的儿茶酚胺刺激。与早后除极一样，延迟后除极达到阈电位就会产生动作电位。这种动作电位也可自我维持并导致快速性心律失常，例如，洋地黄中毒引起的多种心律失常就是延迟后除极所致。

（二）激动传导异常

1. 传导障碍　传导障碍主要表现为传导速度减慢和传导阻滞。发生传导障碍的主要机制有以下几种。

（1）组织处于不应期：不应期是心肌电生理特性中十分重要的概念。冲动在心肌细胞中发生连续性传导的前提条件是各部位组织在冲动抵达之前，脱离不应期而恢复到应激状态，否则冲动的传导将发生延迟（适逢组织处于相对不应期）或阻滞（适逢组织处于有效不应期）。不应期越短，越容易发生心律失常，反之，亦然；不应期越不均一，容易发生心律失常；相对不应期越长，越容易发生心律失常；

有效不应期越长，越不易发生心律失常。抗心律失常药物的作用机制：延长不应期，使不应期均一化，缩短相对不应期，延长有效不应期。

（2）递减传导：当冲动在传导过程中遇到心肌细胞舒张期膜电位尚未充分复极时，由于"静止期"电位值较低，0相除极速度及振幅都相应减少，引起的激动也较弱，其在冲动的传导中所引起的组织反应性也将依次减弱，即传导能力不断降低，致发生传导障碍。不均匀传导是指十分邻近的传导纤维之间传导速度明显不同，此时，激动传导的总效力下降，也可造成传导阻滞的发生。

2. 传导途径异常　正常情况下，心房和心室之间仅能通过房室结－希氏束－浦肯野纤维（房室结－希氏束系统）进行房室或室房传导。多种原因可出现额外的传导径路，比如功能性电传导差异所致的房室结双径路、先天原因所致的房室旁路、瘢痕所致的多条径路等，激动在各个径路的传导及其在各径路之间的折返都可造成心律失常。

旁路可将激动绕经房室结直接传导至心室。由于旁路提前激动了心室，心电图上显示缩短的PR间期和delta波。

3. 折返及折返性心律失常　冲动在传导过程中，途经解剖性或功能性分离的两条或两条以上径路时，一定条件下，冲动可循环往复，即形成折返性激动。折返激动是心律失常的重要发生机制，尤其是在快速性异位搏动或异位性心律失常的发生中占有非常重要的地位。临床常见的各种阵发性心动过速、心房扑动或颤动、心室扑动或颤动，其发生机制及维持机制往往都是折返激动。折返激动的形成需如下条件。

（1）折返径路：存在解剖或功能上相互分离的径路是折返激动形成的必要条件。如图9-1a所示：冲动由A点向B点传播时，有左（α）和右（β）两条径路可循，其α和β两条径路既可顺向传导，亦可逆向传导。如果两者的传导性能相同，则由A点传导的冲动同时沿两条径路传导到B点，如此便不会形成折返激动。上述解剖性或功能性折返径路可以存在于心脏不同部位：①窦房结和其周围的心房组织之间；②房室结或其周围组织内：③希氏束内纵向分离；④希氏束和束支之间；⑤浦肯野纤维网及其末梢与心肌连接处；⑥房室结－希氏束系与旁路之间或旁路与旁路之间。

（2）单向阻滞：一般情况下，心脏传导组织具有前向和逆向的双向传导。但在某些生理或病理情况下，心脏某部分传导组织只允许激动沿一个方向传导，而沿另一个方向传导时则不能通过，这种情况称为单向传导或单向阻滞。生理性、先天性单向阻滞在临床上比较常见。折返环的两条径路中若一条发生单向阻滞，则为对侧顺向传导的冲动经此径路逆向传导提供了条件（图9-1b）。

（3）缓慢传导：如冲动在对侧径路中发生延缓，延缓的时间足以使发生单向阻滞部位的组织恢复应激性，则可以形成折返激动（图9-1c）。

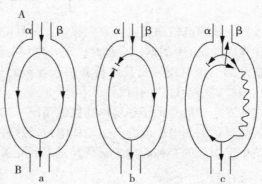

图9-1　（a）α和β两条径路传导能力相同，同时传导至B处；（b）α径路发生阻滞，A处激动经β径路传导至B处；（c）α径路发生阻滞，β径路发生传导延缓，逆向经α径路传导，形成折返

（4）折返激动循折返环运行一周所需的时间（折返周期）长于折返环路任一部位组织的不应期，只有这样，折返激动在其环行传导中才能始终不遇上处于不应状态的组织，折返激动才可持续存在，阵

发性室上性心动过速即是此种机制所致心动过速之典型。

二、心律失常的分类

心律失常的分类方法较多，根据其发生机制，分为激动形成异常和激动传导异常两大类。

（一）激动形成异常

1. 窦性心律失常　①窦性心动过速；②窦性心动过缓；③窦性心律不齐；④窦性停搏；⑤病态窦房结综合征。

2. 异位心、律

（1）被动性异位心律：①逸搏（房性、房室交界区性、室性）；②逸搏心律（房性、房室交界区性、室性）。

（2）主动性异位心律：①期前收缩（房性、房室交界区性、室性）；②阵发性心动过速（房性、房室交界区性、房室折返性、室性）；③心房扑动、心房颤动；④心室扑动、心室颤动。

（二）激动传导异常

1. 生理性传导异常　干扰、干扰性房室分离、差异性传导。

2. 病理性阻滞

（1）窦房传导阻滞：一度、二度、三度窦房传导阻滞，二度窦房传导阻滞还可以分为Ⅰ型和Ⅱ型。

（2）房内传导阻滞。

（3）房室传导阻滞：一度房室传导阻滞；二度房室传导阻滞：分为Ⅰ型、Ⅱ型；三度房室传导阻滞。

（4）束支传导阻滞：右束支传导阻滞；左束支传导阻滞；左前分支阻滞；左后分支阻滞。

3. 传导途径的异常　预激综合征。

三、心律失常的诊断

（一）临床表现

1. 病史　心律失常的诊断应从详尽采集病史入手。让患者客观描述发生心悸等症状时的感受。病史通常能提供对诊断有用的线索：①心律失常的存在及其类型。年轻人曾有晕厥发作，体检正常，心电图提示预激综合征，如果心动过速快而整齐，突然发作与终止，可能系房室折返性心动过速（AVRT）；如果心率快而不整齐，可能是预激综合征并发心房颤动；老年人曾有晕厥发作，如果心室率快应怀疑室性心动过速；如果心室率慢应怀疑病态窦房结综合征（SSS）或完全性房室传导阻滞。②心律失常的诱发因素：烟、酒、咖啡、运动及精神刺激等。由运动、受惊或情绪激动诱发的心肌通常由儿茶酚胺敏感的自律性或触发性心动过速引起；静息时发作的心悸或患者因心悸而从睡眠中惊醒，可能与迷走神经有关，如心房颤动的发作。③心律失常发作的频繁程度、起止方式。若心悸能被屏气、Valsalva 动作或其他刺激迷走神经的方式有效终止，则提示房室结很有可能参与了心动过速的发生机制。④心律失常对患者造成的影响，产生症状或存在潜在预后意义。这些特征能帮助临床医师了解明确诊断和实施治疗的迫切性，如一个每日均有发作，且发作时伴有近似晕厥或严重呼吸困难的患者和一个偶尔发作且仅伴有轻度心悸症状的患者相比，前者理应得到更迅速的临床评估。

2. 体格检查　在患者发作有症状的心律失常时对其进行体格检查通常是有启迪作用的。很明显，检查心率、心律和血压是至关重要的。检查颈动脉的压力和波型可以发现心房扑动时颈静脉的快速搏动或因完全性房室传导阻滞或室速而导致的房室分离。此类患者的右心房收缩发生在三尖瓣关闭时，可产生大炮 α 波（canonwave）。第一心音强度不等有相同的提示意义。

按压颈动脉窦的反应对诊断心律失常提供了重要的信息。颈动脉窦按摩通过提高迷走神经张力，减慢窦房结冲动发放频率和延长房室结传导时间与不应期，可对某些心律失常的及时终止和诊断提供帮助。其操作方法是：患者取平卧位，尽量伸展颈部，头部转向对侧，轻轻推开胸锁乳突肌，在下颌角处触及颈动脉搏动，先以手指轻触并观察患者反应。如无心率变化，继续以轻柔的按摩手法逐渐增加压力，持续约 5s。严禁双侧同时施行。老年患者颈动脉窦按摩偶尔会引起脑梗死。因此，事前应在颈部听诊，如听到颈动脉嗡鸣音应禁止施行。窦性心动过速对颈动脉窦按摩的反应是心率逐渐减慢，停止按摩后恢复至原来水平。房室结参与的折返性心动过速的反应是可能心动过速突然终止。心房颤动与扑动的反应是心室率减慢，后者房率与室率可呈（2~4）∶1 比例变化，随后恢复原来心室率，但心房颤动与扑动依然存在。鉴于诊治心律失常的方法已有长足进展，故目前按压颈动脉窦的方法已经极少使用。

（二）实验室和器械检查

1. 心电图 心电图是诊断心律失常最重要的一项无创伤性检查技术。应记录 12 导联心电图，并记录清楚显示 P 波导联的节律条图以备分析，通常选择 V_1 或 Ⅱ 导联。系统分析应包括：P 波是否存在，心房率与心室率各多少，两者是否相等；PP 间期与 PR 间期是否规律，如果不规律关系是否固定；每一心室波是否有相关的 P 波，P 波是在 QRS 波之前还是 QRS 波后，PR 或 RP 间期是否恒定；P 波与 QRS 波形态是否正常，各导联中 P、QRS 波与 PR、QT 间期是否正常等。

2. 动态心电图 动态心电图（Holter ECG monltoring）检查通过 24h 连续心电图记录可能记录到心悸与晕厥等症状的发生是否与心律失常有关，明确心律失常或心肌缺血发作与日常活动的关系以及昼夜分布特征，协助评价药物疗效、起搏器或埋藏式心脏复律除颤器的疗效以及是否出现功能障碍。

不同的 Holter 记录可为各种特殊的检查服务。多次重复记录的 24h 心电图对于明确是否有房性期前收缩触发的心房颤动，进而是否需要进行电生理检查或导管消融术很有必要。12 导联动态心电图对于需要在行射频消融术前明确室性心动过速的形态或诊断心房颤动消融灶导致的形态一致的房性期前收缩方面是很有用的。目前绝大多数的 Holter 系统尚可提供有关心率变异性的数据。

3. 事件记录 若患者心律失常间歇发作且不频繁，有时难以用动态心电图检查发现。此时，可应用事件记录器（event recorder），记录发生心律失常及其前后的心电图，通过直接回放或经电话（包括手机）或互联网将实时记录的心电图传输至医院。尚有一种记录装置可埋植于患者皮下一段时间，装置可自行启动、检测和记录心律失常，可用于发作不频繁、原因未明而可能系心律失常所致的晕厥病例。

4. 运动试验 患者在运动时出现心悸症状，可进行运动试验协助诊断。运动能诱发各种类型的室上性和室性快速性心律失常，偶尔也可诱发缓慢性心律失常。但应注意，正常人进行运动试验，亦可发生室性期前收缩。临床症状与运动诱发出心律失常时产生的症状（如晕厥、持续性心悸）一致的患者应考虑进行负荷试验。负荷试验可以揭露更复杂的心律失常，诱发室上性心律失常，测定心律失常和活动的关系，帮助选择抗心律失常治疗和揭示致心律失常反应，并可能识别一些心律失常机制。

5. 食管心电图 食管心电图是一种有用的非创伤性诊断心律失常的方法。解剖上左心房后壁毗邻食管，因此，插入食管电极导管并置于心房水平时，能记录到清晰的心房电位，并能进行心房快速起搏或程序电刺激。

食管心电图结合电刺激技术可对常见室上性心动过速发生机制的判断提供帮助，如确定是否存在房室结双径路。房室结折返性心动过速能被心房电刺激诱发和终止。食管心电图能清晰地识别心房与心室电活动，便于确定房室分离，有助于鉴别室上性心动过速伴室内差异性传导与室性心动过速。食管快速心房起搏能使预激图形明显化，有助于不典型的预激综合征患者确诊。应用电刺激诱发与终止心动过速，可协助评价抗心律失常药物疗效。食管心房刺激技术亦用于评价窦房结功能。此外，快速心房起搏，可终止药物治疗无效的某些类型室上性折返性心动过速。

需要指出的是，食管心电图由于记录部位的局限，对于激动的起源部位尚不能做出准确的判断，仍应结合常规体表心电图才能更好地发挥其特点。此外，食管心电图描记后，根据心动过速的发生原因还可以立即给予有效的治疗。因此，应该进一步确立和拓宽食管心电图在临床上的地位与作用。

6. 心脏电生理检查 心脏电生理检查时通常把电极导管放置在右房侧壁上部和下部、右室心尖部、冠状静脉窦和希氏束区域，辅以 8~12 通道以上多导生理仪同步记录各部位电活动，包括右心房、右心室、希氏束、冠状窦（反映左心房、室的电活动）。与此同时，应用程序电刺激和快速心房或心室起搏，测定心脏不同组织的电生理功能。

（1）电极导管的放置和记录

1）右心房：通常采用下肢静脉穿刺的方式，将记录电极经下腔静脉系统放置在右心房内。右心房后侧壁高部与上腔静脉交界处（称为高位右房，HRA）是最常用的记录和刺激部位。

2）右心室：与右心房电极类似，右心室电极也多采用下腔静脉途径。右室心尖部（RVA）是最易辨认的，在此处进行记录和刺激的重复性最高。

3）左心房：左心房电活动的记录和起搏较难。因冠状静脉窦围绕二尖瓣走行，故通常采用将电极导管放置在冠状静脉窦（CS）内的方式间接记录或起搏左心房。采用自颈静脉穿刺的途径较易将电极导管成功送入位于右心房内后方的冠状静脉窦口。

4）希氏束：位于房间隔的右房侧下部，冠状静脉窦的左上方，卵圆窝的左下方，靠近三尖瓣口的头侧。将电极导管经下肢静脉穿刺后送入右心房，在三尖瓣口贴近间隔处可以记录到希氏束电图。希氏束电图由一组波群组成，其中心房电位波以 A 代表，希氏束电位波以 H 代表，心室电位波由 V 代表。

（2）常用的程序刺激方式及作用：程序刺激是心电生理检查事先设定的刺激方式。应用不同方式、不同频率的心腔内刺激，以体表心电图与心腔内心电图对其进行同步记录，观察心脏对这些刺激的反应。常用的刺激部位为右房上部的窦房结区域（HRA）及右室心尖部（RVA）。常用的刺激方式包括频率逐渐递增的连续刺激和联律间期逐渐缩短的期前刺激。

连续刺激是以周长相等的刺激（S_1）连续进行（S_1S_1），持续 10 ~ 60s 不等。休息 1min 后，再以较短的周长（即较快的频率）再次进行 S_1S_1 刺激，如此继续进行，每次增加刺激频率 10 次/分，逐步增加到 170 ~ 200 次/分，或出现房室传导阻滞时为止。

期前刺激是指在自身心律或基础起搏心律中引入单个或多个期前收缩（期前）刺激。常见的方式为 S_1S_2 刺激，即释放出一个期前刺激。先由 S_1S_1 刺激 8 ~ 10 次，称为基础刺激或基础起搏，在最后一个 S_1 之后发放一个期前的 S_2 刺激，使心脏在定律搏动的基础上发生一次期前搏动。逐步更改 S_2 的联律间期，便可达到扫描刺激的目的。如果在感知心脏自身的 8 ~ 10 个 P 波或 QRS 波后发放一个期前刺激，形成在自身心律的基础上出现一次期前搏动，则称为 S_2 刺激。

心脏电生理检查主要用于明确心律失常的起源处及其发生机制，并根据检查的结果指导进一步的射频消融治疗，是导管射频消融术中的一个必要环节。此外，心脏电生理检查还可应用于评估患者将来发生心律失常事件的可能性，评估埋藏式心脏复律除颤器对快速性心律失常的自动识别和终止功能，以及通过起搏的方式终止持久的室上性心动过速和心房扑动等。

（纪翠玲）

第二节　心律失常的遗传学基础

一、概述

心肌细胞的基本功能包括机械活动（心肌收缩）和电学活动（动作电位，AP）。只有这两种活动都正常时才能完成心脏的兴奋收缩耦联，保证心脏正常搏动。电活动发生异常后就会引起心律失常。代表心肌细胞电学活动性质的动作电位分为 5 个时相（期），每个时相的形成由不同的离子流负载：0 相期主要由钠离子电流（I_{Na}）的内流引起细胞的去极化；1 相期是钾离子（I_{to}）的快速外流；2 相期则主要由钾离子外流（I_{Kr}、I_{Kur} 等）和钙离子内流（I_{Ca}）之间的平衡来实现，亦称平台期；3 相期是由钾离子的快速外流（I_{Ks}、I_{Kr}、I_{K1} 等）形成；4 相期的形成主要由钾离子外流（I_{K1}）承担。

形成离子流的物质基础是位于心肌细胞膜上的离子通道蛋白，而由这些离子通道及其相关蛋白等结构或功能异常引起的心律失常称为离子通道病（ion channelopathy），亦称原发性心电疾病（primary electrlcal disease）。在 2013 年版最新的关于遗传性原发心律失常综合征诊断与治疗的专家共识（以下简称专家共识）中，这类疾病被称作遗传性原发心律失常综合征，主要指无器质性心脏病的一类以心电紊乱为主要特征的疾病，包括长 QT 综合征（LQTS）、短 QT 综合征（SQTS）、Brugada 综合征（BrS）、儿茶酚胺敏感型室速（CPVT）、早期复极（ER）、进行性心脏传导疾病（PCCD）、特发性室颤（IVF）、不明原因猝死综合征（SUDS）和婴儿猝死综合征（SUDI）、家族性特发性房颤（AF）等。

最初发现的致病基因多由编码心肌细胞上各主要离子通道亚单位的基因突变引起，如常见的 LQTS 主要亚型 LQT1 - 3 就分别由编码钾离子通道的基因 KCNQ1、KCNH2 以及编码钠通道的基因 SCN5A 引起，故称"离子通道病"；但后来随着研究的进一步深入，发现还有一些非离子通道的编码基因突变也可以引起这类疾病，如引起 LQT4 的基因是锚定蛋白 B，编码核孔蛋白的 NUP155 基因突变可以引起房颤等，但离子通道病这个名词概念还是被继续沿用了下来。

二、离子通道遗传病多数是单基因遗传病

该类疾病绝大多数为单基因遗传，以常染色体显性遗传最为常见，可表现为多种恶性快速性心律失常（如多形性室速、尖端扭转型室速、室颤等）或缓慢性心律失常（如病态窦房结综合征、房室传导阻滞等）。多数离子通道病有遗传异质性（genetic heterogeneity），即由不同的遗传缺陷造成同样表型的现象。

另外，同一个基因上的不同突变又可引起不同的疾病表型，比如 SCN5A 上的不同突变可引起像 LQT3、Brugada 综合征（BrS）、房室传导阻滞和单纯室速/室颤等不同表型的结果，表明基因发生不同突变后引起心律失常表型的机制是很复杂的。这种现象还不止发生在 SCN5A，已知的还有 KCNQ1（可引起 LQT1、房颤、SQTS2）、KCNH2（可引起 LQT2、SQTS1、CPVT）、KCNJ2（引起 LQT7、SQTS3）等。

按照致病基因的种类及其功能，目前引起各种离子通道病的基因可分为以下几种：①离子通道基因：如钾离子通道基因（KCNQ、KCNH2、KCNE1、KCNE2、KCNJ2）、钠离子通道基因（SCN5A）、钙离子通道基因（RyR2、CAQS2、Cav1.2）、起搏电流（If）通道基因（HCN4）、编码 KATP 通道 Kir6.1 亚单位的基因 KCNJ8 等。②胞浆通道相互作用蛋白基因：如编码与 Kv 通道亚单位相互作用蛋白〔Kv - channel - interacting proteln（KChIP2）〕，作为 Kv 通道的 β 亚单位起作用；编码与 KCNQ1 相互作用的 yo - tiao 蛋白的 AKAP9 基因；编码 $α_1$ 互生蛋白的 SNTA1 基因和 nNOS、PMCA4b、SCN5A 相互作用。③细胞骨架蛋白基因（锚蛋白 B）。④缝隙连接蛋白基因（CX40 及 CX43）。⑤编码核孔蛋白的基因 NUP155。⑥钙调蛋白基因。⑦编码心房利钠肽的基因 NPPA。

三、各种离子通道病的遗传学基础

（一）长 QT 综合征（long QT syndrome，LQTS）

指具有心电图上 QT 间期延长，T 波异常，易产生室性心律失常，尤其是尖端扭转型室速（TdP）、晕厥和猝死的一组综合征。

已知这种疾病的原因是患者从出生就携带了某些基因水平的变异，导致心脏心肌细胞里一些细微的改变，虽然超声心动图显示心脏结构正常，但心脏的功能异常可在心电图上表现出来。目前已经发现了18 个 LQTS 致病基因，其中 KClVQ1（LQT1）、KC - NH2（LQT2）及 SCN5A（LQT3）为最常见的致病基因，约占遗传性 LQTS 患者的 80%。对患者进行基因检测时，发现已知 18 个基因突变的阳性检出率约为 80% ~ 85%。也就是说，目前的技术水平还不能保证给所有的 LQTS 患者检测出他们的致病基因，只有其中的 80% ~ 85% 可以通过专门的检测机构获得确切的致病基因信息。

由于 LQTS 的遗传方式多为常染色体显性遗传，所以在一个患者身上发现突变后，其突变遗传给后代的概率大约是 50%。理论上讲，通过孕期的早期基因筛查还是可以检测出胎儿是否携带有其亲代的基因突变的，然后孕妇可以根据情况选择是否需要终止妊娠。只是限于各种原因，目前真正能够实施该项检测的机构还很少。

LQTS 中还有一种比较罕见的亚型同时伴有耳聋，称为 JLN 综合征，是以两位最先发现该病的医生

的名字命名的。这种有耳聋表型的 LQTS 患病率更低，约为百万分之一。致病基因为 KCNQ1 和 KCNE1。其遗传方式为常染色体隐性遗传，即父母双方各带一个或者相同或者不同的突变，然后同时把突变传给了子代。这种情况下子代的患病率理论值为 25%。由于患者携带两个突变的累加效应，通常这种亚型的患者临床症状更严重，发生致命性心脏事件的概率也更高。

药物引起的长 QT 综合征（drug - induced LQT，diLQT）是临床上最常见的获得性 LQTS。通常与抗心律失常药、抗组胺药和抗精神病药有关。这些药物被证明通过延长 QT 间期，导致 TdP。占所有处方量的 2% ~3%。大多数导致 QT 间期延长的药物阻滞心肌细胞延迟整流钾电流快速成分（IKr），类似 HERG 基因突变所导致的 LQT2。1% ~8% 的患者接受 QT 间期延长药物会表现出 QT 间期延长或发展为 TdP。因为 QT 间期延长易感者容易出现快速室性心律失常如 TdP 和室颤（VF），所以该种心律失常的病死率可以高达 10% ~17%。因此药物相关的长 QT 综合征是过去几十年里已上市药物撤出市场的最常见原因。尽管这种不良反应在人群中相对少见（小于十万分之一），QT 间期延长也不总是诱发 TdP。其他因素如心力衰竭、心室肥厚、女性、低钾血症、隐性长 QT 间期（存在基因突变而 QT 间期仍在正常范围）、猝死家族史等影响心脏的复极稳定性，也与药物诱发的 TdP 有关。现在已经发现了两个真正与 diLQTS 有关的基因：ALG10B 和 ACN9。

在临床实践中，避免药物致 QT 间期延长应该注意如下几点：不使用超过推荐剂量；对已存在危险因素的患者减少使用剂量；避免已知延长 QT 间期的药物联合使用；药物诱发 TdP 的幸存患者和猝死者家族成员进行可能的基因筛查，了解是否存在隐性 LQTS 等。

目前对 LQTS 进行基因检测的专家共识推荐建议是：

A. 以下情况推荐进行 LQTl -3（KCNQ1、KC - NH2、SCN5A）的基因检测：基于病史、家族史及心电图（ECG）表型［静息 12 导联 ECG 和（或）运动或儿茶酚胺应激试验］心脏病专家高度怀疑 LQTS 的患者；无症状的特发性 QT 间期延长者（其中青春前期 QTc >480ms 或成人 QTc >500ms，排除继发性 QT 间期延长因素，如电解质异常，药物因素，心肌肥厚，束支传导阻滞等）（Ⅰ类推荐）。

B. 以下情况可以考虑进行 LQTl -3 基因检测：无症状特发性 QT 间期延长者，其中青春前期 QTc >460ms，成人 QTc >480ms（Ⅱb 类推荐）。

C. 已在先证者发现 LQTS 致病基因突变者，推荐其家族成员及相关亲属进行该特定突变的检测（Ⅰ类推荐）。

D. 对药物诱发 TdP 的先证者应考虑行基因检测（Ⅱb 类推荐）。

E. 如果 LQTl -3 突变检测阴性，但有 QTc 间期延长，应该考虑基因再评价，包括重复基因检测或进行其他更多致病基因检测（Ⅱb 类推荐）。

（二）短 QT 间期综合征（short QT syndrome，SQTS）

SQTS 是以短 QT 间期、发作性心室颤动（室颤）和（或）室性心动过速及心脏性猝死为特征，心脏结构正常的一组心电紊乱综合征。已发现的致病基因有：KCNH2（SQT1）、KCNQ1（SQT2）、KCNJ2（SQT3）、CACNA1C（SQT4）、CAC - NB2b（SQT5）。

最新的 SQTS 的诊断标准如下：①若有 QTc ≤330ms，则诊断 SQTS。②若有 QTC <360ms，且存在下述一个或多个情况，可以诊断 SQTS：有致病突变、SQTS 家族史、年龄 ≤40 岁发生猝死的家族史，无器质性心脏病室速或室颤（VT/VF）的幸存者。

对 SQTS 进行基因检测的专家共识建议如下：

A. 基于病史，家族史以及 ECG 表型，临床高度怀疑 SQTS 的患者，可以考虑检测 KCNH2、KCNq 及 KCNJ2 基因（Ⅱb 类推荐）。

B. 推荐家族成员及其他相关亲属进行特定突变位点检测（Ⅰ类推荐）。

（三）Brugada 综合征（Brugada syndrome，BrS）

符合下列情况之一者可以诊断 BrS：①位于第 2 肋间、第 3 肋间或第 4 肋间的右胸 V_1、V_2 导联，至少有一个导联记录到自发或由 Ⅰ 类抗心律失常药物诱发的 1 型 ST 段抬高 ≥2mm；②位于第 2 肋间、第 3

肋间或第 4 肋间的右胸 V_1、V_2 导联,至少有一个导联记录到 2 型或 3 型 ST 段抬高,并且 I 类抗心律失常药物激发试验可诱发 I 型 ST 段 ECG 形态。

BrS 的主要特征为心脏结构及功能正常,右胸导联 ST 段抬高,伴或不伴右束支传导阻滞及因室颤所致的心脏性猝死。BrS 呈常染色体显性遗传,但有 2/3 的患者呈散在发病。到目前为止已经发现 7 个 BrS 的致病基因,分别是编码心脏钠离子通道 α、β 亚单位的 SCN5A 和 SCN1b,钠通道调节因子 GP-DIL,编码钙通道的 α、β 亚单位的 CA CNA1C 和 CACNB2b,编码 Ito 通道的 β 亚单位的 KCNE3,编码 I_{kr} 通道的 KCN H2 基因。我国目前共有 10 个 SCN5A 突变位点报道。

对 BrS 进行基因筛查的专家共识建议如下:

A. 推荐家族成员及其他相关亲属进行特定突变检测(I 类推荐)。

B. 基于病史、家族史以及 ECG 表现[静息 12 导 ECG 和(或)药物激发试验],临床怀疑 BrS 的患者进行 SCN5A 基因检测(IIa 类推荐)。

C. 不推荐孤立的 2 型或 3 型 Brugada ECG 表现个体进行基因检测(III 类推荐)。

(四)儿茶酚胺敏感型多形性室速(catechola – minergic polymorphic ventricular tachycardia, CPVT)

CPVT 是一种少见但严重的遗传性心律失常,常表现为无器质性心脏病个体在交感兴奋状态下发生双向室速(bVT)或多形性室速(pVT),可发展为室颤,引起患者晕厥,甚至猝死。在静息状态时可无明显临床症状。CPVT 发病年龄平均为 8 岁,一部分人首次晕厥发作可以到成年出现。大约 30% CPVT 患者 10 岁前发病,60% 患者 40 岁以前至少有 1 次晕厥事件发作。

目前已发现的与 CPVT 相关的基因有 3 个:兰尼丁受体(ryanodine receptor 2,RYR2)、集钙蛋白(calsequestrin 2,CASQ2)和钙调蛋白(calmodulin,CALM1)。在已知 2 个 CPVT 致病基因中,约 65% 先证者存在 RYR2 突变,3% ~ 5% 为 CASQ2 突变。65% 诊断为 CPVT 患者基因筛查为阳性。由于 RYR2 基因非常大,目前大部分的文献报道仅提供覆盖关键区域外显子检测。基因检测阳性和阴性先证者的治疗无差别,但对家族成员的处理具有重要价值。鉴于猝死可能是 CPVT 的首发症状,对 CPVT 先证者的其他所有家庭成员早期进行 CPVT 相关基因检测,有助于对他们在出现症状前进行诊断、合理的遗传咨询以及开始 β 受体阻滞剂治疗。另外,因为 CPVT 发病年龄小而且与部分 SIDS 发生有关,所以对先证者有 CPVT 突变的其他家族成员,出生时应进行特定突变位点基因检测,以便对基因检测阳性的个体尽早给予 β 受体阻滞剂治疗。

目前对 CPVT 进行基因筛查的专家共识建议如下:

A. CPVT1(RYR2)和 CPVT2(CASQ2)的基因检测推荐:基于病史、家族史,以及运动或儿茶酚胺应激诱发的 ECG 阳性表型,具有 CPVT 临床证据的患者,都推荐进行上述基因检测(I 类推荐)。

B. 家族成员及其他相关亲属行特定突变检测(I 类推荐)。

(五)心房颤动(AF)

心房颤动是一种房性心律失常,心电图表现 P 波消失,代之为小 f 波,频率约 350 ~ 600 次/分。AF 多见于老年人或伴有基础性疾病者,但也有少数特发性房颤有家族性,已发现的致病基因有 9 个:KCNQ1、KCNE2、KCNJ2、KCNH2、SCN5A、KCNA5、NPPA、NUP155、GJA5,但还没有一个致病基因代表了 ≥5% 的 AF,因此目前不推荐对 AF 患者进行基因检测,也不推荐行 SNP 基因分型。推荐家族性 AF 到专门的研究中心诊治。

(六)进行性心脏传导疾病(progressive cardiac conduction disease, PCCD)

PCCD 又称 Lenegre 病,为传导系统的退行性纤维化或硬化的改变呈进行性加重,常从束支阻滞逐渐发展为高度或三度房室传导阻滞,传导阻滞严重时患者发生晕厥或猝死的概率较高。PCCD 呈常染色体显性遗传,隐性遗传及散发病例少见。已发现的致病基因有 SCN5A、TRPM4、SCN1B。目前报道的与 PC – CD 相关的 SCN5A 突变有 30 个,其中仅与 PCCD 相关的突变有 11 个,与 Brugada 综合征重叠的突变有 19 个,而 SCN1B 上有两个突变与 PCCD 有关。PCCD 患者分层基因检测应该包括 SCN5A、

SCN1B 和 TRPM4 基因。

对 PCCD 进行基因筛查的专家共识建议如下：

A. 在先证者发现 PCCD 致病基因突变后，推荐在家族成员及其他相关亲属中检测该突变（Ⅰ类推荐）。

B. 对于孤立性 PCCD 或伴有先天性心脏病的 PCCD，尤其存在 PCCD 阳性家族史时，基因检测可以考虑作为诊断性评价的一部分（Ⅱb 类推荐）。

其他还有一些与遗传相关的心律失常，如早期复极综合征、特发性室颤、不明原因猝死综合征等，关于这些疾病虽然也有一些基因学证据发现，但只能解释极少数该类患者的病因，因此在此文中暂不详述，待以后本书再版时视本学科的进展情况再加以补充阐述。

（纪翠玲）

第三节　期前收缩

期前收缩是指起源于窦房结以外的异位起搏点而与基本心律中其他搏动相比在时间上过早发生的搏动，又称过早搏动，简称早搏。几乎 100% 的心脏病患者和 90% 以上的正常人均可发生，是临床上最常见的心律失常。

一、病因

（1）生活习惯：过多的茶、烟、咖啡或腹内胀气、便秘、过度疲劳、紧张或忧虑等精神刺激或情绪波动常常是发生期前收缩的诱因。

（2）神经反射，特别是通过胃肠道的感受器所激发的神经反射更为常见。当运动或饱餐使心率加快，随后在休息时心率又逐渐减慢时容易出现。亦有人在卧床，准备入睡之际发生。

（3）药物：如麻黄碱、肾上腺素、异丙肾上腺素亦可诱发期前收缩。器质性心脏病患者，特别是心脏功能代偿失调发生了心功能衰竭时，期前收缩往往增多。服用强心药如洋地黄制剂后，心力衰竭得到控制，期前收缩减少或消失。若在继续服用洋地黄制剂过程中，反而引起更多的室性期前收缩，甚至发生二联律，这往往是洋地黄中毒或过量的结果。

（4）手术或操作：心脏手术过程中特别是当手术进行到直接机械性刺激心脏传导系统时，期前收缩几乎是不可避免的。此外，在左、右心脏导管检查术、冠状动脉造影术中，当导管尖端与心室壁，特别是与心室间隔接触时，或注射造影剂时，都往往引起各式各样的心律失常，其中期前收缩便是最常见的一种。此外，胆道疾病、经气管插管的过程中亦容易发生期前收缩。

（5）各种器质性心脏病：尤其是慢性肺部疾病、风湿性心脏病、冠心病、高血压心脏病等，房性期前收缩更加常见。一组多中心临床研究提供的 1 372 例 65 岁以上老年人大样本资料，经 24h 动态心电图检测，发现房性期前收缩检出率为 97.2%，而超过连续 3 次以上的室上性心动过速几乎占一半。90% 以上的冠心病、扩张型心肌病患者可出现室性期前收缩。二尖瓣脱垂患者常见频发和复杂的室性期前收缩，如果伴有二尖瓣关闭不全造成的血流动力学损害、心源性晕厥病史、频发的室性期前收缩则提示可能有猝死的危险。而且，无论何种原因所致的心力衰竭，均常发生室性心律失常，频发室性期前收缩的发生率可达 80% 以上，40% 可伴短阵室速，常成为心力衰竭患者发生猝死的主要原因。

二、产生机制

（1）折返激动：折返激动是指心脏内某一部位在一次激动完成之后并未终结，仍沿一定传导途径返回到发生兴奋冲动的原发部位，再次兴奋同一心肌组织并引起二次激动的现象。在折返激动中，如果折返一次即为折返性期前收缩。由折返激动形成的期前收缩其激动来自基本心律的起搏点而并非来自异位起搏点，折返激动是临床上最常见的期前收缩发生原理。环行折返或局灶性微折返如折返途径相同则过早搏动形态一致；如折返中传导速度一致，则过早搏动与前一搏动的配对时间固定。

（2）并行心律：心脏内有时可同时有两个起搏点并存，一个为窦房结，另一个为异位起搏点，但其周围存在着完全性传入阻滞，因而不受基本心律起搏点的侵入，使两个起搏点能按自身的频率自动除极互相竞争而激动心房或心室。因异位起搏点的周围同时还有传出阻滞，故异位起搏点的激动不能任何时候都可以向四周传播，只有恰遇周围心肌已脱离不应期，才能以零星期前收缩的形式出现，若异位起搏点周围的传出阻滞消失，可形成并行心律性心动过速。并行心律是异位起搏点兴奋性增高的一种特殊形式，是产生期前收缩的一个重要原因。

（3）异位起搏点的兴奋性增高：①在某些条件下，如窦性冲动到达异位起搏点处时由于魏登斯基现象，使该处阈电位降低及舒张期除极坡度改变而引起过早搏动；②病变心房、心室或浦肯野纤维细胞膜对不同离子通透性改变，使快反应纤维转变为慢反应纤维，舒张期自动除极因而加速，自律性增强，而产生过早搏动。

三、分类

根据异位搏动发生部位的不同，可将期前收缩分为窦性、房性、房室交界性和室性期前收缩，其中以室性期前收缩最为常见，房性次之，交界性比较少见，窦性极为罕见。

描述期前收缩心电图特征时常用到下列术语：

（1）联律间期（couplinglnterval）：指异位搏动与其前窦性搏动之间的时距，折返途径与激动的传导速度等可影响联律间期长短。房性期前收缩的联律间期应从异位 P 波起点测量至其前窦性 P 波起点，而室性期前收缩的联律间期应从异位搏动的 QRS 波起点测量至其前窦性 QRS 波起点。

（2）代偿间歇（compensatory pause）：当期前收缩出现后，往往代替了一个正常搏动，其后就有一个较正常窦性心律的心动周期为长的间歇，叫作代偿间歇。由于房性异位激动，常易逆传侵入窦房结，使其提前释放激动，引起窦房结节律重整，因此房性期前收缩大多为不完全性代偿间歇。而交界性和室性期前收缩，距窦房结较远不易侵入窦房结，故往往表现为完全性代偿间歇。在个别情况下，若一个室性期前收缩发生在舒张期的末尾，可能只激动了心室的一部分，另一部分仍由窦房结下传的激动所激发，这便形成了室性融合波。

（3）插入性期前收缩：指插入在两个相邻正常窦性搏动之间的期前收缩。

（4）单源性期前收缩：指期前收缩来自同一异位起搏点或有固定的折返径路，其形态、联律间期相同。

（5）多源性期前收缩：指在同一导联中出现 2 种或 2 种以上形态及联律间期互不相同的异位搏动。如联律间期固定，而形态各异，则称为多形性期前收缩，其临床意义与多源性期前收缩相似。

（6）频发性期前收缩：依据出现的频度可人为地分为偶发和频发性期前收缩。目前一般将≤10 次/小时（≤5 次/分）称为偶发期前收缩，≥30 次/小时（5 次/分）称为频发期前收缩。常见的二联律（bigeminy）与三联律（trigemlny）就是一种有规律的频发性期前收缩。前者指期前收缩与窦性心搏交替出现；后者指每 2 个窦性心搏后出现 1 次期前收缩。

四、临床表现

由于患者的敏感性不同，可无明显不适或仅感心悸、心前区不适或心脏停搏感。高血压、冠心病、心肌病、风湿性心脏病病史的询问有助于了解期前收缩原因指导治疗，询问近期内有无感冒、发热、腹泻病史有助于判断是否患急性病毒性心肌炎，洋地黄类药物、抗心律失常药物及利尿剂的应用有时会诱发期前收缩的发生。

五、体检发现

除原有基础心脏病的阳性体征外，心脏听诊时可发现在规则的心律中出现提早的心跳，其后有一较长的间歇（代偿间歇），提早出现的第一心音增强，第二心音减弱，可伴有该次脉搏的减弱或消失。

六、心电图检查

1. **房性期前收缩（premature atrial complex）** 心电图表现：①期前出现的异位 P′波，其形态与窦性 P 波不同；②P′R 间期 >0.12s；③大多为不完全性代偿间歇，即期前收缩前后两个窦性 P 波的间距小于正常 PP 间距的两倍。某些房性期前收缩的 P′R 间期可以延长；如异位 P′波后无 QRS-T 波，则称为未下传的房性期前收缩；有时 P′波下传心室引起 QRS 波群增宽变形，多呈右束支传导阻滞图形，称房性期前收缩伴室内差异性传导。

2. **房室交界性期前收缩（premature junctional complex）** 心电图表现：①期前出现的 QRS-T 波，其前无窦性 P 波，QRS-T 波形态与窦性下传者基本相同；②出现逆行 P′波（P 波在 Ⅱ、Ⅲ、aⅦ 导联倒置，aVR 导联直立），可发生于 QRS 波群之前（P′R 间期 <0.12s）或 QRS 波群之后（RP′间期 <0.20s），或者与 QRS 波相重叠；③大多为完全性代偿间歇。

3. **室性期前收缩（premature ventricular complex）** 心电图表现：①期前出现的 QRS-T 波前无 P 波或无相关的 P 波；②期前出现的 QRS 波形态宽大畸形，时限通常 >0.12s，T 波方向多与 QRS 波的主波方向相反；③往往为完全性代偿间歇，即期前收缩前后的两个窦性 P 波间距等于正常 PP 间距的两倍。

室性期前收缩（室早）显著变形增宽，QRS 波 >160ms，常强烈提示存在器质性心脏病。室性期前收缩的配对间期多数固定，配对间期多变的室性期前收缩可能为室性并行心律。过早出现的室性期前收缩，靠近前一心动周期 T 波的顶峰上，称为 R on T 现象，易诱发室颤或室速，特别当心肌缺血、电解质紊乱及其他导致室颤阈值下降的情况时，R on T 现象具有较大危险性（表 9-1）。

表 9-1 室性前期收缩的 Lown 分级

分级	心电图特点
0	无室性期前收缩
1	偶发，单一形态室性期前收缩 <30 次/小时
2	频发，单一形态室性期前收缩 ≥30 次/小时
3	频发的多形性室性期前收缩
4A	连续的、成对的室性期前收缩
4B	连续的 ≥3 次的室性期前收缩
5	R on T 现象

七、诊断

根据体表心电图或动态心电图形态，房性期前收缩和室性期前收缩的诊断不难确定。临床上还需要对期前收缩进行危险分层，区分生理学和病理性期前收缩，尤其是对室性期前收缩要判断其对预后的影响。

房性期前收缩可见于正常健康人和无心脏病患者，但正常健康人频发性房性期前收缩极为少见。房性期前收缩多见于器质性心脏病患者。当二尖瓣病变、甲状腺功能亢进、冠心病和心肌病中发生频发性房性期前收缩时，特别是多源性期前收缩时，常是要发生心房颤动的先兆。以下房性期前收缩可能与器质性心脏病有关，常提示为病理性期前收缩：①频发持续存在的房性期前收缩；②成对的房性期前收缩；③多形性或多源性房性期前收缩；④房性期前收缩二联律或三联律；⑤运动之后房性期前收缩增多；⑥洋地黄应用过程中出现房性期前收缩。

八、治疗

期前收缩分为功能性和病理性两类，功能性期前收缩一般不需要特殊治疗，病理性期前收缩则需要及时进行处理，否则可能引起严重后果，甚至危及生命。了解和掌握功能性和病理性期前收缩的鉴别知识，及时进行判断，这对于疾病的预防和治疗具有重要意义。

1. 功能性期前收缩　在中青年人中并不少见，大多数查不出病理性诱因，往往是在精神紧张、过度劳累、吸烟、酗酒、喝浓茶、饮咖啡后引起的，一般出现在安静或临睡前，运动后期前收缩消失，功能性期前收缩一般不影响身体健康，经过一段时间，这种期前收缩大多会不治而愈，故无需治疗，但平时应注意劳逸结合，避免过度紧张和疲劳，思想乐观，生活有规律，不暴饮暴食、过量饮酒，每天进行适当的体育锻炼。

2. 病理性期前收缩　患心肌炎、冠状动脉粥样硬化性心脏病、风湿性心脏病、甲亢腺功能亢进性心脏病、二尖瓣脱垂及洋地黄中毒时，也常出现期前收缩，这属于病理性期前收缩。常见于下列情况：发生于老年人或儿童；运动后期前收缩次数增加；原来已确诊为心脏病者；心电图检查除发现期前收缩外，往往还有其他异常心电图改变。对于病理性期前收缩，应高度重视，需用药治疗，如果出现严重的和频繁发作的期前收缩，最好住院进行观察和治疗。

3. 功能性和器质性室性期前收缩的鉴别

（1）QRS 波群时间：若心肌本身无病变，则不论心室异位起搏点在心室何处，QRS 波群时间均不会超过 0.16s。更宽大的 QRS 波群常提示心肌严重受累，这样的室性期前收缩是器质性的。

（2）QRS 波群形态：异位起搏点位于右室前壁（或室间隔前缘）和心底部的室早，多属于功能性的。

（3）QRS 波群形态结合 ST – T 改变：这是由 Schamroch，提出的鉴别方法。

（4）运动负荷试验：一般认为休息时有室早，运动时消失者多属于功能性；运动时出现且为频发，则器质性的可能性大。

4. 房性期前收缩应积极治疗病因，必要时可选用下列药物治疗　①β 受体阻滞剂，如普萘洛尔（心得安）；②维拉帕米（异搏定）；③洋地黄类，适用于伴心力衰竭而非洋地黄所致的房性期前收缩，常用地高辛 0.25mg，1 次/日；④奎尼丁；⑤苯妥因钠 0.1g，3 次/日；⑥胺碘酮。前两类药物对低血压和心力衰竭患者忌用。

5. 房室交界性期前收缩的治疗　与房性期前收缩相同，如无效，可试用治疗室性期前收缩的药物。

6. 室性期前收缩的治疗　室性期前收缩的临床意义可参考以下情况判断并予以重视：①有器质性心脏病基础，如冠状动脉疾病（冠心病）、急性心肌梗死、心肌病、瓣膜疾病等；②心脏功能状态，如有心脏扩大、左心室射血分数低于 40% 或充血性心力衰竭；③临床症状，如眩晕、黑矇或晕厥先兆等；④心电图表现，如室性期前收缩呈多源、成对、连续≥3 个出现，或在急性心肌梗死或 QT 间期延长基础上发生的 R on T 现象。治疗室性期前收缩的主要目的是预防室性心动过速，心室颤动和心脏性猝死。

室早的治疗对策如下：①无器质性心脏病的患者，室早并不增加其死亡率，对无症状的孤立的室早，无论其形态和频率如何，无需药物治疗。②无器质性心脏病的患者，但室性期前收缩频发引起明显心悸症状，影响工作和生活者，可酌情选用美西律、普罗帕酮，心率偏快、血压偏高者可用 β 受体阻滞剂。③有器质性心脏病，伴轻度心功能不全（左心室射血分数 40% ~ 50%），原则上只处理心脏病，不必针对室性期前收缩用药，对于室性期前收缩引起明显症状者可选用普罗帕酮、美西律、莫雷西嗪、胺碘酮等。④急性心肌梗死早期出现的室性期前收缩可静脉使用利多卡因、胺碘酮。⑤室性期前收缩伴发心力衰竭、低钾血症、洋地黄中毒、感染、肺源性心脏病等情况时，应首先治疗上述病因。

7. 室性期前收缩的经导管射频消融治疗　导管消融术的出现极大地改变了心律失常临床治疗模式，使得心律失常的治疗从姑息性的控制转向微创性的根治术。经过十余年的发展，已经成为绝大多数快速性心律失常的一线治疗。

对于有明显临床症状、药物治疗无效或患者不能耐受、无伴发严重器质性心脏病的频发室性期前收缩患者，可考虑经导管射频消融。根据患者室性期前收缩发生时的体表心电图可以初步诊断室性期前收缩的起源部位在左心室或右心室，经激动标测结合起搏标测，可确定消融部位。目前还可以结合三维电解剖标测手段（Carto、Ensite3000），提高消融治疗成功率。

射频消融的适应证选择可参考下列条件：①心电图及动态心电图均证实为频发单形性室性期前收

缩，室早稳定，而且频发，24h 动态心电图显示同一形态的室性期前收缩通常超过 1 万次以上，或占全天心律的 8% 以上；②有显著的临床症状，心理治疗加药物治疗无效或药物有效但患者不能耐受长期药物治疗或者不愿意接受药物治疗者；③因频发室早伴心悸、乏力症状和（或）精神恐惧，明显影响生活和工作者；④因频发室早影响到学习或就业安排，有强烈根治愿望。

射频消融的禁忌证：①偶发室性期前收缩；②多源性室性期前收缩；③器质性心脏病所致室性期前收缩。

室性期前收缩导管射频消融特点：①室性期前收缩多起源于右室流出道；②多采用起搏标测；③无期前收缩时不宜进行标测和消融；④消融成功率高，并发症少。

九、室性期前收缩的并发症

本病会诱发室性心动过速、心室颤动，在严重的情况下还会导致心脏性猝死。

1. 室性心动过速　室性心动过速是指起源于希氏束分叉处以下的 3 ~ 5 个以上宽大畸形 QRS 波组成的心动过速，与阵发性室上性心动过速相似，但症状比较严重，小儿烦躁不安，苍白，呼吸急促，年长儿可诉心悸，心前区疼痛，严重病例可有晕厥、休克、充血性心力衰竭者等，发作短暂者血流动力学的改变较轻，发作持续 24h 以上者则可发生显著的血流动力学改变，体检发现心率增快，常在 150 次/分以上，节律整齐，心音可强弱不等。

2. 心室颤动（VF）　是由于许多相互交叉的折返电活动波引起，其心电图表现为混乱的记录曲线，VF 常可以致死，除非用直流电除颤（用胸部重击或抗心律失常药物除颤难以奏效）。

3. 心脏性猝死　猝死系一临床综合征，指平素健康或病情已基本恢复或稳定者，突然发生意想不到的非人为死亡，大多数发生在急性发病后即刻至 1h 内，最长不超过 6h 者，主要由于原发性心室颤动、心室停搏或电机械分离，导致心脏突然停止有效收缩功能。

（纪翠玲）

第四节　心房颤动

心房颤动（房颤）是最常见的慢性心律失常，普通人群发生率约 1% ~ 2%，且发病率随着年龄的增加而增加，40 ~ 50 岁发病率 < 0.5%，而 80 岁以上发病率高达 5% ~ 15%。房颤时快而不规则的心室律可引起心悸、胸闷，过快的心室率可引起血流动力学异常，如出现低血压，诱发心力衰竭、心绞痛等。长期的心室率增快可导致心动过速性心肌病。房颤时心房收缩功能的丧失一方面影响左室的充盈量，另一方面心房内血液淤滞易形成血栓，血栓脱落可导致脑卒中及系统性栓塞。房颤可使脑卒中风险增加 5 倍，且 1/5 的脑卒中原因归因于房颤；而房颤相关脑卒中的死亡风险增加了 2 倍，医疗费用增加了 1.5 倍。由此可见房颤是非良性心律失常，Braunwald 曾预测房颤和心力衰竭是本世纪两大挑战。近年来房颤治疗决策相关理念的更新，药物与非药物治疗的进展，使房颤的诊治更加规范、合理、安全和有效。

一、房颤新分类和症状分级

2014 年美国《心房颤动治疗指南》新分类为：①阵发性房颤，指可自行终止或发作后 7 天内干预可终止的房颤；②持续性房颤；指房颤持续时间 > 7 天；③长时程持续性房颤：指房颤持续时间 > 1 年；④永久性房颤，指医生和患者共同决定不再尝试采取节律控制的持续性房颤；⑤非瓣膜性房颤：指不伴有风湿性二尖瓣狭窄、机械瓣或生物瓣置换术后、二尖瓣修复术后的房颤。

为了能够更好地描述房颤的症状严重程度，从而针对性地做出处理，2010 年 ESC《心房颤动治疗指南》推荐了欧洲心律学会（EHRA）房颤相关症状的分级（EHRA 分级），EHRA 分级能对房颤相关的症状进行较好的描述，从而有利于临床处理。房颤 EHRA 分级基于患者的症状及日常活动能力分为四级，可用于评估房颤发作期患者的症状及评估房颤治疗的效果。EHRA I 级：无症状；EHRA II 级：

症状轻微，日常活动不受限；EHRA Ⅲ级：症状严重，日常活动明显受限；EHRA Ⅳ级：不能从事任何活动。房颤相关症状的 EHRA 分级是治疗策略选择的重要依据。

二、新的卒中风险评分系统——CHA_2DS_2VASc 积分

既往指南推荐 $CHADS_2$ 积分预测卒中和血栓栓塞风险，但该积分系统并未包括所有已知的危险因素。2010 版 ESC《心房颤动治疗指南》不再强调使用"低危""中危""高危"用于房颤患者卒中和血栓栓塞危险程度的评估，而是将非瓣膜性房颤卒中和系统栓塞的危险因素分为主要危险因素（既往有卒中或一过性脑缺血发作或系统栓塞史、年龄≥75 岁）和临床相关的非主要危险因素［心力衰竭或中重度左室功能不全（如左室 EF 值≤40%）、高血压、糖尿病，以及既往指南认为尚不明确的危险因素包括女性、年龄 65～74 岁和血管疾病］。对比 $CHADS_2$ 积分系统，该指南提出新的卒中风险评分系统——CHA_2DS_2VASc 积分见表 9-2，将年龄≥75 岁由 1 分增加到 2 分，同时增加了血管疾病、年龄 65～74 岁、性别（女性）3 个危险因素，最高积分由 $CHADS_2$ 积分的 6 分增加到 CHA_2DS_2VASc 积分的 9 分。

表 9-2　CHA_2DS_2VASc 积分系统

危险因素	分值
C：充血性心力衰竭/左室功能不全	1
H：高血压	1
A：年龄≥75 岁	2
D：糖尿病	1
S：卒中/TIA/血栓栓塞	2
V：血管疾病（包括既往心肌梗死病史、外周动脉疾病、主动脉斑块）	1
A：年龄 65～74 岁	1
S：性别（女性）	1
	总积分：9

注：TIA：短暂性脑缺血发作。

一些研究证实，与 $CHADS_2$ 积分相比，CHA_2-DS_2VASc 积分具有较好的血栓栓塞预测价值。特别是对卒中低危的患者，CHA_2DS_2VASc 积分优于 $CHADS_2$ 积分，CHA_2DS_2VASc 积分为 0 的患者无血栓栓塞事件，而 $CHADS_2$ 评估为卒中低危的患者血栓栓塞事件发生率为 1.4%。CHA_2DS_2VASc 积分有助于识别真正低危的患者。

三、新的抗凝策略

基于新的卒中和血栓栓塞风险评分系统，2010 年版 ESC《心房颤动治疗指南》推荐新的房颤抗栓治疗策略：存在一个主要危险因素或两个以上临床相关的非主要危险因素，即 CHA_2DS_2VASc 积分≥2 分者推荐口服抗凝药；存在一个临床相关的非主要危险因素，即 CHA_2DS_2VASc 积分为 1 分者，推荐口服抗凝药或阿司匹林（75～325mg/d），但优先推荐口服抗凝药；无危险因素，即 CHA_2DS_2VASc 积分 0 分者，推荐口服阿司匹林（75～325mg/d）或不进行抗栓治疗，优先选择不进行抗栓治疗。

与 2006 年 ACC/AHA/ESC《心房颤动治疗指南》相比，阿司匹林在房颤抗栓治疗中的地位逐渐降低。从分布情况看 CHA_2DS_2VASc 为 0 时的病例数非常少见，其余病例积分均在 1 分以上见表 9-3，因而新指南根据新的评分系统明显扩大了房颤患者口服抗凝药的适应证。

表 9-3 依据 CHA_2DS_2VASc 积分校正的卒中率

CHA_2DS_2VASc 积分	病例数 ($n=7\ 329$)	校正的卒中率 (%/年)
0	1	0%
1	422	1.3%
2	1 230	2.2%
3	1 730	3.2%
4	1 718	4.0%
5	1 159	6.7%
6	679	9.8%
7	294	9.6%
8	82	6.7%
9	14	15.2%

需要指出的是，应用 CHA_2DS_2VASc 评分系统预测房颤患者血栓风险目前仅来自一项研究，故其预测效能还需要更多、更大样本的研究加以验证。此外，根据该评分系统，大量卒中风险较低的房颤患者（CHA_2DS_2VASc 积分=1 或 2 分）应该或者推荐使用口服抗凝药抗凝。

四、新的出血风险评分系统——HAS-BLED 积分

HAS-BLED 积分见表 9-4 是基于欧洲心脏调查 398 例房颤患者的资料得出的。HAS-BLED 积分≥3 时，1 年内严重出血发生率为 3.74%；当积分=5 时，严重出血发生率可高达 12.5%。欧洲《心房颤动治疗指南》将 HAS-BLED 积分≥3 定义为出血高危患者，此时无论接受华法林或是阿司匹林治疗，均应谨慎。

表 9-4 HAS-BLED 出血积分系统

危险因素	分值
H：高血压	1
A：肝、肾功能异常（各1分）	1 或 2
S：卒中	1
B：出血	1
L：INR 值易变	1
E：年龄 >65 岁	1
D：药物或饮酒（各1分）	1 或 2
	总积分：9

注：高血压定义为收缩压 >160mmHg；肾功能异常定义为慢性透析或肾移植或血肌酐≥200μmol/L；肝功能异常定义为慢性肝病（如肝硬化）或肝功能的生化指标明显紊乱（如血胆红素 >2 倍正常值上限，血谷丙转氨酶/谷草转氨酶水平 >3 倍正常值上限）；出血定义为既往有出血病史和（或）已知有出血倾向，如出血体质、贫血等；INR 值易变定义为不稳定/高的 INR 值或在治疗窗内的时间较少（如 <60%）；药物/饮酒定义为同时合并使用的抗血小板药物、非甾体抗炎药，或嗜酒等。

对比 CHA_2DS_2VASc 卒中和血栓栓塞风险积分和 HAS-BLED 出血风险积分，可以看出两种积分值均有随年龄增加而增加的趋势，且血栓风险和出血风险具有相同的危险因素，如年龄、高血压、卒中等，对这些患者在考虑抗凝治疗的同时也应注意出血的风险，加强监测。

有研究综合 CHA_2DS_2VASc 积分和 HAS-BLED 积分后，为达到风险与获益之间的平衡，提出房颤患者最佳的抗凝治疗策略：当 CHA_2DS_2VASc 积分 <2，建议不行抗栓治疗；当 CHA_2DS_2VASc 积分为 2 或 3 且 HAS-BLED 积分 <2 时，最佳选择华法林抗凝，否则不行抗栓治疗；CHA_2DS_2VASc 积分=4 且 HAS-BLED 积分 <3 时，最佳选择华法林抗凝，否则不行抗栓治疗；当 CHA_2DS_2VASc 积分≥5，

HAS – BLED 积分 < 4 时，优先选择华法林抗凝，否则选择阿司匹林进行治疗。这说明卒中风险较高的患者使用华法林的净获益较高，而卒中风险较高同时伴出血风险相对较高的患者应用华法林的价值并未下降。当 CHA_2DS_2VASc 积分 ≥ 5 且 HAS – BLED 积分 ≥ 4 时，即卒中和出血风险均高时，阿司匹林可能是最佳选择。

五、新型口服抗凝药

传统的口服抗凝药华法林虽预防非瓣膜性房颤卒中疗效确切，但其代谢易受食物、药物等相互作用的影响，且华法林起效慢，治疗窗口窄，需常规监测并调整剂量保证 INR 在目标范围内，抗凝不足时卒中风险增加，抗凝过度则出血风险增加。因而，新型口服抗凝药的问世可克服华法林的局限性，有望取代华法林。此外，多数新型口服抗凝药物仅抑制单个凝血因子如 Ⅱa 和 Ⅹa，不同于肝素或华法林作用于多个凝血因子。

（一）口服直接凝血酶抑制剂

1. 希美加群　希美加群是第一个口服直接凝血酶抑制剂，在髋或膝关节置换术后静脉血栓栓塞（VTE）的防治中被批准应用于 22 个国家和地区（主要在欧洲，也包括阿根廷、巴西、中国香港、印度尼西亚）。SPORTIF 试验Ⅲ和Ⅴ表明希美加群在房颤卒中预防方面（主要终点包括所有卒中或系统性血栓），疗效至少与华法林（INR2.0～3.0）相当，而大出血事件发生率两者无明显差别。然而希美加群的持续应用可导致肝毒性，被迫撤出市场。尽管如此，希美加群的尝试使房颤患者可应用口服、快速起效且不需要常规监测的抗凝药成为可能。

2. 达比加群　达比加群是一种口服直接凝血酶抑制剂，其前体药为达比加群酯。口服达比加群酯后，达比加群的生物利用度约 7%，半衰期可达 17h，其超过 80% 通过肾代谢。RE – LY（达比加群酯长期抗凝治疗Ⅲ期随机研究）试验结果显示，达比加群 110mg，每日两次抗栓疗效不劣于华法林，且出血风险比华法林更低；达比加群 150mg，每日两次抗栓疗效优于华法林，且大出血事件与华法林类似。RE – LY 亚组分析评价了达比加群与华法林在既往有卒中或短暂性脑缺血发作二级预防中的作用，同样表明达比加群在降低卒中或系统性血栓方面优于华法林（达比加群 110mg，每日两次 RR 0.84；达比加群 150mg，每日两次 RR 0.75），且达比加群 110mg，每日两次大出血风险较华法林明显降低（RR 0.66，95% CI 0.48～0.90），达比加群 150mg，每日两次大出血风险与华法林无明显区别（RR 1.01，95% CI 0.77～1.34）。2010 年 10 月 19 日，达比加群 150mg，每日两次（肌酐清除率 > 30ml/min）和达比加群 75mg，每日两次（肌酐清除率 15～30ml/min）获得美国食品和药品管理局（FDA）批准上市。2011 年 ACCF/AHA/HRS《心房颤动防治指南》建议具有卒中或系统性栓塞危险因素的房颤患者，且未植入人工心脏瓣膜或无影响血流动力学的瓣膜疾病，无严重肾功能不全（肌酐清除率 < 15ml/min）或严重肝病（影响基线状态的凝血功能），达比加群可作为华法林的替代治疗预防卒中和系统性栓塞（Ⅰ，B）。鉴于达比加群需每日两次服用且非出血不良反应较高，该指南同时指出服用华法林且 INR 控制良好的患者换用达比加群抗凝获益较少。

（二）口服直接 Ⅹa 因子抑制剂

1. 利伐沙班　利伐沙班 10mg 口服，绝对生物利用度约 80%～100%。其血浆半衰期成人为 5～9h，老年人约 11～13h。该药通过双通道清除，2/3 通过肝代谢（代谢产物一半通过肾清除，一半通道粪便排泄），其余 1/3 以原药形式通过肾清除。2010 年完成的 ROCK – ETAF（利伐沙班与华法林预防卒中和栓塞对比研究）共入选一万四千多例房颤患者，约 45 个国家 1 100 家医院参与该研究，该试验旨在比较利伐沙班与华法林用于非瓣膜性房颤患者卒中预防和非中枢神经系统栓塞预防的有效性和安全性。结果显示利伐沙班疗效不劣于华法林，而主要或非主要临床相关出血事件两者相似，但利伐沙班的颅内出血、重要脏器出血、出血相关死亡发生率较华法林低。2011 年 ROCKET AF 亚组分析表明，既往有卒中或短暂性脑缺血发作患者中使用利伐沙班的有效性和安全性与整体研究人群一致。

2. 阿哌沙班　阿哌沙班是一种选择性 Ⅹa 因子抑制剂，口服生物利用度约 50%，半衰期约 8～15h，大部分通过粪便排出，约25%经肾清除。ARISTOTLE（阿哌沙班降低房颤患者卒中及其他血栓栓塞事件）研究入选18 201例至少伴有一个卒中危险因素的房颤患者，以评价阿哌沙班5mg（或特殊患者2.5mg），每日两次与华法林（目标INR 2.0～3.0）在预防非瓣膜性房颤患者卒中方面的疗效和安全性。结果显示阿哌沙班降低卒中或系统性栓塞优于华法林，且阿哌沙班的大出血、颅内出血、所有原因死亡发生率低于华法林。同时该研究也显示阿哌沙班组心肌梗死及胃肠道出血发生率较低。AVERROES试验比较阿哌沙班5mg（或特殊患者2.5mg），每日两次与阿司匹林（81～324mg/d）预防卒中的疗效及安全性，观察主要终点为卒中（缺血性或出血性）或系统性栓塞发生率。对于不适合或不耐受华法林的房颤患者，阿哌沙班较阿司匹林能明显降低主要终点事件，且大出血发生率无明显增加，该试验提前终止。

六、预防血栓栓塞的新方法——左心耳封堵术

经食管超声发现非瓣膜性房颤90%以上的血栓来源于左心耳，因而左心耳被称为"人类致命的附件"。由于房颤患者服用华法林及新型抗凝药具有一定的出血风险，或存在抗凝药禁忌时，房颤抗栓治疗即面临困境。因而寻找安全有效且能替代口服抗凝药的器械治疗成为发展方向。

近年来发展起来的经皮左心耳封堵术采用特制的封堵器可封堵血栓之源——左心耳，从而达到预防房颤血栓栓塞的目的。常用的PLAATO和WATCHMAN左心耳封堵器结构基本相似，由自膨胀镍钛记忆合金笼状结构支架及支架外面包被的可扩张高分子聚合物膜组成，封堵器通过特殊设计的房间隔穿刺鞘和释放导管释放。镍钛合金支架的杆上有锚钩，可以协助装置固定在心耳中以免脱落。高分子聚合物膜则可封闭左心耳心房入口，隔绝左心耳和左房体部，阻止血流相通。置入封堵器后，聚合物膜表面一段时间后可形成新的内皮细胞。经皮封堵左心耳治疗成功率较高，可明显降低房颤患者脑卒中的发生率。

PROTECK－AF研究显示，在安全性和有效性方面，左心耳封堵与华法林同样有效，随着观察时间的增加，左心耳封堵治疗已经呈现出优于华法林的趋势。左心耳封堵术的严重不良事件主要存在于围术期间。

随着左心耳封堵器械的进步以及经验的积累，左心耳封堵术可作为药物治疗预防房颤栓塞事件的重要补充。左心耳堵闭预防有抗凝禁忌的高危房颤患者卒中已经被欧洲指南推荐应用。

七、房颤节律控制和心率控制的抗心律失常药物

抗心律失常药物用于房颤治疗已有近百年历史，其目的包括降低房颤发生的频率及发作持续时间，及降低房颤相关死亡率及住院率等，但传统抗心律失常药物因有限的抗心律失常作用伴随着致心律失常及非心血管毒性作用使其应用受限。尽管如此，抗心律失常药物在房颤心室率控制、药物复律及维持窦性心律方面仍然占据重要地位。

（一）房颤患者心室率控制

心室率控制在于改善患者症状，急性期心室率控制目标为80～100次/分。对血流动力学稳定者可口服β受体阻滞剂或非二氢吡啶类钙通道阻滞剂；对症状严重而不能耐受者，通过静脉注射维拉帕米或美托洛尔可迅速减慢房室传导和心室率；伴严重左室功能障碍者可静脉注射胺碘酮。长期心室率控制有严格控制（静息时在60～80次/分，运动时<115次/分）和宽松控制（静息时<110次/分）两种策略，可根据EHRA分级进行。EHRA Ⅰ级或Ⅱ级的患者可选择宽松的心室率控制；EHRA Ⅲ级或Ⅳ级患者采取严格心室率控制。

（二）房颤患者转复窦性心律

当患者症状严重不能耐受，合适的心室率控制后患者仍有症状或患者要求进行节律控制时，可采用药物复律；当快心室率房颤患者伴心肌缺血、症状性高血压、心绞痛或心力衰竭时，房颤伴预激时心室率过快或血流动力学不稳定时可首选电复律。药物转复的策略为：①无器质性心脏病房颤患者可选用氟卡尼或普罗帕酮静脉推注；②器质性心脏病房颤患者，可选用胺碘酮静脉推注；③无明显器质性心脏病

房颤患者，可顿服大剂量氟卡尼和普罗帕酮；④器质性心脏病房颤患者，当无低血压和明显心力衰竭时，可选择伊布利特。复律时可选药物的剂量和用法如下：胺碘酮 5mg/kg，>1h 静脉推注；氟卡尼 2mg/kg，>10min 静脉推注或 200~300mg 口服；伊布利特 1mg，>10min 静脉推注；普罗帕酮 2mg/kg，>10min 静脉推注或 450~600mg 口服；维那卡兰 3mg/kg，>10min 静脉推注。电复律成功定义为房颤终止或复律后可记录到 2 个或 2 个以上的 P 波。

（三）转复后窦性心律维持

ACCF/AHA 及 ESC 房颤相关指南推荐对于无明确器质性心脏病（如心力衰竭、冠心病及严重左室肥厚）的房颤患者维持窦性心律可选择氟卡尼、普罗帕酮、索他洛尔、决奈达隆、胺碘酮；伴有冠心病的房颤患者可使用索他洛尔、胺碘酮、决奈达隆维持窦性心律，而有症状性心力衰竭的房颤患者推荐使用胺碘酮维持窦性心律。伴左室肥厚的房颤患者维持窦性心律的药物选择同不伴器质性心脏病的房颤患者一样，但严重左室肥厚患者在使用钠通道阻滞剂及钾通道阻滞剂时有致心律失常风险。对于伴严重左室肥厚的房颤患者维持窦性心律的药物选择，ESC 指南推荐决奈达隆或胺碘酮，而美国指南仅推荐胺碘酮。

八、房颤导管消融

2011 年 ACCF/AHA/HRS《心房颤动治疗指南》指出：对症状严重、抗心律失常药物治疗无效且左房正常或轻度增大、左室功能正常或轻度减低并且无严重肺疾病的阵发性房颤患者在有经验的中心（每年 >50 例）行导管消融（Ⅰ类推荐），症状性持续性房颤可行导管消融治疗（Ⅱa 类推荐），伴有显著左房扩大或严重左室功能不全的症状性阵发性房颤行导管消融术（Ⅱb 类推荐）。指南强调，对具体患者而言，是否适宜接受导管消融还应考虑以下情况：心房疾病的程度（房颤类型、左房大小、症状的严重程度等），并发的心血管疾病严重程度，抗心律失常药物或者心室率控制是否满意以及医生的经验、患者的意愿等。

目前阵发性房颤消融策略是针对房颤促发灶行环肺静脉消融并以实现肺静脉电隔离为终点的术式。而慢性房颤除需行环肺静脉消融外，大多数患者同时需对左房基质进行改良。慢性房颤的基质改良包括心房线性消融、心房复杂碎裂电位消融、逐步综合消融等策略。北京安贞医院房颤中心首创的慢性房颤 2C3L 消融策略，即行环肺静脉消融、左房顶部线消融、二尖瓣峡部消融及三尖瓣峡部消融，消融终点为肺静脉电隔离以及所有消融径线均实现完全传导阻滞。该术式不追求术中消融终止房颤，不强调标测慢性房颤消融过程中出现的规律性房速，硬终点是肺静脉电隔离以及消融线的双向传导阻滞。该策略消融术式固定，方法相对简化，避免了左房大面积消融所致的不良后果。

九、房颤上游治疗

上游治疗是指防止心房电及机械重构进展而降低房颤发生率所采取的措施。可能有效的药物包括肾素-血管紧张素阻滞剂、醛固酮受体拮抗剂、多不饱和脂肪酸及他汀类药物。已有研究表明血管紧张素转化酶抑制药及血管紧张素受体拮抗剂可用于房颤的一级和二级预防。血管紧张素受体拮抗剂可降低无明显器质性心脏病的高血压患者新发房颤的发生率。但充血性心力衰竭或伴有多重心血管危险因素的患者使用该治疗的益处却不太可靠。同样，血管紧张素转化酶抑制药及血管紧张素受体拮抗剂用于房颤二级预防未显示获益。目前没有明确证据表明醛固酮受体拮抗剂及多不饱和脂肪酸可用于房颤的一级预防或二级预防。关于他汀类药物用于房颤一级预防或二级预防的研究结论存在争议，且不能有助于其作为抗心律失常治疗的推荐。上游治疗在发展成明显的心房纤维化前更有效。

随着对房颤认识的进一步深入，房颤的治疗取得了较大进展。房颤的治疗不但考虑减轻患者的症状，改善生活质量，更重要的是降低房颤相关并发症发生率，改善患者的远期预后。因而抗凝治疗仍然是目前房颤治疗最重要的方法，新的卒中和栓塞风险评分系统及新的抗凝出血评分系统使抗凝治疗的决策更加科学化。传统的抗凝药华法林由于多方面的局限性有望被新型口服抗凝药取代，然而受经济条件等的制约，华法林在我国未来较长一段时间仍将扮演着重要的角色。新型口服抗凝药的出现将使房颤患者抗凝的疗效更佳，依从性更好。抗心律失常药物仍是房颤治疗的重要措施。选择适宜人群行个体化治疗是抗心律失常药使用有效性和安全性的关键。房颤消融器械的进一步发展，如三维标测系统及导航系统的更新换代、新型消融系统（包括 fronterior 消融系统、冷冻球囊、可视下激光消融系统等）、实时影像学技术以及力感应技术的应用，可使消融过程更加简化，直观及安全，进而提高消融成功率并减少并发症，使导管消融的适应证进一步扩大。

（纪翠玲）

第五节　室上性心动过速

室上性心动过速（室上速，SVT）是最常见的一种心动过速，其电生理机制也是认识得最清楚的。根据电生理分类，SVT 由房室结折返、房室折返和房性心动过速组成。本文主要针对狭义上的室上速，即房室结折返和房室折返性心动过速的电生理机制及射频消融进行简单介绍。

一、房室结折返性心动过速（AVNRT）

AVNRT 的电生理基础是房室结双径路。房室结双径路被认为是房室结传导功能性纵向分离的电生理现象，可能与房室结的复杂结构形成了非均一性的各向异性有关。

1. 房室结双径路的诊断　典型的房室结双径路表现为：在高位右房的 S_1S_2 刺激中，当 S_1S_2 缩短 $10\sim20ms$，而出现 A_2H_2 突然延长 50ms 以上，即出现房室传导的跳跃现象。若跳跃值仅 50ms，诊断应慎重。此时若同时伴有心房回波或诱发 SVT，且能除外隐匿性旁路和房内折返；或连续两个跳跃值都是 50ms，则可诊断。

当高位右房的 S_1S_2 刺激无跳跃现象，应加做以下检查。当出现下述表现时，亦可诊断：

（1）心房其他部位（如冠状窦）S_1S_2 刺激出现跳跃现象。

（2）RV 的 S_1S_2 刺激出现 V_2A_2 的跳跃现象。快慢型 AVNRT 患者常有此现象。

（3）给 S_2S_3 刺激，或刺激迷走神经，或给予阿托品、异丙肾上腺素、腺苷三磷酸等药物后，出现跳跃现象，或诱发出 AVNRT。

此外，若观察到以下现象，也是诊断房室结双径路的证据。

（1）窦性心律或相似频率心房起搏时，发现长短两种 PR 或 AH 间期，二者相差在 50ms 以上。

（2）心房或心室期前刺激，偶尔观察到双重反应（1：2 传导），前者表现为 1 个 A_2 后面有两个 V_2；后者为 1 个 V_2 后有两个 A_2。

（3）心房或心室快速起搏，房室结正传或逆传出现 3：2 以上的文氏传导时，观察到 AH 或 VA 间期出现跳跃式延长，跳跃值在 50ms 以上。

2. AVNRT 的类型与电生理特性　虽然房室结双径路是 AVNRT 的电生理基础，但要形成 AVNRT，还需要快径路与慢径路在不应期与传导速度上严格地匹配。这就是为什么临床上没有 SVT 的病例，电生理检查中，25% 可以出现房室结双径路现象的原因。根据快慢径路在 AVNRT 中传导方向的不同，可以分为两型：慢快型和快慢型。

（1）慢-快型：又称常见型、占 AVNRT 的 95%。它的电生理特点是正传发生在慢径路，而逆传发生在快径路。由于快速的逆传，使心房的激动发生在心室激动的同时，或稍后，或稍前。因此，心电图上逆行 P 波大多数重叠在 QRS 波中（占 48%）或紧随其后（占 46%），少数构成 QRS 波的起始部（占 2%）。在心内电生理记录可以发现，逆传心房激动呈中心型，最早激动出现在房室交界区［即记录希氏束电图（HBE）的部位］；HBE 的 AH＞HA 间期，VA＜70ms，甚至为负值。

（2）快-慢型：又称少见型，仅占 AVNRT 的 5%。它的电生理特点是正传发生在快径路，逆传发生在慢径路，因而逆 P′波远离 QRS 波，而形成长的 RP′间期。心内电生理检查，逆传心房激动也是中心型，但最早激动点是冠状静脉窦（CS）口；HBE 的 AH＜HA 间期。此时，需与房性心动过速、慢传导的隐匿性房室旁路参与的房室折返性心动过速（即 PJRT）相鉴别。

3. AVNRT 诊断要点

（1）常见型 AVNRT

1）房性、室性期前刺激，或用引起房室结正向文氏周期的频率进行心房起搏，可诱发和终止。

2）心房程序刺激，房室结正向传导出现跳跃现象。

3）发作依赖于临界长度的 AH 间期，即慢径路一定程度的正向缓慢传导。

4）逆向性心房激动最早点在房室连接区，HBE 的 VA 间期为 −40 ～ +70ms。

5）逆行 P′波重叠在 QRS 波中，或紧随其后，少数构成 QRS 波的起始波。

6）心房、希氏束与心室不是折返所必需。兴奋迷走神经可减慢，然后终止 SVT。

（2）少见型 AVNRT

1）房性、室性期前刺激，或用引起房室结逆向文氏周期的频率进行心室起搏，可诱发和终止。

2）心室程序刺激，房室结逆向传导出现跳跃现象。

3）发作依赖于临界长度的 HA 间期，即慢径路一定程度的逆向缓慢传导。

4）逆向性心房激动最早点在 CS 口。

5）逆行 P′7 波的 RP′间期长于 P′R 间期。

6）心房、希氏束和心室不是折返所必需，兴奋迷走神经可减慢并终止 SVT，且均阻滞于逆向传导的慢径路。

4. AVNRT 的心电图表现

（1）慢 − 快型 AVNRT 的心电图有以下表现

1）P 波埋于 QRS 波中。各导联无 P′波，但由于 P′波的记录与辨认有时非常困难，因而仅凭心电图判断有无 P′波常常难以做到。

2）SVT 时的心电图与窦性心律时比较。常常可以发现 QRS 波群在 Ⅱ、Ⅲ、aVF 导联多 1 个 S 波（假 S 现象），在 V₂ 导联多 1 个 r′波（假 r′现象），这两种现象虽然出现率不太高，但诊断的可靠性相当高。

3）若各导联有 P′波，RP′间期 <80ms，与 AVRT 的区别在于后者的 RP′间期 >80ms。当 RP′间期在 80ms 左右时，诊断应谨慎，因二者在此范围中有重叠。

（2）快 − 慢型 AVNRT 的心电图表现：与房速（AT）和 PJRT 一样，仅凭心电图无法区分。

此外，由于 AVNRT 多见于女性，女：男约为 7：3，因而仅凭心电因诊断男性患者为 AVNRT 应谨慎。

5. AVNRT 的鉴别诊断　AVNRT 需要与间隔部位起源的房速（AT）或间隔部旁路参与的房室折返性心动过速（AVRT）以及加速性结性心律失常相鉴别。

（1）心动过速时心房与心室激动的时间关系：V − A 间期 <65ms 可排除 AVRT，但不能区别开 AVNRT 和 AT。

（2）室房传导特征：心室程序刺激无递减传导特性，强烈提示有房室旁路，但如有明确递减传导特性，不能排除慢旁路的存在。

（3）希氏束旁刺激：刺激方法是以较高电压（脉宽）刺激希氏束旁同时夺获心室肌和希氏束或右束支（HB − RB），然后逐渐降低电压，使起搏只夺获心室肌，不夺获 HB − RB，观察心房激动顺序，刺激信号至 A 波（SA）以及 H − A 间期变化。如 S − A 间期和心房激动顺序均不变，提示房室旁路逆传；如 S − A 间期延长，H − A 间期不变，而且心房激动顺序也不变，提示无房室旁路，激动经房室结逆传；如心房激动顺序不同提示既有旁路也有房室结逆传。

（4）心动过速时希氏束不应期内心室期前刺激（RS₂ 刺激）：希氏束不应期内心室期前刺激影响心房激动（使心房激动提前或推后）或终止心动过速时未夺获心房，均提示房室之间除房室结之外还有其他连接，即房室旁路，但刺激部位远离旁路时会有假阴性。

（5）心室超速起搏可以拖带心动过速，并有 QRS 融合波者提示 AVRT。

以上几个方面的检查有助于 AVNRT 与 AVRT 的鉴别，在排除 AVRT 之后，间隔部起源心动过速的鉴别主要集中在房速与 AVNRT 之间。如心室超速起搏不夺获心房常提示为房速，若能夺获心房，但停止心室起搏后心房激动呈 A－A－V 关系也提示心动过速为房速。非间隔起源房速易于鉴别，心房激动顺序呈偏心性，区别于不同类型的 AVNRT。

6. 典型 AVNRT 的消融　慢径消融治疗 AVNRT 的成功率高，房室传导阻滞发生率低，已成为 AVN-RT 的首选治疗方法。不同类型 AVNRT 均可通过慢径消融取得成功，消融可以通过解剖定位或慢径电位指导完成，而目前最常用的方法是将两种方法结合，通过解剖法首先进行初步定位，之后结合心内电图标测，寻找关键的靶点。

解剖定位指导的消融方法：首先将标测消融导管送至心室，慢慢向下并回撤导管至 CS 开口水平，之后回撤并顺时针旋转使消融导管顶端位于 CS 开口和三尖瓣环之间，并稳定贴靠，局部心内电图呈小 A，大 V 波，A/V 在 0.25：1～0.7：1 之间，A 波通常碎裂、多幅。

慢径电位指导的消融方法：心内电图指导下的慢径消融是指将标测导管置于 CS 开口和三尖瓣环之间，标测所谓的慢径电位区域作为消融靶点。Jackman 和 Haissaguerre 分别介绍了两种不同形态的慢径电位。Jackman 等描述的慢径电位是一种尖锐快波，窦性心律时位于小 A 波终末部，通常只能在 CS 口周围 <5mm 的直径范围内记录到。Haissaguerre 等描述的慢径电位是一种缓慢、低频、低幅波，在 CS 口前面的后间隔或中间隔区域可以记录到。

消融终点：①房室结前传跳跃现象消失，并且不能诱发 AVNRT；②房室结前传跳跃现象未消失，跳跃后心房回波存在或消失，但在静滴异丙肾上腺素条件下不能诱发心动过速；③消融后新出现的持续性一度或一度以上房室传导阻滞。

消融成功标准：①房室结前传跳跃现象消失，并且不能诱发 AVNRT；②房室结前传跳跃现象未消失，跳跃后心房回波存在或消失，但在静滴异丙肾上腺素条件下不能诱发心动过速；③消融后无一度以上房室传导阻滞。

二、房室折返性心动过速（AVRT）

AVRT 的电生理机制是由于房室间存在附加旁路，导致电兴奋在心房、心脏传导系统、心室和房室旁路所组成的大折返环中做环形运动：因此，AVRT 的解剖学基础是房室旁路。房室旁路的产生是由于胚胎发育时，二尖瓣环和三尖瓣环这两个纤维环未能完全闭合，在未闭合处便出现心房肌与心室肌相连，即房室旁路。左前间隔处是主动脉瓣环与二尖瓣环间的纤维连续（亦称心室膜）、二尖瓣环在此处不会发生不闭合。因而，除此处之外，二尖瓣环与三尖瓣环的任何部位都能出现房室旁路。

1. 房室旁路的电生理特性　如前所述，房室旁路的组织学本质是普通心肌，因而它的电生理特性与心房肌和心室肌基本相同，而与心脏传导系统不同。其与房室结传导特性的区别在于，前者表现为全或无传导，而后者是递减传导（亦称文氏传导），即房室旁路的传导时间不随期前刺激的提前而延长，而房室结呈现明显延长。这是鉴别是否存在房室旁路的最根本的电生理依据。

房室旁路的传导方向，可以是双向，也可以是单向。单向中，大多数为仅有逆向传导，少数为仅有正向传导，这可能是由于旁路的心室端电动势大于心房端的缘故。旁路的传导可以持续存在，也可以间断存在。当旁路有双向传导时，患者表现为典型的预激综合征：窦性心律时的心电图有 δ 波（心室预激），且有 SVT 发作。当旁路仅有正向传导时，患者表现为仅有心室预激，而无 SVT（此时临床不应诊断预激综合征，应诊断为心室预激）。当旁路仅有逆向传导时，患者无心室预激，而仅有 SVT（此时临床最好采用隐匿性房室旁路的诊断而不用隐匿性预激综合征的诊断，因为患者没有心室预激）。当旁路存在时，是否发生 SVT，还取决于旁路的不应期、传导速度与房室结是否匹配。一船来说，正传不应期旁路长于房室结，而逆传不应期旁路则短于或等于房室结。这正是 AVRT 中大多数为顺向型，极个别是逆向型的原因。

在间歇性预激中，患者表现为一段时间心电图有 δ 波，一段时间 δ 波消失。这有两种可能：①旁路的正向传导呈间歇性；②旁路的正传实际上始终存在，但由于旁路位于左侧，当房室结传导较快时，δ 波过小而误认为 δ 波消失；当房室结传导较慢时，δ 波加大而显现。另外，δ 波也可表现为与心跳按一定比例出现，多数为 2：1 这是由于旁路的正传不应期过长所致。

所谓隐匿性预激也有两种情况，一种是隐匿性旁路，一种是左侧显性旁路，但由于房室结正传始终较快，δ 波太小而误认为是隐匿性预激，后者在刺激迷走神经或注射腺苷三磷酸后就表现为显性预激。

根据近年电生理的研究，无一人能证实 James 束（即房结束）的存在。心电图中 PR 间期 <0.12s 而无 SVT 者，实际上都是房室结传导过快。所谓 L−G−L 综合征（PR 间期 <0.12s，且有 SVT 发作），实际上是房室结传导过快伴 AVNRT 或 AVRT。因此，James 束实际上可能并不存在，只是根据心电图无 δ 波的短 PR 间期的一种推论而已。

另一种特殊旁路 Mahaim 束，以往根据心电图有 δ 波，但 PR 间期 >0.12s 推论它应该是结室束或束室束。但近年电生理研究和射频消融术已证实，结室束或束室束是极少见的，它大多数是连接于右房与右束支远端之间的房束旁路，但它的传导特性不是全或无的，而具有一定程度的递减传导。它一般只有正传而无逆传，因而多引起逆向型房室折返性心动过速。从电生理特性和组织学考虑，Mahaim 束实际上是异常存在的发育不健全的副房室传导系统。

还有一种特殊的慢传导的隐匿性旁路，其逆传十分缓慢，当冲动经旁路、心房抵达房室结时，房室结不应期已过，又可使冲动下传。因而，这种患者的 SVT 十分容易发作且不易终止，故称为无休止的房室交界区折返性心动过速（PJRT）。虽然发作时心电图类似于房速或 AVNRT，但实质上仍是 AVRT。据近年来电生理研究和射频消融术的结果，PJRT 的旁路大多数位于冠状静脉窦口附近，与房室结双径路的慢径路位置相同，因而还需与快慢型 AVNRT 鉴别。少数也可位于其他部位，如前间隔或游离壁。

总之，就大多数的房室旁路而言，其全或无传导特性明显地有别于房室结的显著递减性传导特性。但对于少数特殊旁路或少数房室结传导能力过强者，这种传导特性的区别变得很不明显，对于这些个别患者在进行心电生理检查和射频消融术时，应特别注意仔细鉴别，以免误判。

2. AVRT 的类型

（1）顺向型 AVRT（O−AVRT）：此型 AVRT 是以房室传导系统为前传支，房室旁路为逆传支的房室间大折返。其发生的条件为：房室旁路的前传不应期长于房室结，而逆传不应期短于房室结，而且房室传导系统（主要是房室结）的前传速度较慢。由于大多数旁路的不应期都有上述特点，而房室结的前传速度与不应期又能受自主神经影响而满足上述条件，因此，95% 的 AVRT 者都是顺向型的，由于隐性旁路只能逆传，因而它参与的 AVRT 必然都是顺向型的。

（2）逆向型 AVRT（A−AVRT）：A−AVRT 是少见的房室折返性心动过速，发生于房室旁路有前向传导功能的患者。电生理检查中经心房和心室刺激均能诱发和终止这种房室折返性心动过速。心动过速的前传支为显性房室旁路，由此引起心室激动顺序异常而显示宽大畸形的 QRS 波，结合心腔内各部位电图的特点易与 O−AVRT 并发功能性束支传导阻滞和室性心动过速鉴别。目前电生理研究和射频消融结果均证实 A−AVRT 患者常存在多条房室旁路，而且心动过速的前传支和逆传支由不同部位的房室旁路构成。

（3）持续性交界性心动过速（PJRT）：PJRT 实际上是一种特殊的房室折返性心动过速，具有递减传导性能的房室旁路参与室房传导是心动过速的电生理基础。PJRT 的 P 波或 A 波远离 QRS 波或 V 波，而位于下一个心室激动波之前，与部分房性心动过速和少见型房室结折返性心动过速有某些相似之处，消融前进行鉴别诊断甚为重要。①鉴别室房传导途径：心室多频率或不同 S_1S_2 间期刺激时其室房之间没有 H 波，这一特点说明室房传导不是沿 AVN−HPS 途径传导。因此观察 H 波清楚的 HBE 导联在心室刺激时无逆传 H 波，提示存在房室旁路室房传导。②比较心房顺序：心室刺激或心动过速的心房激动顺序异常无疑可确定心动过速的性质。房室慢旁路仅少数位于左、右游离壁，多数位于间隔区（尤其是冠状静脉窦口附近）。因此应在冠状静脉窦口附近详细标测，寻找到最早心房激动部位有助于诊断。③心动过速与 H 波同步刺激心室是否改变心房激动周期（AA 间期）：房性心动过速或房室结折返性心动过速，与 H 波同步刺激心室因恰逢希氏束不应期而不能逆传至心房，故 AA 间期不受影响。如为房室折返性心动过速，则于希氏束不应期刺激心室仍能逆传至心房，并使 AA 间期改变。由于 PJRT 系房室慢旁路逆向传导，因此心室刺激可使 AA 间期缩短或延长。

（4）多旁路参与的 AVRT：多条房室旁路并不少见，约占预激综合征患者的 10%。电生理检查中，出现下述情况提示存在多条旁路：①前传的 δ 波在窦性心律、房颤或不同心房部位起搏时，出现改变；②逆向心房激动有两个以上最早兴奋点；③顺向型 AVRT 伴间歇性前传融合波；④前传预激的位置与顺向型 AVRT 时逆传心房的最早激动位置不符合；⑤逆向型 AVRT 的前传支为间隔旁路（因为典型的逆向型 AVRT 的前传支都是游离壁旁路）和（或）逆向型 AVRT 的周长明显短于同一患者的顺向型 AVRT 的周长。

在多旁路参与的 AVRT 中，各条旁路所起的作用可能是不同的：可以是两种顺向型 AVRT，以其中一条为主，另一条为辅，也可是仅一种顺向型 AVRT，另一条旁路只是旁观者，当主旁路被阻断后，次旁路才参与形成 AVRT。以上情况是最常见的多旁路情况。有时两条旁路可以是一条作为前传支，另一条作为逆传支，形成不典型的逆向型 AVRT。

遇到多旁路患者应进行详尽的电生理检查。若进行射频消融术，应首先阻断引起 AVRT 或 δ 波明显的旁路；然后，在情况变得比较简单后，再确定另一条旁路的位置并消融。

3. 左侧房室旁路消融术　左侧旁路包括左游离壁（简称左壁）、左后间隔和极少数左中间隔旁路。左壁旁路，特别是左侧壁旁路最常见，而且操作也较其他部位的旁路简单。

大多数左侧旁路消融术采取左室途径，即经股动脉左室二尖瓣环消融，又称为逆主动脉途径。

（1）股动脉置鞘：常选取右侧股动脉穿刺置入鞘管，鞘管内径应比大头导管外径大 1F。股动脉置入鞘管后应注意抗凝，常规注射肝素 3 000～5 000IU，手术延长/h 应补充肝素 1 000IU。

（2）导管跨瓣：大头导管经鞘管进入动脉逆行至主动脉弓处应操纵尾端手柄，使导管尖端弯曲成弧，继续推送导管至主动脉瓣上，顺时针轻旋并推进导管，多数病例中能较容易地跨过主动脉瓣进入左室。

（3）二尖瓣环标测：导管进入左室后，应在右前斜位透视，使导管尖端位于二尖瓣环下并接触瓣环。局部电图记录到清楚的 A 波和高大的 V 波，提示大头导管尖端从心室侧接触瓣环。进一步操作可在右前斜或左前斜透视下标测二尖瓣环的不同部位。

（4）有效消融靶点：放电消融 10s 内可阻断房室旁路，延长放电 30s 以上可完全阻断房室旁路的部位为有效消融靶点。

靶电图的识别：靶电图是指大头电极在放电成功部位（即"靶点"）双极记录到的心内电图。从二尖瓣环不同部位的横截面得知，在游离壁部位心房肌紧靠房室环而且与其他组织相比，所占比例较大，而在左后间隔部位，心房肌距房室环较远，所占比例也较少。因此，游离壁部位的靶电图，A 波较大，其与 V 波振幅之比应为 1：4～1：2；而左后间隔部位的靶电图，A 波较小，A：V 约为 1：6～1：4，甚至刚能见到 A 波就能成功。对于显性旁路，除了 A 波达到上述标准外，A 波还应与 V 波相连，二者间无等电位线。此外，记录到旁路电位，V 波起始点早于体表心电图的 QRS 波起始点，亦是可供参考的靶电图标准。隐匿性旁路与显性旁路逆传功能的标测，可采用窦－室－窦标测法。前后窦性心律的靶电图，其 A 波大小应达到上述标准；中间心室起搏的靶电图，V 波应与其后的 A 波相连，二者间无等电位线。

（5）放电消融旁路：当靶电图符合上述标准后，即可试消融 10s。显性旁路在窦性心律下放电，同时注意体表心电图 δ 波是否消失。由于左侧旁路绝大多数为 A 型预激，因而最好选择 V_1 导联进行观察。δ 波消失时，原有的以 R 波为主的图形立即变成以 S 波为主的图形，变化十分明显，容易发现。也可以观察冠状静脉窦内电图，当 δ 波消失时，原来相连的 A 波与 V 波立即分开，二者之间出现距离，这种变化也十分明显，容易发现。隐匿性旁路一般采用在心室起搏下放电，起搏周长多用 400ms，频率过快可能引起大头电极移位。试放电中注意观察冠状静脉窦内电图，VA 逆传但不能保持 1：1，或虽然是 1：1，但 V 波与 A 波间距离突然加大都表明放电成功。试消融成功后，继续加强消融 60s 以上。

（6）穿间隔左房途径：利用房间隔穿刺术，可建立股静脉至左房途径达到于二尖瓣心房侧消融左游离壁房室旁路的目的。完成心腔内置管和消融前电生理评价后，进行房间隔穿刺术，大头导管再经鞘管进入左房进行消融。

（7）并发症：左侧旁路消融术的并发症发生率为 0.86% ~4% ，可分为三大类型：①血管穿刺所致并发症，股动脉损伤最常见；②瓣膜损伤和心脏穿孔；③与射频消融直接有关的并发症。

4. 右壁旁路消融术 消融术要点如下所述。

（1）由于房室环在透视下无标志，只能依据靶电图来判定大头电极是否在瓣环的心房侧。靶电图的标准为：A 波与 V 波紧密相连，二者振幅之比为 1：3~2：3。显性预激的靶电图在实际观察中，最大的困难是不易确定哪个成分是 A 波，哪个成分是 V 波。正确的方法是同步记录冠状静脉窦内电图，将靶电图与之对照，凡在冠状静脉窦内电图 A 波之前的为靶电图 A 波成分，与 A 波同时发生的为靶电图 V 波成分。

（2）由于大头电极在显性旁路附近记录到的电图区别不大，只有相互比较才能看出。因此，在经验不足时，最好用两根大头导管在旁路附近做交替标测：固定二者之中记录的 V 波较早的导管，移动 V 波较晚的导管，直到找不到 V 波更早的位置。隐匿性旁路应采用前述的窦–室–窦标测法。一旦确定旁路位置，最好在荧光屏上做标记，并保持电极头与患者体位不变。操纵大头导管的方法一般是先将大头电极送至房室环的心室侧，并保持在标记的旁路处，观察着记录的心内电图缓慢后撤，待 A 波振幅够大时停止后撤，然后利用轻微旋转大头导管来控制大头电极位于瓣环房侧，顺钟向旋转可使大头电极略向心室方向移动，逆钟向旋转则向心房方向移动。

（3）由于大头电极在房室环心房侧都难以紧贴心内膜，故输出功率应增大，一般选用 30 ~35W，甚至可增至 50W。若在放电过程中出现 δ 波时隐时现的情况，说明大头电极不稳定，此时术者应用手指稳住导管，同时加大输出功率，延长放电时间。最好能更换新的加硬导管，提高稳定度，使 δ 波在放电的 10s 内消失，且无时隐时现的情况。

5. 旁路阻断的验证方法与标准

（1）前传阻断：体表心电图 δ 波消失和心内电图的 A 波与 V 波之间距离明显加大。

（2）逆传阻断：相同频率的心室起搏，消融前 1：1 逆传在消融后再不能保持，或虽然保持 1：1 逆传，但 V 波与逆传 A 波间的距离明显加大。判断有困难时，加做心室程序刺激，室房逆传由消融前的全或无传导变为消融后的递减传导。

显性旁路必须同时达到上述（1）（2）两条，隐匿性旁路只需达到第（2）条即可。

（张　静）

第六节　室性心动过速

室性心动过速（室速，ventricular tachycardia）是指起源于希氏束以下水平的左、右心室或心脏的特殊传导系统的快速性心律失常，是急诊科和心内科医师经常面临的临床问题。室速包括多种机制和类型，其中一些类型对患者无特殊损害，而另一些则可能直接威胁患者生命。

室速常发生于各种器质性心脏病患者。最常见为冠心病，特别是曾有心肌梗死的患者。其次是心肌病、心力衰竭、心瓣膜疾病等，其他病因包括代谢障碍、电解质紊乱、长 QT 间期综合征等，偶可发生在无器质性心脏病者。

一、临床表现

室速的临床症状取决于发作时的心室率、持续时间、基础心脏病变和心功能状况等。非持续性室速的患者可无明显症状。持续性室速常伴有明显血流动力学障碍与心肌缺血。临床症状包括低血压、气促、晕厥等。

二、分型

1. 根据心动过速时 QRS 波形态分类

（1）单形室速：室速的 QRS 波形态一致。

（2）多形性室速：有多个不同 QRS 波形态的室速。

2. 根据室速持续时间分类

（1）持续性室速：发作时间超过 30s，需药物或电复律终止。

（2）非持续性室速：能够在 30s 内自行终止的室速。

（3）室速风暴：24h 发作至少 3 次以上的持续性室速，需要电复律才能终止。

3. 根据室速的机制分类

（1）瘢痕折返性室速：起源于心肌的瘢痕区的室速，并具有折返性室速的电生理特征。

（2）大折返性室速：折返环的范围较广，为数厘米。

（3）局灶性室速：有最早起源点，且由此激动点向四周传播。其机制包括自律性机制、触发机制和小折返机制。

（4）特发性室速：指发生在无明显器质性心脏病患者中的室速。

三、发病率

无明显基础心脏疾病人群的非持续性室速患病率较低，约为 1% ~3%，且无显著性别差异。在冠心病患者中，非持续性室速的发作取决于疾病的不同时期。经冠状动脉造影证实心肌缺血的慢性冠心病患者约 5% 发生非持续性室速。其他结构性心脏病也可导致室速发病率明显增加，肥厚型心肌病为 20% ~28%，左心室肥厚患者为 2% ~12%，非缺血性扩张型心肌病患者可高达 80%。

四、心电图特征

室速的心电图特征为：①3 个或 3 个以上的室性期前收缩连续出现；②QRS 波群形态畸形，时限超过 0.12s；ST－T 波方向与 QRS 波群主波方向相反；③心室率通常为 100~250 次/分；心律规则，但亦可略不规则；④心房独立活动与 QRS 波群无固定关系，形成室房分离，偶尔个别或所有心室激动逆传夺获心房；⑤通常发作突然开始；⑥心室夺获与室性融合波：室速发作时少数室上性激动可下传心室，产生心室夺获，表现为在 P 波之后，提前发生一次正常的 QRS 波群。室性融合波的 QRS 波群形态介于窦性与异位心室搏动之间，其意义为部分夺获心室。心室夺获与室性融合波的存在对确立室性心动过速诊断提供重要依据。

需要注意的是，非持续性的宽 QRS 波心动过速也可能是室上性心动过速伴差异性传导。Brugada 四步法是临床常用的判断宽 QRS 波心动过速性质的流程，具有较高的敏感性和特异性：①若所有胸前导联均无 RS 波形，诊断为室速，否则进入第 2 步；②若任一胸前导联 RS 波谷时限 >100ms，诊断为室速，否则进入第 3 步；③存在房室分离诊断为室速，否则进入第 4 步；④QRS 波呈右束支传导阻滞型（V₁、V₂ 导联呈 R、QR、RS 型，V₆ 导联呈 QR、QS 或 R/S <1），QRS 波呈左束支传导阻滞型（V、V₂ 导联的 R 波 >30ms 或 RS 时限 >60ms，V₆ 导联呈 QR、QS 型），诊断为室速。

Vereckei 等提出的新的宽 QRS 波心动过速 4 步法鉴别流程让人耳目一新，该法使宽 QRS 波心动过速的鉴别诊断进一步简化，尤其适合急诊应用。aVR 单导联鉴别宽 QRS 波心动过速的 4 步新流程内容包括：①QRS 波起始为 R 波时诊断室速，否则进入第 2 步；②QRS 波起始 r 波或 q 波的时限 >40ms 为室速，否则进入第 3 步；③QRS 波呈 QS 形态时，起始部分有顿挫为室速，否则进入第 4 步；④QRS 波的 Vi/Vt 值 ≤1 为室速，Vi/Vt 值 >1 为室上速。

五、发生机制

室速发生的机制包括局灶性室速和瘢痕相关性折返。局灶性室速有一个最早发生室性激动的起源点，激动从该部位向各处传导。自律性、触发活动或微折返为其发生基础。瘢痕相关性折返是指具有折返特征的、起源于某个通过心电特征或心肌影像学确认的心肌瘢痕区的心律失常。瘢痕相关性折返是由瘢痕区域的折返所造成的。室速的机制决定着标测和确定消融靶点策略选择。对于特发性室速来说，局灶性起源或折返通路的关键位置通常只处于很小的范围内，散在的损伤即可消除室速；对于瘢痕相关性室速来说，消融切断室速的关键峡部。

六、治疗

1. 非持续性短暂室速　无器质性心脏病患者发生非持续性短暂室速，如无症状或血流动力学影响，处理的原则与室性期前收缩相同；有器质性心脏病的非持续性室速应考虑治疗。主要针对病因治疗，抗心律失常药物亦可以选用。

2. 持续性室速　无论有无器质性心脏病，均应给予治疗。

（1）若患者无显著的血流动力学障碍，终止室速发作首选利多卡因，其次胺碘酮、普鲁卡因胺、普罗帕酮（心律平）、苯妥英钠、嗅苄胺等，均应静脉使用。首先给予静脉注射负荷量：①利多卡因 50～100mg；②胺碘酮150～300mg；③普罗帕酮70mg，选择其中之一，继而静脉持续滴注维持。

（2）若患者有显著的血流动力学障碍如低血压、休克、心绞痛、充血性心力衰竭或脑血流灌注不足的症状，终止室速发作首选直流电复律。

3. 室性心动过速的导管消融治疗　近十几年来，导管消融被证实是特发性室速和室性期前收缩唯一有效的根治方法，且随着三维标测系统的发展和灌注消融导管等技术的出现，在多中心临床试验中也显示出导管消融明显减少或消除结构性心脏病室速的反复发作。对导管消融的综合建议见表9-5。

表9-5　室性心动过速导管消融的适应证

结构性心脏病患者（包括既往心肌梗死、扩张型心肌病、AVRC/D）

推荐室速导管消融：

1. 有症状的持续单形性室速，包括ICD终止的室速，若使用抗心律失常药物治疗后以及抗心律失常药物不耐受或不接受者

2. 非短暂可逆原因所致的室速或室速风暴时

3. 频发可引起心室功能障碍的室性期前收缩或室速的患者

4. 束支折返性或束支间折返性室速

5. 抗心律失常治疗效果欠佳的反复发作的持续多形性室速和室颤，存在可标测消融的疑似触发灶

考虑导管消融：

1. 患者至少发作一次室速，使用过至少一种Ⅰ类或Ⅲ类抗心律失常药物

2. 既往心肌梗死患者，反复发作室速，左室射血分数＜30%，预期寿命超过1年，适合选择胺碘酮以外治疗

3. 既往心肌梗死而残存左室射血分数尚可（＞35%）的血流动力学能耐受的室速者，即使抗心律失常药物治疗失败

无结构性心脏病患者

推荐特发性室速患者导管消融：

1. 造成严重症状的单形性室速

2. 抗心律失常药物疗效欠佳、不耐受或不接受药物治疗的单形性室速患者

3. 抗心律失常治疗效果欠佳的反复发作的持续多形性室速和室颤（电风暴），存在可标测消融的疑似触发灶

室速导管消融的禁忌证

1. 存在活动的心室内血栓（可考虑行心外膜消融）

2. 非导致及加重心室功能不全的无症状室早和（或）单形性室速

3. 由短暂可逆原因所致的室速，如急性缺血、高钾血症或药物引起的尖端扭转型室速

导管消融治疗旨在破坏室速产生或维持的病理性基质、关键折返环。对心动过速起源进行定位的技术主要依据为大多数室速为心内膜下起源，对室速进行定位的方法包括，通过分析室速发作时心电图的形态，心内膜激动顺序标测，心内膜起搏标测，瘢痕区标测，以及孤立电位标测。

根据室速发作时标准12导联心电图的QRS波形态，能够分辨或识别室速的起源。根据心梗的部位、室速的束支传导阻滞形态、QRS波额面电轴、胸前导联的演变形式等，能够显著缩小分析室速起源的范围。室速消融的步骤为：第一步，选择血管途径，右室起源的室速经静脉途径，左室起源室速经动脉逆行途径或穿刺房间隔途径。第二步诱发室速，第三步进行标测和消融，第四部进行检验，判断心律失常是否能再被诱发。

4. 埋藏式心脏复律除颤器（ICD）治疗　目前植入ICD已成为治疗室性快速性心律失常最有效的方法之一，能够成功地预防心脏性猝死，降低心血管疾病死亡率（表9-6）。

表 9-6 室性心动过速置入 ICD 的适应证

推荐室速 ICD 治疗：

1. 非可逆性原因引起的室颤或血流动力学不稳定的持续性室速所致的心搏骤停

2. 伴有器质性心脏病的自发的持续性室性心动过速，无论血流动力学是否稳定

3. 原因不明的晕厥，在心电生理检查时能诱发有血流动力学显著改变的持续性室速或室颤

4. 心肌梗死所致非持续性室速，左室 EF < 40% 且心电生理检查能诱发出室颤或持续性室速

室速考虑 ICD 治疗：

1. 心室功能正常或接近正常的持续性室速

2. 服用 β 受体阻滞剂期间发生晕厥和（或）室速的长 QT 间期综合征

3. 儿茶酚胺敏感型室速，服用 β 受体阻滞剂后仍出现晕厥和（或）室速

不推荐 ICD 治疗的室速：

1. 并发 WPW 综合征的房性心律失常、右室或左室流出道室速、特发性室速，或无器质性心脏病的分支相关性室速，经手术或导管消融可治愈者

2. 没有器质性心脏病，由完全可逆病因导致的室性快速性心律失常（如电解质紊乱、药物或创伤）

七、特殊类型的室性心动过速

（一）加速性心室自主节律

亦称缓慢性室速，其发生机制与自律性增加有关。心电图通常表现为连续发生 3~10 个起源于心室的 QRS 波群，心率常为 60~110 次/分。心动过速的开始与终止呈渐进性，跟随于一个室性期前收缩之后，或当心室起搏点加速至超过窦性频率时发生。由于心室与窦房结两个起搏点轮流控制心室节律，融合波常出现于心律失常的开始与终止时，心室夺获亦很常见。

本型室速常发生于心脏病患者，特别是急性心肌梗死再灌注期间、心脏手术、心肌病、风湿热与洋地黄中毒。发作短暂或间歇。患者一般无症状，亦不影响预后。通常无需抗心律失常治疗。

（二）尖端扭转型室速

尖端扭转型室速（torsades de pointes）是多形性室性心动过速的一个特殊类型，因发作时 QRS 波群的振幅与波峰呈周期性改变，宛如围绕等电位线连续扭转而得名，频率 200~250 次/分。其他特征包括：QT 间期通常超过 0.5s，U 波显著。当室性期前收缩发生在舒张晚期、落在前面 T 波的终末部可诱发此类室速。此外，在长-短周期序列之后亦易引发尖端扭转型室速。尖端扭转型室速亦可进展为心室颤动和猝死。临床上，无 QT 间期延长的多形性室速亦有类似尖端扭转的形态变化，但并非真的尖端扭转，两者的治疗原则完全不同。

本型室速的病因可为先天性、电解质紊乱（如低钾血症、低镁血症）、抗心律失常药物（如 I A 类或Ⅲ类）、吩噻嗪和三环类抗抑郁药、颅内病变、心动过缓（特别是三度房室传导阻滞）等。

应努力寻找和去除导致 QT 间期延长的病因和停用有关药物。I A 类或Ⅲ类抗心律失常药物可使 QT 间期更加延长，故不宜应用。亦可使用临时心房或心室起搏。起搏前可先试用异丙肾上腺素或阿托品。利多卡因、美西律或苯妥英钠等常无效。先天性长 QT 间期综合征治疗应选用 β 受体阻滞剂。对于基础心室率明显缓慢者，可起搏治疗，联合应用 β 受体阻滞剂。药物治疗无效者，可考虑左颈胸交感神经切断术，或植入 ICD 治疗。

（张　静）

第七节　病态窦房结综合征

病态窦房结综合征（sick slnus syndrome，SSS）简称病窦，又称窦房结功能障碍（sinus node dysfunction），是因窦房结及其周围组织病变，或者由于各种外在因素导致窦房结冲动形成或传导障碍而产生的多种心律失常临床综合征。临床中多见于老年患者，其表现形式多样。可急性产生，或缓慢形成；

病程迁延或间歇出现。

一、病因

病窦的病因较为复杂，一般可分为：

（1）心脏疾患：冠心病、心肌炎、心包炎、心肌病、先天性心脏病、传导系统退行性病变等。

（2）内分泌或系统性疾病：淀粉样变性、血色病、硬皮病、系统性红斑狼疮、甲状腺功能减退等。

（3）药物或电解质紊乱：β受体阻滞剂、钙通道阻滞剂、抗心律失常药物及交感神经阻滞剂（可乐定、甲基多巴）、高血钾及高钙血症等。

（4）自主神经系统紊乱：迷走神经张力增高、血管迷走性晕厥及颈动脉高敏综合征等。

（5）其他：外伤、手术及导管消融等。

二、临床表现

可见于任何年龄，老年人多见。起病隐匿，发展缓慢，病程可长达数年甚至数十年。早期多无症状，当心率缓慢影响了主要脏器如心脏、脑部供血时，则可引发明显的临床症状。

脑部供血不足时可以出现头晕、记忆力减退、一过性黑矇、近似晕厥或晕厥。严重者可出现抽搐乃至猝死。心脏方面多表现为心悸，部分患者可出现心力衰竭或心绞痛。骨骼肌供血不足时则可出现四肢乏力、肌肉酸痛等症状，常因不突出而被忽略。

三、心电图表现

可有多种心电图表现，其中以严重而持久的窦性心动过缓最为常见，同时多伴发快速性心律失常，特别是心房颤动。部分患者也可并发房室传导阻滞或室内阻滞。可表现为以下情况。

（1）窦性心动过缓：心率常小于50次/分，运动时心率亦不能相应提高，多低于90次/分。

（2）窦性停搏：心电图上表现为P波脱落和较长时间的窦性静止，其长间歇与基础窦性心动周期不成倍数关系，多伴交界性或室性逸搏。

（3）窦房传导阻滞：理论上可分为三度，但一度和三度窦房传导阻滞体表心电图上不能诊断，故临床上仅见于二度窦房传导阻滞，可分为：莫氏Ⅰ型和莫氏Ⅱ型。其中莫氏Ⅰ型的特点为：PP间期逐渐缩短，直至一次P波脱落；P波脱落前的PP间期最短；长的PP间期短于最短PP间期的2倍；P波脱落后的PP间期长于脱落前的PP间期。莫氏Ⅱ型的特点为：PP间期不变，可见一个长的PP间期；长的PP间期与基础PP间期之间存在倍数关系。

（4）心动过缓－心动过速综合征（bradycardia－tachycardia syndrome）简称慢－快综合征：在窦性心动过缓的基础上，可伴有阵发性心房颤动、心房扑动或室上性心动过速。在心动过速终止时，伴有一个较长的间歇。此类患者中，晕厥常见。心电图特点为：在窦性心动过缓的基础上，间歇出现阵发性房颤、房扑或室上性心动过速；心动过速终止时，窦性心律恢复缓慢状态，可出现窦性停搏、房性或交界性逸搏甚至室性逸搏心律。严重者可反复发作晕厥或发生猝死。此型应与心动过速－心动过缓综合征（简称快－慢综合征）相鉴别。在后者，基础窦房结功能正常，在心动过速（阵发性房颤、房扑或室上速）终止时，可出现较长的间歇；患者甚至出现一过性黑矇或晕厥。

（5）并发其他部位阻滞：在缓慢的窦性心律基础上，可伴发心脏其他部位的阻滞，如房室结、束支或室内阻滞。并发房室传导阻滞时，部分学者将其称为"双结病变"。心电图特点为：在缓慢窦性心律基础上（符合病窦标准），并发出现下列情况：如PR间期0.24s；无诱因出现二度或二度以上房室传导阻滞；完全性右束支、左束支或室内传导阻滞等。

四、实验室检查

病窦综合征的患者往往起病隐匿，发展缓慢。早期多无相关的临床症状而容易被漏诊，也有部分患者因症状间歇发作，难以捕捉而给临床诊断带来困难，因此需要通过各种实验室手段来检测窦房结的功能，以帮助临床诊断及鉴别诊断。这些手段包括：

（一）体表心电图

常规的体表心电图检查，对于临床十分必要。它可提供非常有用的临床线索及诊断价值，但因心电图记录时间短暂，若患者间歇发作，则容易漏诊或忽略一过性心律失常。

（二）动态心电图

动态心电图是评判窦房结功能是否正常的有效检测方法。它比常规体表心电图记录的时间更长，可持续记录24h、48h甚至72h，因而可捕捉到间歇出现的缓慢性窦性心律失常如窦性停搏或窦房传导阻滞等，并证实这些心律失常与临床症状之间的关系，也可提供其他一些心电图信息，如ST－T改变。

（三）心电监测系统

对于临床症状不突出或间歇发作的患者，即便应用了动态心电图，有时亦难以捕捉到一过性心律失常，因而有必要使用记录时间较长或实时的心电监测系统包括电话监测心电图和植入式Holter检查。这些情况下，该系统可能更为有效。

（四）运动负荷试验

在评判窦房结功能状态时，除了强调检测其自律性高低的同时，还应注意其在运动状态下心率的变化能力即心率的变异性是否正常。运动负荷试验检查的目的就是根据运动后的心率增加能否达到预计心率，通常采用根据年龄计算最大心率的Burce方案。运动后的最大心率大于120次/分，则可排除病窦；若运动后的最大心率小于90次/分，则提示窦房结功能低下。

（五）药物试验

包括阿托品和异丙肾上腺素试验。通常情况下，静脉注射阿托品2mg（或0.04mg/kg，不超过3mg）后，分别记录注射后1min、2min、3min、4min、5min、10min、15min、20min、30min时刻的心电图，计算最小和最大的心率。若最大心率低于90次/分，则认为窦房结功能低下。如试验中或试验后出现了窦性停搏、窦房传导阻滞或交界性逸搏，则可明确病窦的诊断。由于该方法较为简单且容易实施，故在基层医院应用较为广泛。但需注意的是，该方法诊断病窦的特异性不高，因而存在一定的假阳性率，分析时应谨慎。

临床上，部分学者提出也可静脉应用异丙肾上腺素检测窦房结功能。具体方法是：每分钟静脉滴注异丙肾上腺素1～4μg，观察心率变化。如出现频发或多源室性期前收缩、室性心动过速或异丙肾上腺素剂量已达4μg/min，而最大心率仍未达到100次/分时，则可考虑窦房结功能低下。

（六）固有心率测定

有学者提出应用心得安和阿托品同时阻断交感神经和迷走神经后，就可使窦房结自身的内在特性显露。具体方法为：给予受试者经静脉滴注0.2mg/kg的普萘洛尔（心得安），滴注速度为1mg/min，10min后再在2min内静脉推注0.04mg/kg的阿托品，观察30min内的心率。窦房结固有心率与年龄相关。也可用校正的回归方程大致推算受试者窦房结固有心率的正常值。预计固有心率（IHRp）＝118.1－（0.57×年龄），其95%的可信区间为计算值的14%（小于45岁）或18%（大于45岁）。若低于此值则提示窦房结功能低下。

（七）心脏电生理检查

心脏电生理检查包括食管和心内电生理检查。可测定窦房结恢复时间（sinus nodal recovery time，SNRT）和窦房传导时间（sinoatrial conduction time，SACT）。其原理为窦房结细胞的自律性具有超速抑制的作用，超速抑制的刺激频率越快，对窦房结的抑制越明显。故当心房的超速刺激终止后，最先恢复的应是窦性节律。从最后一个心房刺激信号开始至第一个恢复的窦性P波之间的距离，被称为窦房结恢复时间。它反映了窦房结细胞的自律性高低。试验的方法为：停用可能影响检查结果的心血管活性药物如拟交感胺类药物、氨茶碱和阿托品类制剂以及抗心律失常类药物至少5个半衰期以上。在受试者清醒空腹状态下，插入食管或心内电极导管，待心率稳定后，用快于自身心率20次/分的频率开始刺激，逐渐增加刺激的频率。每次刺激至少持续30s，两次刺激间隔至少1min，终止刺激后观察窦性节律的恢复情况。正常成人的SNRT<1 500ms，若大于此值则提示窦房结功能低下。为排除自身心率的影响，也可采用校正的窦房结恢复时间（CSNRT）即用测量的SNRT减去基础窦性周期，CSNRT正常值应小于550ms。

窦房传导时间的计算方法较为复杂，临床上有Strass和Narula两种方法。Strass法具体方法为：应用RS_2刺激即每感知8个自身窦性P波后，发放一个房性期前收缩刺激。在Ⅱ区反应内记录和测量窦性基础周长（A_1A_1）、期前收缩联律间期（A_1A_2）和回复周期（A_2A_3），Ⅱ反应=不完全代偿间期（$A_1A_1+A_2A_3<2A_1A_1$）。Natula法是取一个平均的窦性周长（记录10次基础窦性周长取其平均值），然后用略快于基础窦性频率5～10次/分的频率连续刺激心房（连续发放8～10个刺激脉冲），停止刺激后测量。SNRT的正常值通常小于120ms。

（八）直立倾斜试验

对疑似血管迷走性晕厥特别是心脏抑制型的患者，也可考虑行直立倾斜试验。

五、诊断

由于病窦是一多种心律失常组合的临床综合征，因而必须结合患者的临床症状、心电图及电生理检查结果综合考虑。若能证实临床症状如头晕、一过性黑矇及晕厥与缓慢性窦性心律失常密切相关，则可确定病窦的诊断。

六、治疗

（一）病因治疗

部分患者病因明确，如服用抗心律失常药物、电解质紊乱及甲状腺功能减退等，这些均可通过纠正其病因而使窦房结功能恢复。

（二）对症治疗

对于症状轻微或无症状的患者，可随访观察而无需特殊处理。对于部分症状不明显且不愿接受起搏器治疗的患者，也可给予提高心率的药物如抗胆碱能制剂阿托品、山莨菪碱和β受体激动剂异丙肾上腺素、沙丁胺醇（舒喘灵）和氨茶碱等。

（三）起搏治疗

对于临床症状明显的病窦患者，起搏治疗具有十分重要的作用。需要强调的是，起搏治疗的主要目的在于缓解因心动过缓引发的相关临床症状和提高患者的生活质量。起搏器植入的适应证应有严格的指征，对于临床症状明显且其病因不可逆转或需要服用某些抗心律失常药物控制快速性心律失常的病窦患者均可考虑植入心脏永久起搏器治疗。起搏器植入治疗时，应优先选择生理性起搏模式的起搏器如AAIR、AAI、DDD或DDDR型起搏器。已有研究证实，心室起搏可增加病窦患者发生房颤的概率。此外，心室起搏特别是心尖部起搏由于心室激动顺序的异常和血流动力学的异常均可影响患者的心脏功能，而引发心脏的病理生理改变，因此临床中应尽量避免或减少心室起搏。

（李　娜）

第八节　房室传导阻滞

房室传导阻滞是指窦房结发出冲动，在从心房传到心室的过程中，由于生理性或病理性的原因，在房室交界处受到部分或完全、暂时性或永久性的阻滞。房室传导阻滞可发生在心房内、房室结、希氏束以及左或右束支等不同的部位。根据阻滞程度不同，可分为一度、二度和三度房室传导阻滞。三种类型的房室传导阻滞其临床表现、预后和治疗有所不同。

一度房室传导阻滞为房室间传导时间延长，但心房冲动全部能传到心室；二度房室传导阻滞为部分心房冲动不能传至心室；三度房室传导阻滞则全部心房冲动均不能传至心室，故又称为完全性房室传导阻滞。

一、病因

本病常作为其他疾病的并发症出现，如急性下壁心肌梗死、甲状腺功能亢进等都可以引起本病。

（1）以各种原因的心肌炎症最常见，如风湿性、病毒性心肌炎和其他感染。

（2）迷走神经兴奋，常表现为短暂性房室传导阻滞。

（3）药物不良反应可能导致心率减慢，如地高辛、胺碘酮、心律平等，多数房室传导阻滞在停药后消失。

（4）各种器质性心脏病，如冠状动脉粥样硬化性心脏病、风湿性心脏病及心肌病。

（5）高钾血症、尿毒症等。

（6）特发性传导系统纤维化、退行性变（即老化）等。

（7）外伤、心脏外科手术或介入手术及导管消融时误伤或波及房室传导组织时可引起房室传导阻滞。

二、分型说明

按阻滞部位常分为房室束分支以上与房室束分支以下阻滞两类，其病因、临床表现、发病规律和治疗各不相同。还可按病程分为急性和慢性房室传导阻滞；慢性还可分为间断发作与持续发作型。也可按病因分为先天性与后天性房室传导阻滞；或按阻滞程度分为不全性与完全性房室传导阻滞。从临床角度看，按阻滞部位和阻滞程度分型不但有利于估计阻滞的病因、病变范围和发展规律，还能指导治疗，因而比较切合临床实际。

三、临床表现

不同程度的房室传导阻滞，其临床表现各不相同。

①一度房室传导阻滞症状不明显，听诊发现第一心音减弱、低钝；②二度房室传导阻滞临床症状与心室率快慢有关，心室脱落较少时，患者可无症状或偶有心悸，如心室脱落频繁可有头晕、胸闷、心悸、乏力及活动后气急，严重时可发生晕厥，听诊有心音脱落；③三度房室传导阻滞的症状取决于心室率及原有心功能，常有心悸、心跳缓慢感、乏力、气急、眩晕，心室率过慢、心室起搏点不稳定或心室停搏时，可有短暂的意识丧失，心室停搏超过15s时可出现晕厥、抽搐和青紫，即阿－斯综合征发作。迅速恢复心室自主心律时，发作可立即中止，神志也立即恢复，否则可导致死亡。听诊心率每分钟30～40次、节律规则，第一心音强弱不等，脉压增大。

房室束分支以上阻滞，大多表现为一度或二度Ⅰ型房室传导阻滞，病程一般短暂，少数持续。阻滞的发展与恢复有逐步演变过程，突然转变的少见。发展成三度时，心室起搏点多在房室束分支以上（QRS波形态不变），这些起搏点频率较高，35～50次/分（先天性房室传导阻滞时可达60次/分），且较稳定可靠，因而患者症状较轻，阿－斯综合征发作少见，死亡率低，预后良好。

房室束分支以下阻滞（三分支阻滞），大多先表现为单支或二束支传导阻滞，而房室传导正常。发展为不完全性三分支阻滞时，少数人仅有交替出现的左或右束支传导阻滞而仍然保持正常房室传导，多数有一度、二度Ⅱ型、高度或三度房室传导阻滞，下传的心搏仍保持束支传导阻滞的特征。早期房室传导阻滞可间断发生，但阻滞程度的改变大多突然。转为三度房室传导阻滞时，心室起搏点在阻滞部位以下（QRS波群畸形），频率慢（28～40次/分），且不稳定，容易发生心室停顿，因而症状较重，阿－斯综合征发作常见，死亡率高，预后差。

四、体表心电图表现

房室传导阻滞可发生在窦性心律或房性、交界性、室性异位心律时。冲动自心房向心室方向传导阻滞（前向传导或下传阻滞）时，心电图表现为 PR 间期延长，或部分甚至全部 P 波后无 QRS 波群。冲动自心室向心房传导阻滞（后向传导或逆传阻滞）时，则表现为 RP 间期延长或部分 QRS 波群后无逆传 P 波。以下主要介绍前向阻滞的表现，后向阻滞的相应表现可以类推。

（一）一度房室传导阻滞

每个 P 波后均有 QRS 波群，但 PR 间期在成人超过 0.20s，老年人超过 0.21s，儿童超过 0.18s。诊断一度逆传阻滞的 RP 间期长度目前尚无统一标准。

应选择标准导联中 P 波起始清楚、QRS 波群以 Q 波起始的导联测量 PR 间期，以最长的 PR 间期与正常值比较。PR 间期明显延长时，P 波可隐伏在前一个心搏的 T 波内，引起 T 波增高、畸形或切迹，或延长超过 PP 间距，而形成一个 P 波越过另一个 P 波传导。后者多见于快速房性异位心律。显著窦性心律不齐伴一度房室传导阻滞时，PR 间期可随其前的 RP 间期的长或短而相应地缩短或延长。

（二）二度房室传导阻滞

间断出现 P 波后无 QRS 波群（亦称心室脱漏）。QRS 波群形态正常或呈束支传导阻滞型畸形和增宽。P 波与 QRS 波群可呈规则的比例（如 5：4、3：1 等）或不规则比例。二度房室传导阻滞的心电图表现可分两型。莫氏 I 型（又称文氏现象）PR 间期不固定，心室脱漏后第一个 PR 间期最短，以后逐次延长，但较前延长的程度逐次减少，最后形成心室脱漏。脱漏后第一个 PR 间期缩短，如此周而复始。RR 间距逐次缩短，直至心室脱漏时形成较长的 RR 间距。P 波与 QRS 波群比例大多不规则。不典型的文氏现象并不少见，可表现为：心室脱漏前一个 PR 间期较前明显延长，导致脱漏前一个 RR 间期延长；由于隐匿传导而使脱漏后第一个 PR 间期不缩短；或在文氏周期中出现交界性逸搏或反复搏动，从而打乱典型的文氏现象。莫氏 II 型 PR 间期固定，可正常或延长，QRS 波群呈周期性脱落，房室传导比例可为 2：1、3：1、3：2 等。

（三）高度房室传导阻滞

二度 II 型房室传导阻滞中，房室呈 3：1 以上比例传导，称为高度房室传导阻滞。

（四）近乎完全性房室传导阻滞

绝大多数 P 波后无 QRS 波群，心室基本由房室交界处或心室自主心律控制，QRS 波群形态正常或呈束支传导阻滞型畸形增宽。与完全性房室传导阻滞的不同点在于，少数 P 波后有 QRS 波群，形成一个较交界处或心室自主节律提早的心搏，称为心室夺获。心室夺获的 QRS 波群形态与交界性自主心律相同，而与心室自主心律不同。

（五）三度或完全性房室传导阻滞

全部 P 波不能下传心室，P 波与 QRS 波群无固定关系，PP 和 RR 间距基本规则。心室由交界处或心室自主心律控制，前者频率 35～50 次/分，后者 35 次/分左右或以下。心室自主心律的 QRS 波群形态与心室起搏点部位有关。在左束支起搏，QRS 波群呈右束支传导阻滞型；在右束支起搏，QRS 波群呈左束支传导阻滞型。在心室起搏点不稳定时，QRS 波群形态和 RR 间距多变。心室起搏点自律功能暂停则引起心室停搏，心电图上表现为一系列 P 波。

完全性房室传导阻滞时偶有短暂超常传导表现。心电图表现为一次交界性或室性逸搏后出现一次或数次 P 波下传至心室的现象，称为魏登斯基现象，其发生机制为逸搏作为对房室传导阻滞部位的刺激，可使该处心肌细胞阈电位降低，应激性增高，传导功能短暂改善。

由三分支阻滞引起的房室传导阻滞的心电图表现有以下类型：①完全性三分支阻滞：完全性房室传导阻滞，心室起搏点在房室束分支以下或心室停顿；②不完全性三分支阻滞：一度或二度房室传导阻滞并发二分支传导阻滞；一度或二度房室传导阻滞并发单分支阻滞；交替出现的左束支传导阻滞和右束支传导阻滞，并发一度或二度房室传导阻滞。

五、心内电图表现

（一）一度房室传导阻滞

以 A－H 间期延长（房室结内阻滞）最为常见，H－V 间期延长且 V 波形态异常（三分支阻滞）较少见。其他尚可表现为 P－A 间期延长、H 波延长、H 波分裂和 H－V 间期延长但 V 波形态正常。

（二）二度房室传导阻滞

① I 型大多数表现为 A－H 间期逐次延长，直至 A 波后无 H 波，且 H－V 间期正常（房室结内阻滞）；极少表现为 H－V 间期逐次延长，直至 H 波后无 V 波，而 A－H 间期正常（三分支阻滞）；② II 型以部分 H 波后无 V 波而 A－H 间期固定（三分支阻滞）最为多见；表现为部分 A 波后无 H 波而 H－V 间期固定的情况（房室结内阻滞）少见。

（三）三度房室传导阻滞

可表现为 A 波后无 H 波而 H－V 关系固定，A 波与 H 波间无固定关系（房室结内阻滞）或 A－H 关系固定、H 波后无固定的 V 波，V 波畸形。

六、诊断

根据典型心电图改变并结合临床表现，不难做出诊断。为估计预后并确定治疗，尚需区分生理性与病理性房室传导阻滞、房室束分支以上阻滞和三分支阻滞，以及阻滞的程度。

个别或少数心搏的 PR 间期延长，或个别心室脱漏，多由生理性传导阻滞引起，如过早发生的房性、交界性期前收缩，心室夺获，反复心搏等。室性期前收缩隐匿传导引起的 PR 间期延长（冲动逆传至房室结内一定深度后中断，未传到心房，因而不见逆传 P 波；但房室结组织则因传导冲动而处于不应期，以致下一次冲动传导迟缓）也属生理性传导阻滞。此外室上性心动过速的心房率超过 180 次/分时伴有的一度房室传导阻滞，以及心房颤动由于隐匿传导引起的心室律不规则，均为生理性传导阻滞的表现。生理性传导阻滞的另一种表现——干扰性房室分离，应与完全性房室传导阻滞引起的房室分离仔细鉴别。前者心房率与心室率接近而心室率大多略高于心房率；后者心室率慢于心房率。

三分支阻滞的诊断应结合病史、临床表现和心电图分析，有条件时辅以希氏束电图。不完全性三分支阻滞的心电图表现中，除交替出现左束支和右束支传导阻滞可以肯定诊断外，其他几种都可能是房室束分支以上和以下多处阻滞的组合。

一度房室传导阻滞或二度 2：1 房室传导阻滞时，如全部或未下传的 P 波埋在前一个心搏的 T 波中，可分别被误诊为交界性心律或窦性心动过缓。二度房室传导阻滞形成的长间歇中可出现 1~2 次或一系列交界性逸搏，打乱房室传导规律，甚至呈类似三度房室传导阻滞的心电图表现，仔细分析可发现 P 波一次未下传，与 QRS 波群干扰分离的现象。

七、治疗原则

房室束分支以上阻滞形成的一至二度房室传导阻滞，并不影响血流动力学状态者，主要针对病因治疗。房室束分支以下阻滞者，不论是否引起房室传导阻滞，均必须结合临床表现和阻滞的发展情况，慎重考虑起搏治疗的适应证。

（一）病因治疗

如解除迷走神经过高张力、停用有关药物、纠正电解质紊乱等。各种急性心肌炎、心脏直视手术损伤或急性心肌梗死引起的房室传导阻滞，可试用肾上腺皮质激素治疗，氢化可的松 100~200mg 加入 500ml 液体中静脉滴注，但心肌梗死急性期应慎用。

（二）增快心率和促进传导

1. 药物治疗

（1）拟交感神经药物：常用异丙肾上腺素，能选择性兴奋心脏正位起搏点（窦房结），并能增强心室节律点的自律性及加速房室传导。对心室率在 40 次/分以下或症状显著者可以选用。每 4h 舌下含 5 ~ 10mg，或麻黄碱口服，0.03g，3 ~ 4 次/天。预防或治疗房室传导阻滞引起的阿 - 斯综合征发作，宜用 0.5 ~ 2mg 溶于 5% 葡萄糖溶液 250 ~ 500ml 中静脉滴注，控制滴速使心室率维持在 60 ~ 70 次/分，过量不仅可明显增快心房率而使房室传导阻滞加重，而且还能导致严重室性异位心律。

（2）阿托品：每 4h 口服 0.3mg，适用于房室束分支以上的阻滞，尤其是迷走神经张力过高所致的阻滞，必要时肌内或静脉注射，每 4 ~ 6h 0.5 ~ 1.0mg。

（3）碱性药物：碳酸氢钠或乳酸钠有改善心肌细胞应激性、促进传导系统心肌细胞对拟交感神经药物反应的作用，5% 碳酸氢钠或 11.2% 乳酸钠 100 ~ 200ml 静脉滴注，尤其适用于高钾血症或伴酸中毒时。

2. 阿 - 斯综合征的治疗

（1）心脏按压、吸氧。

（2）0.1% 肾上腺素 0.3 ~ 1ml，肌内注射，必要时亦可静脉注射。2h 后可重复一次。亦可与阿托品合用。

（3）心室颤动者改用异丙肾上腺素 1 ~ 2mg 溶于 10% 葡萄糖溶液 200ml 中静脉滴注。必要时用药物或电击除颤。

（4）静脉滴注乳酸钠或碳酸氢钠 100 ~ 200ml。

（5）对反复发作者，合用地塞米松 10mg，静脉滴注，或以 1.5mg，每日 3 ~ 4 次口服，可控制发作。但房室传导阻滞仍可继续存在。其发作可能为：①增强交感神经兴奋，加速房室传导；②降低中枢神经对缺氧的敏感性，控制其发作；③加速心室自身节律。

对节律点极不稳定，反复发作阿 - 斯综合征者，节律点频率不足以维持满意的心排血量，肾、脑血流量减少者，可考虑采用人工心脏起搏器。

3. 人工心脏起搏治疗　心室率缓慢并影响血流动力学状态的二至三度房室传导阻滞，尤其是阻滞部位在房室束分支以下，并发生在急性心肌炎、急性心肌梗死或心脏手术损伤时，均有用临时起搏治疗的指征。安装永久起搏器前，或高度至三度房室传导阻滞患者施行麻醉或外科手术时，临时起搏可保证麻醉或手术诱发心室停搏时患者的安全，并可预防心室颤动的发生。

植入永久性心脏起搏器的适应证包括：

（1）伴有临床症状的任何水平的高度或完全性房室传导阻滞。

（2）束支一分支水平阻滞，间歇发生二度 II 型房室传导阻滞，且有症状者。

（3）房室传导阻滞，心室率经常低于 50 次/分，有明显临床症状，或是间歇发生心室率低于 40 次/分，或由动态心电图显示有长达 3s 的 RR 间期（房颤患者长间歇可放宽至 5s），虽无症状，也应考虑植入永久起搏器。

4. 禁用使用抑制心肌的药物　如普萘洛尔（心得安）、奎尼丁及普鲁卡因胺等。

（李　娜）

第九节　早期复极综合征

早期复极变异（early repolarization variant，ERPV）又称早期复极综合征（ERS），系指外观健康和无症状人群出现 ST 段抬高的心电现象，以 ST 段呈凹面向上或上斜型抬高为特征。

1936 年首先由 shiplay 和 Haellaren 首先报道，1951 年 Grant 等命名这一现象，并确立心电图诊断标准。Osborn 在 1953 年低温实验中描述了经典 J 波，进一步完善早期复极综合征的概念。自被发现六十多年来，早期复极综合征一直被认为是一种预后良好的心电图表现，其临床意义主要在于和临床上其他病理性ST段抬高的情况，如急性心肌梗死或者心包炎等进行鉴别诊断。近10年来文献报道其与恶性心律失常有关，并且《新英格兰杂志》3篇文献的发表，使ERS与心脏性猝死的相关性初步得到大家认可，逐渐颠覆了其良性预后的认识。早期复极综合征与恶性心律失常的关系成为当今心脏科医生的热点话题和研究方向。

一、定义和流行病学

早期复极综合征通常定义为心电图上2个或多个连续导联J点和ST段特征性抬高。具体表现在①J点（R波下降支的切迹或钝挫）抬高0.1～0.4mV，多见于胸前导联；②ST段抬高呈凹面向上（弓背向下），于V_3导联最明显；③部分J点不明确而呈R波下降支粗钝或类似γ'波；④T波常与升高的ST段融合，T波增高，两肢对称；⑤多伴有逆钟向转位；⑥运动和给予异丙肾上腺素后ST段下移或恢复正常。

国外流行病学资料显示其常见于年轻人和运动员，随着年龄的增长发生率逐渐下降，≥76岁时约为30%，至年龄最大（达96岁）仅为14%，发病率以往报道约1%～5%，最近研究显示高达10%以上。国内2001年王晓嘉等发现自然人群发病率为3.40%，男性3.99%，女性0.46%。2008年李亚薇等收集3 048份泰州社区自然人群心电图，早期复极综合征的发病率为12.8%，男性高于女性。分布呈区域性，具有种族差异，以黑人最为常见，其次为亚洲、拉丁美洲人群。特征性的心电图改变也常见于可卡因应用者、低温、室间隔缺损、室间隔肥厚、梗阻性肥厚型心肌病等心脏疾病患者。有家族遗传倾向，家系与心电图表现说明J波、早期复极、Brugada综合征存在相同的遗传背景与发生机制。

二、发病机制

（一）细胞和离子基础

ERPV发病机制目前尚未完全阐明，1991年Antzelevitch C等第一次理论上推测J波的形成电位，应用跨室壁心电图的先进技术，观察三层心肌细胞动作电位和跨室壁心电图的相关性结果：①心电图的J波和外膜心肌复极1相的"切迹"同步出现；将灌流液温度降低29℃时，外膜层切迹更加突出，心电图的J波也明显增大。证明心电图J波和外膜切迹两者呈对应关系，表明外膜与中、内层心肌细胞动作电位在1相的电位差是J波的细胞电生理基础，中、内层电位大于外膜，电流由内向外，对向探查电极故抬高。②应用5mmol/L的Ito通道阻滞剂4－氨基吡啶（4－AP）灌注10min后，J波和外膜心肌"切迹"同时削减，表明J波源自外膜心肌的切迹，其离子流基础为Ito，尤其外膜的Ito增大。③除/复极顺序对于J波的影响：当正常的内膜→中层→外膜除极顺序发生反转时，外膜心肌复极1相切迹和QRS波同步，J波和QRS波重合，J波消失。Yan等进一步研究表明：J波与室速、室颤的关系主要表现为2相折返。心外膜复极电流增强，动作电位（APD）穹顶完全丢失时，产生两种病理变化：①心室外膜细胞APD穹顶的丢失，引起一个透壁的电压差，表现为ST段抬高；②心室外膜非均一性复极，一部分细胞APD的穹顶会导致另一部分已经丢失穹顶的外膜细胞产生一个新的APD，即发生2相折返，进而导致恶性心律失常的发生。

（二）基因突变

早期复极综合征与恶性心律失常的相关性只是最近才受到关注，因此相关的基因研究也是近年才得到重视。现代研究提示：ERS可能是多基因相关疾病，并受环境因素影响。目前发现ERS与6种基因突变相关。两个独立的人群基础的研究提示ERS在普通人群的遗传倾向；但恶性ERS在家族的遗传尚未得到证实。通过对ERS伴室颤患者候选基因筛查途径确定KCNJ8基因突变，它可以表达一种成孔的ATP敏感型钾通道亚单位。在L型钙通道基因突变，包括CACNAZC、CACNB2B和CAC－NA2D1以及丧失功能SCN5A的突变已显示与特发性室颤相关。Halssaguerre M等研究显示：发生室速和室颤的ERS患者16%存在猝死家族史。随着研究的不断深入，ERS相关基因也会不断发现，ERS与恶性心律失常的神秘面纱也会逐渐被揭开。

（三）迷走神经张力改变

学者在对运动员的研究中认为，迷走神经张力改变增加了心肌局部动作电位 1 相和 2 相振幅的不一致性，因而增加了心外膜和心内膜心肌纤维电压梯度，导致心肌除极和复极的时间顺序改变，心室复极波提前，部分抵消了除极波终末电位，使 J 点 ST 段抬高，形成早期复极（ER），这也部分解释了运动员 ER 明显增加。

三、ERS 目前的认识与挑战

过去十余年里大多来自日本的报道描述的猝死的患者与异常 J 波相关。ER 唯一发现的依据是到 2008 年，法国 Halssaguerre 等发表的一篇大样本的关于下侧壁导联早复极综合征与特发性室颤关系的病例对照研究，引起了大家对该"良性"心电图变异的广泛关注。该研究入选了 206 例临床诊断为特发性室颤且均已植入工 ICD 的患者，并设立了 412 例由年龄、性别、种族、体力活动相匹配的医务工作者组成的对照组。病例组的入选标准严格参照已发表的指南，即所有患者均无器质性心脏病、冠心病、已知的心室复极疾病及儿茶酚胺敏感型室性心动过速等。该研究发现，特发性室颤组中高达 31%（64例）的患者存在下侧壁导联的早复极，而对照组中这一数字仅为 5%（$P < 0.001$）。Rosso 等将 45 例特发性室颤的患者心电图与 124 例性别、年龄相当的对照组及 121 例年轻运动员心电图进行对比研究发现，与对照组相比，ERS 在室颤组发生更常见（42% vs13%，$P = 0.001$）；同时发现 J 点在下壁导联（27% vs8%，$P = 0.006$）和侧壁导联（13% vs1%，$P = 0.009$）抬高更多。Tikkanen 等另外一项大规模长期随访研究则引起了人们对早期复极综合征的恐慌。该研究系统回顾了 10 864 名芬兰中年人群的早期复极综合征发生率及预后，平均随访期高达（30 ± 11）年。该组人群的早期复极综合征发生率为 5.8%，其中 J 点抬高 $>0.1mV$ 的发生率在下壁导联中为 3.5%，侧壁导联中为 2.4%，下侧壁导联中为 0.1%。其结果发现，下壁导联的早期复极综合征可增加中年人群心脏性猝死的风险（校正后相对风险 1.28，$P = 0.03$）。值得强调的是，36 名下壁导联 J 点抬高超过 0.2mV 的患者呈现明显增加的心脏性死亡风险［特发性室颤（$P < 0.000\ 1$）及心律失常致死风险（$P = 0.01$）］。上述研究的发表重塑了对早期复极综合征的传统认识。因此，目前多数学者的观点认为，在早期复极综合征人群中，至少有很小一部分可能具有较高的恶性室性心律失常风险。

四、早期复极综合征的危险分层

正如以前所描述，ERS 的发生很常见，但无法解释的年轻人猝死却很罕见。Rosso 等研究表明，心电图出现 J 波的年轻人出现室颤的可能性从 3.4：100 000 升高到 11：100 000，这种升高简直可以忽略不计。因此在常规人群中筛查的 ERS，并不意味着存在猝死高危的风险；而 ERS 患者临床事件一旦发生便是室颤，随之有生命危险，因此筛查出高危的患者显得尤其重要。通过以往研究的结果可以对筛选出高危患者有所帮助，可行的危险分层方案如下：

（一）临床特征

目前认为，应当对不明原因晕厥和有猝死家族史的 ERS 患者进行密切随访。Abe 等研究 222 例 ERS 患者，无器质性心脏病晕厥的发生率为 18.5%，是 3 915 名对照组发病率（2%）的 10 倍。因此 ERS 相关晕厥在某些患者不能除外。迄今为止，ERS 的基因型很大程度上不明。

（二）J 波的幅度

Haissaguerre M 等研究发现，J 波抬高的幅度在室颤组明显高于对照组（$2.0mV \pm 0.8mV$）vs $1.2mV \pm 0.4mV$，$P < 0.001$）。Tikkanen 等进行的研究显示：下壁导联 J 点抬高 $>0.2mV$ 的 ERS 与 J 点抬高 $>0.1mV$ 者相比，不仅心脏原因所致死亡率增加（风险比，2.98；95% CI，$1.85 \sim 4.92$，$P < 0.001$），而且增加心律失常导致的死亡（风险比 2.92；95% CI，$1.45 \sim 5.89$，$P = 0.01$）。研究提示 J 点抬高幅度可以区分患者室颤风险。然而必须指出 J 点抬高的幅度是波动的，受运动和药物激发影响，这意味着要动态看待 J 点抬高的幅度。

（三）自发的动态性

Haissaguerre M 等对 18 例电风暴（包括频发室早和阵发性室颤）的患者进行连续心电图记录，与基础状态相比电风暴发作期间 J 波持续性明显抬高（从 $2.6 \pm 1mm$ 到 $4.1 \pm 2mm$，$P < 0.001$）。除电风暴前 J 波幅度逐渐抬高，ERS 自发出现每一跳的形态变化。Nam 等观察 5 名发生电风暴前患者的连续心电图监测，发现电风暴发生前有动态的、瞬间的、自发的 J 波增加。现有资料表明：ERS 患者出现瞬间 J 波幅度增加提示室颤风险增加。

（四）J 波的分布

据 Tikkanen 对 630 例 ERS 患者的研究报道：仅 16 例（2.5%）ERS 发生在下壁和侧壁导联。对于室颤患者，49.6% 早期 J 波出现在下侧壁导联。Daisuke Haruta 等随访 5 976 名患者发现早期复极发生在下侧壁导联增加死亡率（风险比 2.50；95% CI，1.29～4.83；$P < 0.01$）。Sinner 等研究表明：下侧壁早期复极占 13%，下壁为 7.6%，男性和下侧壁导联早期复极猝死风险增加，约为正常风险 4 倍。Tikkanen 等研究发现下壁导联早期复极化伴 ST 段形态呈水平或下斜型则增加心律失常致死率。

（五）J 波的形态

Merchant 等研究 9 个室速、室颤等恶性 ERS 与对照良性 ERS 心电图特点，$V_4 \sim V_6$ 导联切迹在事件组发生更常见。他们提出左胸前导联 QRS 波终末切迹在恶性 ERS 中更常见，并可用于危险分层。

Gussak 等研究发现，"水平和下移" ST 段与早期复极"潜在恶性"有关，并通过长期随访得到证实。Rosso R 等通过对 45 例有明显相关猝死家族史的患者同 124 名年龄、性别相当的对照组与 121 名年轻运动员进行对比研究，有室颤家族史的患者明确出现猝死风险增加（风险比 4，95% CI 2.0～7.9），出现 J 波并出现 ST 段水平型表现患者的风险进一步增加（风险比 13.8，95% CI 5.1～37.2）。随后提出出现 J 波伴 ST 段水平和下斜型表现可作为区分恶性 ERS 的标志。

（六）有创电生理检查

在心室两个以上的位点通过 3 个以上的短阵刺激对 132 个室颤的患者进行室颤诱发。研究发现伴 ERS 或不伴 ERS 在诱发率上没有差异。而且诱发率低的室颤患者通过临床症状进行危险分层更不明确。

目前尚没有一种简单可靠的应用于临床进行 ERS 危险分层的方法，也许基因研究和基因芯片有所突破最有前景。目前通过几种指标的联合应用也许较为实用，M. Juhani 等提出了根据 J 波形态和部位等进行危险分层的金字塔，是对临床资料的很好总结，希望对临床有所帮助。

五、早期复极综合征的治疗

目前没有一级预防的大规模对照研究，仅限于小的系列研究和病例报道，尚没有一级预防的有效方法。

二级预防包括：①ICD 植入适用于：心脏骤停幸存者（Ⅰ类推荐）；既往有晕厥史的 ER 综合征患者的家族成员中，有症状，且 12 导联心电图中 ≥2 个下壁和（或）侧壁导联 ST 段抬高 ≥1mm（Ⅱb 类推荐）；不明原因猝死家族史，伴或不伴致病基因突变的青少年家庭成员，有 ER 的心电图特征（高耸 J 波，ST 段水平/下斜型压低）的高危患者（Ⅱb 类推荐）；单纯 ER 表现的无症状者不需 ICD（Ⅲ类推荐）。②输注异丙肾上腺素可抑制 ER 综合征患者发生电风暴（Ⅱa 类推荐）；奎尼丁可辅助 ICD，用于 ER 综合征患者发生 VF 的二级预防（Ⅱa 类推荐）。③消融诱发室颤的室早可能是治疗对药物反应差的早期复极室颤患者的潜在方法，但目前缺乏长期随访结果的证据。④接受上述药物治疗并植入 ICD 的患者，心律失常电风暴顽固发作，也可选择左心辅助装置或心脏移植。

越来越多的证据表明，早期复极综合征是一种新的离子通道病，但对其发病率、危险分层、确切的发病机制等还有许多需要进一步研究和确定的解释。关于早期复极综合征、J 波综合征、Brugada 综合征等离子通道病之间的关系需要进一步明确。目前可以肯定的是早期复极综合征的部分人群的确会出现死亡率的增加，寻找一种科学的危险分层的方法是当务之急，希望近期会有所突破。

（张世阳）

第十节 高危心律失常的识别与处理

与一般的心律失常不同，高危心律失常有着特殊的诊断与治疗要点，要求临床医师对其具备深刻的认识与扎实的理论基础，方能快速识别、及早处理，以免进一步蜕变恶化为室颤甚至猝死。

一、高危心律失常的定义

因心律失常的发生可引起血流动力学明显的变化，危及患者的生命体征及意识，若不及时处理会引发急剧恶化，或原已有严重器质性心脏病的患者因发生心律失常，原有的心脏病和心功能明显加重、恶化，使患者处于极不稳定的状况，这些心律失常均应视为高危心律失常。

二、高危心律失常的分类

依发作时心室率的快慢，通常可把高危心律失常分为快速性心律失常和缓慢性心律失常两大类，在猝死患者中两者的比例约为 4 ：1。

1. 快速性高危心律失常　快速性高危心律失常包括恶性快速性心律失常和潜在恶性快速性心律失常两个亚型。

（1）恶性快速性心律失常：首先，心律失常的类型最重要，最典型的是持续性快速室速或室颤，由于心室率极快且不规则，心排血量几乎为零，使重要的器官（如脑、心等）因急性严重缺血而功能受损，意识丧失，大动脉搏动消失，血压几乎测不出，若不及时救治多在几分钟内死亡，因此需争分夺秒地就地进行心外按压，尽早电复律。其次，患者的基础状态也很关键，比如对于冠状动脉狭窄严重或严重心功能不全的患者，即便是快速的室上性心律失常也会使血流动力学迅速恶化，甚至致命。第三，发作时心室率的快慢亦很重要，比如慢频率的室速可以持续数小时甚至数天，而心房扑动 2 ：1 下传在应用抗心律失常药物后房扑的频率略减慢后，如突然变为 1 ：1 下传心室，快速的心室率则会使患者立即发生阿斯综合征。

（2）潜在恶性快速性心律失常：是指快速性心律失常有潜在的血流动力学影响，如不尽早识别、及时处理，则可能在短时间内蜕变恶化为恶性快速性心律失常。例如急性心梗患者在急性期（尤其电不稳定的最初 24h 内）出现 Lown 三级以上的室性期前收缩（尤其是 R on T 室早）或短阵室速，因此时心肌梗死已使室颤阈值明显下降，一旦室性心律失常搏动落入心室易损期，就可能立即触发室颤。预激综合征伴发房颤且心室率较快、心房扑动 2 ：1 下传有可能发生 1 ：1 下传亦是潜在的恶性快速性心律失常。

2. 缓慢性高危心律失常　缓慢性高危心律失常主要包括严重的病态窦房结综合征及房室传导阻滞。

（1）恶性缓慢性心律失常：最主要是严重的窦性停搏、窦房传导阻滞，以及三度房室传导阻滞伴极缓慢的室性自搏性心律，因心排血量与心室率成正比关系，极缓慢的心室率使得心排血量急剧下降，血压明显下降或测不出，临床可表现为头晕、黑矇、意识丧失等，应立即进行抢救治疗。

（2）潜在恶性缓慢性心律失常：有些缓慢性心律失常如不尽早识别与处理，有可能突然发生危及患者生命的致死性心律失常。例如双束支交替性阻滞、完全性束支传导阻滞伴 PR 间期进行性延长、三分支阻滞、严重窦性心动过缓（<35 次/分）或一过性 3s 以上的心脏停搏等，均可能突然蜕变恶化甚至导致猝死，尤其是发生在心梗、心力衰竭或其他严重器质性心脏病患者中时，病情更可能急转直下，因此属于潜在恶性缓慢性心律失常，值得引起临床的高度警惕。

三、临床常见的高危心律失常及简单处理

（一）恶性室性心律失常

恶性室性心律失常包括心室扑动、心室颤动、心室率极快而不规则的多形型及尖端扭转型室速。多形性室速的 RR 间期极不规则、QRS 波形态随时变化，常难与室颤相区别。当存在以基线为中心扭转的

多形性室速时称为尖端扭转型室速。多形性室速的血流动力学作用与室颤几乎相同，此外相当部分的室速可蜕化为室颤。

恶性室速心律失常持续存在时很快引起晕厥、抽搐、阿-斯综合征、呼吸停止、瞳孔散大，在1min内进行电复律的成功率可达94%，而每延长1min，室颤阈值增高10%，除颤成功率下降7%~10%。因此，在发生宽QRS波心动过速时，首先应判断患者的意识是否发生改变、大动脉搏动是否存在，而不是听诊心音、测量血压和脉搏、进行心电图鉴别诊断等等。一旦发生意识障碍、大动脉搏动明显减弱或消失，不应鉴别室性还是室上性，应立即电复律，在电复律设备能应用之前，坚持不懈地进行有效的心外按压（快速压：100次/分；用力压：5cm以上）。

1. 电复律　电复律是终止恶性室性心律失常的首选方法，但对尖端扭转型室速、无脉搏型室速和过缓型室性心律等疗效不满意。一般第1次电复律的参考能量为：室速100~150J，室扑和室颤300~400J，体内电复律20~30J，经食管电复律20~50J，儿童电复律应<50J，双相波复律时能量可减半。如要重复除颤，应在5个心肺复苏胸部按压与通气周期后进行。自动体外除颤仪（automated external defibrillation，AED）的应用可使复律和除颤的成功率提高2~3倍。

2. 药物治疗

（1）利多卡因：对急性心肌梗死早期（48h内）发生的快速性室性心律失常有较好的疗效，并能提高电复律和电除颤的成功率，但对其他原因所致的快速性室性心律失常疗效不及胺碘酮，常在胺碘酮应用无效或有禁忌证（如QT间期延长）时应用。静脉：50~100mg，可重复3~5次，每次间隔5~10min，每次快速推注。起效后静滴1~4mg/min维持（为使作用时间维持较长可以150mg肌内注射一次）。短时间内总剂量≤3mg/kg（或≤200~300mg/h），有效后1~4mg/min静滴维持，24h总量≤1.0~1.5g。作用时间：20s起效，维持20min左右。不良反应：头晕、嗜睡、兴奋等，发生率为6%。

（2）胺碘酮：无QT间期延长时可作为首选药物，尤适用于心脏解剖结构异常性心脏病以及心功能不全的患者。常用剂量为5.0~7.0mg/kg缓慢静注（10min内），后按1.0~2.0mg/min持续静滴，有效后逐渐减量，24h总量<2.0~3.0g。作用时间：10min至1h起效，4~6h达峰，维持时间长。不良反应：发生率低，肺间质纤维化（1年后发病，剂量服用大者）；甲状腺功能亢进或减退；窦性心动过缓、胺碘酮晕厥。

（3）β受体阻滞剂：适用于急性冠状动脉综合征和原发性长QT间期综合征（尤其1型和2型）所致的快速性室性心律失常。由于其具有使室颤阈值升高60%~80%、中枢性抗心律失常、抑制交感风暴和阻滞心肌细胞多种离子通道等作用，常有较好的疗效。常用剂量为美托洛尔5mg/5min静注，必要时可间隔5min重复1次，共3次总量达15mg，15min后开始口服，每次50mg，每日2次，有作者主张无禁忌证时可与胺碘酮合用，以提高疗效。

（二）预激综合征并发快速心室率的心房颤动

预激综合征患者当旁路有前传功能、不应期较短又发生房颤时，极快且不整齐的心房颤动波会选择性地沿旁路快速下传心室，从而引起快而不整齐的宽QRS波群心动过速，因其心电图表现为宽大畸形的QRS波且节律绝对不整齐，相对较易与室速相鉴别。尤其当患者旁路的前传不应期过短时，房颤导致的快速心室反应有可能恶化成室颤而发生猝死。

对预激伴房颤，如血流动力学不稳定，首选同步心脏电复律；如血流动力学尚稳定，首选胺碘酮静脉输注（用法同室速），禁用维拉帕米及洋地黄类药物。

（三）心房扑动伴快速房室结下传

当房扑伴2:1下传突然变为1:1下传时，血流动力学迅速恶化，发生阿-斯综合征。这可能是由于房扑时心功能受损、交感神经激活、房室结传导突然加速，尤其是应用抗心律失常药物治疗过程中，心房频率减慢，使1:1房室传导成为可能。

一旦房扑转为1:1房室传导，应立即给予同步电复律，一般选择能量为50~150J。迄今为止终止房扑最有效的药物是伊布利特，转复成功率可达70%，但应注意心电监测，警惕尖端扭转型室速的发生，必要时可先补钾、补镁。

（四）心房颤动伴极速心室率

对植入 ICD 患者进行的研究表明，18% 的室颤和 3% 的室速由房颤蜕化而来。快速心室率的房颤引发室颤的机制主要包括：快速的心室率激活交感神经系统，使室颤阈值降低；快速的心室率缩短舒张期，恶化心功能，使室早触发室颤的机会增高；房颤时 RR 间期的绝对不规整引起的短－长－短周期现象，增加室颤发生的风险。

房颤心室率的控制可选 β 受体阻滞剂、洋地黄、地尔硫䓬，一般不难控制。

（五）缓慢性恶性心律失常

缓慢性恶性心律失常多见于程度较重的病窦综合征及三度房室传导阻滞。心率低于 40 次/分时，即使心脏正常，凭借增加每搏量的代偿作用已经不能完全抵消缓慢心率对心排血量的影响，患者会出现脑缺血（头晕、健忘）、肌肉缺血（乏力）、心肌缺血（胸痛）等全身缺血的症状，长此以往还可发生缓慢性心律失常性心肌病。三度房室传导阻滞患者近 45% 阻滞部位在希浦系统，逸搏点的位置更靠下，逸搏心率慢、变时性差、稳定性差，极易发生晕厥、阿－斯综合征甚至猝死。对三分支阻滞的患者亦应提高警惕，因其房室间传导极不稳定，心室逸搏点的部位常较低，易引发晕厥和猝死。

治疗：急性可静脉输注异丙肾上腺素或阿托品，植入临时心脏起搏器。长期治疗是植入永久性心脏起搏器。

四、结语

临床上对于高危心律失常应当反复培训，力求做到熟练，可以快速识别、尽早处理，防治恶化蜕变而发生猝死。对于潜在恶性心律失常，应提高认识，及早采取措施，此外还应注意水、电解质平衡，基础心脏病状态，心功能情况等临床情况，注意心电图的细节改变，如 QTc 间期延长或缩短、窄而高的 QRS 波群、T 波电交替、R on T 室早、短－长－短周期现象等，以及早采取针对性的治疗措施。

（张世阳）

第十章

心肌疾病

心肌病（myocardial disease）是指除心脏瓣膜疾病、冠状动脉粥样硬化性心脏病、高血压性心脏病、肺源性心脏病、先天性心脏病及甲状腺功能亢进性心脏病以外的一组以心肌组织病变为主要表现的心脏病。

1995 年世界卫生组织和国际心脏病学会联合会（WHO/ISFC）将心肌病定义为伴有心功能不全的心肌疾病，分为原发性和继发性两类。原发性（原因不明）心肌病包括扩张型、肥厚型、限制型、致心律失常型及未定型心肌病。2008 年欧洲心脏病学会（ESC）将心肌病定义为非冠心病、高血压病、心脏瓣膜疾病、先天性心脏病引起的心脏结构和功能异常的心肌疾病。该指南指出以往分类的不足，建议在原分类基础上将各型再分为家族性/遗传性和非家族性/非遗传性。我国心肌病诊断及治疗建议组2007 年制定的《心肌病诊断及治疗建议》仍建议我国临床医师将心肌病分为扩张型、肥厚型、限制型、致心律失常型和未定型。继发性心肌病（特异性）指酒精性、糖尿病性、风湿性心肌病和以心肌炎症为主的心肌炎。

据统计，住院患者中，心肌病（即原发性）占心血管疾病的 0.6% ~ 4.3%，近年来，心肌病有增加趋势。本章将对心肌炎和心肌病逐一论述。

第一节　病毒性心肌炎

心肌炎（myocarditis）是指各种病原微生物、免疫反应或理化因素所致的以心肌细胞坏死和间质炎性细胞浸润为主的心肌炎症性疾病。病毒性心肌炎（viral myocarditis，VMC）是临床较为常见的心血管疾病之一，是指嗜心肌细胞病毒感染（尤其是柯萨奇 B 组病毒）所致的以心肌非特异性间质性炎症为主要病变的心肌炎。

一、病因和发病机制

绝大多数心肌炎是由病毒感染所致。估计病毒感染的人群中，心脏受累者为 2% ~ 5%。几乎所有的人类病毒感染均可累及心脏，其中肠道病毒最常见，而肠道病毒中最常见的是柯萨奇 B 组 2 ~ 5 型和A 组 9 型病毒。其次还有埃可病毒、腺病毒、巨细胞病毒、疱疹病毒、流感病毒、肝炎病毒、人类免疫缺陷病毒等。

病毒性心肌炎的发病机制尚不明确，目前认为发病机制可能为：①病毒的直接作用，包括急性及持续病毒感染引起的直接心肌损害；②病毒介导的免疫损伤作用，以 T 细胞免疫为主；③多种细胞因子和一氧化氮等介导的心肌损害和微血管损伤。这些变化均可导致心脏结构和功能受损。

二、病理

病理改变缺乏特异性。病变范围大小不等，可为弥漫性或局限性。病变重者肉眼可见心肌松弛，呈灰色或黄色，心腔扩大，病变轻者肉眼检查无明显异常，仅在显微镜下有所发现。心肌损伤为主者可见心肌细胞变性、坏死和肿胀等，间质损害为主者可见心肌纤维间与血管周围结缔组织炎性细胞浸润，以单核细胞为主，累及瓣膜时可见赘生物，偶见附壁血栓和心包积液。

三、临床表现

病毒性心肌炎的发病年龄老幼皆可，但以年轻人多见，男女比例无明显差异。临床表现取决于病变的广泛程度和部位。轻者可无症状，重者可发生猝死。

50% 以上患者在发病前 1~3 周有上呼吸道或消化道病毒感染的前驱症状，如发热、寒战、倦怠、头痛、咽痛、乏力等感冒样症状或纳差、恶心、呕吐、腹泻等胃肠道症状，提示病毒感染。也有部分患者症状较轻，未引起注意，需仔细追问病史。

病毒性心肌炎在临床上可分为五型。

1. 亚临床型　病毒感染后无自觉症状，仅在体检时心电图示 ST-T 改变、房性期前收缩和室性期前收缩，数周后心电图改变消失或遗留心律失常。

2. 轻症自限型　病毒感染 1~3 周后出现轻度心前区不适、心悸，而无心脏扩大和心力衰竭表现。心电图示 ST-T 改变、各种期前收缩，肌酸磷酸激酶（CK）及同工酶（CK-MB）、肌钙蛋白 I 或肌钙蛋白 T 升高，经治疗可恢复。

3. 隐匿进展型　病毒感染后有一过性心肌炎表现，数年后心脏逐渐扩大，发展为扩张型心肌病。

4. 急性重症型　病毒感染后 1~2 周内出现心悸、胸痛、呼吸困难等，伴心动过速、室性心律失常、心力衰竭甚至心源性休克。病情凶险，可于数日内因泵衰竭或严重心律失常死亡。

5. 猝死型　多于活动中猝死，死前无心脏病表现，尸检证实急性病毒性心肌炎。

体格检查可有心浊音界正常，也可暂时性扩大，心率增快或减慢。心率增快与体温不相称。可出现各种心律失常，以室性期前收缩最常见，其次是房室传导阻滞，此外，心房颤动、心房扑动等均可出现。心律失常是首先引起注意的临床表现，是猝死的原因之一。心脏听诊可有心尖区第一心音减弱或分裂，时有舒张期奔马律和第三、四心音，心尖区可能有收缩期吹风样杂音或舒张期杂音。重症者可有心力衰竭的表现，出现心力衰竭的体征。

四、实验室和辅助检查

1. 血液生化检查　外周血白细胞可增多，红细胞沉降率（血沉）增快，C 反应蛋白增高。部分患者血清肌钙蛋白 T、肌钙蛋白 I、肌酸磷酸激酶及同工酶、乳酸脱氢酶、谷草转氨酶增高，反映心肌损伤或坏死。近年来，国内外研究认为血清肌钙蛋白（cTnI、cTnT）是诊断心肌损伤的高敏感性、高特异性心肌损伤指标，一般在发病后 2~4h 开始升高，维持 2~3 周降至正常，少数可持续 2~3 个月。

2. 病原学检查　包括病毒分离、病毒基因检测、免疫学测定。下列情况提示病毒感染。①急性期从心内膜、心肌、心包或心包穿刺液中检测出病毒、病毒基因片段或病毒蛋白抗原；②间隔两周的两次血清病毒中和抗体滴度升高 4 倍以上，或一次高达 1：640，病毒特异性 IgM≥1：320，说明近期有病毒感染。

3. 心电图　可见各种心律失常，如窦性心动过速、窦性心动过缓、室性期前收缩、房室传导阻滞、室内传导阻滞、心房颤动等。其次，可见 ST-T 改变、QT 间期延长、QRS 波低电压等。严重心肌损害时可出现病理性 Q 波，需与心肌梗死鉴别。

4. 胸部 X 线　约 1/4 患者心脏不同程度扩大，严重者可见肺淤血或肺水肿征象。

5. 超声心动图　正常或不同程度的心脏扩大，节段性或弥漫性室壁运动减弱，可见附壁血栓或心包积液。

6. 磁共振成像　心肌炎在 MRI T_2 加权图上主要表现为局灶性信号增强，提示心肌组织内炎症病灶和水肿，而 T_1 加权图上无明显改变。具有敏感性高、无创、可重复性等特点，但特异性不高。

7. 心内膜心肌活检　心肌间质炎性细胞浸润伴有心肌细胞坏死和（或）心肌细胞变性。应用取得的心肌标本进行病毒基因探针原位杂交及原位反转录酶-聚合酶链式反应（RT-PCR），用于病因诊断。

五、诊断和鉴别诊断

检查结果缺乏特异性，确诊困难。目前，诊断主要依据患者的前驱感染症状、心脏相关表现、心肌损伤、心电图异常以及病原学检测结果进行综合分析，并排除其他疾病后做出诊断。心内膜心肌活检及基因检测可确诊。诊断时，应除外甲状腺功能亢进、二尖瓣脱垂综合征、β 受体功能亢进、风湿性心肌炎、中毒性心肌炎、冠心病、结缔组织病、代谢性疾病等。

六、治疗

1. 一般治疗　急性期应卧床休息，减轻心脏负荷。一般卧床 2 周，3 个月内不参加重体力活动；严重心律失常和（或）心力衰竭者需卧床休息 4 周，半年内不参加体力活动。进食易消化、富含维生素和蛋白质的食物。出现心功能不全者需吸氧并限制钠盐摄入。

2. 抗病毒治疗　α-干扰素具有抗病毒、调节免疫作用。可用 α-干扰素（100～300）万 U，每日 1 次肌内注射，2 周为 1 疗程。此外，黄芪也有抗病毒、调节免疫、改善心功能的作用。病毒感染后易并发细菌感染，早期可酌情考虑应用抗生素。

3. 心肌保护治疗　维生素 C 能清除体内过多的氧自由基、防止脂质过氧化，从而减轻心肌损伤。对于重症心肌炎的患者，可用维生素 C 5g 加入 5% 葡萄糖 250ml 中静脉滴注，每日 1 次，疗程 1～2 周。辅酶 Q_{10} 是心肌细胞线粒体氧化呼吸链中的必需酶，具有稳定细胞膜、改善心肌细胞能量代谢作用。用法：辅酶 Q_{10} 10mg，每日 3 次口服，疗程 1 个月。曲美他嗪也有改善心肌能量代谢的作用。用法：曲美他嗪 20mg，每日 3 次口服，疗程 1 个月。

4. 免疫抑制治疗　病毒性心肌炎患者一般不考虑应用糖皮质激素治疗。但是，对于心肌炎早期出现严重并发症，如严重心律失常、心源性休克、心力衰竭或证实存在免疫介导的心肌损伤者，可短期应用糖皮质激素。其作用机制可能是抑制炎症和水肿、消除变态反应、减轻毒素对心肌的损害。

5. 对症治疗　心力衰竭者，应首选利尿剂和血管扩张药。因病毒性心肌炎患者存在心肌受损，应谨慎使用洋地黄，选择作用快、排泄快的洋地黄制剂，小剂量使用。心律失常在急性期常见，炎症恢复后可自行缓解，心律失常的治疗同其他原因所致的心律失常。对于完全性房室传导阻滞者，可安装临时心脏起搏器，短期应用地塞米松 10mg，每日 1 次静脉滴注，3～7 天仍不能恢复者植入永久性心脏起搏器。

6. 抗心律失常治疗　多数病毒性心肌炎患者以心律失常就诊，最常见的心律失常是期前收缩，绝大部分预后良好。通常，如果患者有期前收缩而无明显不适症状，可观察。如果期前收缩频发或多源且伴有相关症状者，应给予抗心律失常药物治疗。

7. 血管紧张素转化酶抑制药（ACEI）和血管紧张素受体拮抗剂（ARB）　ACEI/ARB 通过多途径发挥心肌保护作用，可用于心肌炎的恢复期。

七、预后

本病的预后与患者的免疫状态、心肌损伤程度和范围、有无内环境紊乱、治疗是否及时、是否并发细菌感染等有关。绝大多数患者经积极治疗后康复，少数遗留心律失常，极少数因严重心律失常、急性心力衰竭、心源性休克而死亡。约 10% 的患者发展为扩张型心肌病。

（潘伟英）

第二节　扩张型心肌病

扩张型心肌病（dilated cardiomyopathy，DCM）是以左心室、右心室或双侧心室扩大和心肌收缩功能障碍为特征的心肌病，常伴有心力衰竭和心律失常，是心肌病中最常见的类型。我国扩张型心肌病发病率为（13~84）/10万，可见于各个年龄段，以20~50岁高发，男性多于女性（约2.5：1）。病死率较高，死亡原因多为心力衰竭和严重心律失常。

一、病因和发病机制

病因可为特发性、家族遗传性、病毒性和（或）免疫性、酒精/中毒性等。30%~50%的扩张型心肌病有基因突变和家族遗传背景。近年来认为持续病毒感染可能是心肌细胞损害和免疫介导心肌损伤的重要原因。此外，一些特异性心肌病，如围生期、酒精性、抗癌药物所致、代谢性和神经内分泌性心肌病的主要临床表现与扩张型心肌病相似，提示这些因素也可能参与本病的发病过程。

二、病理

心腔普遍增大，以左心室扩大为著，室壁变薄，心腔内可有附壁血栓，多发生在心尖部，血栓脱落可致肺栓塞或周围动脉栓塞。心肌纤维化常见，常累及左心室心内膜下心肌。心脏的起搏传导系统可受侵。瓣膜、冠状动脉通常是正常的。本病的心肌显微镜检查缺乏特异性。光镜下可见心肌细胞肥大、变性，伴有不同程度的纤维化和少量炎性细胞浸润。电镜下可见肌纤维溶解、断裂，心肌细胞的线粒体肿胀和嵴断裂。

三、病理生理

心肌细胞肥大、变性、纤维化导致心肌收缩力下降，早期由于反射性神经内分泌激活，通过心率加快维持正常的心排血量，后期出现左心室排空受限、左心室舒张末期压力升高、心脏射血减少、心腔扩大等不同程度的左心衰竭；心腔扩大可导致瓣环扩大，瓣叶无法对合而出现瓣膜关闭不全；由于心肌收缩力减弱，室壁运动减弱，容易形成附壁血栓，血栓脱落可造成栓塞；由于心腔内压力增大和心肌组织的广泛病变，心肌内部容易发生折返和异常电活动，导致心律失常发生。

四、临床表现

各个年龄均可发病，但以中年居多，初诊年龄多在30~50岁。起病多缓慢。一部分患者无自觉症状，仅在体检时被发现心腔扩大、心功能损害，而无心力衰竭的临床表现。一段时间后，症状逐步出现，这一时间有时可长达10年以上。症状以心力衰竭为主，大多数患者表现为不同程度的劳力性呼吸困难、心悸、乏力等左心衰竭的表现，也可有肝大、腹胀、周围水肿等右心衰竭的表现。常并发各种心律失常，部分患者发生栓塞或猝死。

体格检查主要为心力衰竭的表现，主要为心界扩大（呈"球形心"）；常听到第三心音或第四心音，心率快时呈奔马律，主要与心肌病变心肌顺应性下降有关；心尖部或三尖瓣区可出现由相对性二尖瓣或三尖瓣关闭不全所致的全收缩期吹风样杂音，心功能改善后杂音可减轻。双肺底湿啰音，可有肝大、下垂部位水肿、胸腔积液和腹腔积液。血压正常或稍低，脉压减小。

五、辅助检查

1. 心电图　可见P波增高或双峰，QRS波低电压，多数导联有ST-T改变，少数可见病理性Q波，部位多在前间隔（V_1、V_2）导联，为心肌纤维化所致。常见各种心律失常，如心房颤动、室性心律失常、房室传导阻滞和束支传导阻滞等。

2. 胸部X线　心影增大，晚期呈"球形心"。可伴肺淤血征和胸腔积液。

3. 超声心动图　早期心脏轻度扩大，后期各心腔明显扩大，以左心室为著，伴左心室流出道增宽。室壁运动普遍减弱，左心室射血分数（LVEF）减少，瓣膜一般无增厚、钙化、粘连，但瓣膜运动减低，运动曲线呈"钻石样"改变，瓣环扩大可导致相对性二尖瓣、三尖瓣关闭不全。附壁血栓多发生在左心室心尖部。

4. 磁共振检查　表现为左心室容积增大，射血分数、短轴缩短率降低。Gd-DTPA增强后T_1加权图上有局灶异常高信号，且射血分数与心肌异常高信号显著相关。

5. 放射性核素检查　放射性核素血池扫描可见左心室容积增大，左心室射血分数降低。放射性核素心肌显影表现为室壁运动弥漫减弱，可见散在、灶性放射性减低。

6. 心导管检查和心血管造影　血流动力学无特征性变化，可有左心室舒张末期压力增高。冠状动脉造影和左心室造影有助于与冠心病鉴别。中老年发病首先要排除冠状动脉粥样硬化所致的缺血性心肌病。心肌病患者冠状动脉造影多无异常，心室造影可见心腔扩大，室壁运动减弱，射血分数减少。

7. 心内膜心肌活检　可见心肌细胞肥大、变性、间质纤维化等。对诊断扩张型心肌病虽缺乏特异性，但有助于与特异心肌病和急性心肌炎鉴别。

六、诊断与鉴别诊断

本病缺乏特异性诊断标准，临床表现为心脏扩大、心律失常、收缩性心力衰竭的患者，如超声心动图证实有心腔扩大、室壁运动弥漫减弱、射血分数减少，即应考虑本病可能，但需排除各种病因引起的器质性心脏病，如冠状动脉造影除外缺血性心肌病，通过病因、病史及相关辅助检查排除病毒性心肌炎、风湿性心脏瓣膜疾病及各种特异性心肌病等。

七、治疗

治疗原则是保护心功能、改善症状、提高生存率和生存质量。

1. 预防病毒感染　部分病例由病毒性心肌炎演变而来，因此，预防病毒感染很重要。对早期的患者应积极寻找有无病毒感染的病史，就医时病毒感染是否还继续存在，有无其他的致病因素，并进行针对性处理。

2. 治疗心力衰竭　具体方法如下。

（1）一般治疗：注意休息、避免过度劳累和感染，低盐饮食等。呼吸道感染常为诱发和加重的因素，应积极预防和治疗。

（2）β受体阻滞剂：大规模循证医学证据表明，β受体阻滞剂如美托洛尔（metoprolol）、比索洛尔（bisoprolol）、卡维地洛（carvedilol）等能提高患者的生存率，其可能机制是：心力衰竭时持续的交感神经兴奋和血中儿茶酚胺水平增高使β受体密度下调，后者反过来使机体交感神经兴奋性增高和分泌更多的儿茶酚胺，引起心肌细胞缺血、坏死、心律失常，同时激活肾素－血管紧张素－醛固酮系统，加重心力衰竭进展。长期口服β受体阻滞剂可使心肌内β受体密度上调，恢复对儿茶酚胺的敏感性，从而阻断恶性循环，延缓病情进展，改善心功能和预后。病情稳定后，从小剂量开始使用β受体阻滞剂，能耐受者2~4周剂量加倍，直至达到目标剂量或最大耐受量（清晨静息心率55~60次/分）。如美托洛尔12.5~200mg/d，比索洛尔1.25~10mg/d，卡维地洛6.25~50mg/d。

（3）ACEI和ARB：ACEI能改善心力衰竭时血流动力学状态和神经内分泌的异常激活，从而保护心肌，提高患者生存率。所有无禁忌证（指药物过敏、低血压、无透析保护的严重肾功能损害、双侧肾动脉狭窄、高血钾等）者都应积极使用。ACEI不能耐受者换用ARB。用法是以血压不低于90/60mmHg为限，从小剂量开始逐渐增至最大耐受剂量，长期使用。常用药物有：福辛普利（fosinopril）10~40mg/d，培哚普利（perindopril）2~4mg/d，氯沙坦（losartan）50~100mg/d等。

（4）利尿剂和扩血管药物：均可改善症状。利尿剂一般从小剂量开始，如氢氯噻嗪（hydrochlorothiazide）25mg/d或呋塞米（furosemide）20mg/d，逐渐增加剂量至尿量增加，每日体重减轻0.5~1.0kg。扩血管药物也应小剂量开始，避免低血压。

（5）洋地黄：易发生洋地黄中毒，应用剂量宜偏小，地高辛（digoxin）0.125mg/d。

（6）其他正性肌力药：长期口服可增加患者的死亡率，不主张使用，但重症心力衰竭其他药物效果差时可短期（3~5天）静脉使用非洋地黄类正性肌力药，如多巴酚丁胺（dobutamine）和米力农（milrinone），以改善症状，度过危险期。

3. 抗心律失常治疗　控制诱发室性心律失常的可逆因素，如纠正心力衰竭、纠正低钾低镁、抑制神经内分泌的激活、预防洋地黄及其他药物的不良反应等。此外，应用胺碘酮（amiodarone）200mg/d对预防猝死有一定作用。对于药物不能控制的严重心律失常，LVEF＜30%，临床状况较好，预期预后较好的患者，可考虑植入埋藏式心脏复律除颤器（implantable automatic cardiovertor – defibrillator，ICD），预防猝死。

4. 抗栓治疗　对于有栓塞风险且无阿司匹林禁忌的患者可口服阿司匹林（aspirin）100mg/d预防血栓形成。对于已有附壁血栓和发生血栓栓塞的患者应长期抗凝，如应用华法林（warfarin），但需监测国际标准化比值（INR），使INR保持在2~3。

5. 改善心肌代谢　辅酶Q_{10}是心肌细胞呼吸链中的必需酶，参与氧化磷酸化和能量生成，具有改善心肌能量代谢、抗氧自由基和膜稳定作用。通常辅酶Q_{10}10mg，每日3次。维生素C具有抗氧化自由基和脂质过氧化作用。曲美他嗪能保护心肌细胞在缺血、缺氧环境下的能量代谢，防止细胞内ATP水平的下降，维持细胞处于稳态。用法：曲美他嗪20mg，每日3次，口服。

6. 心脏再同步化治疗　对于心电图QRS波＞120ms并发左束支传导阻滞的患者，可植入三腔（双心室）起搏器实施心脏再同步化治疗（Cardiac resynchronization therapy，CRT）。

7. 中医药治疗　鉴于病毒感染、免疫损伤可能是扩张型心肌病发生发展的重要原因，而黄芪等具有抗病毒、调节免疫作用，可试用黄芪治疗扩张型心肌病。

8. 外科手术　反复发生严重心力衰竭、内科治疗无效的患者，可考虑心脏移植。也可试行左心室减容成形术，切除部分扩大的左心室同时置换二尖瓣，以减轻或消除二尖瓣反流，改善心功能，但疗效尚不肯定。左心机械辅助循环是将左心的血液通过机械装置引入主动脉，减少心室做功，以维持全身循环，适用于晚期扩张型心肌病、等待有限心脏供体及不能进行心脏移植的患者。

（潘伟英）

第三节　肥厚型心肌病

肥厚型心肌病（hypertrophic cardiomyopathy，HCM）是以心肌非对称性肥厚，心室腔变小，左心室充盈受阻，舒张期顺应性下降为特征的心肌病。我国患病率180/10万，以30~50岁多见，临床病例中男多于女，女性患者症状出现早且较重。本病常为青年猝死的原因。

一、病因

属于常染色体显性遗传病，50%的患者有明显家族史，心肌肌节收缩蛋白基因突变是主要的致病因素。已证实15个基因及四百余种突变与肥厚型心肌病相关。还有人认为儿茶酚胺分泌增多、原癌基因表达异常、细胞内钙调节异常、高血压、高强度运动等，均为肥厚型心肌病的促进因子。

二、病理

特征性改变是不对称性室间隔增厚，也可为均匀肥厚型、心尖肥厚型、左心室前侧壁肥厚型、左心室后壁肥厚型和右心室肥厚型等，心室腔变小，常伴有二尖瓣肥厚。光镜下见心肌细胞肥大、形态特异、排列紊乱，局限性或弥漫性间质纤维化，尤以左心室室间隔改变显著。冠状动脉多无异常，但心肌壁内小冠状动脉可有管壁增厚，管腔变小。电镜下可见肌纤维排列紊乱，线粒体肿胀，溶酶体增多。

2003年美国心脏病学会/欧洲心脏病学会（ACC/ESC）专家共识将肥厚型心肌病分为：①梗阻性肥厚型心肌病，安静状态下左心室腔与主动脉瓣下压力阶差≥30mmHg；②隐匿梗阻性肥厚型心肌病，安静时压力阶差＜30mmHg，负荷运动时压力阶差≥30mmHg；③非梗阻性肥厚型心肌病，安静和负荷状态下压力阶差均＜30mmHg。

三、病理生理

一方面，肥厚的室间隔在心室收缩时突向左心室流出道造成流出道梗阻，使左心室射血阻力增加，心排血量减少，引起低血压和脑供血不足的表现（如头晕、晕厥等）；左心室收缩末期残余血量增多，左心室舒张末期压力、舒张末期容积增高，左心室代偿性肥大，最后失代偿，进而引起肺淤血、肺动脉高压、左心衰竭的一系列临床表现。由于收缩期血流经过流出道狭窄处时的漏斗效应（指快速血流产生的负压），吸引二尖瓣前叶前移，使其靠近室间隔，既加重左心室流出道梗阻，也造成二尖瓣关闭不全。

另一方面，肥厚的心肌使室壁僵硬度增加，左心室顺应性下降，心室充盈受阻，心室壁内血液供应减少，导致心室舒张功能减低。

四、临床表现

临床表现因分型不同而差异很大。部分患者可无自觉症状，仅在体检或猝死时才被发现。常见症状有：①心悸，由于心室功能的改变或发生各种心律失常引起；②心绞痛，由于肥厚的心肌需血量增多，冠状动脉供血相对不足或舒张期冠状动脉血流灌注减少所致；③劳力性呼吸困难，多发生在劳累后，由于左心室舒张末期压力增高，进而肺淤血所致；④乏力、低血压、头晕、晕厥，由于左心室流出道梗阻，左心室顺应性减低而充盈不佳，导致体循环供血不足，尤其是脑供血不足所致；⑤晚期可出现心力衰竭、各种心律失常。本病成人死亡原因多为猝死，而猝死原因多为室性心律失常，特别是心室颤动等。

体格检查随病变的范围和程度不同而有差别。轻者体征不明显。常见的阳性体征有心浊音界向左扩大，胸骨左缘中下段或心尖区内侧闻及较粗糙的递增、递减型喷射性收缩期杂音，可伴震颤，为左心室流出道狭窄所致。凡能改变左心室容量和射血速度的因素都可使杂音的响度发生改变，如增强心肌收缩力药物（用洋地黄类药物、静脉滴注异丙肾上腺素），体力劳动，硝酸甘油（同时扩张静脉，减少静脉回流），Valsalva 动作（增加胸腔压力，减少回心血量，使左心室容量减少，心肌射血加快加强）及取站立位，均可使杂音增强。相反，使用 β 受体阻滞剂，取下蹲位，下肢被动抬高，紧握拳时，使心肌收缩力下降或伴左心室容量增加，均可使杂音减弱。约 50% 患者在心尖区可听到收缩中晚期或全收缩期吹风样杂音，为二尖瓣关闭不全的表现。第二心音可呈反常分裂，是由于左心室射血受阻，主动脉瓣延迟关闭所致。可闻及第三或第四心音。

五、辅助检查

1. 心电图 常见左心室肥厚和 ST－T 改变。心尖肥厚型心肌病患者表现为左心室高电压伴左胸导联 ST 段压低和以 V_3、V_4 导联为轴心的胸前导联出现巨大倒置的 T 波。部分患者在 Ⅱ、Ⅲ、aVF、V_4～V_6 导联出现"深而窄的病理性 Q 波"，相应导联 T 波直立，有助于与心肌梗死鉴别。此外，室内传导阻滞、阵发性室性心动过速、阵发性室上性心动过速、心房颤动、室性期前收缩等亦常见。

2. 胸部 X 线 心影增大多不明显，发生心力衰竭时心影可明显增大，伴肺淤血征。

3. 超声心动图 是诊断肥厚型心肌病的主要方法。超声心动图的典型表现有：①非对称性室间隔肥厚，室间隔显著肥厚≥15mm，舒张期室间隔厚度与左心室后壁的厚度比值≥1.3，室间隔运动减低；②左心室流出道狭窄；③二尖瓣前叶在收缩期前移（systolic anterior motion，SAM 征），是左心室流出道发生功能性梗阻的标志；④主动脉瓣收缩中期部分关闭。心尖肥厚型心肌病于左心室长轴切面见心尖室间隔和左心室后下壁明显肥厚，可达 20～30mm。彩色多普勒血流显像可评价左心室流出道压力阶差、尖瓣反流等。

4. 磁共振检查 能直观显示心脏结构，测量室间隔厚度、心腔大小和心肌活动度。

5. 心导管检查和心血管造影 左心室舒张末期压力升高，梗阻型在左心室腔流出道间存在显著收缩期压力阶差，可发现符合流出道梗阻的"第三压力曲线"（特点是收缩压与降低的主动脉压相同，而舒张压与左心室舒张压相同），根据该"第三压力曲线"即可确诊本病。心室造影显示左心室腔变形，心尖部肥厚型可呈香蕉状、犬舌状、纺锤状等。冠状动脉造影多无异常。一般不做此项检查，仅在疑难病例或进行介入治疗时才做该项检查。

6. 心内膜心肌活检　心肌细胞畸形肥大，排列紊乱。

六、诊断和鉴别诊断

对于年轻发病，无冠心病危险因素，临床和心电图表现为心肌缺血的患者，用其他疾病无法解释时，应考虑本病的可能。绝大多数患者可以通过超声心动图诊断。通过心导管检查和心室造影可进一步确诊。对患者直系亲属行心电图和超声心动图检查，有助于肥厚型心肌病的早期发现。

鉴别诊断：①与可产生同样杂音的疾病鉴别，如主动脉瓣狭窄、风湿性或先天性二尖瓣关闭不全、室间隔缺损。②与可造成心电图 ST－T 改变和病理性 Q 波的冠心病鉴别。③与可造成心肌肥厚的高血压心脏病、运动员心脏肥厚鉴别。

七、治疗

1. 治疗目标　减轻左心室流出道梗阻，改善左心室舒张功能，缓解症状，防治心律失常，预防猝死，提高长期生存率。

2. 治疗方法　有以下几种。

（1）对患者进行生活指导，避免剧烈运动、持重、屏气、过度劳累、情绪激动，坚持随诊，及时处理并发症。

（2）避免使用增强心肌收缩力和（或）减少心脏容量负荷的药物（如洋地黄、异丙肾上腺素、硝酸酯类、利尿剂等），以免加重左心室流出道梗阻。

（3）β受体阻滞剂：一般首选β受体阻滞剂。β受体阻滞剂能抑制心脏交感神经兴奋，减慢心率，使心室舒张期充盈时间延长，减轻心肌耗氧，降低心肌收缩力和室壁张力，减轻左心室流出道梗阻，改善胸痛和劳力性呼吸困难，并具有抗心律失常作用。用法通常从小剂量开始，逐渐增至最大耐受剂量并长期服用，避免突然停药。如美托洛尔 25mg，每日 2 次，最大可增加至 300mg/d。

（4）钙通道阻滞剂：钙通道阻滞剂选择性抑制细胞膜钙离子内流，降低细胞膜钙结合力和细胞内钙利用度，降低心肌收缩力，改善左心室流出道梗阻，另一方面，可以松弛肥厚的心肌，改善心肌顺应性，改善心室舒张功能。如维拉帕米（verapamil）120～480mg/d，分 3～4 次口服，地尔硫䓬（dilthiazem）90～180mg/d。钙通道阻滞剂常用于β受体阻滞剂疗效不佳或有哮喘病史的患者。由于钙通道阻滞剂具有扩血管作用，对于严重左心室流出道梗阻的患者用药初期需严密监测。

（5）抗心律失常：要积极治疗各种室性心律失常，常用药物有胺碘酮。药物治疗无效，必要时行电复律。对于发生快速性室性心律失常的高危患者也有人认为可考虑植入 ICD。

（6）静息状态下流出道梗阻或负荷运动时左心室流出道压力阶差≥50mmHg，症状明显，严重活动受限（NYHA 心功能Ⅲ～Ⅳ级），内科治疗无效者，可考虑室间隔化学消融或手术切除肥厚的室间隔心肌、植入双腔 DDD 型起搏器。

我国 2012 年《肥厚型梗阻性心肌病室间隔心肌消融术中国专家共识》指出经皮穿刺腔内间隔心肌消融术（percutaneous transluminal septal myocardial ablation，PTSMA），是一种介入治疗手段，其原理是通过导管注入无水酒精，闭塞冠状动脉的间隔支，使其支配的肥厚室间隔缺血、坏死、变薄、收缩力下降，使心室流出道梗阻消失或减轻，从而改善患者的临床症状。

PTSMA 禁忌证为：①肥厚型非梗阻性心肌病；②合并需同时进行心脏外科手术的疾病，如严重二尖瓣病变、冠状动脉多支病变等；③室间隔弥漫性明显增厚；④终末期心力衰竭。年龄虽无限制，但原则上对年幼及高龄患者应慎重。

（7）晚期出现心力衰竭者，治疗同其他原因所致的心力衰竭。

（崔留义）

第四节　限制型心肌病

限制型心肌病（restrictive cardiomyopathy，RCM）是以心内膜及心内膜下心肌纤维化导致的单侧或双侧心室充盈受限和舒张期容量减少为特征的心肌病。一般收缩功能和室壁厚度正常或接近正常。多见于热带及温带地区，我国仅有散发病例。多数发病年龄 15～50 岁，男女比例 3：1。舒张性心力衰竭为最常见死因。

一、病因

病因尚未明确。本病可为特发性，也可能与非化脓性感染、体液免疫异常、过敏反应和营养代谢不良等有关，属于家族性者为常染色体显性遗传。心肌淀粉样变性是继发性限制型心肌病的常见原因。

二、病理

早期表现为心内膜和心内膜下心肌纤维化并增厚，随着病情进展，心内膜显著增厚变硬，可为正常的 10 倍，外观呈珍珠白，质地较硬。常先累及心尖部，逐渐向心室流出道蔓延，可见附壁血栓。纤维化病变可累及瓣膜、腱索导致二尖瓣、三尖瓣关闭不全。通常冠状动脉无受累。显微镜可见心内膜表层为玻璃样变性的纤维组织，其下为胶原纤维层，内有钙化灶，再下面为纤维化的心肌，心肌间质水肿、有坏死灶。

三、临床表现

起病缓慢。早期可有发热，逐渐出现倦怠、乏力、头晕、气急。病变以左心室为主者，表现为心悸、呼吸困难、咳嗽、咯血、肺底部湿啰音等左心衰竭和肺动脉高压的表现；病变以右心室为主者，表现为颈静脉怒张、肝大、腹腔积液、下肢水肿等右心衰竭表现，这些表现类似于缩窄性心包炎。此外，血压常偏低，脉压小，心率快，心浊音界轻度扩大，心脏搏动减弱，可有舒张期奔马律和各种心律失常；可有心包积液；栓塞并不少见，可发生猝死。

四、辅助检查

1. 心电图　可见非特异性 ST－T 改变。部分患者可见 QRS 波群低电压和病理性 Q 波。可见各种类型心律失常，以心房颤动多见。

2. 胸部 X 线　心影正常或轻中度增大，可有肺淤血征。偶见心内膜心肌钙化影。

3. 超声心动图　可见心室舒张末期内径和容量减少，心内膜反射增强或钙化影。心房扩大，室间隔和左心室后壁增厚、运动幅度减低。房室瓣可有关闭不全。早期无收缩功能下降，仅舒张功能下降。约 1/3 的病例有少量心包积液。严重者可有附壁血栓。下腔静脉和肝静脉显著增宽。

4. 磁共振检查　心内膜增厚，内膜面凹凸不平，可见钙化灶。

5. 心导管检查和心室造影　心房压力曲线表现为右房压增高和快速的"Y"形下陷；心室压力曲线表现为舒张早期快速下降，其后压力迅速回升到平台状态，呈现高原波；左心室充盈压高于右心室充盈压 5mmHg 以上；肺动脉压常超过 50mmHg。左心室造影可见心室腔偏小，心尖部钝角化，心内膜肥厚、内膜面粗糙。

6. 心内膜心肌活检　可见心内膜增厚和心内膜下心肌纤维化。

五、诊断和鉴别诊断

早期诊断较困难。对于表现为心力衰竭，而无心室扩大、有心房扩大的患者，应考虑限制型心肌病的可能。心内膜心肌活检有助于明确诊断并区分原发性或继发性。本病主要与缩窄性心包炎鉴别，还要与肝硬化、扩张型心肌病、一些有心肌广泛纤维化的疾病（如系统性硬化症、糖尿病、酒精中毒等特异性心肌病）鉴别。心力衰竭和心电图异常者要与冠心病鉴别。

六、治疗

缺乏特异性治疗，以对症治疗为主。

1. 一般治疗 主要是预防感染，避免过度劳累和情绪激动，以免加重心脏负担。

2. 对症治疗 以控制心力衰竭症状为主。心力衰竭对常规治疗疗效不佳，为难治性心力衰竭。利尿和扩血管治疗可能因降低充盈压而使心室充盈更少，导致低心排血量的症状加重，宜慎用。洋地黄等正性肌力药效果差，但如出现心室率增快或快速性心房颤动时，可小剂量应用洋地黄。糖皮质激素或免疫抑制剂无效。有附壁血栓或曾发生栓塞的患者，可考虑使用华法林等抗凝治疗。对于本病引起的瓣膜关闭不全，一般不行瓣膜置换。但是如果心腔闭塞不明显而二尖瓣关闭不全严重时，可考虑二尖瓣人工瓣膜置换术。严重心内膜心肌纤维化，可行心内膜剥脱术，也可考虑心脏移植。

（崔留义）

参考文献

［1］胡大一．中国心血管疾病康复/二级预防指南（2015 版）［M］．北京：北京科学技术出版社，2015.

［2］李忠杰，屈百鸣．食管心脏电生理技术与临床实例精选［M］．天津：天津科学技术出版社，2013.

［3］何胜虎．心血管内科简明治疗手册［M］．武汉：华中科技大学出版社，2015.

［4］李艳芳，聂绍平，王春梅．ACC/ESC 心血管疾病研究进展［M］．北京：人民军医出版社，2015.

［5］庄建．心血管领域新进展［M］．长沙：中南大学出版社，2015.

［6］任卫东．心血管畸形胚胎学基础与超声诊断［M］．北京：人民卫生出版社，2015.

［7］许原．食管心房调搏［M］．北京：北京大学医学出版社，2012.

［8］葛均波．心血管系统疾病［M］．北京：人民卫生出版社，2015.

［9］顾复生．临床实用心血管病学［M］．北京：北京大学医学出版社，2015.

［10］马长生，盖鲁粤，张奎俊，等．介入心脏病学［M］．北京：人民卫生出版社，2012.

［11］林曙光．2015 心脏病学进展［M］．北京：人民军医出版社，2015.

［12］万学红，卢雪峰．诊断学［M］．第 8 版．北京：人民卫生出版社，2013.

［13］刘梅颜，陶贵周．心理心脏病学科进展［M］．北京：人民军医出版社，2013.

［14］陈信义，赵进喜．内科常见病规范化诊疗方案［M］．北京：科学出版社，2015.

［15］王志敬．心内科诊疗精粹［M］．上海：复旦大学出版社，2015.

［16］孟靓靓，刘厚林．心血管疾病中西医治疗［M］．北京：金盾出版社，2015.

［17］郑长青，孙志军．心内科用药常规与禁忌［M］．北京：人民军医出版社，2012.

［18］石翔，王福军．老年心血管用药手册［M］．北京：人民军医出版社，2016.

［19］曾和松，王道文．心血管内科诊疗指南［M］．北京：科学出版社，2016.

［20］马爱群，王建安．心血管系统疾病［M］．北京：人民卫生出版，2015.

［21］郭继鸿，王志鹏，张海澄，等．临床实用心血管病学［M］．北京：北京大学医学出版社，2015.

［22］黄振文，邱春光，张菲斐．心血管病诊疗手册［M］．郑州：郑州大学出版社，2015.

［23］臧伟进，吴立玲．心血管系统［M］．北京：人民卫生出版社，2015.

［24］沈卫峰，张瑞岩．心血管疾病新理论新技术［M］．北京：人民军医出版社，2015.

［25］李学文，任洁，高宇平．心血管内科疾病诊疗路径［M］．北京：军事医学科学出版社，2014.

［26］唐发宽，李军峡，曹雪滨．心血管疾病介入技术［M］．北京：人民军医出版社，2015.